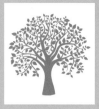

Precision **Medicine**

精准医学出版工程

精准治疗系列

总主编 詹启敏

"十三五"国家重点图书出版规划项目

肿瘤的精准免疫治疗

Cancer Precision Immunotherapy

钱其军 田志刚 韩为东 等

编 著

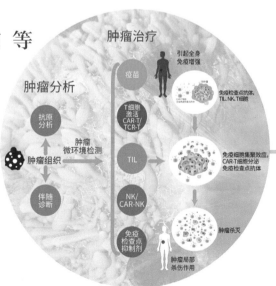

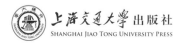

上海交通大学出版社

SHANGHAI JIAO TONG UNIVERSITY PRESS

内容提要

本书为"精准医学出版工程·精准治疗系列"图书之一。本书以作者多年的研究成果和临床经验为基础,系统阐述了肿瘤免疫治疗的原理、技术、细胞制备、检测和临床应用。本书首先系统阐述了肿瘤演化、肿瘤免疫基因组学发展和肿瘤抗原的精准分析,重点阐述了肿瘤疫苗,T细胞和自然杀伤细胞的精准治疗,免疫细胞制备技术及免疫检查点的概念、原理和临床应用,其次详细阐述了肿瘤免疫治疗的伴随诊断和疗效评估,最后深入探讨了靶向肿瘤组织的精准免疫治疗战略的形成、可行性、价值和前景。本书汇聚了国际和国内肿瘤免疫治疗的最新研究成果,预测和引领了肿瘤免疫精准治疗的发展方向,有助于推动肿瘤免疫治疗的广泛开展和应用。

本书可以为具有一定专业背景并从事肿瘤免疫治疗科研和临床及相关工作的人员提供重要参考,也可以作为相关领域高年级本科生和研究生的教材。具备一定免疫学、临床医学背景的读者也可以根据自己的兴趣选择性阅读部分章节。

图书在版编目(CIP)数据

肿瘤的精准免疫治疗/钱其军等编著. —上海:
上海交通大学出版社,2020
精准医学出版工程
ISBN 978-7-313-22631-0

Ⅰ.①肿…　Ⅱ.①钱…　Ⅲ.①肿瘤免疫疗法　Ⅳ.
①R730.51

中国版本图书馆 CIP 数据核字(2019)第 269842 号

肿瘤的精准免疫治疗
ZHONGLIU DE JINGZHUN MIANYI ZHILIAO

编　　著:钱其军　田志刚　韩为东 等
出版发行:上海交通大学出版社　　　　　　　地　　址:上海市番禺路 951 号
邮政编码:200030　　　　　　　　　　　　　电　　话:021-64071208
印　　制:苏州市越洋印刷有限公司　　　　　经　　销:全国新华书店
开　　本:787 mm×1092 mm　1/16　　　　　印　　张:28
字　　数:552 千字
版　　次:2020 年 11 月第 1 版　　　　　　　印　　次:2020 年 11 月第 1 次印刷
书　　号:ISBN 978-7-313-22631-0
定　　价:268.00 元

通大学金岩科学家工作室首席科学家，教授、主任医师）

李　凯（天津医科大学教授）

栗占国（北京大学人民医院临床免疫中心、风湿免疫科主任，风湿免疫研究所所长，教授、主任医师）

陆　林（北京大学第六医院院长，中国科学院院士）

穆　荣（北京大学第三医院风湿免疫科教授）

钱其军（上海大学医学院副院长，上海细胞治疗研究院院长，研究员）

任国胜（重庆医科大学附属第一医院教授）

田志刚（中国科学技术大学生命科学学院医学中心主任，中国工程院院士）

王共先（南昌大学第一附属医院副院长，南昌大学医学院第一临床医学院副院长，教授、主任医师）

王健民［中国人民解放军海军军医大学附属长海医院血液内科教授、主任医师］

王建祥［中国医学科学院血液病医院（血液学研究所）副所院长，教授、主任医师］

王　俊（北京大学人民医院胸外科暨胸部微创中心主任，中国工程院院士）

王　琪（大连医科大学附属第二医院副院长，教授、主任医师）

徐国彤（同济大学新生院济人学堂执行院长，华东干细胞库主任，同济眼科研究所所长，特聘教授）

张抒扬（中国医学科学院北京协和医院党委书记，中国医学科学院北京协和医学院副院校长，教授、主任医师）

张　烜（中国医学科学院临床免疫中心主任，北京协和医院风湿免疫科常务副主任，教授、主任医师）

周彩存（同济大学医学院肿瘤研究所所长、肿瘤学系主任，上海市肺科医院肿瘤科主任，教授、主任医师）

学术秘书

张　华（中国医学科学院、北京协和医学院科技管理处副处长）

《肿瘤的精准免疫治疗》
编 委 会

主 编

钱其军(上海大学医学院副院长,上海细胞治疗研究院院长,研究员)

田志刚(中国科学技术大学生命科学学院医学中心主任,中国工程院院士)

韩为东(中国人民解放军总医院第一医学中心生物治疗科主任,教授、主任医师)

副主编

张叔人(中国医学科学院、北京协和医学院肿瘤医院教授)

李 忠(上海细胞治疗研究院副院长,教授)

肖卫华(中国科学技术大学教授)

刘 洋(中国人民解放军总医院副主任医师)

编 委
(按姓氏拼音排序)

陈 超(深圳裕策生物科技有限公司研发副总裁)

陈梦竹[志诺维思(北京)基因科技有限公司医疗产品研究员]

程静波(上海细胞治疗集团有限公司质量管理中心总监)

方 芳(中国科学技术大学副研究员)

高志博(深圳裕策生物科技有限公司 CEO)

韩化敏[拜西欧斯(北京)生物技术有限公司副研究员]

金华君(上海细胞治疗研究院研究员)

李小雷(中国人民解放军总医院助理研究员)

凌少平[志诺维思(北京)基因科技有限公司 CEO]

刘 辉(上海细胞治疗集团有限公司生产中心总监)

梅　倩（中国人民解放军总医院副研究员）

聂　晶（中国人民解放军总医院副研究员）

秦文霞（上海细胞治疗研究院研发经理）

司艺玲（中国人民解放军总医院副研究员）

孙　艳（上海细胞治疗集团有限公司副总裁、细胞药物部总经理）

遆冬冬（中国人民解放军总医院副主任技师）

王佳茜（深圳裕策生物科技有限公司生信研发与转化医学总监）

王晓慧（中国人民解放军总医院助理研究员）

王　瑶（中国人民解放军总医院副研究员）

伍志强（中国人民解放军总医院副研究员）

徐增辉（上海细胞治疗集团有限公司副研究员）

薛俊丽（同济大学附属东方医院副主任医师）

杨　锦（深圳裕策生物科技有限公司战规委主任）

张　敏（上海细胞治疗集团有限公司创新战略部副总监）

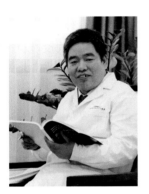

钱其军,1964 年出生。研究员、博士生导师,中国医学科学院中国协和医科大学血液病医院(血液学研究所)临床医学博士。现任上海大学医学院副院长、上海大学细胞治疗创新研究院院长、上海细胞治疗研究院院长、上海细胞治疗工程技术研究中心主任、上海吴孟超联合诺贝尔奖获得者医疗科技创新中心主任、上海细胞治疗集团董事长兼总裁。主要从事肿瘤精准细胞免疫治疗,包括精准细胞免疫治疗临床应用、精准细胞免疫治疗新技术研发、精准免疫细胞储存、基因检测、精准细胞临床级规模制备及相关设备的研发。主持研发的国内第一个、国际第三个非病毒载体 CAR-T 细胞治疗新药"非病毒载体 CD19CAR-T 细胞注射液(BZ019)"获得国家药品监督管理局许可开展临床试验。先后主持承担国家科技重大专项、863 计划项目、国家杰出青年科学基金、国家杰出青年科学基金(海外)、国家重大项目、国家重点项目、国家面上项目等国家级课题 16 项。获得国家科学技术进步奖创新团队奖 1 项、省部级二等奖 4 项、三等奖 3 项。同时担任中国医药生物技术协会精准医疗分会、中国医药质量管理协会细胞治疗质量控制与研究专业委员会等 8 个行业协会的副主任委员。在 *Cell Research*、*Cancer Research*、*Clinical Cancer Research*、*Molecular Cancer Research*、*Gut*、*Cancer Letters*、*Journal of Hepatology* 等国内外期刊上发表论文 150 多篇,其中 SCI 收录 83 篇。已申请 220 项细胞治疗相关专利,获得授权 49 项,其中美国发明专利 2 项。

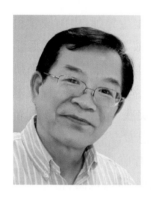

　　田志刚,1956 年出生。白求恩医科大学(现吉林大学白求恩医学部)免疫学博士,免疫学家,中国工程院院士、教授,现任中国科学技术大学生命科学学院医学中心主任、免疫学研究所所长,中国科学院天然免疫与慢性疾病重点实验室主任,中国免疫学会理事长、国际免疫学联盟执行委员。主要从事自然杀伤细胞(NK 细胞)和肝脏免疫学研究。发现肝脏特有 NK 细胞新亚群,开创以 NK 细胞新视角认识各种肝脏疾病;创建 NK 细胞肝炎模型,发现若干免疫治疗新靶点;研制靶向 NK 细胞受体的单克隆抗体,可逆转 NK 细胞过度活化或功能耗竭以治疗肝脏急性损伤、病毒性肝炎或肿瘤;创建 NK 细胞规模化扩增和基因修饰技术,突破 NK 细胞免疫治疗技术的瓶颈。获国家自然科学二等奖、国家科技进步二等奖、何梁何利基金科学与技术进步奖、安徽省自然科学一等奖等多项奖励与荣誉。以通讯作者在 Cell、Immunity、Nature Immunology 等期刊发表 SCI 收录论文 300 余篇。获授权国家发明专利 28 项。

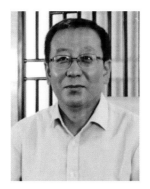

韩为东,1969 年出生。中国人民解放军医学院临床医学博士,主任医师、教授、博士生导师,现任中国人民解放军总医院第一医学中心生物治疗科主任,中国研究型医院学会生物治疗学专业委员会主任委员。长期从事肿瘤治疗抵抗机制与肿瘤免疫治疗的临床转化研究。先后承担国家科技重大专项项目 2 项、973 计划项目 2 项、863 计划项目 3 项,国家自然科学基金重大项目 1 项、重点项目 2 项、面上项目 7 项,北京市生物技术前沿项目 1 项,获得企业投资 3 项。获国家百千万人才工程·有突出贡献中青年专家、首都科技领军人才、省部级二等奖以上奖励及荣誉多项。在 *Journal of Clinical Oncology*、*Cell Research*、*Blood*、*Signal Transduction and Targeted Therapy*、*Clinical Cancer Research*、*Nucleic Acids Research* 等国际期刊以第一或通讯作者发表 SCI 收录论文 177 篇,累计影响因子 962 分。主编专著 3 部。获授权国家发明专利 22 项,4 项临床治疗技术实现转让。

　　"精准"是医学发展的客观追求和最终目标，也是公众对健康的必然需求。"精准医学"是生物技术、信息技术和多种前沿技术在医学临床实践的交汇融合应用，是医学科技发展的前沿方向，实施精准医学已经成为推动全民健康的国家发展战略。因此，发展精准医学，加强精准医学科学布局和人才队伍建设，对于我国重大疾病防控和促进全民健康，推动我国健康产业发展，占据国际医学制高点及相关产业发展主导权具有重要意义。

　　2015 年初，我国政府开始制定"精准医学"发展战略规划，并安排中央财政经费给予专项支持，这为我国加入全球医学发展浪潮、增强我国在医学前沿领域的研究实力、提升国家竞争力提供了巨大的驱动力。国家科技部在国家"十三五"规划期间启动了"精准医学研究"重点研发专项，以我国常见高发、危害重大的疾病及若干发病率相对较高的罕见病为切入点，将建立多层次精准医学知识库体系和生物医学大数据共享平台，形成重大疾病的风险评估、预测预警、早期筛查、分型分类、个体化治疗、疗效和安全性预测及监控等精准预防诊治方案和临床决策系统，建设中国人群典型疾病精准医学临床方案的示范、应用和推广体系等。目前，精准医学已呈现快速和健康发展态势，极大地推动了我国卫生健康事业的发展。

　　精准医学几乎覆盖了所有医学门类，是一个复杂和综合的科技创新系统和实践体系。为了迎接新形势下医学理论、技术和临床等方面的需求和挑战，迫切需要及时总结精准医学前沿研究成果，编著一套以"精准医学"为主题的丛书，从而助力我国精准医学的进程，带动医学科学整体发展，并能加快相关学科紧缺人才的培养和健康大产业的发展。

　　2015 年 6 月，上海交通大学出版社以此为契机，启动了"精准医学出版工程"系列图书项目。这套丛书紧扣国家健康事业发展战略，配合精准医学快速发展的态势，拟出版一系列精准医学前沿领域的学术专著，这是一项非常适合国家精准医学发展的事业。我本人作为精准医学国家规划制定的参与者，见证了我国精准医学的规划和发展，欣然接受上海交通大学出版社的邀请担任该丛书的总主编,希望为我国的精准医学发展及医学发展出一份力。出版社同时也邀请了吴孟超院士、曾溢滔院士、刘彤华院士、于德泉院士、贺福初院士、刘昌孝院士、周宏灏院士、赵国屏院士、王红阳院士、曹雪涛院士、陈志南院士、陈润生院士、陈香美院士、徐建国院士、金力院士、高福院士、周琪院士、徐国良院士、董家鸿院士、卞修武院士、陆林院士、田志刚院士、乔杰院士、黄荷凤院士、张学院士、王俊院士、陈薇院士、田伟院士等医学领域专家撰写专著、承担审校等工作,邀请的编委和撰写专家均为活跃在精准医学研究最前沿的、在各自领域有突出贡献的科学家、临床专家、药物学家和生物信息学家,以确保这套"精准医学出版工程"丛书具有高学术品质和重大的社会价值,为我国的精准医学发展提供参考和智力支持。

编著这套丛书,一是总结整理国内外精准医学的重要成果及宝贵经验;二是更新医学知识体系,为精准医学科研与临床人员培养提供一套系统、全面的参考书,满足人才培养对教材的迫切需求;三是为精准医学实施提供有力的理论和技术支撑;四是将许多专家、教授、学者广博的学识见解和丰富的实践经验总结传承下来,旨在从系统性、完整性和实用性角度出发,把丰富的实践经验和实验室研究进一步理论化、科学化,形成具有我国特色的精准医学理论与实践相结合的知识体系。

"精准医学出版工程"丛书是国内外第一套系统总结精准医学前沿性研究成果的系列专著,内容包括"精准医学基础""精准预防""精准诊断""精准治疗""精准医学药物研发"以及"精准医学的疾病诊疗共识、标准与指南"等多个系列,旨在服务于全生命周期、全人群、健康全过程的国家大健康战略。

预计这套丛书的总规模会达到 60 种以上。随着学科的发展,数量还会有所增加。这套丛书首先包括"精准医学基础系列"的 10 种图书,其中 1 种为总论。从精准医学覆盖的医学全过程链条考虑,这套丛书还将包括和预防医学、临床诊断(如分子诊断、分子影像、分子病理等)及治疗相关(如细胞治疗、生物治疗、靶向治疗、机器人、手术导航、内镜等)的内容,以及一些通过精准医学现代手段对传统治疗优化后的精准治疗。此外,这套丛书还包括药物研发,临床诊断路径、标准、规范、指南等内容。"精准医学出版工程"将紧密结合国家"十三五"重大战略规划,聚焦"精准医学"目标,贯穿"十三五"始终,力求打造一个总体量超过 60 种的学术著作群,从而形成一个医学学术出版的高峰。

这套丛书得到国家出版基金资助,并入选了"十三五"国家重点图书出版规划项目,体现了国家对"精准医学"项目以及"精准医学出版工程"这套丛书的高度重视。这套丛书承担着记载与弘扬科技成就、积累和传播科技知识的使命,凝结了国内外精准医学领域专业人士的智慧和成果,具有较强的系统性、完整性、实用性和前瞻性,既可作为实际工作的指导用书,也可作为相关专业人员的学习参考用书。期望这套丛书能够有益于精准医学领域人才的培养,有益于精准医学的发展,有益于医学的发展。

这套丛书的"精准医学基础系列"10 种图书、"精准预防诊断系列"13 种图书、"精准医学药物研发系列"7 种图书已经出版。此次集中出版的"精准治疗系列"系统总结了我国精准临床治疗研究各领域取得的前沿成果和突破,将为实现对疾病和特定患者进行个性化精准治疗,提高疾病诊治和预防的效益奠定基础。内容涵盖外科精准治疗、内科精准诊疗、新技术在精准治疗应用等领域。从精准外科、微创外科等对疾病的精准治疗,呼吸系统疾病、心血管系统疾病、泌尿系统疾病、自身免疫病、代谢性疾病、精神疾病、神经系统疾病、罕见病等各系统疾病的精准诊疗,呼吸系统恶性肿瘤、消化系统恶性肿瘤、血液系统恶性肿瘤、乳腺肿瘤等各种恶性肿瘤的精准诊疗,到靶向药物精准应用、精准免疫治疗、精准再生修复、干细胞治疗、中医药等新技术精准治疗,本系列皆有阐述。这套丛书旨在为我国精准医学的发展和实施提供理论和科学依据,为培养和建设我国高水平的具有精准医学专业知识和先进理念的基础和临床人才队伍提供理论支撑。

相信这套丛书能在国家医学发展史上留下浓墨重彩的一笔!

北京大学常务副校长

北京大学医学部主任

中国工程院院士

2020 年 11 月 6 日

序

2018 年 10 月 1 日，瑞典斯德哥尔摩卡罗林斯卡学院的 Klas Kärre 教授宣布将 2018 年诺贝尔生理学或医学奖授予美国科学家詹姆斯·艾利森(James Allison)和日本科学家本庶佑(Tasuku Honjo)，以表彰他们在肿瘤免疫治疗方面做出的贡献。世界的目光再次汇聚在肿瘤免疫治疗，即通过调节或改造患者自身免疫细胞的功能直接杀伤肿瘤的疗法。长期以来，针对肿瘤的治疗方法大致可归纳为外科手术治疗、化学治疗、物理治疗、生物治疗及中医药治疗，其中生物治疗包括免疫检查点抑制剂治疗、免疫细胞治疗、生物因子治疗和生物靶向治疗等。肿瘤免疫治疗取得重大进展要归功于美国科学家詹姆斯·艾利森和日本科学家本庶佑的研究成果。艾利森教授首先发现，免疫检查点细胞毒性 T 细胞相关抗原 4(CTLA-4，即 CD152)参与对 T 细胞的抑制，而特异性针对 CTLA-4 蛋白的单克隆抗体可以解除该抑制，激活 T 细胞，并在体内外试验中对肿瘤细胞有明显的杀灭作用。本庶佑实验室首次克隆了另一个免疫检查点受体——程序性死亡蛋白-1(PD-1)，阻断 PD-1 的单克隆抗体同样也可激活 T 细胞，并产生直接杀伤肿瘤细胞的作用。加上后来发现的 PD-1 配体 PD-L1，人们已经开发出多种针对这三个靶点的单克隆抗体药物，开启了肿瘤临床免疫治疗的新纪元。

基于 T 细胞激活需要抗原和共刺激因子的原理，人们将靶向肿瘤抗原的单链抗体、CD3ζ 和共刺激因子构建到一个载体上，称为嵌合抗原受体(CAR)，将该受体转入 T 细胞，可使 T 细胞在识别肿瘤抗原的同时被激活、扩增和产生杀灭肿瘤细胞的作用。这是 CAR-T 细胞免疫治疗的原理，2018 年已有两项 CAR-T 细胞免疫治疗技术实现临床应用。2013 年，《科学》杂志首次将肿瘤免疫治疗评选为自然科学领域的十大突破性技术，并且将其列于榜首。

近年来，肿瘤免疫治疗领域发展迅速，国内相关领域的专家在肿瘤免疫机制和肿瘤免疫治疗方面取得了可喜的成绩，本书主编钱其军、田志刚和韩为东教授就是在这些研究中脱颖而出的佼佼者。钱其军教授长期从事肿瘤精准细胞免疫治疗、细胞免疫治疗方法的开发和临床应用、临床级免疫细胞规模化制备技术和体系的建立、免疫细胞的储存、免疫治疗的诊断检测及纳米抗体抗肿瘤研究等工作。田志刚院士主要从事 NK 细胞和肝脏免疫学研究。在他的领导下，他的团队发现了肝脏特有 NK 细胞新亚群，创建了 NK 细胞肝炎模型，提出了若干免疫治疗新靶点，通过调控 NK 细胞治疗肝脏急性损伤、病毒性肝炎或肿瘤。韩为东教授从事肿瘤治疗抵抗机制与肿瘤免疫治疗的临床研究，建立和发展了特异性受体修饰 T 细胞的一系列肿瘤生物治疗新方法和新技术，实现了干细胞与组织再生及疾病治疗的临床转化研究，形成了一批具有自主知识产权和临床应用价值的发明成果。

本书作为"精准医学出版工程·精准治疗系列"分册之一，系统阐述了肿瘤演化、肿瘤免疫基因组学发展、肿瘤抗原的精准分析、肿瘤疫苗、T 细胞和 NK 细胞的精准治疗、免疫细胞制备技术、免疫检查点的功能与临床应用、肿瘤免疫治疗的伴随诊断和疗效评估，以及靶向肿瘤组织的精准免疫治疗战略。综合反映了国内外在肿瘤的精准免疫治疗方面的学术和临床进展，为推动精准医学的发展和普及发挥了重要作用。本书的编著者都是国内肿瘤基础研究和肿瘤免疫临床治疗领域的专家和学者，所著内容都是各自研究和实践的结晶。无论工作在科研一线还是医院诊室，无论从事药物开发还是商业投资，本书都将是一本不可多得的参考书。

中国人民解放军海军军医大学第三附属医院

中国科学院院士

2020 年 8 月于上海

　　《肿瘤的精准免疫治疗》是"精准医学出版工程·精准治疗系列"中的一个分册,涵盖了肿瘤演化与肿瘤免疫基因组学、肿瘤抗原、肿瘤疫苗、细胞免疫、免疫检查点、肿瘤免疫治疗伴随诊断、免疫细胞产品制备技术与质量管理以及肿瘤免疫的战略与前景等。希望通过本书,医疗和科研工作者能了解细胞免疫的基础理论、研究方法及其在临床肿瘤治疗中的应用,了解和掌握细胞免疫在国内外的最新进展与发展趋势,推动肿瘤免疫的基础研究成果向临床应用的转化,为临床肿瘤的精准免疫治疗提供有价值的参考工具。

　　本书分为六个部分,共计9章。第一部分为肿瘤基础,包括第1章和第2章,重点介绍肿瘤演化、肿瘤免疫基因组学、肿瘤微环境和肿瘤抗原的基本概念、基本理论、研究方法和进展。第二部分为肿瘤疫苗,是第3章,重点介绍肿瘤治疗性疫苗,包括细胞疫苗、外泌体疫苗、蛋白质和多肽疫苗及肿瘤基因疫苗。第三部分为肿瘤细胞免疫及其临床应用、免疫细胞产品制备技术与质量管理,包括第4～6章,首先重点介绍肿瘤细胞免疫,包括T细胞免疫和NK细胞免疫的原理、基础与临床研究进展,其次介绍了免疫细胞产品体外制备的主要技术和质量管理。第四部分为免疫检查点相关的理论和临床应用,即第7章,着重介绍了免疫检查点的分类、作用机制以及免疫检查点抑制剂在肿瘤治疗中的应用。第五部分为肿瘤免疫治疗的伴随诊断,此为第8章,重点介绍肿瘤治疗和免疫治疗的伴随诊断、疗效评估和不良反应监测。第六部分为肿瘤免疫治疗的战略,此为第9章,重点分析了目前肿瘤发生与肿瘤微环境的关系、肿瘤免疫治疗存在的问题和瓶颈,提出靶向肿瘤组织的免疫治疗有可能成为治愈肿瘤的战略。

　　肿瘤一直是威胁人类健康的重大疾病。多年来,肿瘤领域工作者不断地揭示肿瘤发生的机制并开发治疗的新药物和措施,但由于肿瘤发生存在个体差异、肿瘤异质性和复发转移复杂性,肿瘤治疗的效果和预后仍然很差。因此,精准医疗的提出也是应时而来,应运而生。精准医疗使肿瘤治疗从千人一方,向个性化治疗转变。肿瘤治疗从仅仅针对肿瘤本身的手术、放疗、化疗和靶向治疗,发展到关注肿瘤患者整体与局部的免疫功能作用。这个转变在很大程度上是基于肿瘤免疫抑制的理论建立的。特异性免疫反应依赖 T 细胞受体识别细胞表面主要组织相容性复合体（major histocompatibility complex，MHC）抗原和共刺激因子或抑制因子作用。美国科学家詹姆斯·艾利森和日本科学家本庶佑分别发现了抑制性免疫检查点 CTLA-4 和 PD-1，通过抑制这些受体，可引起 T 细胞增殖，活性增强，重现抗肿瘤活性。因此，两位科学家共同获得了 2018 年诺贝尔生理学或医学奖。

从 2015 年精准医学被提出以来，世界各国，尤其是中国政府每年投入大量精准医学专项科研经费，启动了生命组学数据质量控制体系与标准、未来精准医学应用组学技术、精准医学大数据的有效挖掘与关键信息技术、基于医学分子影像技术的疾病精准诊疗方案以及精准医疗临床决策支持系统的研发。肿瘤免疫治疗作为第四大肿瘤治疗工具，如今已经成为基础研究和临床实践的热点。截至 2020 年 6 月，在美国 https://www.clinicaltrials.gov 网站注册的 CAR-T 细胞治疗项目为 1 031 项，免疫检查点抑制剂临床试验为 509 项。中国国家药品监督管理局受理的 CAR-T 细胞临床试验有 14 项。随着对肿瘤发病机制、肿瘤免疫微环境作用、肿瘤抗原的揭示，无论是患者，还是患者家属，无论是临床医生，还是肿瘤免疫治疗研发人员，都比任何时候更需要了解肿瘤的精准免疫治疗。因此，我们承担了《肿瘤的精准免疫治疗》一书的编著工作，系统阐述了肿瘤免疫治疗领域的成果和进展，旨在让更多人了解细胞免疫、肿瘤免疫及其精准治疗的原理和内容。

本书由上海细胞治疗研究院钱其军教授、中国科学技术大学生命科学学院田志刚院士和中国人民解放军总医院韩为东教授主持撰著，得到了诸多科研院所、高等院校和临床医院的大力支持和帮助。衷心感谢"中国肝胆外科之父"吴孟超院士为本书作序！撰写组成员来自上海细胞治疗研究院、中国科学技术大学、中国人民解放军总医院、中国医学科学院肿瘤医院、同济大学附属东方医院、上海细胞治疗集团有限公司、志诺维思（北京）基因科技有限公司、深圳裕策生物科技有限公司，拜西欧斯（北京）生物技术有限公司等单位。其中第 1 章由李忠、钱其军执笔，第 2 章由凌少平、陈梦竹执笔，第 3 章由高志博、杨锦、陈超、王佳茜执笔，第 4 章由张叔人、韩化敏执笔，第 5 章由韩为东、王瑶、伍志强、聂晶、梅倩、王晓慧、高志涛、施路、白杰、李小雷、司艺玲、郭业磊、董亮、魏建树、代汉仁、佟川、刘洋、张文英、王春萌、丰恺超、陈美霞、张燕、邱镜丹、王振光、贾鹤晋、李祥、邃冬冬执笔，第 6 章由田志刚、肖卫华、方芳执笔，第 7 章由孙艳、程静波、刘辉执笔，第 8 章由李忠、薛俊丽、秦文霞执笔，第 9 章由徐增辉、张敏执笔，第 10 章由钱其军、李忠、金华君、唐熙执笔。感谢陈策、周琪雯、王美文、吕士俊和王昀展在本书编辑过程中的辛勤付出。

本书引用了一些作者的论著及其研究成果，在此向他们表示衷心的感谢！

书中如有疏漏、错谬或值得商榷之处，恳请读者批评指正。

编著者

2020 年 10 月于上海

目录

7　免疫细胞产品体外制备技术及质量管理 ················· 249

1 绪　　论

1.1　肿瘤免疫治疗发展史

　　提到肿瘤免疫治疗①，就要从肿瘤的发生和感染讲起。1866 年，德国外科医生威廉·布施（Wilhelm Busch）发现肉瘤患者发生酿脓链球菌感染引起的丹毒后，肿瘤意外消退。这一现象在 1982 年被德国外科医生弗雷德瑞奇·弗勒森（Friedrich Fehleisen）再次证实。1890 年，一位患尤因肉瘤（Ewing sarcoma）的年轻人去世，这促使美国纽约医院的威廉·科利（William B. Coley）医生去寻找更有效的治疗方案。他了解到，一位患者 7 年前患手术无法切除的颈部肿瘤，感染丹毒后肿瘤消退，并且患者还活着。随后，他又找到 47 个相似的感染丹毒后肿瘤消退的病例，这提示这种感染可能成为治疗肿瘤的一种新方法[1]。之后，科利医生开始制备细菌毒素，并将其命名为"科利毒素"（Coley toxin）。1891 年，他在第一个肿瘤患者身上进行了试验，很快发现患者的肿瘤缩小。截止到 1895 年，他使用该方法先后成功治疗了 84 例肿瘤患者[2]。但这一结果也受到医学界的质疑，理由是缺乏对照，患者随访记录不完整，在毒素制备、效价检测和给药途径方面不规范。科利毒素在临床使用 30 多年后被叫停，1962 年美国食品药品监督管理局（Food and Drug Administration，FDA）推翻了对科利毒素的认可。然而，对科利毒素的研究最终被科利医生的子女和其他科学家的研究证实是有作用的。因此，科利被尊为"肿瘤免疫治疗之父"。

　　1960—1970 年，免疫治疗聚焦在瘤内和体内注射细菌产物或提取物，如卡介苗[3]和短小棒状杆菌，以增强人体非特异性免疫。后来，研究人员花费 7～10 年时间认识了肿瘤与免疫之间的联系：肿瘤细胞可失去主要组织相容性复合体（major histocompatibility complex，MHC）分子表达，免疫可编辑特殊的癌基因（如 *p53*），肿瘤浸润 T 细胞和肿瘤浸润树突状细胞有肿瘤免疫浸润的特性，T 细胞对肿瘤的反应依赖于识别肿瘤表面的新生抗原等[4,5]。

---

　　① 在本书中，"肿瘤"均指恶性肿瘤。

1970—1980 年,研究人员探讨了当患者体内注射能引起 T 细胞和自然杀伤细胞(natural killer cell,NK cell)激活的细胞因子时,如干扰素(interferon,IFN)[6]和白细胞介素-2(interleukin-2,IL-2)[7,8],淋巴细胞亚型及细胞因子发生了变化。研究进一步发现,重组 DNA 技术促使细胞产生大量细胞因子,可用于肿瘤治疗,如高浓度 IL-2 可对转移性黑色素瘤或肾细胞癌产生持续性疗效。给予患者重组 IFN-α 能防止部分高风险黑色素瘤的复发,所以 IFN-α 成为首个 FDA 批准的免疫治疗性药物。但其他应用于肿瘤临床治疗试验的细胞因子(如 IL-1、IL-3、IL-4、IL-10、IL-12、IL-18、IL-25 等),大部分并未取得成功。

识别外来物质和自体异变物质并产生抗体与之反应的免疫系统功能,是机体保护自己、防止疾病发生的重要方式之一。因发现抗体的化学结构,英国科学家罗德尼·罗伯特·波特(Rodney Robert Porter)和美国科学家杰拉尔德·埃德尔曼(Gerald Maurice Edelman)于 1972 年共同获得诺贝尔生理学或医学奖。但是多克隆抗体不易大量制备限制了抗体的临床应用。后来由色萨·米尔斯坦(César Milstein)、乔治·J. F. 科勒(Georges J. F. Kohler)和尼尔斯·K. 杰尼(Niels K. Jerne)领导的团队分别发现了单克隆抗体(单抗)制备的原理和方法,使抗体体外大量生产成为现实。卡洛·克罗斯(Carlo Croce)和希拉里·科普罗斯基(Hilary Koprowski)则最早把抗体用于临床麻疹病毒的治疗[9]。

Cheever 等[10]在 1982 年最早开展体外 T 细胞活性的评价。他们发现在体外实验中加入 IL-2 可增加 IL-2 依赖的 T 细胞长期体外培养的活性。过继性细胞免疫治疗是在 1987 年首次开展的,用淋巴因子激活的杀伤细胞(lymphokine-activated killer cell,LAK cell)联合 IL-2 治疗晚期黑色素瘤,约 10% 的患者获得完全反应[11]。

1987—1999 年是发现免疫检查点的重要时期,美国科学家詹姆斯·艾利森(James,Allison)、日本科学家本庶佑(Tasuku Honjo)和美国科学家陈列平先后发现了免疫检查点分子 CTLA-4[12]、程序性死亡蛋白-1(programmed death-1,PD-1)[13]和程序性死亡蛋白配体-1(programmed death ligand-1,PD-L1)[14],揭示了免疫负调控机制。更重要的是,制备的针对这些分子的单抗,在临床多种肿瘤的治疗中产生了良好的效果。截至 2019 年 3 月,美国 FDA 已经批准了针对上述 3 个靶点的 5 种免疫检查点抗体药物临床试验,中国国家药品监督管理局(NMPA)在 2018 年 12 月也先后批准了特瑞普利单抗(上海君实生物医药科技股份有限公司)和信迪利单抗[信达生物制药(苏州)有限公司]2 个 PD-1 抗体药物分别用于复发或转移的黑色素瘤和复发或难治性霍奇金淋巴瘤的临床应用。

修饰性 T 细胞治疗是让过继性 T 细胞表达嵌合抗原受体(chimeric antigen receptor,CAR)。CAR 由肿瘤特异性抗原结合结构域(抗体单链可变区)与 T 细胞胞内激活信号的结构域组成。最早在 1989 年,以色列科学家 Eshhar 领导的团队开发了第一代 CAR-T 细胞技术。这个 CAR 包含单链肿瘤相关抗原结合区和 CD3ζ 链,提示修饰性 T 细胞可以在人类白细胞抗原(human leukocyte antigen,HLA)不受限制的情况下杀死含抗原的细胞[15]。之后,在第一代 CAR 的基础上加入 1 个共刺激因子成为第二代 CAR,加入 2 个共刺激因子成为第三代 CAR,而在第二代或第三代 CAR 基础上表达 IL-12 的 CAR 成为第四代 CAR。第二代 CAR 产生多个靶向不同肿瘤抗原的 CAR-T 细胞,如靶向 CD19、CD22 和间皮素的 CAR-T 细胞。2010 年,Kochenderfer 等[16]用自体 T 细胞制备的 CAR-T 细胞治疗一例晚期滤泡性淋巴瘤患者获得成功。2015 年,Porter 等[17]用慢病毒转入自体 T 细胞识别 CD19 治疗 14 例复发或耐药的慢性淋巴细胞白血病患者,获得 57% 的总反应率;治疗儿童急性淋巴细胞白血病患者,获得 90% 的完全缓解率(complete response rate,CRR)。2017 年,美国 FDA 先后批准两款用于治疗复发或难治性 25 岁以下 B 系急性淋巴细胞白血病和复发或难治性大 B 细胞淋巴瘤的 CAR-T 细胞药物。2018 年 10 月,诺贝尔生理学或医学奖授予了在肿瘤免疫领域做出杰出贡献的美国科学家詹姆斯·艾利森和日本科学家本庶佑。

1.2 肿瘤免疫治疗概述

一直以来,肿瘤异质性和肿瘤演化都是肿瘤领域的研究热点。正常细胞经突变积累、逃避免疫后演化成肿瘤细胞,不同突变程度的肿瘤细胞会逐渐变成优势克隆,进而使微环境演变成免疫抑制和肿瘤优势生长的微环境。通过基因序列测定可分析肿瘤异质性,能够对肿瘤的空间和时间演化进行精确的描述。借助免疫学、抗原表位组学、抗体组学、多系统组学相关的高通量测序和分析技术以及肿瘤新生抗原的鉴定,可发现肿瘤的特异性抗原或相关抗原。本书第 1 章从肿瘤自身演化和微环境演化的角度,探讨了肿瘤免疫微环境的研究意义、研究方法以及肿瘤与免疫微环境间的相互关系;第 2 章对肿瘤相关抗原、肿瘤特异性抗原和肿瘤新生抗原的特征和检测技术进行了重点阐述,为有效指导肿瘤的精准免疫治疗提供了重要基础。

发现和明确肿瘤抗原后,主要免疫治疗方案采用肿瘤疫苗和肿瘤细胞免疫等。肿瘤疫苗分为肿瘤预防性疫苗和肿瘤治疗性疫苗。本书第 3 章重点阐述了肿瘤治疗性疫苗。肿瘤治疗性疫苗可分为细胞疫苗、外泌体疫苗、蛋白质和多肽疫苗与基因疫苗。常见的细胞疫苗有肿瘤细胞疫苗、肿瘤干细胞疫苗、树突状细胞疫苗以及融合细胞疫苗。新兴的外泌体疫苗则属于亚细胞疫苗,主要来源于树突状细胞和肿瘤细胞。蛋白质和多肽疫苗与基因疫苗是可以人工提取或人工合成的疫苗,并有望建立产业化生产体系。肿瘤治疗性疫苗是肿瘤精准免疫治疗的新热点,并且肿瘤治疗性疫苗及其与过继性细胞免疫治疗或免疫检查点抑制剂的联合应用,与手术、放疗和化疗的综合临床治疗,对提高肿瘤的治愈率、延长患者的生命将产生巨大作用。

针对肿瘤抗原的细胞免疫主要包括 T 细胞免疫和 NK 细胞免疫。T 细胞免疫技术可以分为非基因修饰和基因修饰的 T 细胞免疫技术。前者侧重于自体免疫细胞的体外扩增和杀伤活性提高,可看作技术型的非特异性疗法。后者则强调肿瘤抗原靶点的选择、嵌合抗原受体的构建、修饰后 T 细胞的活力和肿瘤的特异性杀灭作用。这些方法的差异直接决定临床审批的形式和治疗效果。同时,T 细胞免疫与其他免疫检查点抑制剂的联合应用,也为肿瘤的精准免疫治疗展示了广阔的应用前景。本书第 4 章从 T 细胞的分类及其治疗方案,非基因修饰及基因修饰的 T 细胞特征、功能和临床应用以及去抑制性 T 细胞免疫疗法等几个方面,全面解析了 T 细胞免疫治疗的抗肿瘤功能,为细胞免疫的精准治疗提供了依据。

NK 细胞免疫不同于 T 细胞免疫,它通过 MHC 非依赖方式进行识别和活化,具有泛特异性识别和无须致敏、直接快速杀灭病变或损伤细胞的能力。本书第 5 章详细阐述了 NK 细胞的发育分化、识别杀伤机制及其在肿瘤治疗中的作用。NK 细胞可通过分泌细胞因子、借助其表面激活性或抑制性受体、回输过继性 NK 细胞、携带双特异或三特异性抗体,以及嵌合抗原受体修饰的 CAR-NK 细胞,在多种肿瘤治疗中发挥重要作用。同样,NK 细胞治疗也面临如何提高体内外细胞激活和增殖水平、异体 NK 细胞安全性、新型有效和稳定的 CAR-NK 细胞制备以及与其他肿瘤治疗方法的有效联合应用等挑战。

实现细胞免疫治疗的一个必不可少的重要环节就是免疫细胞的体外分离、扩增和激活。虽然细胞制备并不像构建 CAR-T 载体那么复杂,但合适的培养条件,严格的药品生产质量管理规范(good manufacturing practice,GMP)管理,技术人员的素质和车间、仪器设备、物料等的质量监控,对于实现有效的免疫治疗都至关重要。例如,同一种细胞类型在不同培养体系中进行培养,生产出的免疫细胞在细胞亚群的分布和功能上可能存在很大的差异。这些差异可能对体内外免疫细胞存活的持久性、杀伤活性、临床安全性和有效性产生较大的影响。因此,需要不断优化培养体系以获得更加年轻化、杀伤活性高、均一性好、记忆 T 细胞比例高的免疫细胞。同时,过继性免疫细胞在体外制备质量管理上的更高要求,可以确保患者使用更加安全有效。本书第 6 章从免疫细胞体外分离、培养扩增技术和基因修饰方法,到常见免疫细胞产品的体外制备和质量控制标准,以及符合药品 GMP 的质量体系,都进行了比较详细的介绍。

免疫治疗除了疫苗、免疫细胞和细胞因子外,还有一个热点,就是目前正发挥广泛肿瘤治疗作用的靶向免疫检查点单抗药物。它直接作用于免疫细胞,阻断肿瘤细胞表达或分泌的配体与免疫细胞表面的免疫检查点抑制性受体结合,激活或使抑制的免疫细胞功能正常化,从而恢复对肿瘤的杀灭作用。这也是 2018 年诺贝尔生理学或医学奖的重大发现。本书第 7 章详细阐述了已知的共刺激因子和免疫检查点的分类、结构和作用机制,以及免疫检查点抑制剂的临床实践、可能引发的不良反应与相应对策。

有效的免疫治疗依赖于对免疫治疗适应证的筛查、对治疗效果的评估和对不良反应的监测。因此,免疫治疗的伴随诊断应运而生。伴随诊断不仅为医生提供选择何种免疫治疗、判断预后和分析不良反应的依据,而且帮助患者避免过度治疗和降低不必要的昂贵治疗费用。本书第 8 章详细介绍了肿瘤治疗与肿瘤免疫治疗伴随诊断的现状和发展趋势、潜在的可能用于肿瘤免疫治疗伴随诊断的标志物、肿瘤免疫治疗的疗效评估与不良反应监控。

有了免疫细胞制备的技术、免疫检查点抗体的开发应用以及免疫治疗的伴随诊断,是否就一定能攻克肿瘤的堡垒? 答案是不一定。制胜的关键是肿瘤免疫治疗战略的制定。首先,肿瘤局部的微环境处于一个呈现明显免疫抑制、肿瘤异质性、多种细胞类型并存、各种细胞因子相互作用的复杂状况。手术、放疗和化疗后的肿瘤复发、药物抑制免疫功能引起的患者病情加重,都促使我们反思为什么肿瘤很难治愈。随着免疫和肿瘤之间关系的揭示,改变免疫被抑制的微环境、促进肿瘤抗原表达、个性化肿瘤免疫治疗以及增强肿瘤局部免疫反应,已经成为最终战胜肿瘤的共识和战略。本书第 9 章重点围绕肿瘤组织微环境的形成和分类及其在肿瘤生长和治疗中的作用,深入阐述了靶向局部肿瘤组织微环境治疗战略的演变过程,从 CAR 载体的筛选到肿瘤局部微环境的检测分析,从分泌抗体的 T 细胞制备到自分泌抗体的 CAR-T 细胞活性和功能探讨,都进行了深入浅出的介绍。

1.3 小结与展望

150 多年来,肿瘤免疫治疗经历了无数的波折,也取得了令人鼓舞的成就。深入理解与肿瘤相关的免疫生物学才能建立针对肿瘤的免疫反应,进而获得持久的消除肿瘤作用。肿瘤免疫治疗是一个复杂的过程,受多种因素影响和免疫本身机制调节。人们需要更清楚地了解肿瘤抗原及特异和非特异肿瘤免疫治疗的机制,更快速地生产免疫细胞临床制剂,更有效地减少免疫治疗带来的不良反应。要达到完全抑制或杀灭肿瘤的目标,一些患者可能只需要单一疗法,但多数患者需要联合药物治疗。

"煅细胞治疗之剑,铺癌症征服之路"。随着新的科研成果和治疗手段不断涌现,肿瘤的精准免疫治疗不再是纸上谈兵,个性化肿瘤治疗必将成为常规的临床治疗手段。这是无数肿瘤患者的福音,也是所有科研工作者、医疗工作者苦苦探求的彼岸。

参考文献

[1] Bickels J, Kollender Y, Merinsky O, et al. Coley's toxin: historical perspective[J]. Isr Med Assoc J, 2002, 4(6): 471-472.

［ 2 ］ Coley W B. The treatment of inoperable sarcoma by bacterial toxins（the mixed toxins of the Streptococcus erysipelas and the Bacillus prodigiosus)[J]. Proc R Soc Med, 1910, 3(Surg Sect)：1-48.

［ 3 ］ Old L J, Clarke D A, Benacerraf B, et al. Effect of prior splenectomy on the growth of sarcoma 180 in normal and Bacillus Calmette-Guerin infected mice[J]. Experientia, 1962, 18：335-336.

［ 4 ］ Srivastava P K. Neoepitopes of cancers：looking back, looking ahead[J]. Cancer Immunol Res, 2015, 3(9)：969-977.

［ 5 ］ Bellone M, Calcinotto A. Ways to enhance lymphocyte trafficking into tumors and fitness of tumor infiltrating lymphocytes[J]. Front Oncol, 2013, 3：231.

［ 6 ］ Pestka S, Krause C D, Walter M R. Interferons, interferon-like cytokines, and their receptors [J]. Immunol Rev, 2004, 202：8-32.

［ 7 ］ Ruscetti F W, Morgan D A, Gallo R C. Functional and morphologic characterization of human T cells continuously grown in vitro[J]. J Immunol, 1977, 119(1)：131-138.

［ 8 ］ Morgan D A, Ruscetti F W, Gallo R. Selective in vitro growth of T lymphocytes from normal human bone marrows[J]. Science, 1976, 193(4257)：1007-1008.

［ 9 ］ Croce C M, Linnenbach A, Hall W, et al. Production of human hybridomas secreting antibodies to measles virus[J]. Nature, 1980, 288(5790)：488-489.

[10] Cheever M A, Greenberg P D, Fefer A, et al. Augmentation of the anti-tumor therapeutic efficacy of long-term cultured T lymphocytes by in vivo administration of purified interleukin 2[J]. J Exp Med, 1982, 155(4)：968-980.

[11] Munn D H, Cheung N K. Interleukin-2 enhancement of monoclonal antibody-mediated cellular cytotoxicity against human melanoma[J]. Cancer Res, 1987, 47(24 Pt 1)：6600-6605.

[12] Gross J A, St John T, Allison J P. The murine homologue of the T lymphocyte antigen CD28. Molecular cloning and cell surface expression[J]. J Immunol, 1990, 144(8)：3201-3210.

[13] Ishida Y, Agata Y, Shibahara K, et al. Induced expression of PD-1, a novel member of the immunoglobulin gene superfamily, upon programmed cell death[J]. EMBO J, 1992, 11(11)：3887-3895.

[14] Dong H, Zhu G, Tamada K, et al. B7-H1, a third member of the B7 family, co-stimulates T-cell proliferation and interleukin-10 secretion[J]. Nat Med, 1999, 5(12)：1365-1369.

[15] Gross G, Gorochov G, Waks T, et al. Generation of effector T cells expressing chimeric T cell receptor with antibody type-specificity[J]. Transplant Proc, 1989, 21(1 Pt 1)：127-130.

[16] Kochenderfer J N, Wilson W H, Janik J E, et al. Eradication of B-lineage cells and regression of lymphoma in a patient treated with autologous T cells genetically engineered to recognize CD19[J]. Blood, 2010, 116(20)：4099-4102.

[17] Porter D L, Hwang W T, Frey N V, et al. Chimeric antigen receptor T cells persist and induce sustained remissions in relapsed refractory chronic lymphocytic leukemia[J]. Sci Transl Med, 2015, 7(303)：303ra139.

2

肿瘤演化与肿瘤
免疫基因组学

肿瘤异质性和肿瘤演化一直是肿瘤研究领域的热门方向。近年来,肿瘤的免疫治疗不断取得突破性研究成果,日渐引起研究人员的广泛关注。本章将从肿瘤自身演化和微环境演化的角度,探讨肿瘤免疫微环境的研究意义、研究方法以及肿瘤与免疫微环境间的相互关系,以便更有效地指导细胞免疫的精准治疗。

2.1 肿瘤演化概述

肿瘤的演化伴随肿瘤发生、发展的全过程。在这一过程中,肿瘤与肿瘤微环境之间密切相互作用,下面将对肿瘤演化的全过程进行介绍。

近年来,肿瘤的发病率和病死率逐年增高,肿瘤已成为严重的公共卫生问题和威胁人们生命健康的头号杀手[1]。肿瘤统计数据显示,2015年我国有429万新发肿瘤病例和281万肿瘤致死病例[2]。现代医学认为,肿瘤发生始于基因变异。结直肠癌的研究表明,肿瘤发生是一个多基因参与、多阶段演进的复杂疾病过程[3](见图2-1)。机体接触辐射、致癌物质,会导致DNA的损伤。在通常情况下,这些损伤在DNA修复机制下可恢复。"著名"的p53蛋白正是在这个过程中起到"调度员"的作用。当DNA损伤发

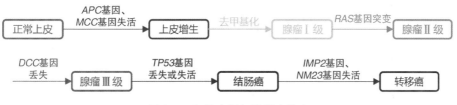

图2-1 细胞变异与结肠癌发生

APC 基因,adenomatous polyposis coli gene,结肠腺瘤性息肉基因;MCC,colorectal mutant cancer protein,结直肠癌突变蛋白;RAS, retrovirus-associated DNA sequences,逆转录病毒相关 DNA 序列;DCC,deleted in colorectal carcinoma,结直肠癌缺失蛋白;IMP2, inner mitochondrial membrane peptidase-like subunit 2,线粒体内膜蛋白酶样亚基2;NM23, nucleoside diphosphate kinase 1,核苷二磷酸激酶1(图片修改自参考文献[3])

生时,*p53* 基因迅速表达,使正处于有丝分裂 G1 期和 S 期细胞的细胞周期停滞,待受损伤 DNA 被修复后,再重新启动细胞周期。若发生的损伤难以被完全修复,p53 还可诱导多种凋亡蛋白表达,导致受损细胞凋亡,保证基因组的稳定性。

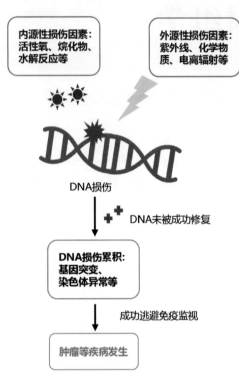

图 2-2 DNA 修复和变异细胞发生

(图片修改自参考文献[3])

然而,DNA 修复机制不能完全避免变异的产生。一方面,错配修复累积错误可造成基因突变、染色体异常等;另一方面,发生 DNA 损伤的细胞可能不能正常凋亡,而是转化为变异细胞(见图 2-2)。此外,一些致瘤微生物如人乳头瘤病毒(human papilloma virus,HPV)、EB 病毒(Epstein-Barr virus,EBV)等也能通过使宿主细胞的抑癌基因失活、激活细胞增殖通路等方式,导致宿主细胞的转化。

一般来说,免疫系统负责识别和清除残存的变异细胞,维持机体正常运行。一方面,随着年龄的增长和暴露环境的增加,变异细胞不断累积,一些细胞进一步发生抗原改变或基因突变,减少了细胞的抗原提呈,造成细胞表面的肿瘤相关抗原表达减弱或抗原性发生改变,从而难以被免疫系统识别,或表达抗细胞杀伤的相关蛋白质(如 PD-L1),阻断了相关免疫细胞的杀伤过程,最终免于被免疫系统消灭。另一方面,肿瘤细胞还能够诱导形成抑制免疫的肿瘤微环境,募集调节性 T 细胞(regulatory T cell,Treg cell)、巨噬细胞等,共同对抗免疫系统,使免疫监视无法作用于微环境中的肿瘤细胞。

在免疫平衡过程中,转化细胞自身的多样性和不稳定性是内在因素。变异细胞往往快速生长,且缺乏完善的保证基因组稳定的机制,细胞内基因突变能够大量积累。而且,宿主对肿瘤细胞及其产物的反应,也同时影响肿瘤的生长和演变。宿主免疫系统对肿瘤组织有选择作用。在选择压力(selective pressure)下,能够抵御免疫系统的肿瘤细胞逐渐占据竞争优势并生长成为肿瘤组织。在这种情况下,肿瘤微环境也伴随肿瘤组织形成和演化(见图 2-3)。例如,肿瘤微环境中的新血管生成是肿瘤组织生长增殖的必要条件。新生的血管不仅能够为肿瘤细胞提供营养和氧气,排出代谢产物,还能够分泌生长因子,刺激肿瘤细胞生长。脉管系统也为肿瘤细胞的转移提供了通道。

肿瘤演化的过程也伴随着肿瘤细胞的凋亡,由于营养供应问题和抗肿瘤反应,肿瘤

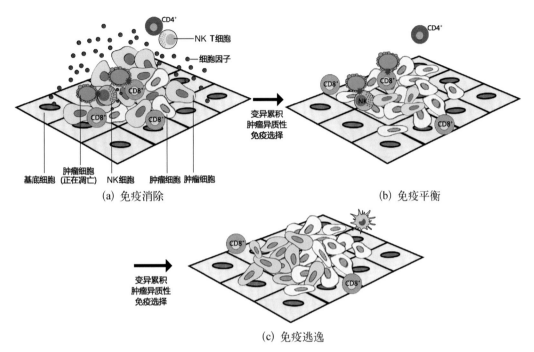

图 2-3　基因组不稳定、肿瘤异质性和免疫选择最终造成肿瘤免疫逃逸

（图片修改自参考文献[3]）

生长的同时也常常伴随部分肿瘤细胞的死亡。肿瘤细胞的增殖活性和死亡速度是影响肿瘤生长速度的重要因素，当肿瘤细胞的增殖活性增强或不变，同时凋亡受到抑制时，表现为肿瘤组织的快速生长。当肿瘤细胞的增殖活性增强，同时凋亡也增强时，肿瘤组织增长速度受增殖和凋亡间的相对关系影响，可快可慢。当患者接受治疗时，肿瘤细胞的增殖活性受到抑制，凋亡水平增高，表现为肿瘤体积减小[3]。

2.1.1　肿瘤自身演化

肿瘤细胞具有快速增殖、抗凋亡和逃逸免疫的特点，这些特点是转化细胞历经不断演化形成的。肿瘤的演化遵循中性理论，研究发现肿瘤组织中存在数以亿计的突变，如此大规模的遗传分化无法仅凭自然选择进行解释。如图 2-4 所示，不同肿瘤组织间遗传距离极小，与正常组织相比也仅有极微小的差异。

肿瘤演化伴随细胞数量的快速增长。肿瘤的快速生长意味着额外的种群来源，在这种情况下，肿瘤细胞受选择作用的影响下降，而受遗传漂变（genetic drift）的影响增强。这与生物个体的群体遗传学研究完全相反，在生物群体的研究中，通常认为遗传漂变随着种群数量增加效果减弱。在这个层面，细胞群体的演化可能和生物群体完全不同。

根据肿瘤细胞的自身特点及其所处的肿瘤微环境不同，肿瘤的演化过程可分为肿

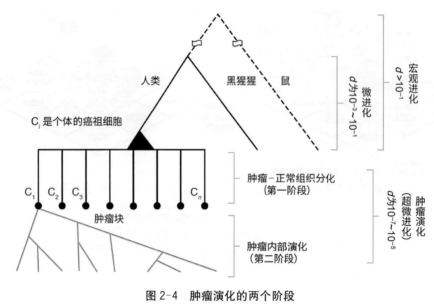

图 2-4　肿瘤演化的两个阶段

d 指遗传漂变(图片修改自参考文献[4])

瘤-正常组织分化和肿瘤内部演化两个阶段。

　　肿瘤-正常组织分化是肿瘤细胞从正常的组织细胞发展为"异己"细胞的过程。这一阶段的肿瘤细胞驱动形式多样,难以找到肿瘤间的共有突变。研究表明,这一阶段的肿瘤演化中存在弱的选择效应,主要表现为肿瘤细胞和正常细胞间的分化。虽然选择作用会在一定程度上降低肿瘤细胞的遗传多样性水平,保留细胞群体的共有突变,但是由于此时肿瘤组织的有效群体较小,生长速度较快,具有较强生长优势的亚克隆也难以占据绝对优势。而且,占据竞争优势的突变主要以杂合子形式存在,需要具有显性表达时才能够显现。最后,较弱克隆的绝对数量在一定程度上也会抵消掉具有生长优势克隆带来的竞争[4]。

　　当肿瘤生长至一定规模,就进入肿瘤内部演化阶段。在这一阶段,肿瘤细胞更频繁地增殖和分化,导致极高的分化水平。肿瘤的重要特征是广泛的异质性,不同组织来源的肿瘤间存在明显差异,即使是相同来源的肿瘤又可依据细胞形态、蛋白质表达甚至基因型的差异分为不同的亚型,甚至在同一位患者的不同病灶间也存在迥异的药物抗性谱。在基因组的非功能区,这种特征可能会表现得更加明显。从疾病发展的角度,肿瘤内部的高异质性常对应肿瘤的高侵袭性、肿瘤进展和患者死亡。这是因为瘤内高异质性会导致肿瘤在环境压力下的快速演化,加速恶性特征出现。肿瘤的耐药性突变常出现在低频突变上,但在发生较强的选择作用(如药物治疗)下该肿瘤克隆才会发展成优势克隆。有研究根据肿瘤的这一特性,利用药物敏感的亚克隆与耐药亚克隆进行竞争,克服肿瘤耐药。

此外,不同部位的肿瘤由于发生方式有差异,常具有各自的分化特征。例如,在胶质瘤中只能检测到很小比例的肿瘤细胞共有突变,肿瘤较早地分化为不同的亚克隆;而在黑色素瘤中,只有在细胞累积了大量突变后才能观察到分化[5]。

2.1.2 肿瘤微环境演化

肿瘤不仅是一团肿瘤细胞的混合物,还包括伴随肿瘤演化形成的特定肿瘤微环境。在肿瘤与机体长期相互影响下,肿瘤细胞与各种类型基质细胞、细胞外基质共同组成了一种类器官结构[6]。肿瘤基质中富集了免疫细胞、成纤维细胞、肌成纤维细胞、细胞因子以及血管组织等[7]。肿瘤细胞在其中躲避免疫系统的攻击,获得营养物质和生长环境,并为之后的转移做好准备。

肿瘤在演化过程中能够富集有利于肿瘤基质或肿瘤微环境形成的突变,通过肿瘤细胞与基质细胞间的广泛相互作用,可以搭建多种免疫抑制的肿瘤微环境。肿瘤细胞中存在大量外泌蛋白和受体相关基因的异常表达。这些旁分泌和自分泌信号能够促使肿瘤微环境做出相应的改变,与肿瘤自身变异一起,影响肿瘤的演化和发展[8-10]。

微环境水平的协作也影响了肿瘤的药物抗性。Hobor 等发现一部分西妥昔单抗耐药结直肠癌样本携带 KRAS 基因突变[对表皮生长因子受体(epidermal growth factor receptor,EGFR)抑制剂耐药],原因是转化生长因子和双向调节因子能够直接由抗EGFR 抑制剂细胞通过旁分泌的方式提供给药物敏感的野生型细胞[11]。

无论在原发灶,还是远端,肿瘤微环境对肿瘤演化都具有明显的作用。肿瘤细胞迁移至新的微环境后,需要重新经历漫长的适应过程。不同微环境下的资源限制、免疫压力、环境胁迫(缺氧、酸度及药物浓度等),都会对肿瘤演化产生选择。在选择压力下,肿瘤细胞具有形成优势生长环境的能力,这使得肿瘤细胞得以避免系统治疗下微环境变化衍生出的外部来源的有害影响。

肿瘤演化也会反过来影响肿瘤微环境。Calbo 等从同一供体分离出间质细胞和神经上皮细胞,向小鼠灌注这两种细胞的混合株能够触发神经上皮细胞的转移[12],这一结果提示基质细胞在肿瘤转移过程中也扮演了重要角色。Ma 等在乳腺癌的研究中发现,肿瘤相关基质在肿瘤进展过程中表现出广泛的表达改变,高度上调的基因在肿瘤和基质中存在类似的表达特征[13]。

2.1.3 肿瘤全局演化分析方法

肿瘤的演化是一个动态的复杂过程。在肿瘤病灶的位置,表现为程度不一的肿瘤异质性。在发生转移后,不同病灶之间也具有高度异质性。传统的病理方法往往顾此失彼,近年来发展起来的循环肿瘤 DNA(circulating tumor DNA, ctDNA)检测通过设计预扩增或杂交捕获反应富集目标序列,再建库进行检验。这种方法可以在一定程度上对肿瘤演化过程进行检测还原,但因为外周血中 ctDNA 含量极低,需要很高的测序深度[14,15]。这种方法的局限性在于,预扩增引物或捕获探针需要预先设计,只能覆盖感兴趣的部分变异位点,难以完整地还原肿瘤演化的全貌。

Ling 等通过多点取样的方法对肿瘤全局演化进行了分析。研究人员从一块单结节肝细胞癌组织采集了 300 余份标本,对其中 23 份标本进行全外显子组测序(whole exome sequencing, WES)后,在所有的样本中进行验证,对肿瘤全局演化和异质性进行评估[16](见图 2-5)。这种方法在很大程度上避免了采样点单一导致的随机误差,能够还原出肿瘤克隆分布和演化历程,与 ctDNA 检测相比能够获得更全面的抗性谱。

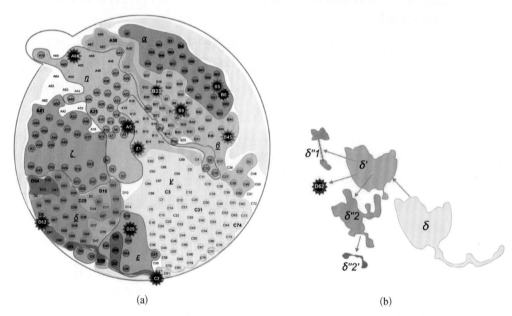

(a) (b)

图 2-5　肿瘤的空间演化

(a) 图中的每颗星代表单独的克隆,图中字母代表不同的肿瘤异质性区域;(b) 为 δ 克隆演化的叠加演化模式(图片修改自参考文献[16])

Abbosh 等利用多点取样的全外显子组测序联合个性化 ctDNA 检测研究早期非小细胞肺癌的全局演化和进行复发检测,在时间维度上对肿瘤手术后的演化过程进行描述[17](见图 2-6)。

由我国自主开发的肿瘤全局多水平异质性检测方案 Cancer GOLD™ Testing 集成了上述两种检测的优点,能同时对肿瘤的空间和时间演化进行精确的描述。其优点有:① 采用特制的多点取样器从手术组织收集上百个样本,每个样本的直径不大于1.7 mm,保证采样的全面性和精确性;② 选取若干个样本,利用深度测序确定主克隆和主要亚克隆,对肿瘤的演化进行初步还原;③ 在几百个组织样本中对关键克隆进行检

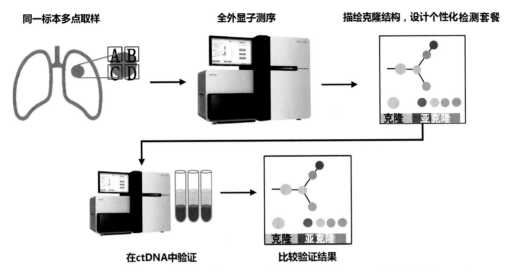

图 2-6　基于多点取样的全外显子组测序捕获个性化 ctDNA 检测的过程

(图片修改自参考文献[17])

测,对肿瘤演化进行精确还原;④ 根据精确的肿瘤演化和异质性信息,设计专有探针对 ctDNA 进行检测,跟踪肿瘤复发过程中的演化和发展。Cancer GOLD^{TM} Testing 系统已经转化,配合 iGenomeCloud^{TM} 云平台相关模块,可以帮助研究人员更精准地掌握肿瘤演化状态。目前,Cancer GOLD^{TM} Testing 系统可应用于手术评估、抗性预测及肿瘤监控等多个领域。

2.2　肿瘤免疫基因组学概述

在传统意义上,肿瘤是一种通过细胞和组织进行分类的疾病,通常根据病理学标准对患者进行分层并制订相应的治疗方案。近 10 年来,随着高通量测序技术在科研和临床上的广泛应用,研究人员逐渐揭示出肿瘤组织内和肿瘤患者间广泛存在基因组、转录组和表观遗传层面的差别。目前,临床医师已经在研究这些分子层面的差异对患者的治疗响应和预后的影响,并讨论如何融合传统病理分型和新型分子信息对肿瘤类型进行更细致的描述。

精准医学的发展得益于基因组学及其相关技术的发展。对肿瘤基因组的研究是免疫治疗的一个重点研究方向。肿瘤内部结构和成分复杂,从多个维度研究它的分子特点和细胞机制,最有可能帮助人们找到攻克肿瘤的疗法。

2.2.1　肿瘤免疫基因组学的发展

肿瘤免疫基因组包括肿瘤基因组及其微环境中各种类型免疫细胞的基因组。免疫浸润细胞是从血液循环组织离开并进入肿瘤微环境中的 T 细胞。现代研究获得的数据显示，免疫浸润细胞攻击肿瘤细胞的能力在一定程度上被肿瘤微环境削弱了，因而一些肿瘤细胞可以通过上调免疫检查点分子的表达水平逃脱免疫系统监视。研究这些细胞的基因组可以帮助人们深入了解癌细胞的突变特点，从而找到相应的对策。

肿瘤免疫基因组学的发展是随着免疫治疗手段的不断演进而发展的。随着测序技术的发展，许多研究中心启动了精准医学肿瘤项目，科学家对人类基因组的了解也越来越深入，检测样本中单个碱基的突变已经成为现实。从治疗的角度，科学家发现免疫细胞可以杀伤癌细胞，免疫治疗逐渐成为新的肿瘤治疗手段。免疫治疗经历了从第一代淋巴因子激活的杀伤细胞（LAK cell）到第二代细胞因子诱导的杀伤细胞（cytokine-induced killer cell，CIK cell）、第三代肿瘤浸润淋巴细胞（tumor infiltrating lymphocyte，TIL）、第四代抗原特异性的细胞毒性 T 细胞（cytotoxic T lymphocyte，CTL），再到当前最新的第五代嵌合抗原受体 T 细胞（chimeric antigen receptor T cell，CAR-T cell）的过程。肿瘤的免疫治疗快速发展，治疗的方式从最初的体外培养大量 T 细胞后回输，到通过基因编辑技术使 T 细胞获得识别肿瘤抗原后再回输到患者体内，大大增强了免疫能力。因此，免疫治疗的优势在于，通过激活人体内的免疫系统抗癌能力，并用第二代测序技术分析基因组，可制订个性化定制的治疗方案。但是，免疫治疗也有其特殊性：由于每个人的组织相容性复合体不同，治疗所需要的免疫细胞最好来自患者本身，否则会出现严重的排异反应。

肿瘤的免疫微环境特征具有很高的异质性。肿瘤内的免疫浸润特征在很大程度上依赖于与先天性和获得性免疫有关的不同细胞亚群。肿瘤内的免疫细胞类型主要包括记忆 T 细胞、调节性 T 细胞、巨噬细胞、抗原提呈细胞等，其分布如图 2-7 所示[18]。

肿瘤和免疫微环境之间处于一个动态平衡过程。在肿瘤早期，肿瘤在免疫系统的控制之下。然而，强大的抗肿瘤免疫反应会触发大规模的生理效应，旨在抑制效应 T 细胞的功能，以阻止组织损伤并维持组织稳态。人体的免疫系统能够识别癌细胞并且清除它们，可以通过细胞毒性 T 细胞对致癌物引起的新生抗原产生特异性反应。肿瘤的发生和发展与免疫系统的改变有重要关系。个体在慢性炎症条件下有发展为肿瘤的较高风险。因而，在肿瘤与免疫关系图（见图 2-8）中，炎症反应是一个重要的因素。最近的研究表明，淋巴细胞在肿瘤微环境的聚集与肿瘤治疗的预后相关，这些治疗包括标准细胞毒性 T 细胞治疗和免疫检查点抑制剂治疗，凸显了肿瘤与免疫微环境的密切联系。图 2-8 描述了肿瘤、免疫功能与免疫抑制机制的关系[18]。

在肿瘤微环境中，多种抑制途径在发挥作用，包括 2 型辅助性 T 细胞（helper T cell，Th cell）和巨噬细胞、未成熟和抑制性单核细胞、调节性 B 细胞和调节性 T 细胞，以及控制 T 细胞分化的检查点（如 CTLA-4）和功能效应分子（如 PD-1）。通过药物阻断这些抑制途径可以将平衡倾向于抗癌效应 T 细胞，后者可以被抗原提呈细胞[如树突

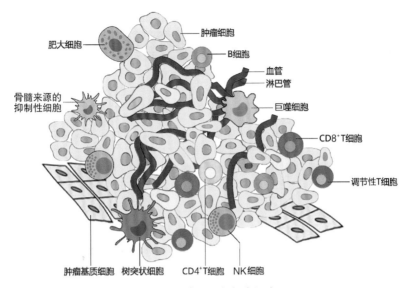

图 2-7 肿瘤浸润免疫细胞

图中所示为肿瘤浸润免疫细胞,包括获得性免疫系统的细胞浸润类型[B 细胞、细胞毒性 T 细胞、记忆 T 细胞、辅助性 T 细胞(Th 细胞)和调节性 T 细胞]和先天性免疫系统的细胞浸润类型(巨噬细胞、树突状细胞、肥大细胞、NK 细胞和骨髓来源的抑制性细胞)(图片修改自参考文献[18])

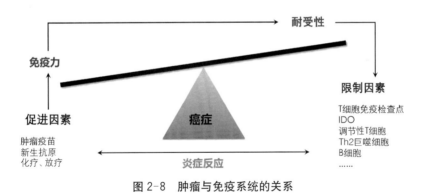

图 2-8 肿瘤与免疫系统的关系

IDO,吲哚胺 2,3-双加氧酶(图片修改自参考文献[18])

状细胞(dendritic cell,DC)]和(或)共刺激因子信号(如 CD137 配体)引发或加强。这些分子和细胞之间的异质性建立了一个复杂的肿瘤-免疫细胞相互作用网络。

基于人们对肿瘤与免疫微环境关系的认知,在最新的研究中[19],Charoentong 等提出了一个新的基于免疫相关因素的免疫表型评分(immunophenoscore,IPS),用于评估患者在经过免疫检查点 PD-1 抑制剂治疗后的生存期。其中将免疫相关因素分为 4 类(见表 2-1):主要组织相容性复合体(major histocompatibility complex,MHC)分子、免疫调节因子、效应细胞和抑制细胞。这 4 类因素对免疫能力的评估均有不同的权重。由此可见,免疫基因组的研究对于免疫检查点抑制剂治疗的预后至关重要。

表 2-1　免疫表型评分相关因素

类　别	具　体　分　子	作　用
MHC 分子	HLA-F	＋
	HLA-E	＋
	HLA-DPB1	＋
	HLA-DPA1	＋
	HLA-C	＋
	HLA-B	＋
	HLA-A	＋
	TAP2	＋
	TAP1	＋
	B2M	＋
效应细胞	Act CD4	＋
	Act CD8	＋
	Tem CD4	＋
	Tem CD8	＋
免疫调节因子	IDO1	－
	ICOS	＋
	CD27	＋
	PD-L2	－
	PD-L1	－
	Tim-3	－
	TIGIT	－
	LAG-3	－
	CTLA-4	－
	PD-1	－
抑制细胞	Treg 细胞	－
	MDSC	－

注：MHC,主要组织相容性复合体；HLA,人类白细胞抗原；TAP1,抗原肽转运蛋白体 1；TAP2,抗原肽转运蛋白体 2；B2M,β_2 微球蛋白；Act CD4：激活 CD4$^+$ T 细胞；Tem CD4,效应记忆 CD4$^+$ T 细胞；IDO1,吲哚胺 2,3-双加氧酶 1；ICOS,诱导性共刺激分子；CD27,肿瘤坏死因子超家族成员 27；PD-L1,程序性死亡蛋白配体-1；Tim-3,T 细胞免疫球蛋白及黏蛋白结构域分子 3；TIGIT,T 细胞免疫球蛋白和免疫受体酪氨酸抑制基序结构域蛋白；LAG-3,淋巴细胞活化基因 3；CTLA-4,细胞毒性 T 细胞相关抗原 4；PD-1,程序性死亡蛋白-1；Treg 细胞,调节性 T 细胞；MDSC,骨髓来源的抑制性细胞(图片修改自参考文献[19])

2.2.2　肿瘤免疫治疗相关的分子特征

肿瘤免疫表型相关的分子特征主要包括拷贝数变异（copy number variation，CNV）、肿瘤突变负荷（tumor mutational burden，TMB）、肿瘤新生抗原负荷（tumor neoantigen burden，TNB）、新生抗原肿瘤内异质性（neoantigen intratumor heterogeneity，NITH）、微卫星不稳定性（microsatellite instability，MSI）等。下面将依次介绍这些分子特征及其与免疫治疗预后的相关性。

拷贝数变异是结构变异的一种形式,即突变导致的一个或多个异常 DNA 拷贝数在单位 DNA 内的变化。这种变异约占人类基因组 DNA 的 12%。拷贝数变异在物种特异的基因组构成、物种的演化和系统发育以及基因组某些特定区域基因的表达和调控等方面具有非常重要的生物学意义。通常拷贝数变异会影响蛋白质编码基因和非编码基因的表达以及各种信号通路的活性,由此可以通过拷贝数分析,计算基因片段增加或减少的拷贝数,从而研究该区域或基因对疾病的影响。研究表明,单基因病中大约 9% 的致病突变由拷贝数变异引起[20],也就是说,拷贝数变异可以作为某些疾病的判别指标。例如,拷贝数变异可以用于判断遗传异质性紊乱所致染色体畸变导致的智力障碍[21]。一项非小细胞肺癌的研究表明,由拷贝数变异等引起的染色体不稳定性导致的肿瘤异质性增加了肺癌复发和死亡的风险,该研究证实了拷贝数变异等染色体不稳定性特征作为潜在预后分子标志物的应用价值[22]。另有研究表明,非整倍性,即体细胞拷贝数改变（somatic copy number alterations，SCNA）可以作为免疫逃逸的分子标志物,具有该标志物的患者对免疫治疗的响应不足[23]。一项乳腺癌的研究结果表明[24],拷贝数变异与肿瘤微环境中的免疫细胞状态密切相关,进而影响患者的免疫治疗效果。

肿瘤突变负荷可以作为患者整体突变水平的评估标准,其检测与通过免疫组织化学法检测 PD-L1 的表达类似,与 CTLA-4 和 PD-1 抑制剂治疗响应率存在明显的相关性[25]。肿瘤突变负荷已经成为当前肺癌免疫治疗的一个参考因素,肿瘤突变负荷水平与持续临床收益和无进展生存期相关。研究表明[26],有长年吸烟史的肺癌患者,其突变负荷远高于无吸烟史的肺癌患者,而相比于整体的突变负荷,非同义突变负荷和帕姆单抗（pembrolizumab）的临床获益关联更为紧密。CheckMate 026 临床试验的探索性分析结果表明,肿瘤突变负荷可能作为纳武单抗（nivolumab）疗效评价的更有效的生物标志物[27]。CheckMate 227 临床研究表明,在高肿瘤突变负荷的患者中采用纳武单抗与伊匹单抗（ipilimumab）联合治疗,患者的无进展生存期和整体响应有效期均优于标准的化疗[28]。基于此,肿瘤突变负荷作为免疫检查点抑制剂治疗手段的生物标志物,已经正式写入 2019 年的《美国国家综合癌症网络（National Comprehensive Cancer Network，NCCN)非小细胞肺癌指南》。全外显子组测序作为临床上肿瘤突变负荷精准评估的"金标准",已获得业界的普遍认可。但突变探测算法的精准度和时效性仍是全外显子组测序应用于临床肿瘤突变负荷评估的瓶颈因素。生物信息算法研发人员致力于开发又快又准的变异探测算法,其中的代表 GVC（Genome Variant Caller）能在 2 小时内完成 300× 测序深度的全外显子组测序数据分析,精准度高达 90% 以上[29]。

新生抗原是一种由基因突变产生的之前在体内并不存在的多肽,一般来源于体细胞突变。例如,突变导致纤连蛋白上赖氨酸残基替换为谷氨酸残基,这种特殊的表位抗原能够被 CD4$^+$ T 细胞识别[30]。肿瘤新生抗原负荷是基于机器学习算法(machine learning algorithms)对患者体内与新生抗原产生相关的突变进行预测和数目统计而确定的。如图 2-9 所示[31],新生抗原可以与 MHC 分子结合并被提呈到肿瘤细胞表面,再被 T 细胞识别进而激活 T 细胞。由此,较高的肿瘤新生抗原负荷水平增加了肿瘤细胞被 T 细胞识别的概率,提升了免疫治疗的响应率。前文介绍的肿瘤突变负荷之所以可以作为免疫治疗获益的评估标准,在很大程度上取决于突变所导致的新生抗原的产生。研究表明,移码突变(frameshift mutation)又称为移码插入/缺失突变(frame shift indel mutation),与其他突变类型相比,具有更高、更稳定的免疫检查点治疗响应率,关键在于移码突变具有较高的产生新生抗原的效率[32]。一项关于黑色素瘤患者接受免疫检查点抑制剂治疗的研究显示,部分患者获益源于产生的新生抗原的作用[18]。由此可见,新生抗原的存在向免疫细胞提供了新的结合位点,从而可以在免疫检查点抑制剂解除 T

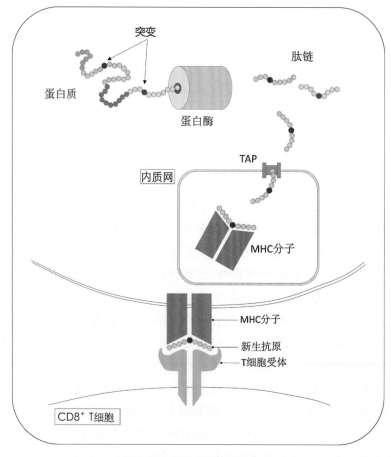

图 2-9　新生抗原提呈过程

TAP,抗原肽转运蛋白体;MHC,主要组织相容性复合体(图片修改自参考文献[31])

细胞抑制状态的时候,更有效地提高 T 细胞的杀伤能力。黑色素瘤和肺癌的研究都表明,较高的肿瘤突变负荷和肿瘤新生抗原负荷水平预示良好的免疫检查点抑制剂治疗预后[26,33,34]。

随着肿瘤的发展,瘤内不断产生新的突变,导致瘤内异质性的发生,而 NITH 可用于评估瘤内新生抗原相关突变的异质性状况。研究表明,NITH 能体现患者对免疫检查点抑制剂的响应程度[35]。一项肺腺癌研究发现,较高的肿瘤新生抗原负荷水平与患者的较长生存期显著相关,并且有同质性肿瘤(新生抗原的 NITH≤1%)患者与有异质性肿瘤(新生抗原的 NITH>1%)患者相比,倾向于获得更长的生存期。该研究还指出,在晚期非小细胞肺癌和黑色素瘤患者中克隆型新生抗原的富集(较低的新生抗原异质性水平)能够增强患者对免疫检查点抑制剂治疗的敏感性。

微卫星是存在于基因组中的串联重复序列,通常由 2～6 个核苷酸单元串联重复组成。微卫星不稳定性是指由错配修复(mismatch repair,MMR)的 DNA 发生甲基化或者缺失突变导致微卫星重复序列的插入或缺失,继而引起串联重复区域长度的改变,这种改变与肿瘤的发生密切相关。结肠癌患者的研究表明微卫星不稳定性直接影响帕姆单抗治疗后的临床响应,有错配修复缺失的患者具有较好的治疗预后[36]。近来,微卫星高度不稳定性(microsatellite instability-high,MSI-H)已经被美国食品药品监督管理局(Food and Drug Administration,FDA)批准为首个可用于肿瘤治疗的生物分子标志物,从而备受关注。微卫星高度不稳定性的检测结果作为一个参考指标用于指导实体瘤的药物治疗,而这样的治疗更是首次跨越了癌种的界限,具有里程碑式意义。

2.2.3 肿瘤免疫表型的临床应用

1) 免疫表型与肿瘤诊断、分型及预后评估

免疫表型通常可以理解为白细胞的分化标志,即分化群(cluster of differentiation,CD)加上数字。CD 表示分化群,即细胞的表面标志分子。CD 数字阳性表示这个细胞表达该CD 抗原,阴性则表示不表达该抗原。研究人员可以通过免疫表型,即细胞的表面标志分子判断细胞的种类和免疫应答过程中细胞的状态。

现在已经发现 300 多种白细胞分化标志。由于细胞不同,每个细胞的标志也会不同,就像不同的人有不同的面孔一样。不是所有的细胞都能通过免疫表型进行判定,只有具有特异表型标志的细胞才能通过免疫表型判定。

目前,临床上已有许多应用免疫表型对肿瘤风险进行预测和判断的例子。由然等[37]的研究表明,外周血淋巴细胞免疫表型分析可为皮肤 T 细胞淋巴瘤的临床诊断提供佐证,并有助于对其进行鉴别诊断。黄竞等[38]研究发现,利用多参数流式细胞仪(flow cytometer,FCM)能检测到骨髓增生异常综合征(myelodysplastic syndrome,MDS)维吾尔族患者的淋巴细胞异常免疫表型特征,这给 MDS 患者的临床诊断、分型及

预后评价提供了更多有价值的客观信息。王兴兵等[39]的研究表明，急性髓细胞性白血病(acute myelogenous leukemia，AML)患者的免疫表型与细胞遗传学的相关性提示AML抗原的异常表达可能与基因的异常改变密切相关。AML患者免疫表型的检测有助于AML的诊断和分类。于亚平等[40]研究发现，病程中出现的免疫表型转变的T细胞幼淋巴细胞白血病(T-cell prolymphocytic leukemia，T-PLL)对化疗反应差，CD56表达可能是T-PLL原发耐药和预后不良的标志。

2) 免疫检查点抑制剂治疗

免疫检查点是人体免疫系统中发挥保护作用的分子，起到类似刹车的作用，防止T细胞过度激活导致的炎症损伤等。肿瘤细胞利用人体免疫系统这一特性，通过过度表达免疫检查点分子，抑制人体免疫系统反应，逃脱人体免疫监视与杀伤，从而促进肿瘤细胞的生长。目前研究和应用最广泛的免疫检查点抑制剂包括CTLA-4、PD-1以及其配体PD-L1的抑制剂。免疫检查点抑制剂通过阻断免疫检查点活性，释放肿瘤微环境中的免疫抑制刹车，重新激活T细胞对肿瘤的免疫应答效应，进而达到抗肿瘤的作用，这也使其成为对抗肿瘤的"新武器"。在临床上，采用该疗法后，部分患者可以获得持久的临床疗效，并且在数年内无任何肿瘤相关的临床症状。

肿瘤免疫治疗是通过采用各种手段激发和增强机体自身的免疫功能实现控制和杀灭肿瘤细胞目的的治疗策略。根据是否主动促进机体抗肿瘤的免疫应答，肿瘤免疫治疗可以分为主动免疫治疗和被动免疫治疗。主动免疫治疗主要包括治疗性肿瘤疫苗、细胞因子治疗和免疫检查点抑制剂，被动免疫治疗包括抗体药物治疗和过继性细胞免疫治疗[41]。

过继性细胞免疫治疗，主要是将患者体内的免疫细胞在体外进行改造，让这些细胞具备对肿瘤细胞更有效、更精准的免疫能力，之后将改造后的免疫细胞回输到患者体内，使其靶向消灭肿瘤细胞。

免疫检查点抑制剂治疗，通俗地说，是指免疫细胞会产生可抑制自身功能的蛋白质受体，肿瘤细胞利用这种机制，表达作用于这些受体的配体蛋白质分子，抑制免疫细胞，进而从人体免疫系统中逃脱并存活下来。免疫检查点抑制剂类药物，通过结合受体或阻断配体结合，可解除这种抑制作用，让免疫细胞重新激活、杀灭肿瘤细胞。

传统的肿瘤抑制剂包括多肽、核酸以及小分子化合物等，而近来兴起的抑制剂主要是单抗。2011年，美国FDA批准伊匹单抗(CTLA-4单抗)用于晚期黑色素瘤的二线治疗，这是第一个用于免疫检查点抑制的单克隆抗体，标志着肿瘤免疫治疗进入了新时代。

(1) 常见免疫检查点治疗靶点如下。

① CTLA-4：又称为CD152，是一种白细胞分化抗原，也是T细胞上的一种跨膜受体，与CD28共同享有B7分子配体。CTLA-4可通过与B7分子结合诱导T细胞失活，从而参与免疫反应的负调节。基因重组的CTLA-4抗体可在体内外有效、特异地抑制

细胞和体液免疫反应,对移植排斥反应及各种自身免疫病有显著的治疗作用,不良反应率极低,目前被认为是较有希望的新的免疫检查点抑制药物。

② PD-1:是一种单体糖蛋白[42],在 T 细胞、B 细胞、NK 细胞、单核细胞和树突状细胞中都有表达[43],但主要在肿瘤组织中表达。与 PD-1 相结合的配体有 PD-L1 和 PD-L2,而研究显示 PD-1 只有与 PD-L1 结合才会通过哺乳动物雷帕霉素靶蛋白(mammalian target of rapamycin,mTOR)以及 PI3K/AKT 通路对 T 细胞产生明显的抑制效应。与 CTLA-4 主要作用于 T 细胞活化的早期过程不同,PD-1 是在 T 细胞进入肿瘤微环境后,在其活化过程的后期减弱 T 细胞的应答。目前,PD-1 抑制剂主要有纳武单抗、帕姆单抗等,其中纳武单抗以其在多种类型肿瘤中的显著临床疗效成为继伊匹单抗后最受瞩目的免疫检查点抑制剂。目前,纳武单抗和帕姆单抗均已获得美国 FDA 和中国国家药品监督管理局(National Medical Products Administration,NMPA)的批准上市。国产 PD-1 抗体药物特瑞普利单抗和信迪利单抗也分别于 2018 年 12 月相继获得 NMPA 批准上市。

③ PD-L1:PD-L1 在许多肿瘤中都存在高表达,包括肿瘤细胞和肿瘤浸润免疫细胞。通过与活化 T 细胞上表达的受体 PD-1 和 B7-1 相互作用,PD-L1 可以传递抑制信号导致 T 细胞失活[44]。目前,已经获得美国 FDA 批准的 PD-L1 抗体药物包括阿特珠单抗(atezolizumab)、德瓦鲁单抗(durvalumab)、阿维鲁单抗(avelumab)和西米单抗(cemiplimab)。其中阿特珠单抗是一种人源化抗 PD-L1 的 IgG1 单抗,它可以从基因水平改变 Fc 结合域,进而破坏表达 PD-L1 细胞的抗体依赖性细胞毒性[45]。

(2) 其他免疫检查点治疗靶点如下。

① LAG-3:淋巴细胞活化基因 3(lymphocyte activation gene 3,LAG-3/CD223)是一种在活化的 T 细胞、NK 细胞、B 细胞和浆细胞样树突状细胞中表达的免疫检查点分子。目前,唯一已知的 LAG-3 配体为 MHC Ⅱ类分子[44]。早期的研究发现,在 CD4$^+$ 调节性 T 细胞中 LAG-3 会出现选择性上调。LAG-3 在体外可以影响调节性 T 细胞的功能,最新的研究也表明 LAG-3 抑制剂(或者基因敲除)会影响 T 细胞的功能。此外,在慢性感染模型中存在 LAG-3 和 PD-1 的共表达。另外,在卵巢癌和黑色素瘤患者中也发现大量抗原特异性 CD8$^+$ T 细胞共表达 LAG-3 和 PD-1。

② Tim-3:T 细胞免疫球蛋白及黏蛋白结构域分子 3(T cell immunoglobulin- and mucin-domain-containing molecule-3,Tim-3)是在活化的人 T 细胞、NK 细胞和单核细胞中表达的一种免疫检查点分子[46]。有证据支持 Tim-3 作为下调效应 Th1/Tc1 细胞反应的抑制分子。Tim-3 通过与配体半乳凝素(galectin,Gal)-9 结合诱导 Th1 细胞凋亡[47]。人 Tim-3 抑制剂目前尚未进入临床,仍处于研发阶段。

③ VISTA:T 细胞活化的 V 结构域免疫球蛋白抑制剂[V-domain immunoglobulin (Ig)-containing suppressor of T cell activation,VISTA]是一种 T 细胞功能的负向调

节蛋白[48]。与 PD-1 和 CTLA-4 不同，VISTA 部分表达在骨髓细胞和粒细胞中，在小鼠和人 T 细胞中的表达很低[48,49]。从功能上来讲，VISTA 抑制剂可以延缓肿瘤的过度生长，尤其是与肿瘤疫苗联合使用时。目前已确定结直肠癌中存在 VISTA 的表达；但是 VISTA 仅在 CD11b+ 细胞中有表达，而在 CD8+ T 细胞中未检出该蛋白质的表达[49]。目前，对该蛋白质表达的早期研究有限，其他人类肿瘤中的 VISTA 表达情况仍有待研究。此外，与其他免疫检查点分子相比，似乎 VISTA 可选择性表达于肿瘤髓系细胞中，因此 VISTA 抑制剂可能具有不同于当前已上市的免疫检查点抑制剂的临床作用以及其他潜在的协同作用[50]。

肿瘤免疫检查点抑制剂治疗，即利用免疫检查点抑制剂恢复 T 细胞的激活状态，借助人体免疫系统释放毒性因子等达到杀灭肿瘤的目的，其临床治疗与化疗和靶向治疗相比，具有更加持久的反应，同时也使患者具有更好的生存和生活质量。目前，除CTLA-4、PD-1、PD-L1 外，新的免疫检查点如 LAG-3、Tim-3、VISTA 等的研究也在持续进行中。在临床上，免疫检查点抑制剂遇到的主要困境是总体缓解率相对较低，因此寻找有意义的指示疗效的生物标志物显得尤为重要。虽然目前 PD-L1 的表达与免疫检查点抑制剂的疗效具有相关性，但是由于 PD-L1 低表达或未表达的患者也对免疫检查点抑制剂有反应以及 PD-L1 表达的判别标准缺乏统一性等原因，更有力的生物标志物仍有待探索，也许新生抗原/突变负荷的高低以及肿瘤微环境中的免疫浸润状态有更好的指示作用[51]。此外，有关免疫检查点抑制剂与化疗、放疗、靶向治疗联合应用的疗效以及方案等仍有待探索。

2.3 肿瘤细胞群体演化

1976 年，科研人员提出大多数肿瘤来源于单个细胞的变异，并且原始克隆内的遗传变异会推动肿瘤形成，肿瘤内可能因此形成侵袭性更强的亚克隆系。肿瘤细胞群体的遗传稳定性明显低于正常细胞，这可能源自肿瘤特异性基因座活化、致癌物质续存以及肿瘤内营养缺乏。遗传不稳定性及其相关演化过程是人类晚期恶性肿瘤在核型和生物学过程上出现个体间高度分化的诱因，易被细胞遗传学检测方法识别。因此，肿瘤患者需要制订个体特异性的治疗方案，但变异的抗性遗传亚克隆则可能出现并阻碍治疗过程。临床研究中应该更多地针对不到晚期的肿瘤细胞群体，以期理解和控制它们的演化过程[52]。肿瘤细胞的群体演化与肿瘤异质性息息相关，是临床肿瘤治疗面临的一个巨大难题。人们需要更深入、更全面地理解和探索肿瘤细胞群体演化，进而发现有效的肿瘤治疗手段。

过去十多年中，科学界已经发现了多个肿瘤演化模型。之前的理论表明，肿瘤是致癌基因激活、抑癌基因失活以及随机克隆"优胜劣汰"等一系列过程所致。随着第二代测序技术的发展,最初的模型假说得以补充改进,同时新的模型假说也不断被提出,如"宏观演化"和"中性演化"假说。本节将系统阐述肿瘤演化的研究进展。

针对血液肿瘤和实体肿瘤的深度测序分析表明,肿瘤通常是单克隆起源,并且遵循分支演化(branched evolution)模型,通过整合肿瘤纯度估算值、局部畸变拷贝数及等位基因变异频率等信息计算携带某一突变的肿瘤细胞分数,从而重构肿瘤的系统发育生命史。系统发育树的树干描述全克隆诱变事件,其中包括起始变异的驱动事件。树干驱动事件存在于同一来源的所有肿瘤细胞中[53]。

在肿瘤进展阶段基因组也随之进化,亚克隆事件被归并到子代的支系中,称为分支事件(branched events)[见图 2-10(a)]。如果分支事件增加了某种亚克隆的适应性,明显超过了其他亚克隆,则其他亚克隆会被淘汰,这种模式被称为线性演化(linear evolution)[见图 2-10(b)]。趋同演化是指同一患者体内彼此独立的肿瘤发生相似的基因、蛋白质复合物或信号通路遗传变异的过程[见图 2-10(c)]。相对地,平行演化(parallel evolution)是指同一亲本克隆衍生的亚克隆在相似的基因、蛋白质复合物或信号通路中发生了(表观)遗传变异的过程[见图 2-10(d)][53]。

肿瘤可以描述为共同演化且相互独立的多个亚克隆群体。然而,实际情况更为复杂,因为这些亚克隆之间也存在相互作用。在空间和营养资源有限的环境中,存在复杂的克隆合作和克隆干扰的动态过程[见图 2-10(e)]。根据肿瘤动态变化调整化疗剂量(即肿瘤增殖时选用高剂量而肿瘤缩减时选用低剂量)能够稳定肿瘤并防止抗药性亚群达到致命比例。这种治疗策略被称为适应性治疗(adaptive therapy)[见图 2-10(f)]。解决抗性亚克隆以消除肿瘤的另一种方法是顺序疗法(sequential therapy)[见图 2-10(g)],即改变药物种类而非药物剂量。克隆相互作用不限于原发性肿瘤,还延伸到肿瘤的转移部位[见图 2-10(h)][53]。

除了亚克隆"优胜劣汰"的达尔文演化模型外,Sottoriva 等[54]还假定了一种新的模型,即"大爆炸"模型或中性演化模型[见图 2-10(i)]。中性演化模型表明,在癌变过程中,各个亚克隆尽管突变模式差异明显,但却以近似的速率生长。在这种情况下,突变受到克隆淘汰过程的影响较小,突变产生的时序是其在肿瘤内是否占优的决定因素。

2.3.1 肿瘤异质性概述

肿瘤异质性是指不同肿瘤细胞在形态和表型方面不同的现象,其中包括细胞形态、基因表达、代谢、运动、增殖和转移潜能等[55]。这种现象既出现在肿瘤间(肿瘤间异质性),也出现在肿瘤内(肿瘤内异质性)。微小程度的肿瘤内异质性仅是 DNA 复制机制缺陷的结果:每当(正常或癌变)细胞分裂时均会出现数个突变[56],形成多样化的肿瘤细胞[57]。肿瘤细胞的异质性对有效治疗策略的设计提出了巨大挑战。尽管如此,理解和表征异质性的研究及其相关知识有助于更好地了解疾病的病因和进展,同时也能引

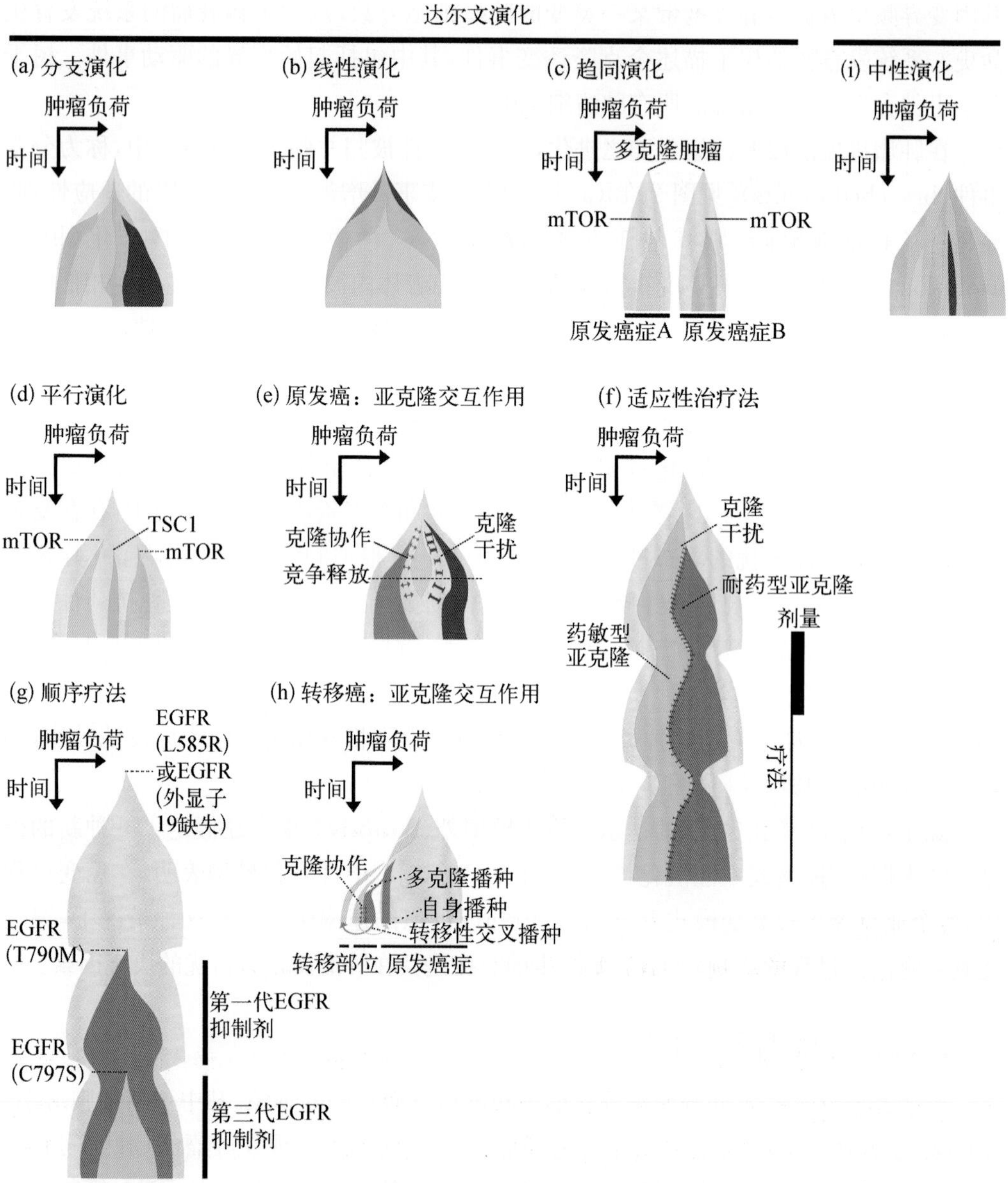

图 2-10　不同的肿瘤演化模式形成不同的瘤内异质性样式

EGFR，表皮生长因子受体(图片修改自参考文献[53])

导创建精准的、疗效更好的治疗策略。

在白血病、乳腺癌、前列腺癌、结直肠癌、脑肿瘤、食管癌、头颈部肿瘤、膀胱癌、妇科肿瘤、脂肪肉瘤以及多发性骨髓瘤中已经证实肿瘤的异质性。

目前,主要有两种模型用于解释肿瘤细胞的异质性,即肿瘤干细胞模型和克隆演化模型(见图 2-11)。这两个模型并非彼此排斥,研究人员认为它们有助于表征各种肿瘤中存在的不同的异质性类型[58]。

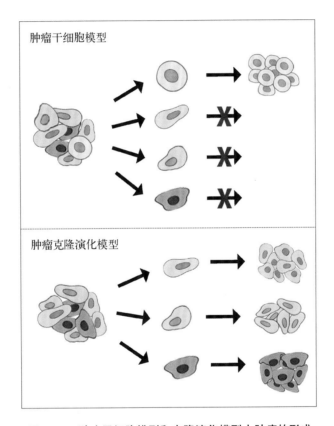

图 2-11　肿瘤干细胞模型和克隆演化模型中肿瘤的形成

肿瘤干细胞模型认为,在肿瘤细胞群中,只有小部分细胞是致瘤的(能够形成肿瘤),这些细胞被称为肿瘤干细胞(cancer stem cell, CSC)。它们能够自我更新并分化成非致瘤性子代。CSC 模型中肿瘤细胞之间的异质性来源于肿瘤干细胞的差异。干细胞变异常常由表观遗传变化引起,也可由 CSC 群体的克隆演化引起,其中有利的基因突变会在 CSC 及其子代中累积。肿瘤干细胞模型已在多种肿瘤类型中得到证实,包括白血病、成胶质细胞瘤、乳腺癌及前列腺癌[58]。

克隆演化模型是 1976 年由彼得·诺维尔(Peter Nowell)提出的。在该模型中,肿瘤源自单个突变细胞,在其发展过程中积累其他的突变。这些变化促成了更多的、具有进一步分化和突变能力亚群的形成。在肿瘤环境中,这种异质性可能导致具有明显进化优势的亚克隆出现,并且随着时间的推移,这些亚克隆在肿瘤中将占主导地位。这个模型解释了肿瘤形成、肿瘤生长、肿瘤侵袭和治疗失效等过程。

肿瘤细胞间存在遗传性和非遗传性变异等多种类型异质性。遗传异质性是肿瘤基因组的共同特征,来源可能有多种。外源性因子引入突变是一部分肿瘤的原因,如紫外线辐射(皮肤癌)和烟草(肺癌)。基因组不稳定性是较常见的致癌因素,源于细胞中部分关键调控途径被破坏,其中包括导致复制错误增加的 DNA 修复机制受损以及导致大规模增加或丢失染色体的有丝分裂机制缺陷[59]。

肿瘤细胞也可能在其表达谱之间显示异质性,通常是由潜在的表观遗传变化引起[60]。现已在同一个体不同区域的肿瘤样本中检测到表达特征的变化。例如,编码细胞调节激酶的基因 mTOR 组成性被活化,从而增加了 S6 磷酸化,这种磷酸化活性可以作为透明细胞癌的生物标志物[61]。

机械化学异质性是真核生物细胞的标志。它影响表观遗传基因调控。机械化学动态过程的异质性表现在通过黏附力变化调节组织内细胞表面间的相互关系[62]。肿瘤的发展和传播伴随着组织细胞(包括肿瘤内的细胞)在机械化学作用下异质性的混沌动态变化[63]。

此外,由于肿瘤微环境存在异质性,肿瘤细胞间的异质性会进一步加剧。肿瘤的区域差异(如富氧量)对肿瘤细胞施加不同的选择压力,导致在肿瘤的不同空间区域出现更多的显性亚克隆。患者体内检测到的原发性和转移性肿瘤之间的异质性以及不同患者间检测到的相同种类肿瘤间的异质性可能是微环境对克隆形成优势影响的结果[64]。

2.3.2 新生抗原异质性

随着肿瘤的发展和突变的累积,肿瘤内的新生抗原表达可能存在异质性。这意味着不同的细胞可能表达不同的新生抗原。在肿瘤的免疫疗法中,新生抗原异质性决定了 T 细胞是否能有效地识别并杀死肿瘤细胞。因此,新生抗原异质性研究也成为肿瘤免疫治疗的必要课题。

肿瘤细胞的新生抗原表达与免疫检查点抑制剂疗法之间的关系是研究的热点。有一些临床试验表明,肿瘤免疫应答的强度和持久性与新生抗原的存在相关。例如,较高突变负荷的恶性黑色素瘤患者比低突变负荷的患者更有可能对 CTLA-4 抑制剂治疗产生反应[65]。

肿瘤特异性新生抗原影响抗肿瘤免疫反应。克隆性新生抗原为所有肿瘤细胞所共有,富含这种抗原的肿瘤对免疫检查点抑制剂治疗敏感。该表型被证实通常伴有少量的亚克隆新生抗原。虽然亚克隆新生抗原的副作用及其影响机制仍有待研究,但是确定现有治疗策略(包括细胞毒性化学疗法和辐射疗法)是否会诱导亚克隆新生抗原产生是十分必要的,因为这对免疫监视和免疫检查点抑制剂治疗都会产生潜在的消极影响。过继性免疫转移大量对克隆性新生抗原有效的效应 T 细胞或针对多个克隆性新生抗原进行疫苗注射,配以适当的免疫检查点抑制剂治疗,或许可以克服肿瘤异质性带来的挑战。然而,这样的猜想仍有待验证。在个性化医疗时代,这些发现至少可以改善患者的疾病分型,并更好地辅助识别最有可能从免疫检查点抑制剂治疗中获益的人群。尤其重要的是,使肿瘤免疫治疗不仅让少数几个人获益,而且可以持久缓解大多数人的病情[66]。

2.4　肿瘤微环境演化

肿瘤微环境,指肿瘤发展演化过程中的局部环境,除了肿瘤细胞本身,还包括细胞外基质(extracellular matrix,ECM)、血管、浸润免疫细胞及其他支撑物质等[67,68],通常所说的肿瘤微环境特指除了肿瘤细胞之外的其他微环境成分。肿瘤微环境是一个复杂的综合系统,有别于正常细胞周围的微环境,具有较为特异的组织微环境特征,如组织缺氧、酸中毒、间质高压形成、大量生长因子和蛋白水解酶的产生及免疫炎性反应等。这些特征对肿瘤的增殖、侵袭、迁移和黏附及新生血管的形成具有重要的影响,也是导致肿瘤最终恶化转移的因素之一。

肿瘤细胞与微环境之间存在密切的相互作用。一方面,由肿瘤细胞增殖而来的复杂和异质性的肿瘤细胞通过改变周边微环境状态,破坏其所在正常组织的稳态平衡;另一方面,肿瘤与微环境间的相互作用促进了肿瘤的增殖、侵袭和转移。不论是肿瘤细胞自身的癌变,还是细胞癌变前微环境的改变,都有可能导致肿瘤的发生[9,69]。本节对于肿瘤微环境异质性的讨论主要集中在肿瘤相关成纤维细胞(cancer-associated fibroblast,CAF)、细胞外基质为主的肿瘤基质细胞以及肿瘤浸润淋巴细胞。

肿瘤的形成及最终的恶化转移不仅取决于肿瘤细胞的基因组变化,还取决于适合肿瘤细胞生长的微环境。肿瘤的形成是肿瘤细胞与肿瘤微环境共同进化的过程。与肿瘤基因组的异质性相对应,肿瘤微环境内也广泛存在异质性现象(见图 2-12)。

肿瘤的形成是肿瘤细胞与细胞外基质、血管内皮和免疫细胞间的共进化过程。肿瘤微环境的异质性体现在即使是相同的肿瘤组织,在结构支持、生长因子的接触、血管供给和免疫细胞相互作用方面也存在很大的差异。CAF 在激活状态、组织定位、应激反应等多方面存在明显的多样性。免疫浸润物包含多种细胞类型,存在促进或抑制肿瘤的双重功能,并且它们的激活状态和定位在肿瘤内也存在很大的差异。

2.4.1　肿瘤基质细胞异质性

肿瘤的发生过程被普遍认为是一种非细胞自主性过程,它依赖于周围复杂的辅助细胞相互作用网络(interaction network)的支持。在肿瘤微环境中,CAF 在表型和功能

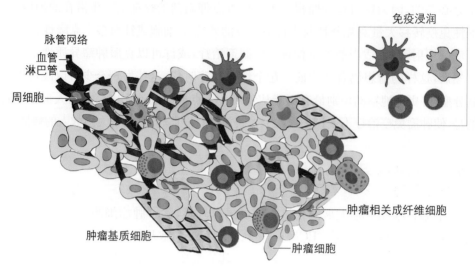

图 2-12　肿瘤异质性的起源和影响

(图片修改自参考文献[69])

上都与正常组织环境下的成纤维细胞存在明显的差别,肿瘤细胞和基质细胞的动态共进化演变出基于细胞巢的肿瘤发生模型(niche-based models of oncogenesis)[70, 71]。CAF 与正常成纤维细胞在表型和功能上的差别,导致以增强蛋白酶表达水平为特征的更广泛的组织重塑,以及细胞外基质的沉积和由基质中血管生成因子引起的病态血管再生[72]。处于不同转化状态的 CAF 则进一步增加了 CAF 的异质性。

CAF 作为具有引起转化、增殖和侵袭作用的基质成纤维细胞,通过分泌生长因子和细胞因子,调控细胞外基质变化的关键通路,从而在肿瘤相应微环境的建立中发挥关键作用[73]。越来越多的证据表明,在许多肿瘤类型中,浸润性基质细胞(infiltrating stromal cells)对于肿瘤的生长发挥直接或间接的作用。研究表明,滤泡性淋巴瘤(follicular lymphoma, FL)中存在侵袭性淋巴结,骨髓中的肿瘤 B 细胞和其周围掺杂着异质性的淋巴结基质细胞,这些基质细胞可以直接促进肿瘤 B 细胞的生长,调控滤泡性淋巴瘤-细胞集落的形成[74]。抑癌基因 *TP53* 的失活存在于 50% 的肿瘤类型中,是致癌的关键因素。Guo 等研究报道基质细胞与缺失 *TP53* 肿瘤细胞间的相互作用,通过扩增淋巴样基质网络,增强骨髓来源的抑制性细胞(myeloid-derived suppressor cells, MDSC)分化,加剧了肿瘤免疫抑制微环境的形成,从而促进了肿瘤进展[75]。

肿瘤的基质微环境与临床密切相关。例如,在乳腺癌[76]和胰腺癌[77]中基质细胞的丰度与不良的预后相关联。在某些肿瘤中,肿瘤基质中金属蛋白酶表达升高与肿瘤的恶性程度及不良预后相关[78]。增多的脂肪组织与高发肿瘤风险间存在着明显的关联,但机制还有待进一步研究[79]。

2.4.2 肿瘤浸润免疫细胞异质性

1) 肿瘤浸润淋巴细胞异质性

免疫系统可以识别外来病原体并保护组织免受外界病原体的感染和损伤。先天性免疫系统和适应性免疫系统对肿瘤发挥促进和抑制的双重作用。一方面,免疫系统能够识别肿瘤组织并做出相应的免疫响应;另一方面,免疫系统也存在抑制机制阻止该过程的发生。肿瘤微环境招募免疫细胞的过程如图 2-13 所示。在肿瘤微环境中,被招募的免疫细胞无论在同一个肿瘤内部,还是在不同的肿瘤之间都存在明显的差异。这种肿瘤免疫微环境的异质性受到 CAF 分泌物、脉管系统的范围和渗透率以及肿瘤细胞自身因素的影响。例如,具有微卫星不稳定性的肿瘤,如一些结直肠癌亚型,会产生更多的新生抗原,从而导致更多的 T 细胞浸润[80]。类似地,肿瘤血管系统会显著影响肿瘤免疫微环境,原因是内皮细胞可以调节免疫细胞的迁移。例如,含有较多 TIL 的卵巢癌与含有较少 TIL 的卵巢癌相比,具有特异的内皮转录特征[81]。即使在同一个肿瘤病灶内,浸润免疫细胞的分布也是不均一的。在病灶边缘定位的免疫微环境与在病灶中心定位的免疫微环境具有不同的预后意义,这表明肿瘤内部免疫微环境具有位置效应[80]。

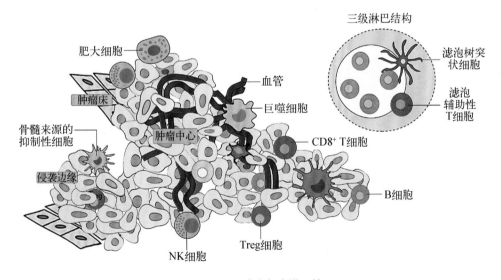

图 2-13　肿瘤免疫微环境

肿瘤病理学分析结果表明肿瘤免疫微环境的特征,包括肿瘤中心、肿瘤床、侵袭边缘和三级淋巴结构(tertiary lymphoma structures,TLS)。不同类型的免疫细胞分布如上图所示(图片修改自参考文献[80])

越来越多的证据表明 TIL 具有重要的临床意义(见表 2-2)。Schreiber 等在小鼠模型中的研究表明,TIL 对于肿瘤的临床治疗和预后具有重要的意义。巨噬细胞、肥大细胞、粒细胞和骨髓来源的抑制性细胞在肿瘤中心和侵袭边缘普遍存在浸润,研究表明,慢性炎症的形成和 M2 巨噬细胞的存在有利于肿瘤的生长和转移[82]。通过对 124 篇已发表文章进行总结，Fridman 等[80]发现高密度分布的 CD3[+] T 细胞、CD8[+] 毒性 T 细胞和 CD45RO[+]记忆 T 细胞与较长的无进展生存期和(或)整体生存率密切相关。然而，在肾细胞癌中 CD8[+]毒性 T 细胞却与不良的预后相关[83]，这一结果还有待进一步的分析研究。

表 2-2　肿瘤浸润免疫细胞与不同肿瘤临床预后的关联性

肿瘤类型	浸润免疫细胞				
	CD8[+] CD45RO[+] T 细胞	Th1 细胞	Th2 细胞	Th17 细胞	Treg 细胞
黑色素瘤	好[84-87]				无影响[88] 差[89,90]
头颈部肿瘤	好[91-93]			无影响[94]	好[91,94]
乳腺癌	好[95,96]	好[97,98] 无影响[99]	好[100] 无影响[99]		无影响[96] 差[101,102]
膀胱癌	好[103]				好[104]
卵巢癌	好[105-107]	好[108,109]	差[108]	好[110]	好[111,112] 差[113]
食管癌	好[114,115]	好[116]			好[117]
结直肠癌	好[118-121]	好[122]	无影响[122]	差[122,123]	好[124,125] 无影响[119]
肾细胞癌	好[83] 差[83]	好[126]			差[127]
前列腺癌	好[128]				
肺癌	好[129,130] 无影响[131]	好[129]		差[132]	差[133-135]
胰腺癌	好[136]		差[137,138]		差[139]
宫颈癌		好[140]			
肝细胞癌	好[141] 差[142]	好[143]		差[144]	差[142,145]
胃癌		好[146]	差[146]	好[147]	
髓母细胞瘤		好[148]			
梅克尔（Merkel）细胞癌	好[149]				
尿道上皮肿瘤	好[103]				
滤泡性淋巴瘤与霍奇金淋巴瘤			好[150]		好[151] 差[150] 无影响[152]

注：CD8[+]，CD8[+]毒性 T 细胞；CD45RO[+]，CD45RO[+]记忆 T 细胞；Th1 细胞，1 型辅助性 T 细胞；Th2 细胞，2 型辅助性 T 细胞；Th17 细胞，17 型辅助性 T 细胞；Treg 细胞，调节性 T 细胞(表中数据来自参考文献[80])

目前,对于 TIL 的研究大致采用三种方案(见图 2-14)。一种是基于苏木素-伊红染色组织学切片的光镜检测,一种是基于免疫组织化学技术或流式细胞分选技术的检测,最后一种是基于高通量测序组学数据的算法分析。前两种方法可产生影像学数据,并通过人工智能的影像处理技术,实现快速精准的信息解读,但染料或抗体标记物数量有限。通过基因组数据的算法分析,利用基因表达数据和甲基化数据可对 TIL 进行较为全面的评估,但精准度有待提高。由此可见,这三种方案相辅相成,相得益彰,可共同实现对 TIL 进行全面而精准的评估。

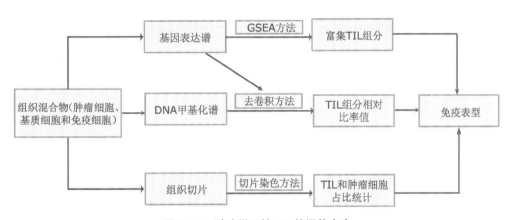

图 2-14　肿瘤微环境 TIL 的评估方案

GSEA,基因集富集分析;TIL,肿瘤浸润淋巴细胞(图片修改自参考文献[31])

近年来,随着测序技术的迅猛发展,基于基因组数据的 TIL 算法分析已成为研究的热点[19,153-156],主要归结为两种主要的算法流程(见图 2-15),即基因集富集分析(gene set enrichment analysis,GSEA)和去卷积(deconvolution)。

下面对评估 TIL 的基因集富集分析算法进行简单介绍。Charoentong 等[19]主要利用基因集富集分析的算法对癌症基因组图谱(The Cancer Genome Atlas,TCGA)中肿瘤患者的 TIL 进行评估,并通过机器学习的方法把评估的结果训练为反映每位患者免疫治疗预后的免疫表型值(immunophenoscore),之后将相关的数据集成在肿瘤免疫图谱数据库(The Cancer Immunome Atlas,TCIA)网站(https://tcia.at/)上供参考。研究人员首先利用已发表的免疫细胞相关表达数据、正常组织的表达数据和肿瘤细胞系的表达数据,对每类免疫细胞特异表达的基因进行了基因集的筛选,最终确定了 28 种免疫细胞类型的特异表达基因集。然后利用基因集富集分析的方法从 TCGA 患者肿瘤组织(其中包括 TIL)的复杂混合表达数据中,获取富集的 28 个免疫细胞基因集,从而对患者的 TIL 进行评估(见图 2-15)。在不同的患者间 TIL 的组成存在很大的异质性,而这些异质性与患者免疫治疗的预后密切相关。

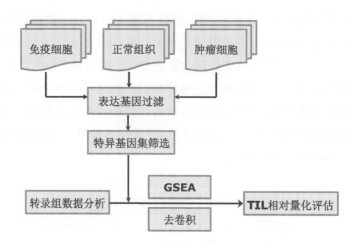

图 2-15　基于基因组数据的 TIL 分析策略

TIL 的评估既可以通过分析基因表达和 DNA 甲基化数据完成,也可以通过常规的免疫组织化学方法实现。GSEA,基因集富集分析;TIL,肿瘤浸润淋巴细胞(图片修改自参考文献[19])

　　利用高通量 T 细胞受体测序技术可以实现对 TIL 空间异质性的有效评估。Emerson 等的研究表明,不同部位的卵巢癌中 TIL 的组成相似,呈现几乎同质的特征[157]。而 Gerlinger 等的研究则表明,肾细胞癌中 TIL 呈现复杂的瘤内异质性[158]。Chen 等的研究也报道了类似的研究结果,他们发现食管鳞状细胞癌的 TIL 组成存在很大的瘤内异质性[159]。上述看似矛盾的研究结果表明,TIL 的异质性可能与特定的肿瘤类型有关,不同肿瘤类型之间 TIL 的空间异质性存在明显的差异。

　　2) 细胞表面脂质分子对肿瘤免疫微环境的影响

　　脂质分子是细胞结构的重要组成成分,且具有极为丰富的多样性。在哺乳动物细胞中,主要的脂质分子包括甘油磷脂、鞘磷脂和胆固醇。脂质分子在细胞膜上的分布具有明显的差异。一方面是由于脂质分子内层和外层在物质组成上存在显著差异,另一方面则是因为脂质分子侧向分布具有高度异质性,可将脂质膜划分为多个纳米域,为局部的信号转导提供了平台的支撑。脂质分子在质膜上存在扩散现象,并且脂质分子的组成和分布对细胞活动的变化非常敏感[160]。有研究报道,T 细胞的激活会导致脂质代谢的重新编程[161-163]。

　　脂质分子对免疫微环境的影响主要体现在对 T 细胞信号通路的调节中。膜脂质分子对于 T 细胞信号通路的调节主要体现在以下几个方面[160]。① 免疫突触的形成。免疫突触是 T 细胞和抗原提呈细胞(antigen-presenting cell,APC)相互识别的关键膜结构,能促进胞内信号转导、细胞因子分泌和抗原摄取[164]。组成免疫突触的脂质与其他区域存在明显差异[165,166]。脂质组学的研究表明,胆固醇、鞘磷脂和饱和磷脂酰胆碱在 T 细胞和抗-CD3$^+$抗体包被的磁珠中富集[167]。② 脂质可以招募细胞内信号蛋白到细胞膜上。膜脂质分子可以通过蛋白质-脂质相互作用细胞内信号蛋白提供锚定的位点。T细胞信号通路蛋白,如丝氨酸/苏氨酸激酶(serine/threonine kinase,AKT)和蛋白激酶C(protein kinase C,PKC)包含很多脂质结合域,这些蛋白质在质膜的定位取决于质膜上与之结合的脂质分子的浓度水平[168]。③ 脂质分子与免疫受体的安全控制。T细胞表面表达激活性和抑制性的免疫受体。而脂质分子在安全有效地控制这些受体分子的作用中发挥重要的调控作用。④ 脂质分子调节蛋白质岛的形成。利用超分辨率成像技术,研究者发现T细胞存在表面蛋白质成簇排列的现象。生物化学实验表明,胆固醇可以特异地结合T细胞受体(T cell receptor,TCR)β链,从而介导TCR纳米蛋白质簇的形成[169]。⑤ 脂质调节膜蛋白的构象。⑥ 脂质调节膜蛋白的分区和流动性。

脂质分子对T细胞的调节作用,可以应用于对肿瘤等疾病的治疗中。肿瘤微环境的免疫抑制性特点,使得T细胞通过多种机制处于功能疲乏状态[170]。细胞膜胆固醇的缺失导致T细胞效应和增殖功能的破坏[163,171]。T细胞线粒体中胆固醇酯化酶、乙酰辅酶A乙酰转移酶1(acetyl coenzyme A acetyltransferase 1,ACAT1)基因功能的丧失或药物对其功能的抑制,都会导致CD8[+]T细胞表面胆固醇升高,从而造成TCR成簇、信号转导和免疫突触成熟的增强,提高了CD8[+]T细胞的效应功能。在小鼠黑色素瘤和肺腺癌模型中,ACAT1抑制剂阿伐麦布(avasimibe)表现出良好的抗肿瘤效果。更为重要的是,由于阿伐麦布与PD1抗体作用于不同的信号通路,两者在控制黑色素瘤进展的治疗中发挥了良好的协同效应。由此可见,质膜胆固醇的调节作为一种新的免疫治疗方法,是对现有疗法的补充。

尽管近年来对于脂质分子与T细胞调节的研究逐渐深入,但一些关键问题仍有待进一步研究[160]。① T细胞表面脂质的动态分布;② 不同T细胞亚型中的脂质微环境差异;③ 研发针对膜脂进行调节的药物。其中前两点从动态和异质性的角度重新审视和研究T细胞所处的脂质环境,对这些问题进行进一步阐释将为免疫治疗提供更广阔的应用前景。

2.5 肿瘤宏观环境演化

肿瘤细胞通过淋巴系统扩散,之后进入血液循环。肿瘤在宏观环境中主要以循环肿瘤细胞(circulating tumor cell,CTC)及ctDNA的形式存在。1869年,托马斯·阿什沃思(Thomas Ashworth)第一次在血液中观察到肿瘤细胞。CTC是肿瘤细胞突破基底膜进入血液的小细胞团或单细胞。由于CTC在血液中的含量很少,肿瘤转移患者中每毫升外周血含CTC的数量从0到10 000个不等[172]。随着技术的进步,现在可以检测更低浓度的CTC。流式细胞术、磁珠富集等手段应用于全血CTC的检测不胜枚举[173,174]。CTC与其他预后判断或治疗反应评估的指标(如血清肿瘤标志物和影像学检查)相比表现良好,是生存预后的独立预测因子[175]。肿瘤细胞在进行分裂增殖过程中发生凋亡、死亡,也会主动向血液中分泌自身的 DNA 碎片,这种 DNA 碎片称为 ctDNA。在几乎所有种类的肿瘤中,都检测到 ctDNA 所带有的标志性突变,并且肿瘤越接近晚期,病情越严重,肿瘤的恶性程度越高,ctDNA 特有突变的频率就越高。CTC 和 ctDNA 检测都是通过采集外周血并进行相关的检测分析肿瘤的性质,对依靠传统影像学诊断和肿瘤标志物检测的肿瘤诊断领域有非常重要的影响。

2.5.1 血清(浆)异质性

CTC 相对于传统病理切片的明显优势是提供了一个实时评估肿瘤治疗效果的方法。在理想情况下,应该可以用 CTC 进行疗效评估。如果在第一个治疗周期后患者的 CTC 不消除,则应更换治疗方案。CTC 用于评估肿瘤治疗效果的方法已经在乳腺癌多中心临床试验(SWOG 0500-NCT00382018)中取得初步研究成果。CTC 作为血液中实时的肿瘤细胞标志物,可用于评估肿瘤根治术后患者的复发转移风险。同时,CTC 的有无及数目可用于实时动态、周期性地监测复发转移的发生,指导临床及早期介入诊疗。然而,肿瘤会随着时间、空间的进展产生异质性,同时 CTC 与肿瘤组织也存在异质性,这将造成分子检测的不全面[172]。一些研究发现不仅肿瘤组织存在异质性,CTC 的检测结果也存在异质性。在 2016 年的一项研究中,同一患者在进行组织取样和 CTC 取样时,其分子分型的结果不一致,说明 CTC 和肿瘤组织间存在异质性[176];同样也发现不同 CTC 检测之间也存在异质性,即同一患者的不同 CTC 检测结果也大相径庭[176]。

虽然 CTC 取样简单,只需要少量血液标本,可多次取样、实时动态监测,在临床辅助诊断、术后复发预测与监测、临床预后评估、高危人群体检筛查等方面都有应用。但因肿瘤组织中存在异质性,而且 CTC 不过是从肿瘤组织中分离的一小部分细胞,利用 CTC 反映肿瘤的复杂性仍有待研究。

血液中除了含有正常组织的 DNA 外,还包括由肿瘤细胞凋亡、坏死释放到血液中的 ctDNA,携带与原发肿瘤组织一致的分子遗传学信息。ctDNA 作为一种新的肿瘤标志物,已经广泛地应用在肿瘤临床的各个方面,包括肿瘤的早期筛查、治疗实时监控和预后判断等。

2.5.2 宏观环境监测对肿瘤微环境异质性的再现能力

CTC 在肿瘤发生、发展和转移的过程中可发挥实时"液体活检"的作用,能客观地反映疾病的复杂性。虽然 CTC 的异质性使其在肿瘤治疗结果的判读应用方面存在一定的局限性,但是液体活检的主要优势之一是可重复获得不同时间点的血液样本。在 2017 年 NCCN 的指南中也提出,对于转移肿瘤,在适当情况下可以考虑重复进行组织活检,若不可行,可考虑由液体活检替代。肿瘤具有异质性,同一个肿瘤的不同部位基因组存在差异,同一患者的原发癌和转移癌基因组也存在差异,但它们将 ctDNA 释放进同一血液循环系统,这就意味着 ctDNA 比单独一部分肿瘤组织更具代表性。在一项比较结直肠癌原发灶及其配对血浆 ctDNA 中 KRAS 基因突变的研究中,血浆 ctDNA 中 KRAS 基因的突变不仅涵盖组织 KRAS 基因的突变,还检测到 11 例原发灶没有的突变,这很可能是原发灶肿瘤出现异质性的结果[177]。组织和血浆突变的一致率高达78.8%,这提示肿瘤的异质性问题可部分由 ctDNA 弥补,ctDNA 具有较好的肿瘤代表性。

中国医学科学院肿瘤医院王洁教授最近的一项研究也提示,在非用药状态下,有10%～20%的患者并非具有纯合的 EGFR 突变[178]。在酪氨酸激酶抑制剂(tyrosine kinase inhibitor,TKI)药物治疗以后肿瘤发生进展,耐药的机制就更为复杂,有更多的多重突变或者旁路的激活。因此,在耐药后只取一个部位的肿瘤组织进行活检,从某种意义上来讲,与血浆检测相比,肿瘤的异质性较难全面反映。血浆中的 DNA 来自各个肿瘤部位,包括原发灶、转移灶的游离 DNA。所以,血浆检测可以更好地反映肿瘤的全貌。在临床中还有一个问题,并非所有患者都能做重复活检。在不能拿到重复活检样本的情况下,做血液检测和监测是非常有用的。欧美等国家的研究人员已经提出,在没有组织样本时可以用血液检测进行初筛。如果初筛结果是阳性的,则不需要进行进一步检测,可以直接用药;如果初筛结果显示为阴性,则需要进行二次活检。这一流程可以证明,血液检测在治疗过程中是非常重要的。

综上,耐药的肿瘤常具有较高的异质性,ctDNA 检测可规避肿瘤异质性问题,但是其检测手段的高灵敏度,会导致宏观环境监测的假阳性问题。CTC、ctDNA 等的液体活检很早就被提出来,但由于血液中 ctDNA 与大量由生理或病理原因凋亡、裂解导致的非肿瘤来源的游离 DNA 共存,血液中 ctDNA 的分离提取困难,如在Ⅳ期非小细胞肺癌患者的血液中 ctDNA 仅占游离 DNA 的 0.1%～5%。而且,因为肿瘤细胞的基因组不稳定,在细胞分裂的过程中会不断产生变异,这也给提取及分析 ctDNA 信息带来了困难。这些都限制了 ctDNA 检测在临床上的应用。随着超敏感测序技术的发展,微滴式数字 PCR(droplet digital PCR,ddPCR)可以检测出丰度为 0.01%～0.1%的突变等位基因,而高通量测序可平行检测多种突变。在这些技术基础上开发出来的 DNA 捕获结合深度测序等技术可同时用于检测各种类型的突变,包括单核苷酸突变、插入缺失、重排和拷贝数变异等。这些技术的发展使得人们不必在分子层面分离 ctDNA,而是通过测序,利用肿瘤细胞基因组的特点,从携带信息的层面筛选出属于肿瘤细胞的部分。

随着新技术的快速发展,传统诊疗模式正在受到巨大的挑战,人们需要不断探索其应用价值。虽然组织、基因和血液的检测平台已经发展到一定规模,但是还有些问题需要进一步研究。希望在未来,血液检测可以在免疫治疗上发挥更重要的作用,并为患者延长生存期提供指导。

2.6　小结与展望

肿瘤的发生与发展过程是肿瘤细胞与周边微环境及宏观环境共同作用的结果。肿瘤的免疫微环境是肿瘤微环境中的重要组成部分,在肿瘤的发生及发展过程中发挥关键的调控作用。本章系统地阐述了肿瘤的演化过程(包括肿瘤微环境和宏观环境的演化过程)、肿瘤微环境和宏观环境异质性的研究进展,为肿瘤的免疫治疗提供了理论参考。测序技术的不断发展推动了免疫微环境研究的不断深入。例如,单分子测序技术在肿瘤免疫微环境的研究中发挥了巨大的优势。最新的研究报道,通过对 6 例肝细胞癌患者的肿瘤和正常组织样本及外周血中分离的 5 063 个 T 细胞进行单细胞测序发现,肿瘤微环境中存在 11 种 T 细胞亚群。通过单分子测序技术,研究者追踪并解析了 T 细胞从初始状态到响应状态,再到疲惫状态的整个发展演化过程,并且鉴定了肝细胞癌微环境中特异富集的 T 细胞亚群及导致这些 T 细胞亚群富集的分子机制和潜在的免疫治疗新靶点。该研究全面解析了肝细胞癌免疫微环境的状态,极大地推进了肝细胞癌的免疫治疗研究进程[179]。

如前所述,通过对肿瘤宏观环境的检测可以推测肿瘤微环境的变化。肿瘤免疫治疗首先需要确定的就是肿瘤特异表达的抗原,目前较常用的方法是检测肿瘤部位浸润的 $CD8^+$ T 细胞和 $CD4^+$ T 细胞,然而获取临床上肿瘤浸润的 $CD8^+$ T 细胞和 $CD4^+$ T 细胞是受限的[180,181]。最新的研究发现,肿瘤中浸润的 $CD8^+$ $PD-1^+$ T 细胞约占 $CD8^+$ 肿瘤 TIL 的 36%,但外周血中 $CD8^+$ $PD-1^+$ T 细胞平均约占外周血 $CD8^+$ 细胞的 4.1%[182]。因而通过检测外周血 $CD8^+$ $PD-1^+$ T 细胞可以推测肿瘤微环境的变化。相较于原发肿瘤组织石蜡切片、活检组织,CTC 的外显子测序和外周血淋巴细胞检测将会为肿瘤免疫治疗提供有力支持。

如前所述,肿瘤非整倍性,即体细胞拷贝数变异,与肿瘤免疫微环境密切相关,作为免疫逃逸机制的分子标志物,影响患者的免疫治疗响应。虽然由 PD1/PD-L1 抗体主导的免疫检查点抑制剂治疗在 DNA、RNA 和蛋白质水平上分别存在若干分子标志物,但这些分子标志物是基于肿瘤微环境的局部标志物,在肿瘤宏观环境中监测的难度较大[183]。Weiss 等的研究证实,90% 以上的不可切除肿瘤都在液体活检游离 DNA(cell-free DNA,cfDNA)样品中存在可以被高通量测序检测到的染色体不稳定性突变"热点"。利用定量的染色体拷贝数不稳定性评分(copy number instability score,CIN score)可以对患者的免疫治疗效果进行有效评估,对于血浆 cfDNA 染色体不稳定性的量化评估结果可以作为免疫响应的早期标志物[184]。该研究的重要意义还在于,通过对肿瘤宏观环境如外周血的监测,即可对免疫治疗的效果进行有效评估,这种无创的检测方法必将开启免疫治疗监测的新篇章。

　　此外,测序和分析技术的发展带动了微生物组学的研究,而微生物组作为肿瘤宏观环境的组成部分,对肿瘤的免疫治疗效果发挥重要的调控作用。Vetizou 等认为肠道内某一特定类型的细菌参与了微生物的抗肿瘤效应[185],如双歧杆菌属(*Bifidobacterium*)细菌能够增强免疫检查点抑制剂的疗效[186]。这些新发现开启了肿瘤治疗的新途径,也许未来人们可以通过获取特定的菌株达到提高肿瘤治疗效果的目的。

参考文献

[1] 中国癌症基金会中国肿瘤临床年鉴编辑委员会.中国肿瘤临床年鉴:2010 [M].北京:中国协和医科大学出版社,2011.

[2] Chen W,Zheng R,Baade P D,et al. Cancer statistics in China,2015[J]. CA Cancer J Clin,2016,66(2):115-132.

[3] 郝希山,魏于全. 肿瘤学 [M].北京:人民卫生出版社,2010.

[4] Wu C I,Wang H Y,Ling S,et al. The ecology and evolution of cancer:the ultra-microevolutionary process[J]. Annu Rev Genet,2016,50:347-369.

[5] Mcgranahan N,Swanton C. Clonal heterogeneity and tumor evolution:past,present,and the future[J]. Cell,2017,168(4):613-628.

[6] Kim I S,Zhang X H. One microenvironment does not fit all:heterogeneity beyond cancer cells [J]. Cancer Metastasis Rev,2016,35(4):601-629.

[7] Polyak K,Haviv I,Campbell I G. Co-evolution of tumor cells and their microenvironment[J]. Trends Genet,2009,25(1):30-38.

[8] Anderson A R,Weaver A M,Cummings P T,et al. Tumor morphology and phenotypic evolution driven by selective pressure from the microenvironment[J]. Cell,2006,127(5):905-915.

[9] Bhowmick N A,Neilson E G,Moses H L. Stromal fibroblasts in cancer initiation and progression [J]. Nature,2004,432(7015):332-337.

[10] Hu M,Polyak K. Microenvironmental regulation of cancer development[J]. Curr Opin Genet Dev,2008,18(1):27-34.

[11] Hobor S,Van Emburgh B O,Crowley E,et al. TGFα and amphiregulin paracrine network promotes resistance to EGFR blockade in colorectal cancer cells[J]. Clin Cancer Res,2014,20(24):6429-6438.

[12] Calbo J,Van Montfort E,Proost N,et al. A functional role for tumor cell heterogeneity in a mouse model of small cell lung cancer[J]. Cancer Cell,2011,19(2):244-256.

[13] Ma X J,Dahiya S,Richardson E,et al. Gene expression profiling of the tumor microenvironment during breast cancer progression[J]. Breast Cancer Res,2009,11(1):R7.

[14] Jamal-Hanjani M,Wilson G A,Horswell S,et al. Detection of ubiquitous and heterogeneous mutations in cell-free DNA from patients with early-stage non-small-cell lung cancer[J]. Ann Oncol,2016,27(5):862-867.

[15] Russo M,Siravegna G,Blaszkowsky L S,et al. Tumor heterogeneity and lesion-specific response to targeted therapy in colorectal cancer[J]. Cancer Discov,2016,6(2):147-153.

[16] Ling S,Hu Z,Yang Z,et al. Extremely high genetic diversity in a single tumor points to

prevalence of non-Darwinian cell evolution[J]. Proc Natl Acad Sci U S A, 2015, 112(47): E6496-E6505.

[17] Abbosh C, Birkbak N J, Wilson G A, et al. Phylogenetic ctDNA analysis depicts early-stage lung cancer evolution[J]. Nature, 2017, 545(7655): 446-451.

[18] Palucka A K, Coussens L M. The basis of oncoimmunology[J]. Cell, 2016, 164(6): 1233-1247.

[19] Charoentong P, Finotello F, Angelova M, et al. Pan-cancer immunogenomic analyses reveal genotype-immunophenotype relationships and predictors of response to checkpoint blockade[J]. Cell Rep, 2017, 18(1): 248-262.

[20] Stenson P D, Ball E V, Mort M, et al. The Human Gene Mutation Database (HGMD) and its exploitation in the fields of personalized genomics and molecular evolution[J]. Curr Protoc Bioinformatics, 2012, 39(1): 1.13.1-1.13.20.

[21] Quintela I, Eiris J, Gomez-Lado C, et al. Copy number variation analysis of patients with intellectual disability from North-West Spain[J]. Gene, 2017, 626: 189-199.

[22] Jamal-Hanjani M, Wilson G A, Mcgranahan N, et al. Tracking the evolution of non-small-cell lung cancer[J]. N Engl J Med, 2017, 376(22): 2109-2121.

[23] Davoli T, Uno H, Wooten E C, et al. Tumor aneuploidy correlates with markers of immune evasion and with reduced response to immunotherapy[J]. Science, 2017, 355(6322): eaaf8399.

[24] Safonov A, Jiang T, Bianchini G, et al. Immune gene expression is associated with genomic aberrations in breast cancer[J]. Cancer Res, 2017, 77(12): 3317-3324.

[25] Chalmers Z R, Connelly C F, Fabrizio D, et al. Analysis of 100,000 human cancer genomes reveals the landscape of tumor mutational burden[J]. Genome Med, 2017, 9(1): 34.

[26] Rizvi N A, Hellmann M D, Snyder A, et al. Cancer immunology. Mutational landscape determines sensitivity to PD-1 blockade in non-small cell lung cancer[J]. Science, 2015, 348(6230): 124-128.

[27] Carbone D P, Reck M, Paz-Ares L, et al. First-line nivolumab in stage IV or recurrent non-small-sell lung cancer[J]. N Engl J Med, 2017, 376(25): 2415-2426.

[28] Hellmann M D, Ciuleanu T E, Pluzanski A, et al. Nivolumab plus ipilimumab in lung cancer with a high tumor mutational burden[J]. N Engl J Med, 2018, 378(22): 2093-2104.

[29] Zhang Z, Yin L, Hao L, et al. GVC: An ultra-fast and all-round genome variant caller[J]. bioRxiv, 2019. doi: 10.1101/182089.

[30] Wang R F, Wang H Y. Immune targets and neoantigens for cancer immunotherapy and precision medicine[J]. Cell Res, 2017, 27(1): 11-37.

[31] Hackl H, Charoentong P, Finotello F, et al. Computational genomics tools for dissecting tumour-immune cell interactions[J]. Nat Rev Genet, 2016, 17(8): 441-458.

[32] Turajlic S, Litchfield K, Xu H, et al. Insertion-and-deletion-derived tumour-specific neoantigens and the immunogenic phenotype: a pan-cancer analysis[J]. Lancet Oncol, 2017, 18(8): 1009-1021.

[33] Van Allen E M, Miao D, Schilling B, et al. Genomic correlates of response to CTLA-4 blockade in metastatic melanoma[J]. Science, 2015, 350(6257): 207-211.

[34] Snyder A, Makarov V, Merghoub T, et al. Genetic basis for clinical response to CTLA-4 blockade in melanoma[J]. N Engl J Med, 2014, 371(23): 2189-2199.

[35] Mcgranahan N, Furness A J, Rosenthal R, et al. Clonal neoantigens elicit T cell immunoreactivity and sensitivity to immune checkpoint blockade[J]. Science, 2016, 351(6280): 1463-1469.

[36] Le D T, Uram J N, Wang H, et al. PD-1 blockade in tumors with mismatch-repair deficiency[J]. N Engl J Med, 2015, 372(26): 2509-2520.

[37] 由然, 龚岩, 屈晨雪, 等. 皮肤 T 细胞淋巴瘤外周血淋巴细胞免疫表型的变化及其意义[J]. 检验医学, 2016, 31(3): 195-200.

[38] 黄竞, 徐丽, 阿依姆妮萨·阿卜杜热合曼, 等. 维吾尔族骨髓增生异常综合征患者淋巴细胞免疫表型检测的临床意义[J]. 中国临床研究, 2017, 30(2): 145-148.

[39] 王兴兵, 郑金娥, 谷俊侠, 等. 成人急性髓细胞性白血病免疫表型与细胞遗传学及临床特征的关系[J]. 癌症, 2005, 24(6): 667-671.

[40] 于亚平, 王利平, 宋萍, 等. T 幼淋巴细胞白血病小细胞变异型的临床和免疫表型特点[J]. 中国实验血液学杂志, 2017, 25(1): 8-15.

[41] Galluzzi L, Vacchelli E, Bravo-San Pedro J M, et al. Classification of current anticancer immunotherapies[J]. Oncotarget, 2014, 5(24): 12472-12508.

[42] Riley J. PD-1 signaling in primary T cells[J]. Immunol Rev, 2009, 229(1): 114-125.

[43] Shi L, Chen S, Yang L, et al. The role of PD-1 and PD-L1 in T-cell immune suppression in patients with hematological malignancies[J]. J Hematol Oncol, 2013, 6(1): 74.

[44] Shih K, Arkenau H T, Infante J R. Clinical impact of checkpoint inhibitors as novel cancer therapies[J]. Drugs, 2014, 74(17): 1993-2013.

[45] Ito A, Kondo S, Tada K, et al. Clinical development of immune checkpoint inhibitors[J]. Biomed Res Int, 2015, 2015(5): 605478.

[46] Sánchez-Fueyo A, Tian J, Picarella D, et al. Tim-3 inhibits T helper type 1-mediated auto- and alloimmune responses and promotes immunological tolerance[J]. Nat Immunol, 2003, 4(11): 1093-1101.

[47] Zhu C, Anderson A A, Xiong H, et al. The Tim-3 ligand galectin-9 negatively regulates T helper type 1 immunity[J]. Nat Immunol, 2005, 6(12): 1245-1252.

[48] Wang L, Rubinstein R, Lines J L, et al. VISTA, a novel mouse Ig superfamily ligand that negatively regulates T cell responses[J]. J Exp Med, 2011, 208(3): 577-592.

[49] Lines J L, Pantazi E, Mak J, et al. VISTA is an immune checkpoint molecule for human T cells[J]. Cancer Res, 2014, 74(7): 1924-1932.

[50] Topalian S L, Drake C G, Pardoll D M. Immune checkpoint blockade: a common denominator approach to cancer therapy[J]. Cancer Cell, 2015, 27(4): 450-461.

[51] Teng M W L, Ngiow S F, Ribas A, et al. Classifying cancers based on T-cell infiltration and PD-L1[J]. Cancer Res, 2015, 75(11): 2139-2145.

[52] Nowell P C. The clonal evolution of tumor cell populations[J]. Science, 1976, 194(4260): 23-28.

[53] Venkatesan S, Swanton C. Tumor evolutionary principles: How intratumor heterogeneity influences cancer treatment and outcome[J]. Am Soc Clin Oncol Educ Book, 2016, 35: e141-e149.

[54] Sottoriva A, Kang H, Ma Z, et al. A Big Bang model of human colorectal tumor growth[J]. Nat Genet, 2015, 47(3): 209-216.

[55] Marusyk A, Polyak K. Tumor heterogeneity: causes and consequences[J]. Biochim Biophys Acta, 2010, 1805(1): 105-117.

[56] Vogelstein B, Papadopoulos N, Velculescu V E, et al. Cancer genome landscapes[J]. Science, 2013, 339(6127): 1546-1558.

［57］Heppner G H. Tumor heterogeneity[J]. Cancer Res，1984，44(6)：2259-2265.

［58］Shackleton M，Quintana E，Fearon E R，et al. Heterogeneity in cancer：cancer stem cells versus clonal evolution[J]. Cell，2009，138(5)：822-829.

［59］Burrell R A，Mcgranahan N，Bartek J，et al. The causes and consequences of genetic heterogeneity in cancer evolution[J]. Nature，2013，501(7467)：338-345.

［60］Marusyk A，Almendro V，Polyak K. Intra-tumour heterogeneity：a looking glass for cancer[J]. Nat Rev Cancer，2012，12(5)：323-334.

［61］Gerlinger M，Rowan A J，Horswell S，et al. Intratumor heterogeneity and branched evolution revealed by multiregion sequencing[J]. N Engl J Med，2012，366(10)：883-892.

［62］Edelman G M. Topobiology[J]. Sci Am，1989，260(5)：76-82，84-76，88.

［63］Orel V E，Dzyatkovskaya N N，Danko M I，et al. Spatial and mechanoemission chaos of mechanically deformed tumor cells[J]. J Mech Med Biol，2004，4(1)：31-45.

［64］Junttila M R，de Sauvage F J. Influence of tumour micro-environment heterogeneity on therapeutic response[J]. Nature，2013，501(7467)：346-354.

［65］Spranger S. Tumor heterogeneity and tumor immunity：a chicken-and-egg problem[J]. Trends Immunol，2016，37(6)：349-351.

［66］Furness A J，Quezada S A，Peggs K S. Neoantigen heterogeneity：a key driver of immune response and sensitivity to immune checkpoint blockade[J]. Immunotherapy，2016，8(7)：763-766.

［67］Hede K. Environmental protection：studies highlight importance of tumor microenvironment[J]. J Natl Cancer Inst，2004，96(15)：1120-1121.

［68］Brown J M. Tumor microenvironment and the response to anticancer therapy[J]. Cancer Biol Ther，2002，1(5)：453-458.

［69］Ariztia E V，Lee C J，Gogoi R，et al. The tumor microenvironment：key to early detection[J]. Crit Rev Clin Lab Sci，2006，43(5-6)：393-425.

［70］Mueller M M，Fusenig N E. Friends or foes-bipolar effects of the tumour stroma in cancer[J]. Nat Rev Cancer，2004，4(11)：839-849.

［71］Haviv I，Polyak K，Qiu W，et al. Origin of carcinoma associated fibroblasts[J]. Cell Cycle，2009，8(4)：589-595.

［72］Bergers G，Brekken R，Mcmahon G，et al. Matrix metalloproteinase-9 triggers the angiogenic switch during carcinogenesis[J]. Nat Cell Biol，2000，2(10)：737-744.

［73］Kalluri R，Zeisberg M. Fibroblasts in cancer[J]. Nat Rev Cancer，2006，6(5)：392-401.

［74］Guilloton F，Caron G，Menard C，et al. Mesenchymal stromal cells orchestrate follicular lymphoma cell niche through the CCL2-dependent recruitment and polarization of monocytes[J]. Blood，2012，119(11)：2556-2567.

［75］Guo G，Marrero L，Rodriguez P，et al. Trp53 inactivation in the tumor microenvironment promotes tumor progression by expanding the immunosuppressive lymphoid-like stromal network [J]. Cancer Res，2013，73(6)：1668-1675.

［76］Yamashita M，Ogawa T，Zhang X，et al. Role of stromal myofibroblasts in invasive breast cancer：stromal expression of alpha-smooth muscle actin correlates with worse clinical outcome [J]. Breast Cancer，2012，19(2)：170-176.

［77］Fujita H，Ohuchida K，Mizumoto K，et al. Alpha-smooth muscle actin expressing stroma promotes an aggressive tumor biology in pancreatic ductal adenocarcinoma[J]. Pancreas，2010，39

(8)：1254-1262.

[78] Vihinen P, Kahari V M. Matrix metalloproteinases in cancer: prognostic markers and therapeutic targets[J]. Int J Cancer, 2002, 99(2)：157-166.

[79] Calle E E, Kaaks R. Overweight, obesity and cancer: epidemiological evidence and proposed mechanisms[J]. Nat Rev Cancer, 2004, 4(8)：579-591.

[80] Fridman W H, Pages F, Sautes-Fridman C, et al. The immune contexture in human tumours: impact on clinical outcome[J]. Nat Rev Cancer, 2012, 12(4)：298-306.

[81] Buckanovich R J, Facciabene A, Kim S, et al. Endothelin B receptor mediates the endothelial barrier to T cell homing to tumors and disables immune therapy[J]. Nat Med, 2008, 14(1)：28-36.

[82] Schreiber R D, Old L J, Smyth M J. Cancer immunoediting: integrating immunity's roles in cancer suppression and promotion[J]. Science, 2011, 331(6024)：1565-1570.

[83] Nakano O, Sato M, Naito Y, et al. Proliferative activity of intratumoral CD8(+) T-lymphocytes as a prognostic factor in human renal cell carcinoma: clinicopathologic demonstration of antitumor immunity[J]. Cancer Res, 2001, 61(13)：5132-5136.

[84] Clark W H Jr, Elder D E, Guerry D T, et al. Model predicting survival in stage I melanoma based on tumor progression[J]. J Natl Cancer Inst, 1989, 81(24)：1893-1904.

[85] Clemente C G, Mihm M C Jr, Bufalino R, et al. Prognostic value of tumor infiltrating lymphocytes in the vertical growth phase of primary cutaneous melanoma[J]. Cancer, 1996, 77(7)：1303-1310.

[86] Mackensen A, Ferradini L, Carcelain G, et al. Evidence for in situ amplification of cytotoxic T-lymphocytes with antitumor activity in a human regressive melanoma[J]. Cancer Res, 1993, 53(15)：3569-3573.

[87] Tefany F J, Barnetson R S, Halliday G M, et al. Immunocytochemical analysis of the cellular infiltrate in primary regressing and non-regressing malignant melanoma[J]. J Invest Dermatol, 1991, 97(2)：197-202.

[88] Hillen F, Baeten C I, Van De Winkel A, et al. Leukocyte infiltration and tumor cell plasticity are parameters of aggressiveness in primary cutaneous melanoma[J]. Cancer Immunol Immunother, 2008, 57(1)：97-106.

[89] Miracco C, Mourmouras V, Biagioli M, et al. Utility of tumour-infiltrating CD25+ FOXP3+ regulatory T cell evaluation in predicting local recurrence in vertical growth phase cutaneous melanoma[J]. Oncol Rep, 2007, 18(5)：1115-1122.

[90] Mougiakakos D, Johansson C C, Trocme E, et al. Intratumoral forkhead box P3 - positive regulatory T cells predict poor survival in cyclooxygenase-2-positive uveal melanoma[J]. Cancer, 2010, 116(9)：2224-2233.

[91] Badoual C, Hans S, Rodriguez J, et al. Prognostic value of tumor-infiltrating CD4+ T-cell subpopulations in head and neck cancers[J]. Clin Cancer Res, 2006, 12(2)：465-472.

[92] Reichert T E, Scheuer C, Day R, et al. The number of intratumoral dendritic cells and zeta-chain expression in T cells as prognostic and survival biomarkers in patients with oral carcinoma[J]. Cancer, 2001, 91(11)：2136-2147.

[93] Shibuya T Y, Nugyen N, Mclaren C E, et al. Clinical significance of poor CD3 response in head and neck cancer[J]. Clin Cancer Res, 2002, 8(3)：745-751.

[94] Zhang Y L, Li J, Mo H Y, et al. Different subsets of tumor infiltrating lymphocytes correlate

with NPC progression in different ways[J]. Mol Cancer, 2010, 9: 4.

[95] Alexe G, Dalgin G S, Scanfeld D, et al. High expression of lymphocyte-associated genes in node-negative HER2$^+$ breast cancers correlates with lower recurrence rates[J]. Cancer Res, 2007, 67 (22): 10669-10676.

[96] Mahmoud S M, Paish E C, Powe D G, et al. An evaluation of the clinical significance of FOXP3$^+$ infiltrating cells in human breast cancer[J]. Breast Cancer Res Treat, 2011, 127(1): 99-108.

[97] Oldford S A, Robb J D, Codner D, et al. Tumor cell expression of HLA-DM associates with a Th1 profile and predicts improved survival in breast carcinoma patients[J]. Int Immunol, 2006, 18 (11): 1591-1602.

[98] Teschendorff A E, Gomez S, Arenas A, et al. Improved prognostic classification of breast cancer defined by antagonistic activation patterns of immune response pathway modules[J]. BMC Cancer, 2010, 10: 604.

[99] Camp B J, Dyhrman S T, Memoli V A, et al. In situ cytokine production by breast cancer tumor-infiltrating lymphocytes[J]. Ann Surg Oncol, 1996, 3(2): 176-184.

[100] Yoon N K, Maresh E L, Shen D, et al. Higher levels of GATA3 predict better survival in women with breast cancer[J]. Hum Pathol, 2010, 41(12): 1794-1801.

[101] Bates G J, Fox S B, Han C, et al. Quantification of regulatory T cells enables the identification of high-risk breast cancer patients and those at risk of late relapse[J]. J Clin Oncol, 2006, 24(34): 5373-5380.

[102] Gobert M, Treilleux I, Bendriss-Vermare N, et al. Regulatory T cells recruited through CCL22/CCR4 are selectively activated in lymphoid infiltrates surrounding primary breast tumors and lead to an adverse clinical outcome[J]. Cancer Res, 2009, 69(5): 2000-2009.

[103] Sharma P, Shen Y, Wen S, et al. CD8 tumor-infiltrating lymphocytes are predictive of survival in muscle-invasive urothelial carcinoma[J]. Proc Natl Acad Sci U S A, 2007, 104(10): 3967-3972.

[104] Winerdal M E, Marits P, Winerdal M, et al. FOXP3 and survival in urinary bladder cancer[J]. BJU Int, 2011, 108(10): 1672-1678.

[105] Zhang L, Conejo-Garcia J R, Katsaros D, et al. Intratumoral T cells, recurrence, and survival in epithelial ovarian cancer[J]. N Engl J Med, 2003, 348(3): 203-213.

[106] Sato E, Olson S H, Ahn J, et al. Intraepithelial CD8$^+$ tumor-infiltrating lymphocytes and a high CD8$^+$/regulatory T cell ratio are associated with favorable prognosis in ovarian cancer[J]. Proc Natl Acad Sci U S A, 2005, 102(51): 18538-18543.

[107] Hamanishi J, Mandai M, Iwasaki M, et al. Programmed cell death 1 ligand 1 and tumor-infiltrating CD8$^+$ T lymphocytes are prognostic factors of human ovarian cancer[J]. Proc Natl Acad Sci U S A, 2007, 104(9): 3360-3365.

[108] Kusuda T, Shigemasa K, Arihiro K, et al. Relative expression levels of Th1 and Th2 cytokine mRNA are independent prognostic factors in patients with ovarian cancer[J]. Oncol Rep, 2005, 13(6): 1153-1158.

[109] Marth C, Fiegl H, Zeimet A G, et al. Interferon-gamma expression is an independent prognostic factor in ovarian cancer[J]. Am J Obstet Gynecol, 2004, 191(5): 1598-1605.

[110] Kryczek I, Banerjee M, Cheng P, et al. Phenotype, distribution, generation, and functional and clinical relevance of Th17 cells in the human tumor environments[J]. Blood, 2009, 114(6): 1141-1149.

[111] Leffers N, Gooden M J, De Jong R A, et al. Prognostic significance of tumor-infiltrating T-lymphocytes in primary and metastatic lesions of advanced stage ovarian cancer[J]. Cancer Immunol Immunother, 2009, 58(3): 449-459.

[112] Milne K, Kobel M, Kalloger S E, et al. Systematic analysis of immune infiltrates in high-grade serous ovarian cancer reveals CD20, FoxP3 and TIA-1 as positive prognostic factors[J]. PLoS One, 2009, 4(7): e6412.

[113] Curiel T J, Coukos G, Zou L, et al. Specific recruitment of regulatory T cells in ovarian carcinoma fosters immune privilege and predicts reduced survival[J]. Nat Med, 2004, 10(9): 942-949.

[114] Cho Y, Miyamoto M, Kato K, et al. CD4$^+$ and CD8$^+$ T cells cooperate to improve prognosis of patients with esophageal squamous cell carcinoma[J]. Cancer Res, 2003, 63(7): 1555-1559.

[115] Schumacher K, Haensch W, Roefzaad C, et al. Prognostic significance of activated CD8(+) T cell infiltrations within esophageal carcinomas[J]. Cancer Res, 2001, 61(10): 3932-3936.

[116] Van Sandick J W, Boermeester M A, Gisbertz S S, et al. Lymphocyte subsets and T(h)1/T(h)2 immune responses in patients with adenocarcinoma of the oesophagus or oesophagogastric junction: relation to pTNM stage and clinical outcome[J]. Cancer Immunol Immunother, 2003, 52(10): 617-624.

[117] Lv L, Pan K, Li X D, et al. The accumulation and prognosis value of tumor infiltrating IL-17 producing cells in esophageal squamous cell carcinoma[J]. PLoS One, 2011, 6(3): e18219.

[118] Mlecnik B, Tosolini M, Kirilovsky A, et al. Histopathologic-based prognostic factors of colorectal cancers are associated with the state of the local immune reaction[J]. J Clin Oncol, 2011, 29(6): 610-618.

[119] Sinicrope F A, Rego R L, Ansell S M, et al. Intraepithelial effector (CD3$^+$)/regulatory (FoxP3$^+$) T-cell ratio predicts a clinical outcome of human colon carcinoma [J]. Gastroenterology, 2009, 137(4): 1270-1279.

[120] Nagtegaal I D, Marijnen C A, Kranenbarg E K, et al. Local and distant recurrences in rectal cancer patients are predicted by the nonspecific immune response; specific immune response has only a systemic effect-a histopathological and immunohistochemical study[J]. BMC Cancer, 2001, 1: 7.

[121] Dahlin A M, Henriksson M L, Van Guelpen B, et al. Colorectal cancer prognosis depends on T-cell infiltration and molecular characteristics of the tumor[J]. Mod Pathol, 2011, 24(5): 671-682.

[122] Tosolini M, Kirilovsky A, Mlecnik B, et al. Clinical impact of different classes of infiltrating T cytotoxic and helper cells (Th1, Th2, Treg, Th17) in patients with colorectal cancer[J]. Cancer Res, 2011, 71(4): 1263-1271.

[123] Liu J, Duan Y, Cheng X, et al. IL-17 is associated with poor prognosis and promotes angiogenesis via stimulating VEGF production of cancer cells in colorectal carcinoma[J]. Biochem Biophys Res Commun, 2011, 407(2): 348-354.

[124] Frey D M, Droeser R A, Viehl C T, et al. High frequency of tumor-infiltrating FOXP3(+) regulatory T cells predicts improved survival in mismatch repair-proficient colorectal cancer patients[J]. Int J Cancer, 2010, 126(11): 2635-2643.

[125] Michel S, Benner A, Tariverdian M, et al. High density of FOXP3-positive T cells infiltrating colorectal cancers with microsatellite instability[J]. Br J Cancer, 2008, 99(11): 1867-1873.

[126] Kondo T, Nakazawa H, Ito F, et al. Favorable prognosis of renal cell carcinoma with increased expression of chemokines associated with a Th1-type immune response[J]. Cancer Sci, 2006, 97 (8): 780-786.

[127] Jensen H K, Donskov F, Nordsmark M, et al. Increased intratumoral FOXP3 - positive regulatory immune cells during interleukin-2 treatment in metastatic renal cell carcinoma[J]. Clin Cancer Res, 2009, 15(3): 1052-1058.

[128] Richardsen E, Uglehus R D, Due J, et al. The prognostic impact of M-CSF, CSF-1 receptor, CD68 and CD3 in prostatic carcinoma[J]. Histopathology, 2008, 53(1): 30-38.

[129] Dieu-Nosjean M C, Antoine M, Danel C, et al. Long-term survival for patients with non-small-cell lung cancer with intratumoral lymphoid structures[J]. J Clin Oncol, 2008, 26 (27): 4410-4417.

[130] Kawai O, Ishii G, Kubota K, et al. Predominant infiltration of macrophages and CD8(+) T cells in cancer nests is a significant predictor of survival in stage Ⅳ non-small cell lung cancer[J]. Cancer, 2008, 113(6): 1387-1395.

[131] Wakabayashi O, Yamazaki K, Oizumi S, et al. CD4$^+$ T cells in cancer stroma, not CD8$^+$ T cells in cancer cell nests, are associated with favorable prognosis in human non-small-cell lung cancers [J]. Cancer Sci, 2003, 94(11): 1003-1009.

[132] Chen X, Wan J, Liu J, et al. Increased IL-17-producing cells correlate with poor survival and lymphangiogenesis in NSCLC patients[J]. Lung Cancer, 2010, 69(3): 348-354.

[133] Petersen R P, Campa M J, Sperlazza J, et al. Tumor infiltrating Foxp3$^+$ regulatory T-cells are associated with recurrence in pathologic stage Ⅰ NSCLC patients[J]. Cancer, 2006, 107(12): 2866-2872.

[134] Shimizu K, Nakata M, Hirami Y, et al. Tumor-infiltrating Foxp3$^+$ regulatory T cells are correlated with cyclooxygenase-2 expression and are associated with recurrence in resected non-small cell lung cancer[J]. J Thorac Oncol, 2010, 5(5): 585-590.

[135] Tao H, Mimura Y, Aoe K, et al. Prognostic potential of FOXP3 expression in non-small cell lung cancer cells combined with tumor-infiltrating regulatory T cells[J]. Lung Cancer, 2012, 75 (1): 95-101.

[136] Fukunaga A, Miyamoto M, Cho Y, et al. CD8$^+$ tumor-infiltrating lymphocytes together with CD4$^+$ tumor-infiltrating lymphocytes and dendritic cells improve the prognosis of patients with pancreatic adenocarcinoma[J]. Pancreas, 2004, 28(1): e26-e31.

[137] De Monte L, Reni M, Tassi E, et al. Intratumor T helper type 2 cell infiltrate correlates with cancer-associated fibroblast thymic stromal lymphopoietin production and reduced survival in pancreatic cancer[J]. J Exp Med, 2011, 208(3): 469-478.

[138] Tassi E, Gavazzi F, Albarello L, et al. Carcinoembryonic antigen-specific but not antiviral CD4$^+$ T cell immunity is impaired in pancreatic carcinoma patients[J]. J Immunol, 2008, 181(9): 6595-6603.

[139] Hiraoka N, Onozato K, Kosuge T, et al. Prevalence of FOXP3$^+$ regulatory T cells increases during the progression of pancreatic ductal adenocarcinoma and its premalignant lesions[J]. Clin Cancer Res, 2006, 12(18): 5423-5434.

[140] Seresini S, Origoni M, Lillo F, et al. IFN-gamma produced by human papilloma virus-18 E6-specific CD4$^+$ T cells predicts the clinical outcome after surgery in patients with high-grade cervical lesions[J]. J Immunol, 2007, 179(10): 7176-7183.

[141] Cai X Y, Gao Q, Qiu S J, et al. Dendritic cell infiltration and prognosis of human hepatocellular carcinoma[J]. J Cancer Res Clin Oncol, 2006, 132(5): 293-301.

[142] Gao Q, Qiu S J, Fan J, et al. Intratumoral balance of regulatory and cytotoxic T cells is associated with prognosis of hepatocellular carcinoma after resection[J]. J Clin Oncol, 2007, 25 (18): 2586-2593.

[143] Gao Q, Wang X Y, Qiu S J, et al. Tumor stroma reaction-related gene signature predicts clinical outcome in human hepatocellular carcinoma[J]. Cancer Sci, 2011, 102(8): 1522-1531.

[144] Zhang J P, Yan J, Xu J, et al. Increased intratumoral IL-17-producing cells correlate with poor survival in hepatocellular carcinoma patients[J]. J Hepatol, 2009, 50(5): 980-989.

[145] Fu J, Xu D, Liu Z, et al. Increased regulatory T cells correlate with CD8 T-cell impairment and poor survival in hepatocellular carcinoma patients [J]. Gastroenterology, 2007, 132 (7): 2328-2339.

[146] Ubukata H, Motohashi G, Tabuchi T, et al. Evaluations of interferon-gamma/interleukin-4 ratio and neutrophil/lymphocyte ratio as prognostic indicators in gastric cancer patients[J]. J Surg Oncol, 2010, 102(7): 742-747.

[147] Chen J G, Xia J C, Liang X T, et al. Intratumoral expression of IL-17 and its prognostic role in gastric adenocarcinoma patients[J]. Int J Biol Sci, 2011, 7(1): 53-60.

[148] Wiegering V, Eyrich M, Rutkowski S, et al. TH1 predominance is associated with improved survival in pediatric medulloblastoma patients[J]. Cancer Immunol Immunother, 2011, 60(5): 693-703.

[149] Paulson K G, Iyer J G, Tegeder A R, et al. Transcriptome-wide studies of merkel cell carcinoma and validation of intratumoral CD8$^+$ lymphocyte invasion as an independent predictor of survival [J]. J Clin Oncol, 2011, 29(12): 1539-1546.

[150] Schreck S, Friebel D, Buettner M, et al. Prognostic impact of tumour-infiltrating Th2 and regulatory T cells in classical Hodgkin lymphoma[J]. Hematol Oncol, 2009, 27(1): 31-39.

[151] Tzankov A, Meier C, Hirschmann P, et al. Correlation of high numbers of intratumoral FOXP3$^+$ regulatory T cells with improved survival in germinal center-like diffuse large B-cell lymphoma, follicular lymphoma and classical Hodgkin's lymphoma[J]. Haematologica, 2008, 93 (2): 193-200.

[152] Mizukami Y, Kono K, Kawaguchi Y, et al. Localisation pattern of Foxp3$^+$ regulatory T cells is associated with clinical behaviour in gastric cancer[J]. Br J Cancer, 2008, 98(1): 148-153.

[153] Li B, Severson E, Pignon J C, et al. Comprehensive analyses of tumor immunity: implications for cancer immunotherapy[J]. Genome Biol, 2016, 17(1): 174.

[154] Becht E, Giraldo N A, Lacroix L, et al. Estimating the population abundance of tissue-infiltrating immune and stromal cell populations using gene expression[J]. Genome Biol, 2016, 17(1): 218.

[155] Senbabaoglu Y, Gejman R S, Winer A G, et al. Tumor immune microenvironment characterization in clear cell renal cell carcinoma identifies prognostic and immunotherapeutically relevant messenger RNA signatures[J]. Genome Biol, 2016, 17(1): 231.

[156] Ali H R, Chlon L, Pharoah P D, et al. Patterns of immune infiltration in breast cancer and their clinical implications: a gene-expression-based retrospective study[J]. PLoS Med, 2016, 13(12): e1002194.

[157] Emerson R O, Sherwood A M, Rieder M J, et al. High-throughput sequencing of T-cell

receptors reveals a homogeneous repertoire of tumour-infiltrating lymphocytes in ovarian cancer [J]. J Pathol, 2013, 231(4): 433-440.

[158] Gerlinger M, Quezada S A, Peggs K S, et al. Ultra-deep T cell receptor sequencing reveals the complexity and intratumour heterogeneity of T cell clones in renal cell carcinomas[J]. J Pathol, 2013, 231(4): 424-432.

[159] Chen Z, Zhang C, Pan Y, et al. T cell receptor beta-chain repertoire analysis reveals intratumour heterogeneity of tumour-infiltrating lymphocytes in oesophageal squamous cell carcinoma[J]. J Pathol, 2016, 239(4): 450-458.

[160] Wu W, Shi X, Xu C. Regulation of T cell signalling by membrane lipids[J]. Nat Rev Immunol, 2016, 16(11): 690-701.

[161] Bensinger S J, Bradley M N, Joseph S B, et al. LXR signaling couples sterol metabolism to proliferation in the acquired immune response[J]. Cell, 2008, 134(1): 97-111.

[162] Kidani Y, Elsaesser H, Hock M B, et al. Sterol regulatory element-binding proteins are essential for the metabolic programming of effector T cells and adaptive immunity[J]. Nat Immunol, 2013, 14(5): 489-499.

[163] Yang W, Bai Y, Xiong Y, et al. Potentiating the antitumour response of CD8(+) T cells by modulating cholesterol metabolism[J]. Nature, 2016, 531(7596): 651-655.

[164] Dustin M L. The immunological synapse[J]. Cancer Immunol Res, 2014, 2(11): 1023-1033.

[165] Gaus K, Chklovskaia E, Fazekas De St Groth B, et al. Condensation of the plasma membrane at the site of T lymphocyte activation[J]. J Cell Biol, 2005, 171(1): 121-131.

[166] Rentero C, Zech T, Quinn C M, et al. Functional implications of plasma membrane condensation for T cell activation[J]. PLoS One, 2008, 3(5): e2262.

[167] Zech T, Ejsing C S, Gaus K, et al. Accumulation of raft lipids in T-cell plasma membrane domains engaged in TCR signalling[J]. EMBO J, 2009, 28(5): 466-476.

[168] Smith-Garvin J E, Koretzky G A, Jordan M S. T cell activation[J]. Annu Rev Immunol, 2009, 27: 591-619.

[169] Molnar E, Swamy M, Holzer M, et al. Cholesterol and sphingomyelin drive ligand-independent T-cell antigen receptor nanoclustering[J]. J Biol Chem, 2012, 287(51): 42664-42674.

[170] Joyce J A, Fearon D T. T cell exclusion, immune privilege, and the tumor microenvironment [J]. Science, 2015, 348(6230): 74-80.

[171] Cho J H, Kim H O, Surh C D, et al. T cell receptor-dependent regulation of lipid rafts controls naive CD8+ T cell homeostasis[J]. Immunity, 2010, 32(2): 214-226.

[172] van Dalum G, Holland L, Terstappen L W. Metastasis and circulating tumor cells[J]. EJIFCC, 2012, 23(3): 87-97.

[173] Zippelius A, Pantel K. RT-PCR-based detection of occult disseminated tumor cells in peripheral blood and bone marrow of patients with solid tumors. An overview[J]. Ann N Y Acad Sci, 2000, 906: 110-123.

[174] Shahneh F Z. Sensitive antibody-based CTCs detection from peripheral blood [J]. Hum Antibodies, 2013, 22(1-2): 51-54.

[175] Pierga J Y, Hajage D, Bachelot T, et al. High independent prognostic and predictive value of circulating tumor cells compared with serum tumor markers in a large prospective trial in first-line chemotherapy for metastatic breast cancer patients[J]. Ann Oncol, 2012, 23(3): 618-624.

[176] De Luca F, Rotunno G, Salvianti F, et al. Mutational analysis of single circulating tumor cells by

next generation sequencing in metastatic breast cancer [J]. Oncotarget, 2016, 7 (18): 26107-26119.

[177] Kuo Y B, Chen J S, Fan C W, et al. Comparison of KRAS mutation analysis of primary tumors and matched circulating cell-free DNA in plasmas of patients with colorectal cancer[J]. Clin Chim Acta, 2014, 433: 284-289.

[178] Wan R, Wang Z, Lee J J, et al. Comprehensive analysis of the discordance of EGFR mutation status between tumor tissues and matched circulating tumor DNA in advanced non-small cell lung cancer[J]. J Thorac Oncol, 2017, 12(9): 1376-1387.

[179] Zheng C, Zheng L, Yoo J, et al. Landscape of infiltrating T cells in liver cancer revealed by single-cell sequencing[J]. Cell, 2017, 169(7): 1342-1356. e16.

[180] Robbins P F, Lu Y C, El-Gamil M, et al. Mining exomic sequencing data to identify mutated antigens recognized by adoptively transferred tumor-reactive T cells[J]. Nat Med, 2013, 19(6): 747-752.

[181] Linnemann C, van Buuren M M, Bies L, et al. High-throughput epitope discovery reveals frequent recognition of neo-antigens by CD4[+] T cells in human melanoma[J]. Nat Med, 2015, 21 (1): 81-85.

[182] Gros A, Parkhurst M R, Tran E, et al. Prospective identification of neoantigen-specific lymphocytes in the peripheral blood of melanoma patients[J]. Nat Med, 2016, 22(4): 433-438.

[183] Khagi Y, Kurzrock R, Patel S P. Next generation predictive biomarkers for immune checkpoint inhibition[J]. Cancer Metastasis Rev, 2017, 36(1): 179-190.

[184] Weiss G J, Beck J, Braun D P, et al. Tumor cell-free DNA copy number instability predicts therapeutic response to immunotherapy[J]. Clin Cancer Res, 2017, 23(17): 5074-5081.

[185] Vetizou M, Pitt J M, Daillere R, et al. Anticancer immunotherapy by CTLA-4 blockade relies on the gut microbiota[J]. Science, 2015, 350(6264): 1079-1084.

[186] Sivan A, Corrales L, Hubert N, et al. Commensal Bifidobacterium promotes antitumor immunity and facilitates anti-PD-L1 efficacy[J]. Science, 2015, 350(6264): 1084-1089.

3 肿瘤抗原的精准分析

2013 年末,肿瘤免疫疗法被美国《科学》杂志评选为自然科学领域十大突破之首。2018 年诺贝尔生理学或医学奖被授予在肿瘤免疫治疗领域做出杰出贡献的两位免疫学家詹姆斯·艾利森和本庶佑,免疫治疗被誉为未来最有可能治愈肿瘤的方法之一。当前,肿瘤免疫治疗主要有三个应用方向:以抗 PD-1/PD-L1 药物为代表的免疫检查点抑制剂(immune checkpoint inhibitors,ICI)疗法(免疫检查点抑制剂在多种实体瘤治疗中取得突破性进展,但是获益人群比例低)、以嵌合抗原受体 T 细胞(chimeric antigen receptor T cell,CAR-T cell)免疫疗法为代表的过继性细胞免疫治疗(CAR-T 细胞免疫疗法对血液肿瘤治疗有奇效,但是在实体瘤治疗方面一直难以取得突破)和治疗性肿瘤疫苗(在黑色素瘤、脑胶质瘤治疗方面取得了非常好的临床效果)。但上述三种治疗方式都还面临一些困难,如何让免疫治疗更有效,成为临床上亟待解决的关键问题。肿瘤抗原是肿瘤治疗最重要的靶点。对肿瘤抗原尤其是肿瘤新生抗原的精准分析和研究,是提高肿瘤诊疗效果的关键,也是研究热点。例如,以肿瘤新生抗原负荷(tumor neoantigen burden,TNB)为核心的检测能提示抗 PD-1/PD-L1 药物的疗效;基于新生抗原的过继性细胞免疫治疗或个性化肿瘤疫苗已处于研究阶段,包括 TCR-T 细胞免疫治疗、CAR-T 细胞免疫治疗、TIL 细胞免疫治疗,多肽疫苗、RNA 疫苗等。本章将详细阐述肿瘤相关抗原和肿瘤特异性抗原的分类以及这两类抗原的鉴定和分析技术。

3.1 肿瘤抗原概述

3.1.1 肿瘤抗原的定义

肿瘤抗原(tumor antigen,TA)是指肿瘤细胞表面具有免疫原性的蛋白质、糖蛋白或脂蛋白。大多数肿瘤抗原是人体自身的正常蛋白质,通常免疫原性较低。肿瘤抗原常作为肿瘤标志物被应用于肿瘤的检测和诊断,同时它也是肿瘤治疗的重要靶点[1],肿瘤抗原是肿瘤免疫学领域研究的核心问题。

1943 年，Gross 最先通过 C3H 小鼠研究发现，将化学致癌剂甲基胆蒽诱发的肉瘤移植给同种纯系小鼠后，后者体内发生特异性免疫排斥反应，而移植正常组织却没有出现免疫排斥反应，从而初步证实了肿瘤抗原的存在[2]。20 世纪 80 年代，Rosenberg 和 Boon 各自独立地从黑色素瘤组织中获得肿瘤浸润淋巴细胞，为肿瘤抗原的存在提供了证据[3,4]。随后，其他肿瘤抗原相继被发现并得到确认，如 BAGE 家族、GAGE 家族、LAGE 家族、黑色素瘤相关抗原（melanoma-associated antigen，MAGE）家族、RAGE 家族、DAM、MART-1、癌胚抗原（carcinoembryonic antigen，CEA）、CDK-4、β-联蛋白（β-catenin）和 HOM-HD-21 等[5]。

3.1.2 肿瘤抗原的分类

根据肿瘤抗原与肿瘤的关系，可以将肿瘤抗原分为肿瘤特异性抗原（tumor specific antigen，TSA）和肿瘤相关抗原（tumor-associated antigen，TAA）。前者是肿瘤细胞所特有而不存在于正常细胞中的抗原，具有较高的肿瘤特异性；而后者并非肿瘤细胞所特有，也可同时存在于正常组织细胞表面，只是其含量在细胞癌变时发生改变，这类抗原的肿瘤特异性较低（见图 3-1）。

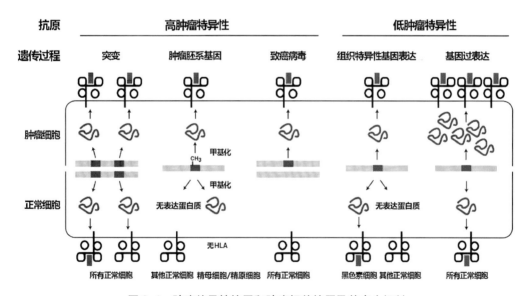

图 3-1　肿瘤特异性抗原和肿瘤相关抗原及其产生机制

（图片修改自参考文献[4]）

1）肿瘤特异性抗原

肿瘤特异性抗原为肿瘤细胞所特有、正常细胞中不存在的抗原。此类抗原大致可以分为以下 3 类[4]。

（1）物理或化学因素诱发的肿瘤抗原。此类抗原主要由化学致癌剂或物理辐射等原因产生，特异性高但免疫原性较弱，往往表现出较大的个体差异。使用同一种化学致癌剂或物理辐射在不同种系，或同种系的不同个体，甚至是同一个体的不同部位诱发产生的肿瘤，其免疫原性也存在较大差异。由于此类突变产生的肿瘤抗原之间很少有交叉成分，很难通过使用免疫学技术对此类肿瘤进行精准诊断和治疗。

（2）细胞癌变过程使原本不表达的某些基因被激活而产生的抗原。此类肿瘤抗原目前无明确诱发因素，可能由特定基因区域甲基化或其他因素引起，具有各自独特的免疫原性。

（3）肿瘤病毒诱发的肿瘤抗原。某些人体肿瘤是由肿瘤病毒（包括 DNA 病毒和 RNA 病毒）诱发，如由乙型肝炎病毒（hepatitis B virus，HBV）或丙型肝炎病毒（hepatitis C virus，HCV）所诱发的原发性肝癌。此类肿瘤的抗原由病毒基因编码，具有较强的免疫原性[6]。

2）肿瘤相关抗原

肿瘤相关抗原并非肿瘤细胞所特有，正常细胞表面也可以表达，细胞癌变时其含量发生较大的改变。此类抗原的特点是只表现出量的变化，而无严格的肿瘤特异性[7]，如癌胚抗原（CEA）等。此类抗原根据其产生机制大致可以分为两类。

（1）胚胎时期抗原或分化抗原的异常、异位表达所产生的肿瘤相关抗原——胚胎抗原和分化抗原。胚胎抗原是由胚胎组织在胚胎发育阶段所产生的正常细胞成分，其水平在胚胎发育后期降低，至出生后逐渐消失或仅维持微量水平；但当细胞发生癌变时，这类抗原可被诱导重新表达。分化抗原是人体组织和细胞在发育过程中表达的正常蛋白质。肿瘤细胞通常停留在细胞发育的早期阶段，其形态和功能均类似于未分化或低分化的正常胚胎细胞，这一现象称为肿瘤细胞的去分化或逆分化。因此，肿瘤细胞可以表达某些正常组织的分化抗原，如胃癌细胞可表达 ABO 血型抗原或表达胃组织的胚胎期分化抗原。Melan-A、gp100 和酪氨酸酶（tyrosinase）等均属于此类肿瘤相关抗原[8]。

（2）某些基因过度表达产生的肿瘤相关抗原。细胞发生癌变时，多种信号通路相关基因的表达远高于正常细胞。这类抗原包括原癌基因 *ras*、*c-myc* 等基因的表达产物。

3.2 肿瘤相关抗原

肿瘤相关抗原是指并非肿瘤组织或细胞所特有，在正常细胞或组织上也可能存在的抗原分子。临床上常用于诊断的肿瘤相关抗原包括胚胎硫糖蛋白抗原、糖蛋白抗原等。

3.2.1 肿瘤相关抗原的种类

肿瘤相关抗原的典型代表是甲胎蛋白、癌胚抗原及糖蛋白抗原。

1) 甲胎蛋白

甲胎蛋白（α-fetoprotein，AFP）是 Abelev 于 1924 年在患有肝癌的小鼠血清中发现的，因为其电泳后位置处于 α 球蛋白水平且其存在于胎儿血清中，所以被称为甲胎蛋白[9]。甲胎蛋白是一种糖蛋白，最早在卵黄囊合成，在胚胎组织开始造血时肝细胞也参与其合成。在胚胎发育早期，甲胎蛋白在血中的浓度可达 4～5 mg/ml，随后逐渐下降，至成年时其血清浓度不超过 7 ng/ml。成人肝癌、卵巢内胚窦瘤、未成熟畸胎瘤、胚胎癌、睾丸生殖细胞瘤等肿瘤患者血清中均可检测出甲胎蛋白；孕妇血中甲胎蛋白的峰值出现在怀孕 15 周左右，其可用于胚胎神经管异常的检测，如脊柱裂、无脑儿等。

2) 癌胚抗原

癌胚抗原（CEA）是 Gold 等[10]在 1965 年发现的一种糖蛋白。在正常情况下，癌胚抗原存在于 6～24 周胎儿胃肠道正常上皮细胞的细胞膜表面，但在肠道腺癌、肺癌、乳腺癌、膀胱癌等肿瘤中也会存在该蛋白。在妇科恶性肿瘤包括子宫内膜癌、卵巢上皮癌、子宫颈癌和非上皮性卵巢癌中，癌胚抗原的血清阳性率分别为 27.6%、39.5%、41.4% 和 30.0%。

3) 过量表达或异常表达的糖脂和糖蛋白抗原

此类抗原主要包括血型抗原（blood group antigen，BGA），神经节苷脂 GM2、双唾液酸神经节苷脂（disialoganglioside，GD）2，糖类抗原 CA125、CA153，黏蛋白 MUC1 等。有研究发现，在肿瘤中血型抗原的 A、H 抗原活性丢失或下降是细胞恶变的先兆，而肿瘤血型抗原的表达丢失则是肿瘤将发生转移或者已经发生转移的表现。

3.2.2 肿瘤相关抗原的检测和筛选

自肿瘤相关抗原被发现以来，许多肿瘤相关抗原已经成为临床上用于肿瘤早期诊断、靶向治疗及肿瘤预后判断的可靠生物标志物。但肿瘤细胞所表达的肿瘤相关抗原不具有强大的免疫原性，不能诱发较强的肿瘤免疫应答，而且它也常常引起免疫耐受，这也是机体的免疫系统难以有效抑制肿瘤生长的原因之一。然而，筛选具有较强免疫原性的肿瘤相关抗原和开发对应的抗体药物并非易事。虽然经过数十年的探索研究，但是所发现的肿瘤相关抗原及其相应的药物却极其有限。美国 FDA 已经批准上市的 20 种单克隆抗体药物中，与肿瘤相关抗原相关的只有 13 种，且绝大多数是 20 年前发现的。近年来，随着基因组学、蛋白质组学、糖组学、脂质组学、代谢组学等高通量组学技术的发展，一系列肿瘤相关抗原筛选技术和方法相继建立。其中，重组 cDNA 表达文库、血清学蛋白质组分析和蛋白质芯片等技术已经成为筛选、鉴定肿瘤相关抗原的主要方法[11]。

1) 细胞毒性 T 细胞克隆筛选法

T 细胞与患者肿瘤细胞共培养后被激活，增殖分化为肿瘤特异性的细胞毒性 T 细胞(CTL),即 CD8$^+$ T 细胞,然后经过克隆化培养后获得多种针对该肿瘤细胞的不同 CD8$^+$ T 细胞克隆。同时用肿瘤细胞的 cDNA 文库和相应人类白细胞抗原(human leukocyte antigen, HLA)基因共转染 HEK 293 细胞系的细胞后获得转化细胞,再用特异性 CD8$^+$ T 细胞克隆筛选转化细胞,从中分离出该肿瘤抗原基因。根据已知 HLA 与多肽特异性结合的规律分析该肿瘤相关抗原的基因序列,初步合成候选抗原多肽,并将它们同靶细胞共同孵育进行多肽结合实验及特异性 CTL 介导的细胞毒性实验,从而筛选鉴定出被 MHC Ⅰ类分子提呈的肿瘤抗原多肽。通过该方法已经筛选得到如下肿瘤相关抗原:*BAGE*、*MAGE*、*GAGE* 基因家族编码的肿瘤抗原,SSX、NY-ESO-1、MCAK 等肿瘤类睾丸抗原(在正常组织中仅在睾丸中有表达),gp100、MART-1(Melan-A)、TRP-1(gp75)、TRP-2 等分化抗原,MUM-1、CASP-8、β-联蛋白、肾细胞癌中的 HLA-A2 等基因突变抗原以及过表达抗原 HER2 等。

2) 重组 cDNA 表达文库血清学分析技术

肿瘤细胞突变基因所表达的蛋白质或各种异常表达的蛋白质均可诱发机体的体液免疫反应,进而在患者血清中可检出与之相关的抗体。将肿瘤细胞 cDNA 文库转入噬菌体表达载体,以重组的噬菌体感染大肠杆菌(*E. coli*),然后收集细菌表达的重组蛋白。通过蛋白质印迹法将重组蛋白转移至硝酸纤维素薄膜上,用去除了干扰抗体的患者血清(可能含有高效价抗瘤 IgG)对目标蛋白质进行筛选,并分析新发现的肿瘤抗原在正常组织及各种肿瘤组织中的表达情况。Cappello 等通过此技术鉴定分离了热休克蛋白(heat shock protein, HSP)10 和 HSP60,并发现其在宫颈癌、食管癌、结直肠癌、乳腺癌和前列腺癌组织中呈高表达,但在支气管癌中呈低表达[12]。到目前为止,通过此方法已发现超过 2 000 种肿瘤抗原。

3) 组合肽配体库技术

组合肽配体库(combinatorial peptide ligand library, CPLL)技术是将天然氨基酸随机合成为短肽文库,并与 T 细胞反应后初步得到肽表位,然后与 MHC 限制性的氨基酸序列结合,从而获得可能的 T 细胞模拟表位,并用免疫实验进行验证的技术。也可以用同样的方法获得 B 细胞的模拟表位。噬菌体展示肽库技术是将化学合成的随机寡核苷酸序列插入噬菌体基因组,在噬菌体表面表达出各种氨基酸组合的短肽,通过与特定的靶标反应,筛选出展示特定蛋白质的噬菌体,通过感染大肠杆菌使选择出的噬菌体扩增,再用序列测定法获得相应的结构和功能信息。Giordano 等发现了针对肺新生血管的噬菌体肽,并认为其有诱导肺癌细胞凋亡的潜在特性[13]。展示肽库的优点是不需要靶蛋白的任何结构,而是直接利用抗体或受体即可捕获噬菌体肽库中的有效配体,为肿瘤疫苗的设计提供了很大的方便;缺点是密码子使用具有偏好性、库容量受限、转化效率对肽段种类有影响、某些较长的外源肽段易产生随机折叠等,并且筛选过程中不能很好地分离出亲和力不同的克隆,同时可能得到假阳性克隆的结果。

4）蛋白质组学技术

蛋白质组学（proteomics）技术是一种非常敏感、高效的方法，其优势在于用双股寡核苷酸（不需要合成抗体）就能检测任何细胞抗原。先通过电泳将细胞或血清中的蛋白质按照分子量大小分离后进行差异性对比，再用相关技术进行分析，可以同时鉴定抗原和抗体。Gires 等运用一项以蛋白质组学为基础的新技术——自身抗体介导的抗原鉴定（autoantibody-mediated identification of antigens，AMIDA）筛选出 27 个潜在的肿瘤相关抗原[14]。Ornstein 等将 154 份血清前列腺特异性抗原（prostate specific antigen，PSA）浓度值为 2.5～15.0 ng/ml 的血清样本（一部分来自前列腺癌患者，另一部分来自前列腺良性疾病患者）制成弱阳离子交换（weak cation exchange，WCX）蛋白芯片，运用高解析质谱法联合生物信息学技术对肿瘤患者标本和良性患者标本进行鉴别，敏感度达 100％，特异度达 67％[15]。

5）基因靶向表达系统法

由于 MHC 的加工、提呈过程较为复杂，需要特殊的肽段序列和辅助分子，且肿瘤细胞 cDNA 文库转染靶细胞的效率很低，目前还没有一种精准、有效的可用于分析 MHC Ⅱ类分子限制性肿瘤相关抗原的方法。基因靶向表达系统（genetic targeting expression system）是将融合了 $DR\alpha/\beta$、Ii、DMA 和 DMB 基因的肿瘤细胞 cDNA 转入 HEK293 细胞，构建具有高转染能力的 HEK293IMDR 细胞，再将包含 Ii 链的融合蛋白导入能有效加工和提呈抗原的内质网或溶酶体小库，最后利用 CD4$^+$ T 细胞对转染细胞进行筛选。利用该方法目前已经鉴定出的 MHC Ⅱ类分子结合肿瘤相关抗原有：突变 CD27 抗原、突变磷酸丙糖异构酶抗原、染色体 DNA 重排后产生的融合蛋白 LDFP〔低密度脂质受体（low-density-lipid receptor，LDLR）和岩藻糖转移酶（fucosyltransferase，FUT）融合蛋白〕等[16]。

6）单抗免疫亲和层析法

该方法基于免疫亲和层析方法，具体而言是将抗体偶联到固相载体上，当抗原经过时抗体可将其捕获。由于抗原与抗体是以非共价方式结合，可以通过改变 pH 值等环境条件使抗原从中解离，从而筛选出高纯度的目标抗原。柳晓燕等以单克隆抗体 4D10 为配基制作免疫亲和层析柱，从人结直肠癌细胞株 LoVo 的裂解液中获取了分子量为 30 000 的肿瘤抗原，并证明其在结直肠癌患者血清中水平很高[17]。该技术简便、快捷、有效，可以分离出天然状态的肿瘤相关抗原，目前应用比较广泛。

7）表位预测法

该方法是一系列基因分析方法的总称。主要过程为：先比对肿瘤细胞和正常细胞的基因表达图谱的不同，筛选出肿瘤过表达基因；然后通过检索数据库或生物学实验辅助免疫信息学方法确定候选基因在肿瘤发生中的作用；接着从候选基因表达的蛋白质中预测 B 细胞或 T 细胞免疫表位，用分析软件预测抗原的加工过程；最后验证抗原的加工处理过程,检测分析该表位是否能诱导出特异性的细胞或体液免疫应答。因为其过程与传统的先分离淋巴细胞再用淋巴细胞筛选抗原表位的顺序相反,所以该方法又称为反向免疫法。目前,通过表位预测法已经鉴定出多种 T 细胞表位,如 p53、BCR-ABL 融合蛋白、蛋白酶 3、肾母细胞瘤抗原、叶酸结合蛋白、生存素、黏蛋白 1、Ig 独特型和端粒酶催化亚基。

8) 多肽洗脱法

多肽洗脱法是用生物化学的方法(如微酸)把肿瘤细胞表面 MHC 分子上结合的、可以引起特异性 T 细胞免疫应答的肿瘤抗原肽洗脱掉,然后通过反相高效液相色谱-质谱法检测洗脱得到的微量抗原肽的多肽组成,即可鉴定出肿瘤抗原。彭吉润等从人肝癌细胞株 HLE 中洗脱鉴定出与 HLA-A2 结合的 MAGE-A3(271—279)表位,其氨基酸序列为 FLWGPRALV,分子量为 1 058.4[18]。利用多肽洗脱法虽可获得肿瘤抗原的天然多肽,但其对仪器水平要求高,技术难度大,应用范围小。

9) 血清学蛋白质组分析技术

血清学蛋白质组分析(serological proteome analysis,SERPA)技术是一种基于蛋白质组学和免疫学原理,利用二维电泳和质谱法筛选和鉴定肿瘤相关抗原的新技术。来源于肿瘤细胞的蛋白质经过二维电泳分离后,转移至硝酸纤维素膜上,再与相应的肿瘤患者血清及对照血清孵育,通过酶标二抗孵育和显色反应标示免疫阳性蛋白质点,分析比较差异表达蛋白质点,最终通过质谱鉴定肿瘤相关抗原。血清学蛋白质组分析技术可以用于鉴定翻译后修饰蛋白质及蛋白质异构体,因此能用于鉴定更多的肿瘤相关抗原。但是,由于二维电泳重复性较低及相近分子量蛋白质的分辨率有限,血清学蛋白质组分析技术的应用受到限制[19]。

10) 肿瘤抗原组技术

肿瘤抗原组(antigenome)是指肿瘤细胞内全部抗原(蛋白类抗原和非蛋白类抗原)的总和。肿瘤抗原组技术是一门主要利用免疫学、抗原表位组学、抗体组学及多系统组学相关技术进行高通量筛选、发现肿瘤相关抗原的新兴技术。肿瘤抗原组学的研究策略是将肿瘤相关抗原的免疫原性和免疫反应性作为肿瘤抗原筛选的首要条件。

肿瘤抗原组学的技术方案为:先采用包含全部肿瘤抗原的肿瘤组织裂解物作为疫苗免疫动物,获得特异性抗体;再通过免疫分离技术(免疫亲和层析、免疫沉淀技术)分离肿瘤组织裂解物中的肿瘤抗原;最后采用组学分离技术筛选、鉴定肿瘤相关抗原。

3.3 肿瘤特异性抗原

肿瘤特异性抗原是指肿瘤细胞所特有的,不存在于正常组织细胞上的抗原。相比于肿瘤相关抗原,肿瘤特异性抗原的研究进展缓慢。其中一个原因是肿瘤特异性抗原的发现十分艰难,在此之前大部分肿瘤抗原的发现都集中在肿瘤相关抗原上。肿瘤特异性抗原的概念是由 Gross 和 Foley 等在 20 世纪上半叶发现并提出的[20,21]。他们在研究中发现,近交系小鼠(Ⅱ＋)能接受供体的皮片(Ⅱ＋),但却不能接受同一供体的肿瘤移植物(Ⅱ－),接受后者会发生免疫排斥反应,这一结果证明了肿瘤细胞中特异性抗原的存在。2005 年,Rosenberg 和 Wolfel 等同时证明了以新生抗原为靶点的免疫治疗能给黑色素瘤患者带来临床获益[19,22]。这些能激活免疫系统的、由肿瘤细胞基因突变所产生的异常多肽抗原被定义为新生抗原。2008 年以来,得益于肿瘤基因组研究技术的发展,低成本检测所有肿瘤基因组变异成为可能,这为筛选肿瘤特异性抗原奠定了技术基础。Allison 和 Vogelstein 等利用外显子技术对乳腺癌和结直肠癌进行基因组测序分析,预测出具有 CD8$^+$ T 细胞亲和力的肿瘤特异性抗原[23]。

3.3.1　肿瘤特异性抗原的分类

肿瘤特异性抗原按来源不同可分为肿瘤基因组变异产生的抗原和病毒整合产生的抗原。

1) 肿瘤基因组变异产生的抗原

肿瘤基因组变异可能由遗传因素导致,也可能由环境因素(如吸烟、紫外线暴露等)导致,具有比较大的个体差异性和较强的免疫原性。在肿瘤细胞内部,突变基因表达的非正常蛋白质,先经过泛素化修饰,然后被蛋白酶降解成长度为 8~11 个氨基酸的短肽。之后,抗原短肽被转运到内质网膜的表面,由抗原肽转运蛋白体(transporter of antigenic peptide, TAP)转运到内质网中。抗原短肽与 MHC Ⅰ类分子在内质网中结合,形成具有高亲和力的抗原肽/MHC 分子复合物。抗原肽/MHC 分子复合物经高尔基体运送到细胞膜表面,被细胞毒性 CD8$^+$ T 细胞识别。新生抗原也可以与 MHC Ⅱ类分子结合(MHC Ⅱ类分子一般提呈细胞吞噬的胞外蛋白),突变基因表达的蛋白质被抗原提呈细胞通过内吞、吞噬等作用摄取到细胞内,主要在内体和溶酶体中进行加工处理。先由附着于内体膜上的酸性蛋白酶水解抗原,产生的多肽小部分能与内质网中新合成的 MHC Ⅱ类分子结合,然后以稳定的 MHC-抗原肽复合体的形式被转运到细胞膜上,供 TCR 识别。特异性抗原 MHC Ⅰ型和Ⅱ型提呈路径如图 3-2 所示[24]。

依据突变类型不同,肿瘤基因组变异产生的抗原可以分为点突变、短片段插入缺失、融合基因变异来源的新生抗原。依据突变对肿瘤细胞的功能影响,以及在面临免疫选择压力时能否发生抗原表位缺失不同,肿瘤基因组变异产生的抗原可分为影响肿瘤关键性发生发展的驱动突变(driver mutation)、在肿瘤相关基因上发生杂合性缺失的必要的随从突变(essential passenger mutation)和不影响肿瘤发生发展的随从突变(passenger mutation)来源的新生抗原,如图 3-3 所示[25]。一般来讲,一个肿瘤中的驱

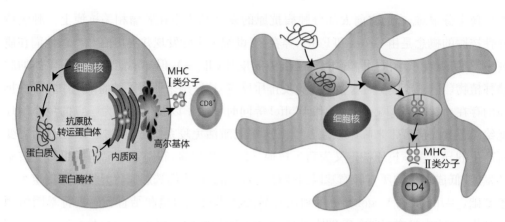

图 3-2　肿瘤特异性抗原 MHC Ⅰ 类分子和 MHC Ⅱ 类分子提呈路径

（图片修改自参考文献[24]）

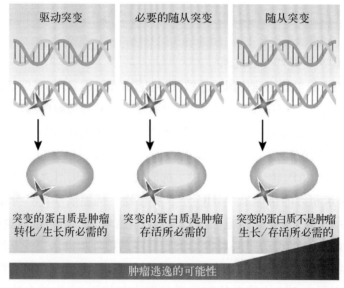

图 3-3　肿瘤特异性抗原的来源

（图片修改自参考文献[25]）

动突变个数往往为 2～8 个。相比于几十到上千个其他随从突变，肿瘤中的驱动突变占比很小，降低了 T 细胞对新生抗原的识别效应。另外，肿瘤细胞的进化导致肿瘤基因组内部异质性比较高，单一的驱动突变经常不会起决定性作用。必要的随从突变是指那些失去正常基因拷贝的肿瘤相关基因发生的突变，这些突变往往会导致免疫逃逸。随从突变虽然不影响肿瘤生存和生长，这类突变产生的新生抗原占比很大，而且比驱动突变和必要的随从突变更容易导致肿瘤免疫逃逸。因此，选择多个随从突变进行免疫治疗可能比选择单一的驱动突变或必要的随从突变效果更好。

2）病毒整合来源的抗原

DNA 或 RNA 致癌病毒诱生的肿瘤抗原是另外一类肿瘤特异性抗原。一些肿瘤的发生与病毒相关,整合到细胞中的病毒通过表达癌蛋白诱发肿瘤的发生,这些癌蛋白也是肿瘤所特有的,能够引起 T 细胞对抗原的识别和杀伤作用。这类病毒包括 EB 病毒(Epstein-Barr virus,EBV)、人乳头瘤病毒(human papilloma virus,HPV)、HBV 等。这些致瘤性 DNA 病毒可以感染并进入宿主细胞,病毒基因整合到宿主细胞基因组上并且编码病毒蛋白。EBV 和 HPV 可表达癌蛋白,但是与肝癌相关的 HBV 或 HCV 本身并不含有可以编码任何转化蛋白(癌蛋白)的基因,其基因在肝细胞基因组中的整合也没有固定的位点。病毒整合来源的抗原与基因组点突变或染色体重组形成的新生抗原的不同之处在于:① 相对于后者,病毒表达的肿瘤新生抗原是一整段非正常表达的蛋白质而非小段抗原肽,会产生更多具有免疫原性的抗原肽;② 基因组变异来源的抗原一般发生的是随从突变,不会对肿瘤的生长与转移起关键作用,而病毒整合来源的抗原如 HPV-E6 和 HPV-E7,往往发生的是驱动肿瘤发生与进化的驱动突变。

3.3.2 肿瘤特异性抗原的检测和筛选

Dubey 等研究证实,肿瘤细胞内自然产生的或经紫外线等致癌物诱变产生的肿瘤突变可以产生肿瘤特异性抗原,并且该抗原可以被体内的 T 细胞识别[26,27]。随后的几十年中,Knuth、Old 以及 Rosenberg 等团队研究发现,外周血中 T 细胞或肿瘤浸润 T 细胞可以识别肿瘤产生的抗原,这些抗原是肿瘤特异性表达或者正常细胞少量表达的产物[28,29]。

2013 年,Rosenberg 团队率先利用外显子技术在肿瘤细胞系上发现新生抗原,并且验证其能激起机体免疫反应[30]。2014 年,Rosenberg 团队应用该技术成功找到抗原肽,并给转移性胆管癌患者输注扩增的对该突变具有特异性识别作用的 T 细胞,结果显示肿瘤消退并且患者病情稳定[30];Schreiber 团队[31]利用转录组技术在小鼠模型上发现新生抗原,并证实突变抗原在形成配体和产生由 PD-L1/PD-1 抑制激发的 T 细胞反应中起作用;Delamarre 团队利用外显子、转录组和高通量质谱技术在小鼠模型上找到兼具预防和治疗效用的疫苗[32]。2015 年,Schreiber 团队[31]应用新生抗原技术制备肿瘤疫苗,并对手术后出现淋巴结转移的黑色素瘤患者进行了治疗,其中 3 例患者的病情得到了有效控制[33];同年,Sahin 团队利用三种不同的肿瘤小鼠模型建立了一套通过外显子测序筛选肿瘤特异性突变的流程,根据表达水平以及与 MHC II 类分子结合能力的不同对筛选出的肿瘤特异性突变进行优先级排序,挑选高优先级的突变序列合成多表位 mRNA 疫苗,进行肿瘤的免疫靶向治疗[34]。

这些临床研究都提示,利用第二代测序和生物信息技术,能够找到肿瘤特异的抗原靶点,进行肿瘤免疫靶向治疗,并且该方法对黑色素瘤、胆管癌等肿瘤有很好的疗效。

3.4　肿瘤新生抗原

肿瘤新生抗原是指由肿瘤体细胞突变(somatic mutations)形成的肿瘤抗原。这类抗原是肿瘤细胞特有的,属于肿瘤特异性抗原。它们会被 MHC 分子提呈到肿瘤细胞表面,进而被 T 细胞识别,因此也被称为肿瘤特异性突变抗原(tumor-specific mutant antigen)。

3.4.1　肿瘤新生抗原的特征

肿瘤新生抗原在不同肿瘤中的分布具有异质性,而且每个患者的肿瘤突变印记(mutation signature)特异性非常高,95％以上的突变具有独特性和患者特异性,所有肿瘤共性的突变非常少,但是每个患者的肿瘤细胞产生的新生抗原非常多,尤其是黑色素瘤、非小细胞肺癌等常见的恶性肿瘤产生的新生抗原能够达到数千个之多。图 3-4 所示为不同肿瘤的突变引起的新生抗原分布情况[31],这提示一部分新生抗原负荷比较高的肿瘤是可以通过免疫治疗获益的。以黑色素瘤为例,黑色素瘤的体细胞突变数量平均超过 10 个/Mb,这些突变中有相当一部分能够表达突变肽段,然后被 MHC Ⅰ类分子和 MHC Ⅱ类分子识别,诱导 T 细胞的识别和杀伤效应,高突变负荷的黑色素瘤患者在免疫治疗中获益的概率比较大。除了黑色素瘤,非小细胞肺癌、胃癌及结直肠癌患者使用免疫检查点抑制剂治疗时也取得了不错的治疗效果。

肿瘤的高突变负荷提示可能会产生高的新生抗原负荷,然而,即使在突变负荷很高的黑色素瘤中也不都能观察到 T 细胞效应[31]。肿瘤中出现高突变负荷但低 T 细胞效应的原因可能有以下 4 个方面。

(1) 检测技术的标准、高低肿瘤突变负荷的判断标准尚未确定,肿瘤突变负荷的值在不同癌种中的指示意义不同;

(2) 高突变负荷只是增加了生成新生抗原的概率,尚不清楚哪些突变更容易生成具有免疫原性的新生抗原;

(3) 突变产生的新生抗原表位并不一定具有免疫原性;

(4) 突变产生的具有免疫原性的新生抗原表位引起免疫应答的能力不同,必然存在 T 细胞效应较低的 MHC Ⅰ类分子和 MHC Ⅱ类分子限制性新生抗原。

3.4.2　肿瘤新生抗原的预测分析

早期肿瘤新生抗原的预测涉及分子克隆和免疫筛选,过程长,耗时久。近年来,随着第二代测序技术和生物信息学的发展,从全基因组层面分析肿瘤新生抗原成为可能。但是,肿瘤细胞的突变非常复杂而且个性化程度高。如何快速、精准地选出合适的新生

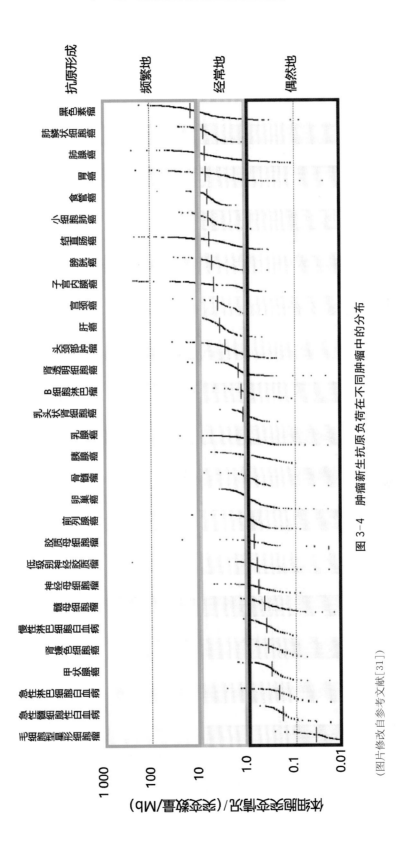

图 3-4 肿瘤新生抗原负荷在不同肿瘤中的分布

（图片修改自参考文献[31]）

抗原用于后期的免疫治疗,成为从研究到临床应用的最大困难,研究过程涉及大量的测序数据分析及后期的验证试验。目前,对肿瘤新生抗原的预测研究主要集中在两个方面:一个是从生物学角度模拟从突变到抗原的全过程,预测可能会引起免疫应答的抗原多肽;另一个是通过机器学习(machine learning,ML)或者人工智能(artificial intelligence,AI)的方法,利用数据库中大量质谱或者蛋白质结合的数据训练新生抗原预测的准确率。其中,在从生物学角度预测新生抗原的过程中,MHC 亲和力预测等方法也可以用到人工智能算法中。

3.4.2.1 模拟生物学过程预测新生抗原

从细胞发生基因突变到突变基因在肿瘤细胞表面表达出新生抗原再到新生抗原被免疫细胞识别,经历了从 DNA 到 RNA、RNA 到蛋白质、蛋白质降解、抗原肽转运蛋白体转运、MHC 结合、抗原提呈、细胞外表达和 T 细胞识别等一系列过程,预测时每经历一个步骤都会丢失部分有效信息。因此,要提高新生抗原预测的准确率,一方面要尽可能全面地将可能导致新生抗原出现的突变类型纳入检测范围,另一方面要减少各个步骤的信息丢失。单独关注某个环节,如 MHC 的亲和力预测、抗原肽转运蛋白体转运、抗原提呈过程等,有可能会丢失其他重要信息(见图 3-5)[35]。下面按照新生抗原生成的生物学过程进行分析。

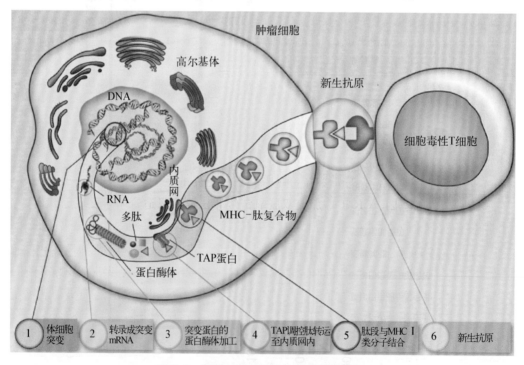

图 3-5 肿瘤新生抗原产生的生物学过程

TAP,抗原肽转运蛋白体(图片修改自参考文献[35])

1) 外显子测序

由于新生抗原来源于肿瘤细胞特有的体细胞突变,而非生殖细胞变异,要收集肿瘤细胞与对应的正常对照组织的DNA样本。对于实体瘤,一般取血液或者肿瘤组织旁边的正常组织作为对照;而对于恶性血液病,可取皮肤或淋巴组织作为对照。在一般情况下,获得的肿瘤组织DNA都会混有一部分正常细胞DNA。理想的肿瘤DNA纯度为100%,但是在现实情况下很难实现。另外,肿瘤内部的异质性增加了样本的复杂性,不同肿瘤细胞所带有的基因组信息不完全一样。一部分变异出现在肿瘤发生的早期,在大部分肿瘤细胞中都出现变异的细胞系,称为主克隆(founder clone)。新的变异会随着肿瘤的进化而产生,只在部分肿瘤细胞中出现变异的细胞系,称为亚克隆(subclone)。此外,在样本收集和保存过程中,可能会发生DNA损伤,无法保证肿瘤细胞基因组的完整性。以上因素都可能带来假阳性和假阴性的结果。标准化的样本收集、保存和DNA提取流程,能提高测序数据的质量。

DNA测序技术最早可追溯到1954年,Whitfeld等发明了测定多聚核糖核苷酸序列的化学降解法。1977年,Sanger和Gilbert及其团队发明的双脱氧链终止法和化学降解法,标志着第一代测序技术的诞生。此后,在双脱氧链终止法测序技术的基础上,一直有测序方法的研究和更新。到21世纪,第二代测序技术的主要代表有Roche公司的454技术、Illumina公司的Solexa技术和ABI公司的SOLiD技术,这些技术推进了基因测序的发展,第三代测序技术正在发展成型中。第一代测序需要先对基因片段进行PCR扩增,然后再进行双脱氧链终止法测序。与第一代测序相比,第二代测序更适合用于发现肿瘤新生抗原,原因有以下几点:

(1) 双脱氧链终止法测序的PCR产物大部分是已知的变异(多为驱动突变),而新生抗原更多发生在随从突变中,第二代测序技术能覆盖基因组所有的外显子区域;

(2) 双脱氧链终止法测序技术的局限性是其往往无法捕获低频率的变异和亚克隆变异;

(3) 双脱氧链终止法测序的数据产量限制了新生抗原鉴定的速度和效率。

综上,小范围基因PCR扩增加上双脱氧链终止法测序只适合用于发现已知的、与肿瘤相关的热点突变,而每个肿瘤基因组产生的新生抗原异质性很高,因此,第二代测序技术能够发现单一肿瘤中更多的稀有新生抗原。

肿瘤新生抗原中很大一部分来源于与肿瘤发生发展无关的随从突变,因此需要对基因组上所有的外显子区域进行全外显子组测序。全外显子组测序相比于全基因组测序,外显子区域覆盖度更深、成本更低、效率更高。通过后续的生物信息技术对测序结果进行比对分析,如突变鉴定、HLA基因分型,可鉴定所有编码基因产生的新生抗原及其克隆状态。外显子测序的流程如下(见图3-6):

(1) 首先,将基因组DNA随机打断,片段大小约为几百碱基对左右;

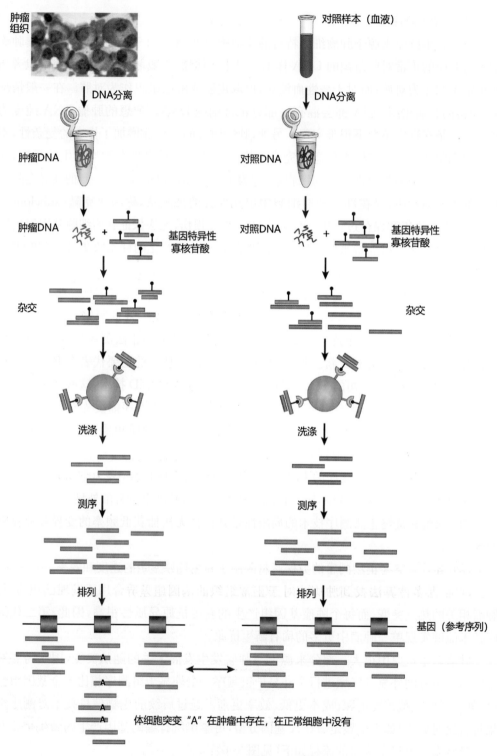

图 3-6　通过外显子测序发现肿瘤突变

（2）其次，分别在 DNA 片段的两端连接上接头，将经过 PCR 文库质量检验合格的 DNA 片段与 DNA 或者 RNA 探针芯片杂交；

（3）再次，清除没有和芯片结合的背景 DNA，洗脱位于外显子富集区域的 DNA 片段；

（4）最后，随机连接这些 DNA 片段形成长 DNA 片段，再次随机打断并在其两端加上测序接头，经连接介导的 PCR 进行线性扩增以及经定量 PCR 进行质量检测合格后即可上机测序。

2）转录组测序

肿瘤转录组测序是指通过高通量测序研究特定组织或细胞在某个时期转录出来的总 mRNA。测序时首先分离纯化 mRNA，其次酶切进行片段化处理，满足测序平台所需的长度；或反转录后再片段化，连接测序接头，通过 PCR 扩增达到上机测序所需测序丰度，直至获得足够量的测序序列。目前，利用甲醛固定石蜡包埋（FFPE）样本进行 RNA 收集在技术上仍无法很好实现，因此收集新鲜组织样本进行转录组学分析对于新生抗原的预测分析至关重要。首先，对于那些有较高突变率的样本，可能有超过 50% 的突变不表达，因此，在鉴定新生抗原时需要考虑肿瘤细胞是否表达变异肽段。其次，转录组数据有助于找到融合基因变异形成的新生抗原，因为不同的基因融合方式会形成新的肿瘤细胞特有的融合肽段。此外，在进行 Ⅱ 类 HLA 分子与新生抗原亲和力预测时，突变肽段表达水平的数据，将有助于提高预测结果的精准性。转录组数据可用于分析无义突变或移码突变对 HLA 表达的影响，当 HLA 基因表达水平下降甚至不表达时，新生抗原不能被提呈到细胞膜表面，免疫细胞也就无法识别新生抗原。

3）突变分析

肿瘤基因突变产生的蛋白质经由蛋白酶降解后，能被 MHC 分子识别，形成抗原肽复合物提呈到细胞膜表面，继而被 T 细胞识别。因此，肿瘤细胞的突变分析是鉴定新生抗原的关键步骤。可生成有效突变蛋白的突变类型有错义突变、短片段插入缺失和融合基因变异等。突变类型的检测方法是将肿瘤和正常组织的基因序列比对到参考基因组上，再根据多种算法找到肿瘤相对于正常组织的基因组差异。主克隆变异往往有 50% 的测序片段支持频率（经过拷贝数和纯度矫正后），亚克隆变异的支持频率会低一点。有些检测方法适用于检测主克隆变异，有些检测方法适用于检测亚克隆变异，结合多种方法能提高变异检测的精准度和敏感度。将肿瘤样本与正常组织样本的基因序列比对到正常基因组后，在同一个位点统计基因型的差异，基因型不同的位点就是体细胞突变位点。体细胞点突变在全基因组上十分稀有，通常小于生殖细胞突变的 0.1%。与生殖细胞突变不同，体细胞突变的检测结果会有更多假阳性位点，原因如下。首先，因为测序覆盖度和测序深度的影响。基因组的测序覆盖度不均匀，有些区域不能有效覆盖到，基因组有些区域如重复序列区域或同源序列区域会影响读段（reads）的比对，从而影响检测的精准性。其次,因为实验上的误差和检测算法偏差造成的影响。再次,还有一个最重要的原因,即肿瘤样本的纯度和倍型对检测造成的影响。以上对突变检测的影响都可以采用过采样的方法排除,即通过扩大样本量或提高测序深度克服,由于第二代测序技术的成本越来越低,相信在未来这些影响都可以有效避免。现有的检测点突变的工具一般是用差异检验或者概率统计模型找出所有可能的突变位点,如EBCall[36]、MuTect[37]、SomaticSniper[38]等(见表3-1),然后用一些过滤条件排除不可靠的位点以减少假阳性。一般的过滤条件有:① 测序质量值;② 比对质量值;③ 突变附近有可比对的缺口(gap)的影响;④ 正负链偏向性;⑤ 突变位点富集在读段的末端;等等。

表 3-1　突变检测工具

软　　件	网　　　　　址
EBCall	https://github. com/friend1ws/EBCall
GATK	https://www. broadinstitute. org/gatk
MuTect	https://www. broadinstitute. org/cancer/cga/mutect
SnpEff	http://snpeff. sourceforge. net
SomaticSniper	http://gmt. genome. wustl. edu/packages/somatic-sniper
Strelka	https://sites. google. com/site/strelkasomaticvariantcaller

对于能引起氨基酸增加或减少甚至发生移码突变的短片段插入/缺失变异,以及两个基因融合而成的变异,所形成的新生抗原是具有高免疫原性的抗原,但是这两种检测的挑战比较大。短片段插入/缺失的检测敏感度和特异度比点突变检测稍微低一点,这是因为插入/缺失经常发生在基因组的重复区域,这部分区域在捕获和比对时效果较差,而且插入/缺失部分在比对的时候需要精准定位有缺口的片段。同理,DNA 层面结构性变异的检测仍存在很大挑战,并且无法在 RNA 层面确定融合肽段,因此最好通过RNA 测序确定融合基因的位点,再确定融合肽段,从而减少假阳性结果。

4) MHC

MHC 分子的主要功能是结合抗原中的肽段,从而激活 T 细胞的免疫应答,MHC分子在免疫中扮演着极其重要的角色。MHC 分子在生物学上分为两大类,一类是MHC Ⅰ类分子,另一类是 MHC Ⅱ类分子。在内源性抗原的免疫应答中 MHC Ⅰ类分子的主要作用是帮助 CTL 识别抗原多肽。MHC 的多基因性、多态性和共显性造成HLA 分子种类的多样性,人类的 MHC 分子又称为 HLA 基因复合体,其编码产物称为HLA 分子或 HLA 抗原。HLA 的全基因序列刊登在 1999 年 10 月的《自然》杂志上,

HLA基因复合体位于人6号染色体短臂6p21.31内,全长3.6 Mb,包括HLAⅠ类基因区、HLAⅡ类基因区和HLAⅢ类基因区。HLAⅠ类基因区由经典HLAⅠ类基因座(HLAⅠa基因)即A、B、C基因座和非经典HLAⅠ类基因座(HLAⅠb基因)即E、F、G基因座等组成;HLAⅡ类基因区由经典的DP、DQ、DR基因座和参与抗原加工提呈的DM、TAP、PSMB等基因座组成。MHC涵盖结构和功能相似的多个基因,具有多基因性,极大地丰富了个体所能表达的MHC分子种类。人类种群中HLAⅠ类基因和HLAⅡ类基因的等位基因数量级已高达10^3(属于多样性程度较高的一类基因系统),群体内不同个体的MHC基因座上有多个等位基因,其基因产物具有抗原提呈功能,显示出丰富的多态性。根据基因型命名规则,HLA命名委员会对不同的HLA等位基因制定了统一的命名规则。例如,一个典型的HLA等位基因名称为HLA-A*02:101:01:02N,它表示人类白细胞抗原-A基因-02(血清学类型)-101(特定类型的蛋白质)-01(发生在编码区的同义突变)-02(发生在非编码区的基因突变)-N(该等位基因不表达)。目前,已知有几千种HLAⅠ类和HLAⅡ类基因型,同一条肽段对不同HLA基因型的亲和力不同,具有一定的特异性。从外显子测序数据中能够鉴定出个体的HLA基因型。HLA基因区域是高重复性的区域,因此需要针对HLA基因区域设计不同的比对算法。现在已经有的算法能高效鉴定出HLA基因型,并且与临床的鉴定结果有高度的一致性。HLA基因型鉴定工具如表3-2所示。

表3-2　HLA基因型鉴定工具

软　件	网　址
ATHLATES	https://www.broadinstitute.org/viral-genomics/athlates
HLAforest	https://code.google.com/p/hlaforest
HLAminer	http://www.bcgsc.ca/platform/bioinfo/software/hlaminer
HLA-IMPUTER	http://paed.hku.hk/genome/software.html
HLA-VBSeq	http://nagasakilab.csml.org/hla/
OptiType	https://github.com/FRED
PHLAT	https://sites.google.com/site/phlatfortype
POLYSOLVER	https://www.broadinstitute.org/cancer/cga/polysolver
seq2HLA	https://bitbucket.org/sebastian_boegel/seq2hla

　　针对HLA,除了要鉴定出基因型,还要检测出位于HLA基因区域的体细胞突变。有的截短突变(通常是无义突变或插入/缺失突变)会引起HLA表达下降或不表达,进

而影响其与新生抗原的结合，以至于无法将抗原有效提呈到细胞膜表面。HLA基因区域的突变是否会造成HLA表达失调，还需要利用RNA测序结果综合判断。

5) 抗原表位预测

根据抗原的加工处理和提呈过程，多肽和MHC分子特异性结合形成抗原肽的过程，是抗原表位特异性选择的主要步骤。抗原表位是指位于抗原上的一段特异性多肽序列，通过与MHC分子特异性结合形成MHC-抗原肽复合体，经由抗原提呈细胞提呈至细胞表面，与TCR特异性结合，继而激活免疫系统。能够结合抗原肽的MHC Ⅰ类分子和MHC Ⅱ类分子分别由大多数有核细胞表达(提呈内源性抗原)和专职抗原提呈细胞表达(提呈外源性抗原)，提呈途径在特殊情况下可出现互换现象，即MHC Ⅰ类分子提呈外源性抗原而MHC Ⅱ类分子提呈内源性抗原。因此，需要通过预测突变肽和MHC分子的亲和力筛选高抗原性的突变肽。

此外，MHC-抗原肽复合体上决定抗原特异性的氨基酸序列称为T细胞抗原表位或抗原决定簇。值得注意的是，胞外表达的MHC-抗原肽只有小部分能被TCR特异性识别并激起T细胞免疫应答。MHC分子提呈抗原肽数量的关键在于其抗原结合槽，它是一段可结合抗原肽序列的结构。抗原结合槽底部具有大小、形态不一的口袋状结构，由不同的氨基酸残基侧链组成，它们通过非共价键与抗原肽特异性结合。决定MHC-抗原肽特异性结合的这段核心氨基酸序列，由7～10个氨基酸残基构成，决定口袋中与之结合的特异氨基酸残基称为锚定基，其组合形式称为基序(motif)。MHC分子虽然可以结合大量的抗原肽，相同或相似的基序无法实现特异性结合，基序组合由MHC分子抗原结合槽中口袋的位置和性质决定。MHC Ⅰ类分子和MHC Ⅱ类分子的不同结构决定其结合不同的抗原肽。MHC Ⅰ类分子自身的抗原结合槽闭合结构，决定其能够结合的抗原肽长度一般为8～11个氨基酸，其中6个氨基酸残基需要与MHC Ⅰ类分子抗原结合槽内的6个口袋结合。例如，HLA-A*0201分子抗原结合槽内的第2个口袋(B袋)和第6个口袋(F袋)均由疏水性氨基酸残基侧链构成，则与这两个口袋结合的抗原肽的第2位(P2)和第9位(P9)只能是脂肪族氨基酸。然而，MHC Ⅱ类分子的抗原结合槽与MHC Ⅰ类分子相比属于开放型，与其结合的抗原肽两端均可向槽外延伸，因此，其限制性抗原肽长度为9～22个氨基酸，只包含了4～5个保守性较弱的锚定基。由此可以看出，与MHC Ⅰ类分子相比，MHC Ⅱ类分子能够结合的抗原肽更难预测，因其具有长度较长、保守性较差、基序较多的特点。抗原肽与MHC Ⅰ类分子和MHC Ⅱ类分子结合及其相应的锚定点如图3-7所示。

近年来，关于抗原表位特征属性的研究日益受到重视，国际上已成功构建了多个抗原表位数据库，为抗原表位预测工具的有效开发提供了丰富的数据支持。其中，以Peters等开发的IEDB数据库[39]最为著名，该数据库提供了多种数据搜索方式，包含具有详细注释的人及多个物种的抗原表位数据。

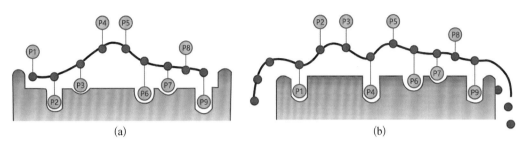

图 3-7　抗原肽与 MHC Ⅰ类分子(a)和 MHC Ⅱ类分子(b)结合及其相应的锚定点

(图片修改自参考文献[5])

目前,抗原表位预测方法主要有基于序列信息、基于结构信息、基于融合序列与结构信息三种特征使用方式,预测的重点主要为预测 MHC 分子能结合的抗原肽。尽管 MHC Ⅰ类分子和 MHC Ⅱ类分子结合抗原肽的预测方法没有很大差异,但是由于 MHC Ⅰ类分子结合的抗原肽具有明显的特定锚定基(抗原结合槽口袋对应的结合抗原肽位置的氨基酸残基的理化性质要与抗原肽互补)。相比之下,MHC Ⅱ类分子结合抗原肽位置两端无保守的锚定基。因此,MHC Ⅰ类分子结合抗原肽的预测相对容易且准确。

氨基酸的一级序列在一定程度上决定了结构的相似性,而相同或相似的结构常具有相似的功能,这是基于序列信息进行预测的核心。由于 MHC 分子结合抗原肽的氨基酸序列具有一定的保守性和特异性,预测 MHC 分子结合抗原肽最直接的方法是统计其序列信息,速度快、效率高。生物信息科学家们根据大量抗原表位序列的基序研究统计出锚定基的氨基酸出现频率等特征可用于预测抗原表位,并开发出适用于找出合适抗原表位序列基序的计算工具和涵盖 MHC 配体的 SYFPEITHI 数据库[40]。深入研究发现,锚定基位置外的氨基酸序列也有助于预测 MHC 分子结合的抗原肽。然而,简单的序列基序并不能全面评价 MHC 分子和待测肽段的结合能力,因此,需要在序列基序的基础上,构建考虑了结合抗原肽所有位置上氨基酸序列特征的矩阵模型。Reche 等采用位置特异性打分矩阵预测 MHC Ⅰ类分子和 MHC Ⅱ类分子结合的抗原肽,并基于该方法开发了 SYFPEITHI 和 EpiMatrix 等软件。

为了开发更加有效、精准的预测方法,研究人员还纳入了氨基酸的理化性质特征,如相邻氨基酸之间的作用关系等。在研究方法上,研究人员还引入机器学习(ANN、HMM、SVM)、进化算法和线性规划等方法来预测抗原表位,打破了原基序和矩阵方法的局限性。其中,NetMHC 是使用较广而且验证率比较高的软件,此软件基于神经网络算法,对常见 HLA 基因型的亲和力预测有比较高的准确率,适用于已被广泛研究且累积了大量结合抗原肽实验数据的 MHC 分子,能够获得最接近真实情况的预测模型。

然而,缺少结合抗原肽实验数据作为背景知识的 MHC 分子,并不适用于基于序列信息预测结合抗原肽模型。抗原表位预测工具如表 3-3 所示。

表 3-3　抗原表位预测工具

软　　件	网　　址
CONSENSUS	http://tools. immuneepitope. org/mhcii/
NetMHC	http://www. cbs. dtu. dk/services/NetMHC
NetMHCcons	http://www. cbs. dtu. dk/services/NetMHCcons
NetMHCpan	http://www. cbs. dtu. dk/services/NetMHCpan/
NetMHCstab	http://www. cbs. dtu. dk/services/NetMHCstab/
NetMHC II	http://www. cbs. dtu. dk/services/NetMHCII
NetMHC II pan	http://www. cbs. dtu. dk/services/NetMHCIIpan/
PickPocket	http://www. cbs. dtu. dk/services/PickPocket

3.4.2.2　基于人工智能模型预测肿瘤新生抗原

由于新生抗原生成及表达涉及多个细胞生物学过程,并且每个过程都可能会有或多或少的信息丢失,基于生物学过程的新生抗原预测有其理论上的上限,预测准确度提高到一定程度后会遇到上升瓶颈。同时,临床样本的特殊性、测序覆盖度和测序深度等影响往往会造成突变预测的假阳性,进一步导致肽段预测的假阳性。目前,市面上预测新生抗原的软件如 NetMHC、NetMHCpan 等,大多是基于肽段和 MHC 亲和力进行设计的,所以这类软件在实际临床应用中的表现并不尽如人意,预测的肽段只有不到 5% 会被提呈到细胞表面[41,42]。多家机构也一直在致力于新生抗原预测模型的开发,希望通过人工智能学习多组学数据以提升预测模型的效能。其中,最新版的 MHCflurry 和 NetMHCpan 软件通过加入来自细胞系的质谱数据预测性能有了进一步提升。此外,2018 年 12 月发表在《自然·生物技术》(*Nature Biotechnology*)杂志的一篇研究通过结合多组学数据进行深度学习预测新生抗原,预测性能相比于市面上常用的软件得到了极大的提升。该研究纳入了三个维度的数据,即 HLA I 类基因区域肽段质谱数据、HLA 分型以及 RNA 转录组数据,通过对这三个维度的数据进行深度学习,训练出神经网络模型 EDGE,可以共同学习等位基因-肽段的映射和等位基因-特异提呈的单元(见图 3-8)。其中,训练集包括 101 份样本的 142 844 个 HLA 提呈肽段,验证集包含 101 份样本的 18 004 个 HLA 提呈肽段。研究人员用两种质谱数据库进行测试,预测出 53 个等位基因,并且发现 HLA 抗原的提呈依赖于序列位置、肽段长度、基因 RNA 表达以及基因特异性抗原提呈的偏向性。随后,研究人员比较了 EDGE 和目前基于肽段亲和

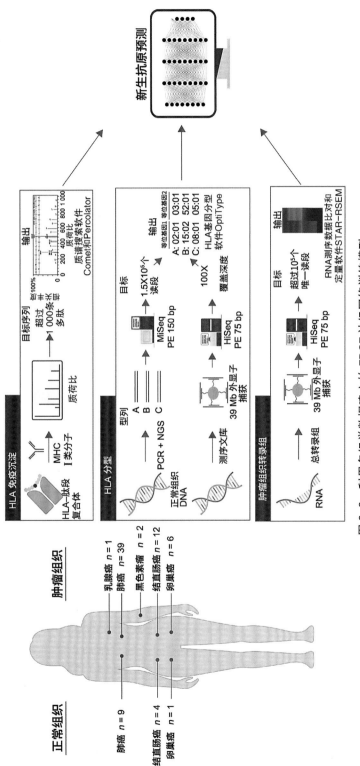

图 3-8 利用多组学数据建立的 EDGE 神经网络训练模型

NGS,第二代测序(图片修改自参考文献[43])

力预测能力最优的 MHCflurry(版本号 1.2.0)模型的性能差异,发现 EDGE 在预测 HLA 肽段提呈上的性能远高于 MHCflurry,提升幅度最高可达 9 倍。为了进一步探究影响该模型性能提升的主要因素,研究者将之前纳入的 RNA 丰度、侧翼序列以及基因系数等外源因素排除,只利用肽段序列构建模型。结果发现,和完整的 EDGE 模型相比,只考虑肽段序列的模型在预测效能上下降了 30%。这也提示 EDGE 预测能力的提升主要源于肽段序列本身。为验证 EDGE 模型在临床上的表现,研究人员对 4 项已经发表的含有 CD8[+] T 细胞表位信息的临床试验进行了回顾性研究分析,共纳入 17 例患者的 2 023 个单核苷酸变异,包括 26 个可以引起 T 细胞响应的新生抗原。与主流的 MHCflurry 软件相比较,在排名前 20 位新生抗原的预测中,EDGE 的预测精准率达到 73%,而 MHCflurry 仅为 35%。最后,利用质谱数据库与肿瘤 T 细胞库进行一系列优化后,研究者将 EDGE 应用于肿瘤患者的新生抗原预测,对正在接受 PD-1 单抗治疗的 9 例患者的组织和外周血样本使用 EDGE 模型进行分析,发现平均每例患者有 198 个体细胞基因突变,其中 118 个表达。挑选并合成其中的 20 个抗原表位,并且测试它们对 T 细胞的响应性,结果发现超过一半(56%)患者的 T 细胞对预测出的新生抗原有响应[43]。

3.4.3 肿瘤新生抗原的鉴定

通过算法预测的新生抗原不一定会引起 T 细胞响应,并且新生抗原的免疫原性也存在差异,能够引起免疫细胞响应的新生抗原(即高质量新生抗原)才可能成为候选的药物治疗靶点,这主要取决于两点:① 突变肽段与 MHC 分子结合形成复合体并被提呈到细胞表面;② T 细胞能够识别 MHC-肽段复合体。在近来的研究中,一般采取 IFN-γ 酶联免疫斑点试验(enzyme-linked immunospot assay, ELISPOT assay)检测新生抗原的免疫应答,利用 MHC-肽段复合体以流式细胞术精准检测计数样本中的抗原特异性 T 细胞,或者用质谱技术鉴定从肿瘤细胞中分离纯化的 MHC-肽段复合体中结合的抗原肽。

1) IFN-γ 酶联免疫斑点试验

抗原特异性 T 细胞的功能状态和数量可根据细胞因子的 mRNA 水平或分泌量测定,原因在于特异性抗原刺激 T 细胞后,某些细胞因子的表达和分泌量会上调。ELISPOT 试验克服了只能检测培养上清中细胞因子的含量却无法得到分泌细胞因子 T 细胞的数量这一缺点。

ELISPOT 试验的检测流程如下:首先,用牛血清白蛋白(bovine serum albumin, BSA)封闭已被抗细胞因子的特异性单克隆抗体包被的 96 孔板,阻止非特异性蛋白质的吸附;其次,将不同浓度的 T 细胞和刺激细胞(包括自体肿瘤细胞或负载抗原肽的抗原提呈细胞)共同培养 24~48 小时;再次,用含 0.05% Tween 20 的磷酸盐缓冲液

(phosphate buffered saline,PBS)洗板后,加入酶标记后的可识别细胞因子其他表位的单克隆抗体,充分洗板后,根据显色反应检测细胞因子-抗体复合物。ELISPOT 试验的显色原理是,在培养过程中 T 细胞分泌的 IFN-γ 可被包被抗体捕获,继而与底物相连的第二种单克隆抗体显色,即在孔底生成斑点;然后借助图像分析软件或肉眼计数斑点,可确定样品中分泌 IFN-γ 的抗原特异性 T 细胞的数量,当将细胞控制在一定浓度时,每个斑点可代表 1 个 IFN-γ 分泌细胞。ELISPOT 试验可针对少量 T 细胞直接进行体外检测,能够敏感且精确地反映体内 T 细胞的状态。此外,该方法具有高度的特异性,能够识别细胞因子不同表位的两种单抗,当用肿瘤裂解产物负载的自体树突状细胞(DC)刺激外周血单个核细胞(peripheral blood mononuclear cell,PBMC)时,能同时检测到 CD8+ T 细胞反应和 CD4+ T 细胞反应。ELISPOT 试验已广泛用于监测肿瘤疫苗治疗前后抗原特异性 T 细胞的数量,但是 ELISPOT 试验只能利用计算机图像分析斑点的密度和粗略估计 T 细胞的数量,无法确认细胞因子的分泌量。

新生抗原特异性 TIL 可特异性识别肿瘤突变所产生的抗原肽,可用于预测自体 T 细胞具有的新生抗原表位,也可以利用 TIL 激活自体抗原提呈细胞,诱导 T 细胞的应答。此外,还可以使用串联小基因构建体(tandem mini-gene constructs,TMC)的方式进行检测,其中包含预测的新表位,将该表位的基因转染给抗原提呈细胞,然后在试验中添加自体 T 细胞(PBMC 或 TIL),转染后的细胞再进行裂解和细胞因子测定或进行ELISPOT 试验及分析,该方法能够允许特异性 T 细胞扩增,从而可以检测罕见应答细胞。实验过程包括人工合成上述候选靶点,在体外细胞和动物体内验证候选靶点的可行性,提纯能识别这些靶点的 T 细胞。具体的实验步骤如下:

(1)普通 TIL 的分离、培养与扩增。首先,将肿瘤组织制作成小块组织(1~2 mm)或稀释成多个小份的单细胞悬液,加入大剂量 IL-2 后培养 2~3 个星期,之后取少量细胞与肿瘤细胞进行共培养,测定培养上清液中 IFN-γ 的含量,含量高的可判定含有肿瘤特异性 T 细胞;其次,将肿瘤特异性 TIL 与相应的试剂和细胞因子混合扩增培养 7~30 天,最终可得到大量的肿瘤特异性 TIL。

(2)新生抗原特异性 TIL 的筛选。分别将所有突变或推测出来的新生抗原制备成小基因串来表达新生抗原(见图 3-9),转染树突状细胞,再与几份 TIL 共培养,通过

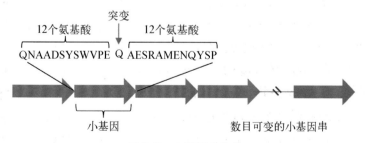

图 3-9　小基因串结构

ELISPOT 试验检测 IFN-γ 的分泌量并通过流式细胞仪检测 T 细胞活化信号分子 4-1BB 的情况,经层层筛选后,鉴定出新生抗原特异性 TIL,接着进行体外扩增和活化。

2) MHC-肽段多聚体染色法

抗原特异性 T 细胞通过特异性 TCR 识别 MHC 分子提呈的短肽,其检测可通过特异性 T 细胞对荧光标记的 MHC-肽段复合体进行识别。然而,TCR 和 MHC-肽段复合体之间的亲和力很低,利用 MHC-肽段多聚体的方法可提升 TCR 和 MHC-肽段复合体之间的亲和力,解决稳定性差的问题。

抗原肽特异性 CD8$^+$ T 细胞的定量、定性和分离纯化常用 MHC I 类分子肽段复合体二聚体和四聚体染色法检测。具体操作流程如下(见图 3-10):① 借用大肠杆菌体系扩增 MHC 分子的轻链和重链;② 在体外与抗原肽重组后,纯化重组体;③ 在重组体重链的 C2 端连接 1 个生物素分子,与具有荧光标记的亲和素共同孵育,生成具有荧光标记的四聚体(二聚体是以 IgG1 为连接体,通过构建 MHC 分子与 IgG1 的融合蛋白形成);④ 通过流式细胞仪分析和分选经 MHC-肽段多聚体与 PBMC 作用后的细胞。MHC I 类分子四聚体标记的 T 细胞,可利用表面标记进一步进行定性分析、纯化或功能评价。

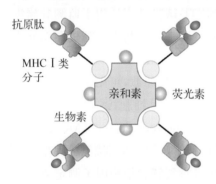

图 3-10　MHC-肽段多聚体染色法鉴定肿瘤新生抗原示意图

MHC II 类分子四聚体染色法用于 CD4$^+$ T 细胞反应的分析还存在以下问题:① MHC II 类分子四聚体能够结合 TCR 表达的细胞,检测到的 T 细胞种类多,但无法区分 T 细胞的功能;② 肿瘤抗原肽和其限制性 MHC 分子的实验数据少,限制了其应用;③ 四聚体分子的结合极易受温度影响,低于 4℃时非特异性结合增加,高于 37℃时特异性结合的比例降低;④ 肿瘤患者 TCR 下调,降低了这一方法的敏感性。其中,对于 MHC II 类分子四聚体标记的 T 细胞,可进一步利用其表面标志物进行定性分析、纯化或功能评价。利用该方法能够发现所有与 MHC II 类分子四聚体结合的 T 细胞,无论是前体细胞还是效应细胞,也无论其有无功能[44]。

3) 质谱法

当前最先进的质谱分析使得评估新表位与人 MHC 分子的直接结合成为可能。在这个生物化学过程中,将所有的 MHC 结合肽用酸从细胞表面洗脱下来,进行肽分离并且使用串联质谱技术以及生物信息学技术对肽进行分析鉴定。这种方法的可行性将高度依赖于可用肿瘤样本的量和质谱技术的灵敏度。2014 年,Delamarre 团队利用全外显子组测序、转录组测序结合质谱技术从小鼠肿瘤模型中分离到新生抗原,可用于开发兼具预防和治疗效用的疫苗[32]。质谱技术用于验证第二代测序技术找到的新生抗原的过程如图 3-11 所示。先用免疫亲和方法从肿瘤细胞或组织中纯化 MHC-多肽复合体,并从中洗脱出 MHC 结合的抗原肽,然后通过色谱法、串联质谱法或 Edman 降解法蛋白质测序技术分析多肽中氨基酸的组成和排列顺序。

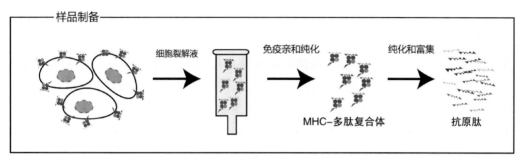

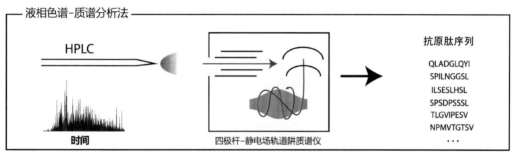

图 3-11　质谱法鉴定肿瘤新生抗原示意图

HPLC,高效液相色谱法(图片修改自参考文献[32])

3.5　肿瘤抗原的临床应用和挑战

肿瘤抗原是肿瘤诊断和治疗的重要生物标志物和药物靶点。然而,由于肿瘤具有异质性,虽然肿瘤细胞产生了非常多的特异性抗原,但是缺乏有价值的高频新生抗原靶点。研究肿瘤特异性抗原最大的挑战不是没有特异性抗原,而是特异性抗原太多。因此,在肿瘤细胞中高表达、在正常细胞中低表达或者只在特定时期表达的肿瘤相关抗原,成为早期研究的重点,但是不可避免地会产生一些假阳性结果和治疗不良反应。基于新生抗原的研究和分析,是目前国际研究的热点方向之一。

3.5.1　肿瘤相关抗原的临床应用和挑战

1) 肿瘤相关抗原在疾病诊断中的应用和挑战

肿瘤抗原对于肿瘤的早期诊断和干预治疗都有重大意义。临床上已将多种肿瘤抗原用作肿瘤标志物辅助疾病诊断。例如,在临床上,癌胚抗原(CEA)已被用于结直肠癌、胃癌、胰腺癌、肝细胞癌、肺癌、乳腺癌以及甲状腺髓样癌等疾病的诊断；甲胎蛋白（AFP）已被用于肝细胞癌的诊断；前列腺特异性抗原已被用于前列腺癌的诊断；神经元特异性烯醇化酶（neuron specific enolase，NSE）已被用于小细胞肺癌和神经母细胞瘤的诊断等。

针对肿瘤特异性抗原的抗体也可被用于肿瘤的诊断，如黑色素瘤细胞表达的特异性抗原 MART-1、GP100 和酪氨酸酶的单抗被广泛用于黑色素瘤的免疫组织化学诊断。此外，在治疗后观察到患者血清中抗肿瘤抗体减少或消失则表明预后良好。因此，肿瘤抗原的血清特异性抗体也可被用于肿瘤患者的预后诊断。Chiappetta 等利用免疫组织化学方法测得高迁移率族蛋白 A1（high-mobility group protein A1，HMGA1）在212 个乳腺癌组织标本中表达，但在正常乳腺组织中不表达，并且发现 HMGA1 的表达与癌基因 *c-erbB-2*（即 *HER2* 基因）相关，这提示 HMGA1 可能成为一个诊断乳腺癌和判断预后的新标志物[45]。

值得注意的是，肿瘤在进化过程中形成了不同类型的分化肿瘤细胞，会表现出不同的特征。临床实践表明，肿瘤标志物的联合检测能提高诊断的灵敏性。要确定诊断，通常需要选择 3～4 个互补的肿瘤标志物组成标志物群，这样检测结果才更加可靠。然而，临床上选择过多的检测项目不仅浪费资源和时间，还会造成假阳性比例增高的问题。

2）肿瘤相关抗原在疾病治疗中的应用和挑战

在肿瘤分子生物学的基础上，将与肿瘤相关的抗原作为靶点，利用药物有针对性地进行治疗，是肿瘤治疗药物开发的一般方法，在靶向治疗上已经有非常多的实践。肿瘤免疫治疗的基础是肿瘤细胞具有抗原性并能引起抗体的免疫应答。如何有效地诱导机体识别肿瘤抗原，刺激特异性免疫细胞杀伤肿瘤细胞，成为目前研究的热点。当前，肿瘤免疫治疗主要包括以下几个方向。

（1）肿瘤相关抗原疫苗。

全球肿瘤疫苗研究已有近 20 年的历史，目前活跃的肿瘤疫苗研究项目有 675 个，其中 372 个处于临床试验阶段。但治疗性肿瘤疫苗研发的每一步都举步维艰，有幸被批准上市的治疗性肿瘤疫苗更是寥寥无几。早年，包括葛兰素史克公司、默克公司、赛诺菲公司在内的药企巨头都在肿瘤疫苗领域投入重金进行研发。2011 年前后，肿瘤疫苗产品的研发达到一段黄金期。2013 年下半年以来，多个重磅疫苗的Ⅲ期临床试验遭遇"滑铁卢"，在耗费大量精力、财力后，许多肿瘤疫苗的研发项目被迫搁置，其中不乏 Stimuvax（靶向 MUC1，默克公司）以及 GSK1572932A（靶向 MAGE-A3，葛兰素史克公司）这样的明星产品。即使是被 FDA 批准上市的首个肿瘤疫苗 Provenge［针对前列腺酸性磷酸酶（prostatic acid phosphatase，PAP）］，也因为成本和有效性的问题几经转手，最终被中国三胞集团收购。图 3-12 展示了前列腺癌疫苗 Provenge 的作用原理。表 3-4 列出了截至 2014 年全球范围内已上市的治疗性肿瘤疫苗。从抗原类型上看，这

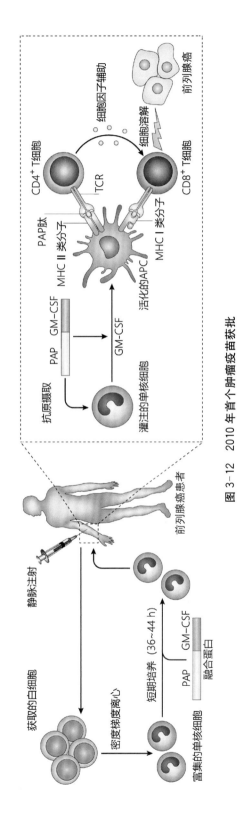

图 3-12 2010 年首个肿瘤疫苗获批

PAP,前列腺酸性磷酸酶;GM-CSF,粒细胞-巨噬细胞集落刺激因子;TCR,T细胞受体;APC,抗原提呈细胞(图片修改自参考文献[46])

表 3-4　目前已上市的 10 个治疗性肿瘤疫苗

疫苗名称	原研公司	有效适应证	技术描述
Sipuleucel-T	美国 Dendreon 公司	激素难治性前列腺癌、激素依赖性前列腺癌	细胞疗法（外周血单个核细胞）；重组蛋白；肿瘤抗原
Vitespen	美国西奈山医学院	结直肠癌；神经胶质瘤；肺癌；黑色素瘤；肾细胞癌	肽；治疗性肿瘤抗原
M-Vax	美国 AVAX 技术公司	黑色素瘤；实体瘤	细胞疗法（自体细胞）
ImmuCyst	日本化药株式会社	膀胱癌；肝癌	
Melacine	美国 Corixa 公司（现属于葛兰素史克公司）	黑色素瘤	组合药
BCG 疫苗	美国 Organon 公司（现为默克公司的一部分）	膀胱癌	
BV-NSCLC-001	古巴分子免疫学中心	肺癌；非小细胞肺癌	结合蛋白
CreaVax-RCC	韩国 JW CreaGene 公司	肾细胞癌	细胞疗法（自体树突状细胞）
HybriCell	巴西 Genoa 生物技术公司	黑色素瘤；肾细胞癌	细胞疗法（异体树突状细胞-自体肿瘤细胞杂交疫苗）
PACIS	加拿大 Shire 生物化学公司	膀胱癌	

（表格修改自参考文献[47]）

些疫苗选择的都是肿瘤相关抗原。

　　Marchand 等[48]给已经转移的黑色素瘤患者注射 *MAGE* 基因的表达产物可诱导出较强的免疫反应，使肿瘤缩小。体外实验也证实，*MAGE* 基因表达产物能成功地诱导出特异性的 CTL。将合成的 MAGE-A1 多肽与抗原提呈细胞共培养，筛选出来的特异性抗原提呈细胞做成疫苗后，能免疫表达 *MAGE-A1* 基因、HLA-A1 阳性的黑色素瘤患者，也能引起九肽特异性 CTL，这种现象在免疫接种部位和转移灶部位都已被观察到。Ye 等[49]将 *HSP70* 基因与 *MAGE-1* 基因联合起来，做成 DNA 疫苗，在肿瘤患者体内产生了抗肿瘤特异性免疫反应。

　　① 重组病毒载体肿瘤相关抗原疫苗。

　　利用病毒载体构建肿瘤相关抗原疫苗的方法在引起免疫系统识别和响应上具有双重功效，这是因为病毒表面存在病毒抗原，可加强肿瘤相关抗原的免疫原性。朱光辉等[50]构建出的重组腺相关病毒 rAAV-PEG-MDA-7 表达系统具有良好的肿瘤靶向性，通过抑制肝癌细胞增殖和诱导其凋亡发挥抗肝癌作用，全身系统性给药可抑制肿瘤生长，免疫组织化学检测结果显示转染的 *MDA-7* 基因可在肿瘤组织中强表达。石敏等[51]构建了 rAAV/CEA 质粒，制备的病毒在树突状细胞中存在较高的表达水平以及转染水平。体外实验表明，rAAV/CEA 转染组激活的 CTL 对 CEA 阳性表达的 LoVo 细胞具有明显的杀伤活性。然而，在构建肿瘤相关抗原的重组病毒载体疫苗时，所选择病毒的安全性和有效性至今仍是一个难题，这成为限制肿瘤相关抗原重组病毒载体疫苗在临床上应用的关键问题之一。

②　抗原多肽疫苗。

肿瘤抗原基因在细胞内经过一系列的加工形成肿瘤抗原肽，该抗原肽与 MHC Ⅰ类分子匹配后，提呈到细胞表面被相应的 TCR 识别，组成抗原肽-MHC-TCR 复合体，能够激活 CTL 效应，触发抗肿瘤反应。Disis 等[52]从 p185 蛋白中选出 3 条肽段进行合成，最终认定其中 aa42～56 和 aa783～797 为 T 细胞所识别的抗原表位。Nijman 等[53]从 p185 蛋白中筛选出 10 条多肽，并合成了其中的 4 条，研究证实这 4 条多肽可被人 TCR 识别并激发特异性 CTL 活性，导致肿瘤细胞被溶解。尽管多肽疫苗在体外实验中能够诱导出特异性的 CTL，但是由于多肽疫苗的识别过程是 MHC Ⅰ类分子或 MHC Ⅱ类分子限制性的，每一种疫苗需要的 MHC 类型存在差异，而不同的 MHC 类型在人群中的分布差别很大，这导致特异性的多肽疫苗的应用范围受到限制。

HSP 是一类在生物进化中高度保守的、广泛存在于原核和真核细胞中的蛋白质。研究发现，来源于 T26 肿瘤细胞的含 HSP110 和葡萄糖调节蛋白 170（glucose-regulated protein 170，grp170）的 HSP-抗原肽复合物在免疫保护模式中可诱导肿瘤特异的 CTL 反应，呈现出有效的抗肿瘤作用。有研究报道，低分子量 HSP 和肿瘤相关抗原复合物对化学诱导的鼠结肠、皮肤和乳腺的肿瘤有预防和治疗作用[54]。马杰等[55]发现在毕赤酵母中重组表达的重组人 HSP（rHSP70）可以在体外与相应的抗原肽非共价结合形成复合体，该复合体能够诱导特异性 CTL，对乳腺癌荷瘤小鼠模型起到较好的治疗作用。可见肿瘤组织来源的多种热休克蛋白的 HSP-抗原肽复合体，在免疫保护和免疫治疗模式中均可以诱导特异性的 CTL 反应，呈现有效的抗肿瘤效应，也是非常有潜力的候选疫苗靶点。

（2）肿瘤过继性细胞免疫治疗。

肿瘤过继性细胞免疫治疗（adoptive cell transfer，ACT）是指通过向机体输注在体外扩增的自身或同种特异性或非特异性的免疫细胞，直接或间接杀伤肿瘤细胞的疗法，具有靶向疗效明显、不良反应轻微等优点，治疗流程如图 3-13 所示[56]。目前，FDA 已经批准了两项 CAR-T 细胞疗法，其他在研究中的肿瘤过继性细胞免疫治疗疗法还包括：TIL 疗法、T 细胞受体基因修饰的 T 细胞（TCR-T）疗法、细胞因子诱导的杀伤细胞

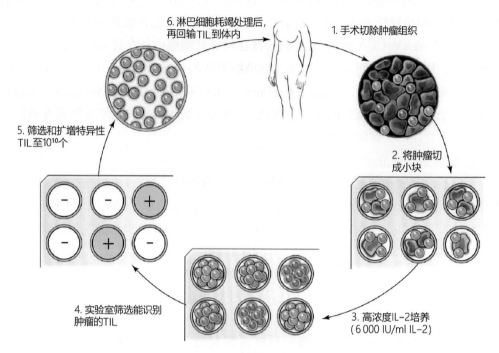

6. 淋巴细胞耗竭处理后，
再回输TIL到体内

1. 手术切除肿瘤组织

5. 筛选和扩增特异性
TIL至 10^{10} 个

2. 将肿瘤切
成小块

4. 实验室筛选能识别
肿瘤的TIL

3. 高浓度IL-2培养
(6 000 IU/ml IL-2)

图 3-13　过继性细胞免疫治疗

TIL,肿瘤浸润淋巴细胞(图片修改自参考文献[56])

(CIK cell)疗法等。

① TIL 的过继性细胞免疫治疗。

TIL 是指从手术切除的肿瘤组织或转移的淋巴结中分离出来的淋巴细胞,大多数情况下以 $CD3^+$ T 细胞和 $CD8^+$ T 细胞为主。肿瘤浸润淋巴细胞的过继性细胞免疫治疗是指将分离出的 TIL 和 IL-2 生长因子共同培养,在体外进行大量扩增,再回输到患者体内,扩大免疫应答响应,达到杀伤原发或继发肿瘤的作用。

早期的 TIL 疗法是非特异性的,体外共培养扩增的免疫细胞没有针对性的靶标,限制了肿瘤杀伤的效果。2016 年,Rosenberg 等筛选出靶向 *KRAS* 基因 G12D 突变后新生抗原的 TIL,扩增回输后,成功使得一名患有转移性结直肠癌女性患者的肿瘤缩小,首次证实了 TIL 过继性细胞免疫治疗能够靶向治疗含有这一突变的恶性肿瘤[57]。*KRAS* 基因 G12D 突变是人胃肠道肿瘤中最常见的 *KRAS* 突变,并且在大约 45% 的胰腺癌及 13% 的结肠癌中均存在。相同的疗法还被应用在转移性乳腺癌患者的治疗上,其间患者还接受了化疗、IL-2 和 PD-1 抑制剂 Keytruda 的治疗,随后进行了免疫细胞的输注,已经获得 2.5 年的无癌生存[58]。TIL 过继性细胞免疫治疗过程如图 3-14 所示。

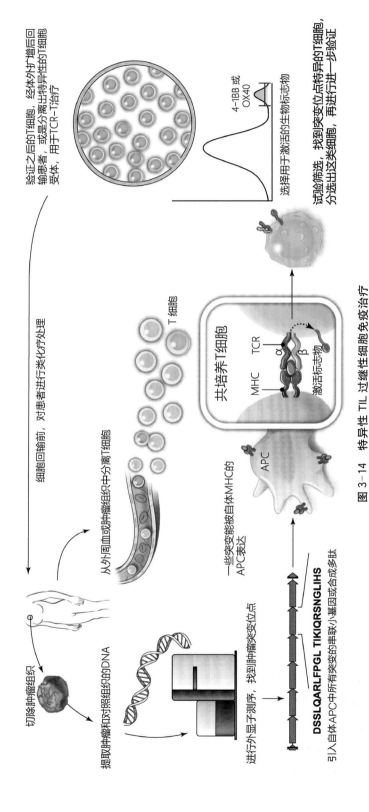

图 3-14　特异性 TIL 过继性细胞免疫治疗

APC，抗原提呈细胞；TCR，T 细胞受体（图片修改自参考文献[56]）

Rosenberg 等[57]的临床试验结果虽然意义重大,但仍需要进行前瞻性多中心的试验来反复验证其重复性、安全性及有效性。Weber 等[59]建议建立 TIL 的标准化生产流程,在不同的研究中心采用标准和集中化的细胞扩增设备统一收集标本并运输扩增后的 TIL,确保细胞制备的可重复性。若这种方法取得成功,将极大促进 TIL 治疗实体瘤的临床应用进展。

② TCR-T 细胞免疫治疗。

T 细胞识别异常蛋白的过程依赖 MHC。针对肿瘤特异性的抗原,通过基因工程改造的手段提高 TCR 对特异性肿瘤细胞抗原的识别能力和进攻能力,制备出强化 T 细胞并进行回输的方法即 TCR-T 细胞免疫疗法。

TCR-T 的制备涉及抗原特异性 TCR 的构建,因此对肿瘤抗原的选择是 TCR-T 治疗成功与否的重要影响因素。目前,已鉴定出多种肿瘤抗原的 TCR 编码基因,包括黑色素瘤的分化相关抗原和高表达的肿瘤-睾丸抗原(cancer-testis antigen,CTA)等。NY-ESO-1 是肿瘤-睾丸抗原家族中的重要成员,其在肿瘤抗原中具有较强的免疫原性,并在多种肿瘤组织(恶性黑色素瘤、肝细胞癌及卵巢癌等)中表达,是肿瘤治疗领域中备受关注的热门靶点。新近的《临床肿瘤学》杂志报道了针对 NY-ESO-1 的 TCR 过继性细胞免疫治疗的第一项临床试验[60]。这项试验对高表达 NY-ESO-1 抗原的 11 例黑色素瘤患者和 6 例滑膜肉瘤患者进行 T 细胞回输治疗,其中 5 例黑色素瘤和 4 例滑膜肉瘤患者的症状均得到改善,表现出较好的治疗效果。此外,针对 MAGE-A3 抗原TCR 的 TCR-T 临床试验已经开展[61]。

然而,TCR-T 细胞免疫治疗的限制之一是 TCR 识别特异性抗原的能力受到 MHC限制性的影响,如何提高 TCR 的亲和能力以及扩大其适用范围是今后研究中需要解决的主要问题。

③ CAR-T 细胞免疫治疗。

与 TCR-T 疗法类似,CAR-T 细胞免疫治疗也是通过基因改造的手段提高 T 细胞受体对特异性肿瘤细胞抗原的识别能力和进攻能力,但两者所使用的方法不同,CAR-T 通过非 MHC 限制的方式选择性地靶向和杀伤肿瘤细胞。TCR-T 和 CAR-T治疗过程如图 3-15 所示。CAR-T 细胞免疫疗法利用基因工程技术将肿瘤相关抗原的单链抗体可变区片段(single-chain variable fragment,scFv)、共刺激分子和激活 T 细胞的信号转导肽连接起来,由此重组而成的嵌合性受体经逆转录病毒或慢病毒包装后将CAR 导入淋巴细胞,CAR 特异性地与肿瘤细胞表达的相应抗原结合,然后经由信号传导肽激活相应的效应细胞,产生杀伤效应[62]。

目前 CD19CAR-T 疗法已经在治疗多种 B 细胞肿瘤的临床试验中获得了成功,其中包括急性淋巴细胞白血病(acute lymphoblastic leukemia,ALL)、慢性淋巴细胞白血病(chronic lymphocytic leukemia,CLL)和弥漫性大 B 细胞淋巴瘤(diffuse large B-cell

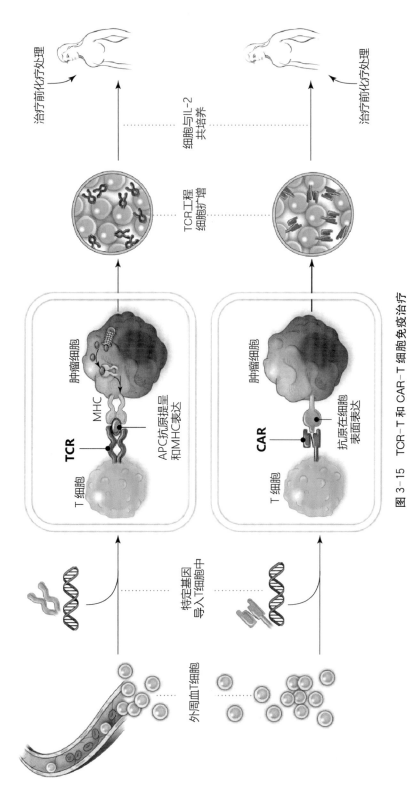

图3-15 TCR-T和CAR-T细胞免疫治疗(图片修改自参考文献[56])

TCR，T细胞受体；APC，抗原提呈细胞；CAR，嵌合抗原受体

lymphoma)。虽然这些 CAR-T 疗法在 CAR 设计、转基因载体以及生产工序上有所不同,但是它们都获得了非常高的完全缓解率(complete response rate,CRR),对 ALL 的治疗效果尤其显著。2017 年以来,FDA 相继批准了诺华公司的 Kymriah(2017.8.31)和凯特公司(已被吉利德公司收购)的 Yescarta(2017.10.18)两款 CAR-T 细胞免疫治疗药物。相关临床研究进展和药物研发动态如表 3-5 所示。诺华公司的 CTL019 药物制备流程如图 3-16 所示。

表 3-5　CAR-T 细胞免疫治疗的最新临床研究进展和药物研发动态

研　究	疾　病	CAR	载体	患者数	预处理	T 细胞	完全缓解率
Davila, 2014	ALL(Ad.)	CD28	gRV	16	CY	Auto	88%
Maude, 2014	ALL(Paed.)	4-1BB	LV	25	CF	Auto	90%
Lee, 2015	ALL(Paed.)	CD28	gRV	21	CY	Auto	68%
Turtle, 2016	ALL(Ad.)	4-1BB	LV	29	CY/CF	1:1 4/8	93%
Qasim, 2017	ALL(Paed.)	CD28	LV	2	IC	Auto	100%
Kochenderfer, 2015	NHL/CLL	CD28	gRV	15	CF	Auto	53%
Kochenderfer, 2016	B-mix	CD28	gRV	20	IC	Auto	30%
Turtle, 2016	NHL	4-1BB	LV	32	CY/CF	1:1 4/8	79%

注:CAR,嵌合抗原受体;ALL,急性淋巴细胞白血病;Ad.,成人;Paed.,儿童;NHL/CLL,非霍奇金淋巴瘤/慢性淋巴细胞白血病;B-mix,B 细胞恶性肿瘤;gRV,γ 逆转录病毒;LV,慢病毒;CY,环磷酰胺;CF,环磷酰胺＋氟达拉滨;IC,强化调理;Auto,自体 T 细胞;1:1 4/8,CD4$^+$/CD8$^+$ 1:1 的自体 T 细胞

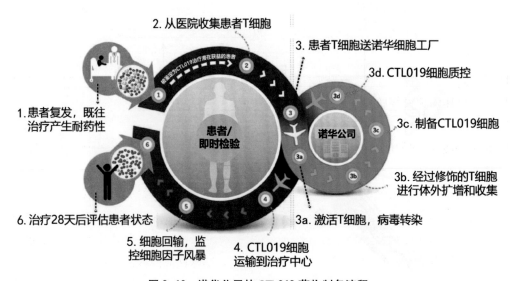

图 3-16　诺华公司的 CTL019 药物制备流程

目前，除了血液肿瘤，CAR-T 细胞免疫疗法治疗实体瘤的研究也取得了一定进展。一些实体瘤细胞表面表达的抗原，如 EGFR、HER2 以及间皮素(mesothelin, MSLN)已经被用于实体瘤 CAR-T 细胞治疗的临床研究中。例如，通过靶向 CEA 治疗结直肠腺癌，通过靶向成纤维细胞活化蛋白(FAP)治疗恶性胸膜间皮瘤，通过靶向神经节苷脂 GD2 治疗神经母细胞瘤，通过靶向 MSLN 治疗胰腺癌，通过靶向 EGFR 治疗非小细胞肺癌等。然而，在治疗实体瘤方面，目前发现的新靶点还存在不同的缺陷，虽然它们在健康组织中表达量很低，但是因此造成的不良反应仍然是不能忽视的问题。在策略上，基于治疗窗口和组合抗原识别的靶向策略有可能帮助弥补这些缺陷。治疗窗口策略通过调节 CAR 的表达量或亲和力使它们能够区分出抗原表达水平的高低，从而在杀伤表达高水平抗原的肿瘤细胞的同时放过表达低水平抗原的健康细胞。组合抗原识别策略利用分裂信号受体(split-signaling receptor)、次序作用受体、抑制受体等其他受体与 CAR 组合导致 T 细胞的激活依赖于多种抗原靶点，从而降低 T 细胞的脱靶效应。随着越来越多临床试验的开展，CAR-T 细胞免疫疗法在肿瘤治疗中的作用越来越重要，将会有广泛的应用前景[63,64]。

CAR-T 细胞免疫疗法与免疫检查点抑制剂是如今给肿瘤免疫疗法带来革命性变化的两类疗法。免疫检查点抑制剂在治疗携带高度体细胞突变的肿瘤患者时疗效较好，而患者的肿瘤如果突变率不高，则对免疫检查点抑制剂的反应不佳；CAR-T 细胞免疫疗法在治疗血液肿瘤如 ALL 时效果显著，血液肿瘤的突变负荷一般都较低。这意味着 CAR-T 细胞免疫疗法可能对那些突变率不高的肿瘤和免疫检查点抑制剂无效的肿瘤尤其重要(见图 3-17)。

3.5.2　肿瘤特异性抗原的临床应用和挑战

1) 肿瘤特异性抗原在疾病诊断中的应用和挑战

肿瘤具有异质性，在新生抗原层面表现为不同组织肿瘤细胞表达的新生抗原特异性非常高。Charles Swanton 团队[65]发现，肿瘤新生抗原的异质性会影响免疫治疗的效果。如果体内免疫细胞可以识别早期基因突变导致的新生抗原，就能够杀灭更多的肿瘤细胞，患者的疗效也会更好。如果体内免疫细胞更多地识别晚期基因变异产生的新生抗原，可清除的肿瘤细胞相对较少，这时就会出现响应后复发或者不响应的现象，也就是肿瘤的耐药性。

根据这一基本认识，基于肿瘤特异性抗原的应用可分为两大类，一是针对可能在肿瘤组织中广泛存在的普适性新生抗原开发诊断产品和治疗药物；二是针对特定肿瘤患者开发个体化的诊断和治疗方案。然而，不同肿瘤表达的新生抗原差异性非常大，普适性的肿瘤新生抗原非常少，只有不到 1%，而能进入临床研究阶段的则更少。

另外，明确数量和性质的肿瘤新生抗原及肿瘤新生抗原负荷与免疫检查点抑制剂

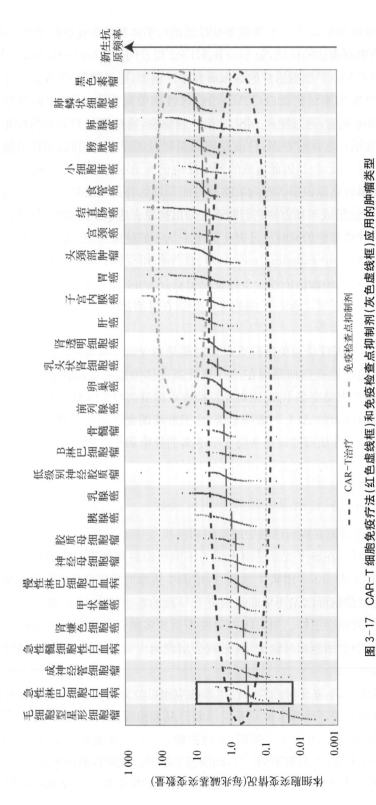

图 3-17　CAR-T 细胞免疫疗法（红色虚线框）和免疫检查点抑制剂（灰色虚线框）应用的肿瘤类型

（图片修改自参考文献[31]）

疗法的疗效相关,可用于指导抗 PD-1/PD-L1 药物治疗。但是,新生抗原的预测一直是个难题,肿瘤突变负荷代表了肿瘤组织中非同义突变的整体水平,与 HLA 亲和力预测结合起来能够代替肿瘤新生抗原负荷水平的预测,从而指导免疫治疗用药。

2)肿瘤特异性抗原在疾病治疗中的应用和挑战

肿瘤特异性抗原是肿瘤基因突变产生的能被免疫系统识别的抗原多肽,是肿瘤免疫治疗的基础和前提。肿瘤细胞抗原能不能引起 T 细胞的免疫原性,是否普遍存在于肿瘤细胞中,对于临床治疗的效果至关重要。因此需对患者所有的肿瘤特异性抗原进行区分和筛选,选出其中最适合的抗原,即新生抗原。因为肿瘤基因突变是随机的,由此产生的新生抗原也是一个概率性的过程。在这些表达的突变基因中,只有非常小一部分的非同义突变形成的新生抗原才能被 TIL 探测到,并且触发抗肿瘤的免疫响应。再考虑到抗原提呈、微环境中肿瘤成分对新生抗原诱导 T 细胞的影响等因素,每一个新生抗原的形成和发现都来之不易,即使能被识别出来,真正能够应用到临床研究的新生抗原仍屈指可数[22]。2012 年 Castle 等[66]用第二代测序技术对黑色素瘤细胞系 B16F10 的 DNA 和 RNA 进行测序,寻找发生突变的氨基酸位点。他们从 563 个突变位点中选出 50 个进行验证,其中只有 16 个可以引起免疫反应,8 个能引起比较强烈的抗原特异性免疫应答。

当前,新生抗原在肿瘤治疗中的应用主要是在个体化肿瘤疫苗和个体化过继性细胞免疫治疗两个方面。前者用于制备基于新生抗原的疫苗,在人体内刺激免疫系统发挥预防和杀灭肿瘤细胞的作用。后者用于在体外制备能对新生抗原起反应的免疫 T 细胞,扩增后再回输到患者体内发挥治疗作用。

(1)个体化肿瘤疫苗。

随着新技术的发展,基于肿瘤新生抗原的个体化肿瘤疫苗正逐步变为现实。2017 年 7 月,《自然》杂志同期发表两项独立临床Ⅰ期试验结果[67,68],通过对肿瘤细胞进行 DNA 和 RNA 测序,找到肿瘤细胞因基因突变而特异表达的新生抗原,然后构建个体化的肿瘤疫苗,回输到患者体内激活免疫细胞,进而杀死带有上述抗原的肿瘤细胞。传统肿瘤疫苗和基于新生抗原的个体化肿瘤疫苗的比较如图 3-18 所示。

新生抗原的预测和鉴定技术取得突破后,基于新生抗原的精准免疫治疗技术也快速发展。2014—2015 年,Rosenberg、Schreiber、Delamarre、Sahin 等团队陆续应用该技术成功找到肿瘤新生抗原,并对转移性胆管癌、晚期黑色素瘤等肿瘤患者进行了有效的治疗。2016 年 2 月 4 日,《自然·医学》(*Nature Medicine*)杂志针对新生抗原做了专题新闻报道,认为肿瘤突变作为弹药库,可以让人们对肿瘤治疗有进一步的了解和更深入的观察。

基于肿瘤新生抗原的精准免疫治疗技术的热度随之升高。2016 年末,Rosenberg 团队[69]筛选出了靶向 *KRAS* 基因 G12D 突变后新生抗原的 TIL,扩增回输后使得肿瘤消

肿瘤治疗性疫苗

2010年，FDA顾问团认可了Provenge的安全性和有效性，Provenge成为首个被FDA批准用于指导免疫系统攻击肿瘤的疫苗。下面是具体的流程：

1. 从患者的血液中取出白细胞。将一些免疫细胞分离出来。

2. 将免疫细胞暴露于前列腺癌细胞中常见的蛋白质。

3. 这些免疫细胞在它们的细胞表面呈现出该蛋白质的一部分，以警告免疫系统。

4. 数天后，将免疫细胞重新输入患者体内。

5. 机体的T细胞被激发。

6. T细胞在体内增殖，攻击拥有该蛋白质的肿瘤细胞。

(a)

个体化新生抗原疫苗

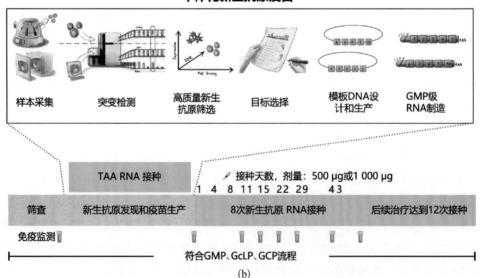

(b)

图 3-18　传统肿瘤疫苗与个体化新生抗原疫苗

GMP,(药品)生产质量管理规范;GcLP,临床实验室良好操作规范;GCP,药品临床试验管理规范(图片修改自参考文献[68])

退,文章发表在顶级医学杂志《新英格兰医学杂志》。进入 2017 年,不管是美国肿瘤研究协会(American Assoliation for Cancer Research，AACR)年会,还是美国临床肿瘤学会(American Society of Clinical Oncology，ASCO)大会,都有不少基于肿瘤新生抗原的个体化疫苗报道,美国哈佛大学丹娜-法伯(Dana-Farber)癌症研究所的 Catherine

Wu 也报道了个体化疫苗在临床上控制肿瘤的研究。在 2017 年 ASCO 会议的摘要中，有关新生抗原的摘要就有 30 篇。

　　根据在美国临床医学试验官方网站(https：//www. clinicaltrials. gov)上查询的结果，目前与新生抗原相关的在线备案临床试验有 102 项，筛选出的免疫疗法临床试验有 29 项，黑色素瘤、胶质母细胞瘤、三阴性乳腺癌、滤泡癌和非小细胞肺癌等均有涉及，如表 3-6 所示。未来将有更多的研发工作开展和更多的临床试验结果发表。

表 3-6　基于新生抗原的免疫疗法临床试验

临床试验号	适 应 证	发 起 单 位	发 起 时 间
NCT03807102	肺癌	上海厚超生物科技有限公司和湖南省肿瘤医院	2019 年 1 月 16 日
NCT03794128	非小细胞肺癌、结直肠癌、胃食管腺癌、尿路上皮癌	Gritstone Oncology 公司	2018 年 7 月 25 日
NCT03715985	恶性黑色素瘤、非小细胞肺癌、肾细胞癌	赫尔雷夫医院	2019 年 1 月 1 日
NCT03674073	肝细胞癌	中国人民解放军总医院和北京立康生命科技有限公司	2018 年 10 月 15 日
NCT03662815	晚期恶性实体瘤	浙江大学医学院附属邵逸夫医院和杭州纽安津生物科技有限公司	2018 年 2 月 7 日
NCT03645148	胰腺癌	浙江省人民医院和杭州纽安津生物科技有限公司	2017 年 10 月 24 日
NCT03639714	非小细胞肺癌、结直肠癌、胃食管腺癌、尿路上皮癌	Gritstone Oncology 公司和百时美施贵宝公司	2019 年 1 月 1 日
NCT03606967	乳腺癌	美国国家癌症研究所(NCI)	2018 年 12 月 15 日
NCT03597282	转移性黑色素瘤	Neon Therapeutics 公司和 Apexigen 公司	2018 年 10 月 8 日
NCT03558945	胰腺肿瘤	中国人民解放军海军军医大学第一附属医院(上海长海医院)	2018 年 4 月 1 日
NCT03532217	转移性激素敏感性前列腺癌	美国华盛顿大学医学院和百时美施贵宝公司	2018 年 9 月 14 日
NCT03480152	黑色素瘤、结肠癌、胃肠道肿瘤、泌尿生殖系统肿瘤、肝细胞癌	美国国家癌症研究所和美国国立卫生研究院临床中心(CC)	2018 年 5 月 18 日
NCT03468244	晚期食管鳞状细胞癌、胃腺癌、胰腺癌、结直肠癌	中国人民解放军海军军医大学第一附属医院(上海长海医院)和斯微(上海)生物科技有限公司	2018 年 5 月 1 日

（续表）

临床试验号	适 应 证	发 起 单 位	发 起 时 间
NCT03380871	非小细胞肺癌、肺癌、肺部非鳞状非小细胞肿瘤	Neon Therapeutics 公司和默克公司	2018 年 5 月 4 日
NCT03361852	滤泡性淋巴瘤	美国哈佛大学丹娜-法伯 (Dana-Farber)癌症研究所	2018 年 7 月 1 日
NCT03359239	尿路上皮癌/膀胱癌	美国基因工程技术公司 (Genentech)和美国西奈山伊坎医学院	2019 年 3 月 1 日
NCT03300843	黑色素瘤、胃肠道肿瘤、乳腺癌、卵巢癌、胰腺癌	美国国家癌症研究所和美国国立卫生研究院临床中心	2018 年 4 月 11 日
NCT03219450	淋巴细胞白血病	美国哈佛大学丹娜-法伯癌症研究所、Oncovir 公司和 Neon Therapeutics 公司	2018 年 9 月 1 日
NCT03199040	三阴性乳腺癌	美国华盛顿大学医学院和美国 MedImmune, LLC 公司	2018 年 4 月 20 日
NCT03166254	非小细胞肺癌	美国华盛顿大学医学院	2018 年 5 月 31 日
NCT03122106	胰腺癌	美国华盛顿大学医学院	2018 年 1 月 5 日
NCT03068832	小儿脑肿瘤	美国华盛顿大学医学院	2019 年 2 月 28 日
NCT02956551	非小细胞肺癌	四川大学	2016 年 11 月 30 日
NCT02950766	肾细胞癌	百时美施贵宝公司、Oncovir 公司和美国哈佛大学丹娜-法伯癌症研究所	2018 年 9 月 3 日
NCT02897765	膀胱癌、黑色素瘤、皮肤癌、非小细胞肺癌、肺癌	Neon Therapeutics 公司和百时美施贵宝公司	2016 年 10 月 1 日
NCT02510950	多形性胶质母细胞瘤	美国华盛顿大学医学院	2015 年 12 月 3 日
NCT02287428	胶质母细胞瘤	美国哈佛大学丹娜-法伯癌症研究所、美国 Ben 和 Catherine 常春藤基金会和默克公司	2014 年 11 月 1 日
NCT02129075	黑色素瘤	美国国家癌症研究所	2018 年 4 月 19 日
NCT01970358	黑色素瘤	美国哈佛大学丹娜-法伯癌症研究所	2014 年 1 月 1 日
NCT01885702	结直肠癌	荷兰拉德堡德大学	2010 年 10 月 1 日

（2）个体化过继性细胞免疫治疗。

每个肿瘤患者都有不同的基因突变表达谱。通过高通量基因测序及大数据分析，筛选能高效激活免疫反应的肿瘤特异性新生抗原，根据患者的 MHC 分型寻找能引发强烈免疫应答的新表位（neoepitopes），有针对性地构建特异性杀伤肿瘤的免疫细胞，再通过扩增和过继回输治疗，能够实现对肿瘤患者的精准免疫治疗。

2016 年 2 月，Adaptimmune 公司用于滑膜肉瘤的靶向 NY-ESO 亲和力增强型 T 细胞疗法被美国 FDA 授予突破性疗法资格。在主要的疗效分析中，10 名接受目标剂量细胞治疗的患者中有 60% 产生响应，在接受所有细胞治疗剂量的 12 名患者中总有效率为 50%～90%，接受目标剂量细胞治疗的患者及 75% 的患者仍然存活。和其他的疗法相比，这种靶向肿瘤新生抗原的免疫疗法在针对肿瘤细胞的特异性以及安全性上有着巨大的优势，治疗更精准[70]。

2016 年 12 月，Rosenberg 等[69]分离出 KRAS G12D 突变的 TIL，使分离的 TIL 在实验室中大量生长，然后通过静脉回输给患者。在 TIL 输注后，患者的所有 7 个转移性肺结节退化，缩小持续 9 个月。研究结果首次表明，这种被称为过继性 T 细胞转移免疫治疗的 TIL 方法可以针对表达 KRAS G12D 突变的肿瘤做出有效的免疫应答。

2017 年 8 月，Rosenberg 等[71]主导了一项靶向 MAGE-A3 的 TCR-T 细胞免疫治疗项目。该项目入组了 17 名肿瘤患者，实现了 1 例完全缓解（complete response, CR），3 例部分缓解。17 名患者中有 7 名恶性黑色素瘤患者、3 名宫颈癌患者、2 名乳腺癌患者，以及食管癌、肛管癌、尿路上皮癌、滑膜肉瘤和骨肉瘤患者各 1 名。入组患者全部是治疗失败、伴难治的全身广泛转移的病例。MAGE-A3 靶点蛋白在大多数肿瘤中都有表达，但在除生殖细胞以外的正常细胞上不表达。

当前来看，新生抗原是肿瘤免疫治疗的理想靶标。因为新生抗原只在肿瘤中特异性表达，所以它们几乎不太可能诱导正常组织细胞的耐受性损伤。然而，个体化的治疗带来的是巨额的医疗费用，如何降低成本是很大的挑战。此外，针对靶向新生抗原的肿瘤免疫疗法，还有以下几个问题需要解决：新生抗原预测准确性的问题、新生抗原免疫原性是否足够的问题、递送系统的选择、体外快速扩增细胞的技术等。目前，国内外许多公司进行了积极的探索，如表 3-7 所示。

肿瘤异质性也是影响治疗效果的关键因素之一，肿瘤新生抗原可能在一些肿瘤细胞中表达，但并非在所有的肿瘤细胞中都表达。如果不表达肿瘤新生抗原，肿瘤就会从免疫治疗中逃脱。一些潜在的方法可能有助于解决肿瘤异质性的问题。例如，同时靶向多种新生抗原，肿瘤细胞只要表达其中一种抗原就能被消灭掉；或者靶向普适性的单个新生抗原，在理想状态下患者体内所有的肿瘤细胞都表达这一新生抗原。

表 3-7 肿瘤新生抗原药物研发相关公司

公司名称	产品名称	研发情况	最近融资	融资时间	描述
Advaxis	ADXS-NEO	临床 I 期	$3.0×10^7$ 美元	2016 年 8 月 17 日	基于抗原新表位开发针对肿瘤和感染性疾病的下一代免疫疗法
Agenus	AutoSynVax	临床前	$4.49×10^7$ 美元	2015 年 12 月 23 日	针对肿瘤和感染性疾病的突破性免疫疗法的开发及商业化
BioNTech	IVAC Mutanome	临床 I 期	$3.10×10^8$ 美元	2016 年 9 月 21 日	个体化肿瘤治疗，生物标志物诊断服务
EpiVax	Ancer™	CRO 服务	$1.2×10^6$ 美元	2018 年 6 月 13 日	基于计算免疫学开发的患者特异性新生抗原分析云平台
Gritstone Oncology	GRANITE-001	临床 I 期	IPO	2018 年 9 月 27 日	基于新生抗原的新一代个性化肿瘤疫苗
Immatics	XPRESIDENT®	N/A	$1.97×10^7$ 美元	2015 年 9 月 2 日	与 GSK 公司合作开发的基于多肽的主动免疫疗法的药物开发平台
ISA Pharmaceuticals	MyISA®	临床前	$1.06×10^7$ 美元	2013 年 1 月 7 日	合成多肽免疫治疗药物
Kite Pharma	N/A	临床前	$3.44×10^7$ 美元	2016 年 6 月 2 日	与 Rosenberg 合作开发基于新生抗原的 TCR-T 疗法
MedGenome	OncoPeptVAC™, OncoPeptTUME™	CRO 服务	$3.0×10^7$ 美元	2017 年 8 月 1 日	OncoPeptVAC™ 是 MedGenome 的新生抗原优选解决方案
MedImmune	N/A	临床前	$1.50×10^8$ 美元	2014 年 11 月 4 日	子公司 Definiens 致力于预测患者肿瘤免疫治疗获益
Moderna	mRNA therapeutics™	临床前	$2.0×10^7$ 美元	2015 年 10 月 22 日	个体化 mRNA 疫苗

（续表）

公司名称	产品名称	研发情况	最近融资	融资时间	描述
Neon Therapeutics	NEO-PV-01,NEO-PTC-01	临床 I b 期	7.0×10^7 美元	2017 年 1 月 5 日	个体化肿瘤疫苗、T 细胞疗法开发
OmniSeq	OmniSeq ComprehensiveSM	N/A	未披露	2015 年 6 月 12 日	个体化肿瘤靶向治疗和免疫治疗疗效预测
Personal Genome Dianostics	ImmunoSelect-R™	N/A	2.14×10^7 美元	2015 年 10 月 28 日	肿瘤基因组分析公司,肿瘤液体活检公司
上海细胞治疗工程技术研究中心	DC-PNAT	临床前	1.85×10^8 元	2016 年 4 月 19 日	CAR-T 细胞免疫治疗、基于基因检测的个体化细胞免疫治疗
斯微(上海)生物科技有限公司	N/A	临床前	数千万元人民币	N/A	mRNA 肿瘤个体化疫苗
上海宇研生物技术有限公司	N/A	临床前	2.1×10^7 元	2016 年 3 月 18 日	肿瘤细胞免疫治疗、肿瘤特异性抗原筛选
深圳裕策生物科技有限公司	YuceOne®，TruNeo	CRO 服务	数千万元人民币	2017 年	TESLA 成员,患者肿瘤免疫疗法新生抗原预测与鉴定
深圳源正细胞医疗技术有限公司	多抗原自体免疫细胞注射液(MASCT-I)	N/A	N/A	N/A	新生抗原个体化肿瘤自体免疫细胞技术
杭州纽安生物科技有限公司	iNeo-Vac™	临床前	数千万元人民币	2018 年 3 月 1 日	个性化新生抗原疫苗
上海桀蒙生物技术有限公司	JM-709	N/A	N/A	N/A	个性化新生抗原疫苗
武汉华大吉诺因生物科技有限公司	TSA-CTL	临床 I 期	N/A	N/A	基于新生抗原的细胞免疫治疗
上海倍而达药业有限公司	N/A	N/A	N/A	N/A	个性化新生抗原疫苗
康众(北京)生物科技有限公司	SV301	N/A	N/A	N/A	研发新一代可验证的肿瘤治疗性疫苗

注: N/A,不适用;TESLA,肿瘤新生抗原筛查联盟

3.6　精准抗原行动

3.6.1　肿瘤新生抗原筛查联盟

个性化肿瘤免疫治疗技术突破的关键在于新生抗原预测技术的发展。肿瘤细胞的体细胞突变是随机的,相同病理类型的肿瘤在不同患者中出现相同新生抗原的可能性低于1%,不可能"预制"新生抗原。因此,每一例肿瘤患者接受治疗前,都必须进行肿瘤的基因突变检测,并分析和预测可能作为治疗靶点的新生抗原。新生抗原领域的研究在20世纪前半叶就已经开始,但受限于检测技术的落后,临床应用非常缓慢。

近年来,通过使用第二代测序技术和构建算法模型,外显子测序和转录组测序能准确反映肿瘤细胞的DNA和RNA突变情况,找出可能引起免疫细胞识别的肿瘤基因突变,生物信息学工具的发展则提高了肿瘤新生抗原的筛选能力,基因组大数据和计算机算法加速了肿瘤表位预测以及MHC亲和力的预测,推动了肿瘤个体化治疗的发展。

但是,新生抗原的精准预测依旧是构建肿瘤免疫治疗最主要的挑战之一,算法是其中的核心。预测哪些肿瘤基因突变会产生能被免疫系统识别的新生抗原,从而刺激免疫系统发现和杀死相关的肿瘤细胞,每个实验室都有一套自己的算法和流程,标准不统一,而且由于分析复杂度的问题,国外科学家认为目前的算法预测准确性小于40%[72]。算法涉及基因数据预处理、突变检测、HLA分型鉴定、表达定量、新生肽预测、蛋白质裂解、抗原肽转运蛋白体转运、MHC亲和力预测、克隆状态分析以及新生抗原筛选等方面。

目前,肿瘤新生抗原的检测和验证还面临很多挑战,具体如下。

(1) 算法各异:各实验室的新生抗原预测算法差异巨大,无法进行比较性研究。

(2) 方法局限:评估新生抗原方法的标准不完善,利用目前方法检测到的新生抗原只有不到5%能被表达到肿瘤细胞表面。

(3) 技术不足:MHC Ⅰ类分子亲和力预测相对成熟,MHC Ⅱ类分子(对 CD4$^+$ T 细胞的抗肿瘤反应重要)亲和力预测严重滞后。

(4) 合作匮乏:新生抗原的筛选、验证、临床试验及拓展研究是一个系统工程,任何一个机构都不太可能单独完成,需要多方合作,共同推动。

为解决新生抗原预测算法和验证缺乏标准的问题,推动肿瘤免疫治疗,2016年12月1日,位于美国旧金山的帕克癌症免疫治疗研究所(Parker Institute for Cancer Immunotherapy, PICI)和位于美国纽约的美国国家癌症研究所(National Cancer Institute, NCI)宣布开展有关新生抗原的合作。寻找肿瘤标志物成为近期研究的重点,因为科学家认为这有助于研发新一代个体化肿瘤免疫疗法。这项合作被称为肿瘤新生抗原筛查联盟(Tumor Epitope Selection Alliance, TESLA),纳入了全球40余个学术界和工业界的肿瘤研究团队。合作旨在改进生物信息学算法,使研究人员更好地分析肿瘤 DNA 和 RNA 序列,预测可能出现在肿瘤患者肿瘤细胞表面的新生抗原。同时,PICI 还与 NCI 一起,与知名的非营利性科学机构 Sage Bionetworks 合作,共同进行数据分析和生物信息学研究。

3.6.2 天梯计划

肿瘤免疫疗法正在颠覆传统的肿瘤治疗方式,代表着近年来肿瘤治疗的重大突破,这一成就的取得离不开基因组研究、生物信息学分析技术的发展,以及人们对肿瘤微环境及其与免疫系统相互作用的深刻理解。人体免疫系统天然拥有发现和杀伤肿瘤的能力,然而,在和肿瘤博弈的过程中,因各种复杂的机制作用,免疫系统最终失去了对肿瘤的控制,导致恶性肿瘤发生。因此,如何激发免疫系统对抗肿瘤的能力是肿瘤免疫疗法的关键,肿瘤新生抗原有望撬开肿瘤免疫治疗的大门。解决肿瘤精准免疫治疗的困境需要多学科、跨领域的合作,正如免疫治疗技术与基因组学技术的结合需要一座"天梯",才能达到肿瘤精准免疫治疗的目标。

在后基因组时代,肿瘤突变组成为基因宝库,蕴藏着寻找肿瘤特异性靶标的关键——肿瘤新生抗原。肿瘤新生抗原的数量与免疫检查点抑制剂的疗效相关,已经在肺癌、黑色素瘤和膀胱癌等肿瘤的临床试验中得到了验证。

在此之前,中国学术界、产业界的各个专家团队,已经开始使用基因组测序和大数据加速对最新的肿瘤免疫疗法进行探索和积累。来自基因组测序、大数据分析、肿瘤免疫治疗领域的不同团队,为了相同的目标,或独立研发、或相互合作研发,各自取得了一定的研究成果。虽呈百花齐放之势,但也存在力量分散、标准不统一的问题,特别是该领域需要多学科交叉、多技术综合,早期更需要集中力量、统一标准。

2017 年 3 月 1 日,深圳裕策生物科技有限公司在上海启动中国抗癌"天梯计划"。"天梯计划"是在中国工程院院士詹启敏教授倡议和号召下,经学术界、产业界专家指导,深圳裕策生物科技有限公司启动并执行的一项合作计划,旨在利用基因检测和大数据分析,调动免疫系统抗击癌症的能力,加速癌症治疗研究,实现治愈癌症的壮举,建设合作、互利、共赢的抗癌"天梯"。

"天梯计划"旨在到 2020 年实现"两库一标"的战略目标,即国内首个万人级别的3D 肿瘤数据库和国内首个专业全面、更新及时的肿瘤免疫知识库,以及建立国内首个开源、开放的肿瘤免疫治疗行业基因检测评测体系和标准。

3.7 小结与展望

最近几十年来,科学家对免疫系统在肿瘤发生发展中的作用的研究取得了巨大进展。基于对免疫系统与肿瘤相互作用的深刻认识,新的免疫疗法不断被发现,并已经取得良好的临床进展。肿瘤抗原的释放和提呈是 T 细胞特异性识别和杀伤肿瘤细胞的基础。

以肿瘤新生抗原为例,目前,其在肿瘤免疫治疗中的应用主要有三个方面[73]:

(1) 作为生物标志物,应用于肿瘤患者的早期诊断、治疗效果评估、复发监测等;但由于不同瘤种、不同患者体内新生抗原的特异性非常高,广谱性的肿瘤抗原非常少,只有不到 1% 的新生抗原在多种肿瘤中均能被发现。而且其免疫原性的验证还存在许多挑战,除了 MHC Ⅰ类分子、MHC Ⅱ类分子的亲和力预测以外,抗原肽的识别、排序都直接影响新生抗原在肿瘤诊断及治疗效果提示标志物方面的应用。免疫检查点抑制剂药物的疗效预测目前是肿瘤新生抗原应用较多的一个领域,它不以某个单一新生抗原为指标,而是通过对肿瘤新生抗原负荷的评估反映患者对 PD-1/PD-L1 抑制剂药物的获益程度。这与以往单一或少量组合的肿瘤预后标志物不同,它是基于免疫检查点抑制剂疗法原理设计的预后生物标志物。

(2) 制备个体化肿瘤疫苗:基于新生抗原的个体化疫苗是真正意义上的肿瘤治疗性疫苗。与针对肿瘤相关抗原设计的疫苗不同,个体化疫苗实现了精准杀伤肿瘤细胞。目前,个体化肿瘤疫苗取得的进展主要体现在一部分 Ⅰ 期临床试验中,其所选择的适应证也是肿瘤突变负荷较高的瘤种,如黑色素瘤、肺癌等。作为一种前沿的治疗技术,个体化疫苗的优点也是其缺点:过于个体化的治疗过程限制了其大规模的推广和应用,而且制备周期长、成本高。在目前阶段,个体化肿瘤疫苗更多还是作为辅助疗法被研究。与其他治疗手段如免疫检查点抑制剂和放疗、化疗等联合使用,可清除残余肿瘤,防止其复发和转移。

(3) 开展 TCR-T 过继性细胞免疫治疗:TCR-T 细胞免疫疗法结合了细胞工程改造和抗原筛查技术。细胞工程改造涉及基因编辑技术和病毒/非病毒载体转染技术,过程更加复杂,对细胞制备和生产工艺的要求更高。

基于肿瘤特异性抗原的个体化肿瘤治疗,有望使未来的肿瘤免疫治疗特异性更强、疗效更高、安全性更好。而要实现这一目标,还有许多科学与技术问题亟待解决,如 HLA Ⅰ型分子和 HLA Ⅱ型分子在抗原肽提呈中的作用机制、基因突变检测与特异性抗原识别、高质量肿瘤特异性抗原的排序以及最后通过实验确定其免疫原性且不会导致不可控的自身免疫响应。

这一切离不开对肿瘤基因组的深入研究和分析。全基因组、外显子组、转录组、免疫组等测序技术,能够为认识和理解肿瘤与免疫系统的相互作用及其机制提供更全面的数据。生物信息学分析技术和人工智能技术的结合,为肿瘤变异及新生抗原的预测提供了强有力的工具。这些方法将从更加全面的肿瘤基因大数据中寻找能揭示特定免疫治疗获益性的临床指标和治疗靶点。基因检测与生物信息学分析将能够为理解免疫系统和肿瘤之间的相互关系搭建一座桥梁。基于高通量测序技术的生物标志物的发现，以及基于生物信息学分析技术的大数据的研究，将为更加精准的肿瘤免疫治疗提供指导。未来，对肿瘤新生抗原进行更加精准和快速的分析和鉴定，无疑将为更有效的个体化肿瘤免疫治疗提供有力支持。

参考文献

［1］孙硕,李官成.人类肿瘤抗原的鉴定及应用进展[J].国际肿瘤学杂志,2005,32(10)：723-726.

［2］徐立,樊代明,金伯泉.肿瘤抗原研究的启示[J].医学与哲学,2000,21(3)：39-40.

［3］Rosenberg S A，Spiess P，Lafreniere R. A new approach to the adoptive immunotherapy of cancer with tumor-infiltrating lymphocytes[J]. Science，1986，233(4770)：1318-1321.

［4］Van den Eynde B J，Boon T. Tumor antigens recognized by T lymphocytes[J]. Int J Clin Lab Res，1997，27(2)：81-86.

［5］贾正才,吴玉章.肿瘤抗原 MAGE-A3 研究进展[J].免疫学杂志,2001,17(s1)：28-31.

［6］Perz J F，Armstrong G L，Farrington L A，et al. The contributions of hepatitis B virus and hepatitis C virus infections to cirrhosis and primary liver cancer worldwide[J]. J Hepatol，2006，45(4)：529-538.

［7］Inoue Y，Nakao M，Matsunaga K，et al. Induction of human leukocyte antigen-A26-restricted and tumor-specific cytotoxic T lymphocytes by a single peptide of the SART1 antigen in patients with cancer with different A26 subtypes[J]. J Immunother，2000，23(3)：296-303.

［8］Ning J Y，Sun G X，Huang S，et al. Identification of antigens by monoclonal antibody PD4 and its expression in Escherichia coli[J]. World J Gastroenterol，2003，9(10)：2164-2168.

［9］Abelev G I. Alpha-fetoprotein in ontogenesis and its association with malignant tumors[J]. Adv Cancer Res，1971，14：295-358.

［10］Gold P，Freedman S O. Specific carcinoembryonic antigens of the human digestive system[J]. J Exp Med，1965，122(3)：467-481.

［11］Chung J，Park S，Kim D，et al. Identification of antigenic peptide recognized by the anti-JL1 leukemia-specific monoclonal antibody·from combinatorial peptide phage display libraries[J]. J Cancer Res Clin Oncol，2002，128(12)：641-649.

［12］Cappello F，Rappa F，David S，et al. Immunohistochemical evaluation of PCNA，p53，HSP60，HSP10 and MUC-2 presence and expression in prostate carcinogenesis[J]. Anticancer Res，2003，23(2B)：1325-1331.

［13］Giordano R J，Lahdenranta J，Zhen L，et al. Targeted induction of lung endothelial cell apoptosis causes emphysema-like changes in the mouse[J]. J Biol Chem，2008，283(43)：29447-29460.

［14］Gires O，Munz M，Schaffrik M，et al. Profile identification of disease-associated humoral antigens using AMIDA，a novel proteomics-based technology[J]. Cell Mol Life Sci，2004，61(10)：1198-1207.

［15］Ornstein D K，Rayford W，Fusaro V A，et al. Serum proteomic profiling can discriminate prostate cancer from benign prostates in men with total prostate specific antigen levels between 2.5 and 15.0 ng/ml[J]. J Urol，2004，172(4 Pt 1)：1302-1305.

［16］Wang R F. Molecular cloning and characterization of MHC class I- and II-restricted tumor antigens recognized by T cells[J]. Curr Protoc Immunol, 2009, 84(1): 20. 10. 1-20. 10. 29.

[17] 柳晓燕,姚晓玲,宋玉,等. 结肠癌相关抗原的制备及其临床意义[J]. 细胞与分子免疫学杂志, 2007,23(4): 335-337.

[18] 彭吉润,董南,刘虎威,等. 利用质谱技术鉴定人肝癌细胞表面自然呈递的 MAGE-A3 表位[J]. 中华外科杂志,2007,45(9): 595-597.

[19] Rosenberg S A. The emergence of modern cancer immunotherapy[J]. Ann Surg Oncol, 2005, 12 (5): 344-346.

[20] Gross L. Intradermal immunization of C3H mice against a sarcoma that originated in an animal of the same line[J]. Cancer Res, 1943, 3(5): 326-333.

[21] Foley E J. Antigenic properties of methylcholanthrene-induced tumors in mice of the strain of origin[J]. Cancer Res, 1953, 13(12): 835-837.

[22] Pritchard A L, Burel J G, Neller M A, et al. Exome sequencing to predict neoantigens in melanoma[J]. Cancer Immunol Res, 2015, 3(9): 992-998.

[23] Segal N H, Parsons D W, Peggs K S, et al. Epitope landscape in breast and colorectal cancer[J]. Cancer Res, 2008, 68(3): 889-892.

[24] Ribas A, Butterfield L H, Glaspy J A, et al. Current developments in cancer vaccines and cellular immunotherapy[J]. J Clin Oncol, 2003, 21(12): 2415-2432.

[25] Heemskerk B, Kvistborg P, Schumacher T N. The cancer antigenome[J]. EMBO J, 2013, 32 (2): 194-203.

[26] Monach P A, Meredith S C, Siegel C T, et al. A unique tumor antigen produced by a single amino acid substitution[J]. Immunity, 1995, 2(1): 45-59.

[27] Dubey P, Hendrickson R C, Meredith S C, et al. The immunodominant antigen of an ultraviolet-induced regressor tumor is generated by a somatic point mutation in the DEAD box helicase p68 [J]. J Exp Med, 1997, 185(4): 695-705.

[28] Knuth A, Danowski B, Oettgen H F, et al. T-cell-mediated cytotoxicity against autologous malignant melanoma: analysis with interleukin 2-dependent T-cell cultures[J]. Proc Natl Acad Sci U S A, 1984, 81(11): 3511-3515.

[29] Xu C. A review of somatic single nucleotide variant calling algorithms for next-generation sequencing data[J]. Comput Struct Biotechnol J, 2018, 16: 15-24.

[30] Robbins P F, Lu Y C, El-Gamil M, et al. Mining exomic sequencing data to identify mutated antigens recognized by adoptively transferred tumor-reactive T cells[J]. Nat Med, 2013, 19(6): 747-752.

[31] Schumacher T N, Schreiber R D. Neoantigens in cancer immunotherapy[J]. Science, 2015, 348 (6230): 69-74.

[32] Yadav M, Jhunjhunwala S, Phung Q T, et al. Predicting immunogenic tumour mutations by combining mass spectrometry and exome sequencing[J]. Nature, 2014, 515(7528): 572-576.

[33] Carreno B M, Magrini V, Becker-Hapak M, et al. Cancer immunotherapy. A dendritic cell vaccine increases the breadth and diversity of melanoma neoantigen-specific T cells[J]. Science, 2015, 348(6236): 803-808.

[34] Kreiter S, Vormehr M, van de Roemer N, et al. Mutant MHC class II epitopes drive therapeutic immune responses to cancer[J]. Nature, 2015, 520(7549): 692-696.

[35] Chabanon R M, Pedrero M, Lefebvre C, et al. Mutational landscape and sensitivity to immune checkpoint blockers[J]. Clin Cancer Res, 2016, 22(17): 4309-4321.

[36] Koboldt D C, Chen K, Wylie T, et al. VarScan: variant detection in massively parallel sequencing of individual and pooled samples[J]. Bioinformatics, 2009, 25(17): 2283-2285.

[37] Cibulskis K, Lawrence M S, Carter S L, et al. Sensitive detection of somatic point mutations in impure and heterogeneous cancer samples[J]. Nat Biotechnol, 2013, 31(3): 213-219.

[38] Larson D E, Harris C C, Chen K, et al. SomaticSniper: identification of somatic point mutations in whole genome sequencing data[J]. Bioinformatics, 2012, 28(3): 311-317.

[39] Vita R, Overton J A, Greenbaum J A, et al. The immune epitope database (IEDB) 3.0[J]. Nucleic Acids Res, 2015, 43(Database issue): D405-D412.

[40] Schuler M M, Nastke M D, Stevanović S. SYFPEITHI: database for searching and T-cell epitope prediction[J]. Methods Mol Biol, 2007, 409: 75-93.

[41] Jurtz V, Paul S. NetMHCpan - 4.0: Improved peptide-MHC class I interaction predictions integrating eluted ligand and peptide binding affinity data[J]. 2017, 199(9): 3360-3368.

[42] O'Donnell T J, Rubinsteyn A, Bonsack M, et al. MHCflurry: Open-source class I MHC binding affinity prediction[J]. Cell Syst, 2018, 7(1): 129-132. e4.

[43] Bulik-Sullivan B, Busby J, Palmer C D, et al. Deep learning using tumor HLA peptide mass spectrometry datasets improves neoantigen identification[J]. Nat Biotechnol, 2019, 37: 55-63.

[44] 徐立,乔泰东,陈宝军,等. 胃癌相关抗原 MG7-Ag 模拟肽表位的筛选及测序分析[J]. 中华医学杂志,2000,80(4): 304-307.

[45] Chiappetta G, Botti G, Monaco M, et al. HMGA1 protein overexpression in human breast carcinomas: correlation with ErbB2 expression[J]. Clin Cancer Res, 2004, 10(22): 7637-7644.

[46] Anassi E, Ndefo U A. Sipuleucel-T (provenge) injection: the first immunotherapy agent (vaccine) for hormone-refractory prostate cancer[J]. P T, 2011, 36(4): 197-202.

[47] 阮梅花,黄菲,熊燕. 治疗性肿瘤疫苗的国际研发态势分析——基于 Cortellis 数据库[J]. 生命的化学,2014,34(1): 52-57.

[48] Marchand M, Punt C J, Aamdal S, et al. Immunisation of metastatic cancer patients with MAGE-3 protein combined with adjuvant SBAS-2: a clinical report[J]. Eur J Cancer, 2003, 39(1): 70-77.

[49] Ye J, Chen G S, Song H P, et al. Heat shock protein 70 / MAGE-1 tumor vaccine can enhance the potency of MAGE - 1 - specific cellular immune responses in vivo[J]. Cancer Immunol Immunother, 2004, 53(9): 825-834.

[50] 朱光辉,徐波,夏金堂,等. 重组腺相关病毒介导黑色素瘤分化相关基因 7 对人肝癌细胞体内外抑制效应的研究[J]. 中华生物医学工程杂志,2007,13(2): 74-78.

[51] 石敏,罗荣城,郑大勇,等. 重组腺相关病毒介导癌胚抗原基因转染树突细胞的抗肿瘤作用研究[J]. 解放军医学杂志,2007,32(12): 1274-1277.

[52] Disis M L, Calenoff E, Mclaughlin G, et al. Existent T-cell and antibody immunity to HER-2/neu protein in patients with breast cancer[J]. Cancer Res, 1994, 54(1): 16-20.

[53] Nijman H W, Houbiers J G, Vierboom M P, et al. Identification of peptide sequences that potentially trigger HLA-A2.1-restricted cytotoxic T lymphocytes[J]. Eur J Immunol, 1993, 23(6): 1215-1219.

[54] Zusman I, Kossoy G, Ben-Hur H. Soluble low-molecular-mass heat shock proteins and tumor-associated antigens in prevention and therapy of chemically-induced cancers[J]. In Vivo, 2001, 15(6): 529-534.

[55] 马杰,蒋春晓,焦平,等. 重组人热休克蛋白 70-抗原肽复合物对肿瘤的免疫治疗作用研究[J]. 中

国肿瘤临床,2008,35(5):285-289.

[56] Rosenberg S A, Restifo N P. Adoptive cell transfer as personalized immunotherapy for human cancer[J]. Science, 2015, 348(6230): 62-68.

[57] Rosenberg S A. Cell transfer immunotherapy for metastatic solid cancer-what clinicians need to know[J]. Nat Rev Clin Oncol, 2011, 8(10): 577-585.

[58] Zacharakis N, Chinnasamy H, Black M, et al. Immune recognition of somatic mutations leading to complete durable regression in metastatic breast cancer[J]. Nat Med, 2018, 24: 724-730.

[59] Weber J, Atkins M, Hwu P, et al. White paper on adoptive cell therapy for cancer with tumor-infiltrating lymphocytes: a report of the CTEP subcommittee on adoptive cell therapy[J]. Clin Cancer Res, 2011, 17(7): 1664-1673.

[60] Robbins P F, Morgan R A, Feldman S A, et al. Tumor regression in patients with metastatic synovial cell sarcoma and melanoma using genetically engineered lymphocytes reactive with NY-ESO-1[J]. J Clin Oncol, 2011, 29(7): 917-924.

[61] Scanlan M J, Gure A O, Jungbluth A A, et al. Cancer/testis antigens: an expanding family of targets for cancer immunotherapy[J]. Immunol Rev, 2002, 188(1): 22-32.

[62] Ramos C A, Dotti G. Chimeric antigen receptor (CAR)-engineered lymphocytes for cancer therapy[J]. Expert Opin Biol Ther, 2011, 11(7): 855-873.

[63] Pedrazzoli P, Comoli P, Montagna D, et al. Is adoptive T-cell therapy for solid tumors coming of age[J]. Bone Marrow Transplant, 2012, 47(8): 1013-1019.

[64] 任秀宝. T细胞过继免疫治疗技术的研究进展[J]. 中国肿瘤临床,2012,39(9): 481-485.

[65] Mcgranahan N, Furness A J, Rosenthal R, et al. Clonal neoantigens elicit T cell immunoreactivity and sensitivity to immune checkpoint blockade[J]. Science, 2016, 351(6280): 1463-1469.

[66] Castle J C, Kreiter S, Diekmann J, et al. Exploiting the mutanome for tumor vaccination[J]. Cancer Res, 2012, 72(5): 1081-1091.

[67] Ott P A, Hu Z, Keskin D B, et al. An immunogenic personal neoantigen vaccine for patients with melanoma[J]. Nature, 2017, 547(7662): 217-221.

[68] Sahin U, Derhovanessian E, Miller M, et al. Personalized RNA mutanome vaccines mobilize poly-specific therapeutic immunity against cancer[J]. Nature, 2017, 547(7662): 222-226.

[69] Tran E, Robbins P F, Lu Y C, et al. T-cell transfer therapy targeting mutant KRAS in cancer[J]. N Engl J Med, 2016, 375(23): 2255-2262.

[70] 刘郅皓,倪仕鑫,何思远,等. 新生抗原在肿瘤治疗中的研究进展[J]. 中国生化药物杂志,2016,36(12): 11-14.

[71] Klebanoff C A, Rosenberg S A, Restifo N P. Prospects for gene-engineered T cell immunotherapy for solid cancers[J]. Nat Med, 2016, 22(1): 26-36.

[72] Ledford H. Algorithms compete to predict recipe for cancer vaccine[J]. Nature, 2016, 540(7633): 328-329.

[73] 高志博,杨锦. 肿瘤精准免疫治疗与基因检测[J]. 生物产业技术,2017(2): 27-33.

肿瘤疫苗及其在肿瘤治疗中的应用

肿瘤疫苗在肿瘤治疗中正发挥着越来越重要的作用。肿瘤疫苗分为肿瘤预防性疫苗和肿瘤治疗性疫苗。本章主要涉及肿瘤治疗性疫苗,此类疫苗主要分为4种类型:细胞疫苗、外泌体(exosome)疫苗、蛋白质和多肽疫苗与基因疫苗。细胞疫苗又分为肿瘤细胞疫苗、树突状细胞疫苗以及融合细胞疫苗。外泌体疫苗属于亚细胞疫苗,主要来源于树突状细胞和肿瘤细胞。它虽然不是完整的细胞,但同样可以提呈抗原且含有共刺激分子等。蛋白质和多肽疫苗与基因疫苗是可以人工提取或人工合成的疫苗,有些可以进行产业化生产。在推进精准医疗的过程中,未来肿瘤疫苗的发展趋势,将是分别与过继性细胞免疫治疗、免疫检查点抑制剂、手术、化疗和放疗联合应用,以及用基因突变的异常表达分子制备更为精准的个体化疫苗。

本章重点介绍上述4种类型肿瘤疫苗的研究进展和今后发展趋势。

4.1 肿瘤疫苗概述

肿瘤疫苗主要是以肿瘤特异性抗原、肿瘤相关抗原以及促癌分子作为免疫原,将其注入体内后激活抗肿瘤特异性的T细胞和B细胞,产生特异性抗肿瘤效应。肿瘤疫苗还可以促进抗肿瘤特异性免疫记忆,有利于防止肿瘤的复发和转移。因此,肿瘤疫苗属于精准治疗的手段之一。

肿瘤疫苗分为两大类,肿瘤预防性疫苗和肿瘤治疗性疫苗。前者是针对致癌相关病毒表面抗原制备的疫苗,如人乳头瘤病毒(human papilloma virus,HPV)疫苗和乙型肝炎病毒(hepatitis B virus,HBV)疫苗。已知宫颈癌的发生与HPV某些亚型感染密切相关,而HBV感染与肝癌的发生密切相关。两种预防性疫苗在肿瘤高发人群中的应用已证实可显著降低相关肿瘤的发病率。本章主要介绍和讨论肿瘤治疗性疫苗。

肿瘤治疗性疫苗主要分为4种类型:细胞疫苗、外泌体疫苗、蛋白质和多肽疫苗与基因疫苗。为了克服宿主对肿瘤抗原的免疫耐受和增强免疫效果,肿瘤疫苗通常与免疫佐剂联合应用。

4.2　细胞疫苗

细胞疫苗是将完整的细胞经过一定的工艺处理制备得到的疫苗。根据细胞来源主要分为肿瘤细胞疫苗、树突状细胞疫苗以及两者融合的细胞疫苗。肿瘤细胞疫苗包含该肿瘤细胞本身的一系列肿瘤相关抗原,富含 T 细胞所识别的抗原表位,能通过表达主要组织相容性复合体(major histocompatibility complex,MHC)提呈肿瘤相关抗原,引起抗肿瘤免疫应答、诱导长效记忆 T 细胞形成[1]。在肿瘤特异性抗原尚未明确的情况下,肿瘤细胞疫苗具有其独特的优势。

肿瘤细胞疫苗的传统制备方法是用物理、化学或生物方法(如紫外线照射、加热或神经氨酸酶等)处理自体或同种异体肿瘤细胞,使其保留肿瘤细胞的免疫原性而无致瘤性。但因其免疫原性弱,临床治疗效果有限。随着现代生物技术的发展,将表达免疫相关分子基因导入肿瘤细胞,或改变接种部位微环境,吸引和激活抗原提呈细胞(antigen presenting cell,APC),可进一步提高肿瘤细胞疫苗的免疫效果[2]。

树突状细胞是关键的抗原提呈细胞,它们可以捕获肿瘤细胞或相关抗原肽,通过MHC 提呈抗原肽;同时,它们可表达共刺激分子,协助激发细胞免疫和体液免疫。治疗前列腺癌的树突状细胞相关疫苗普列威(Provenge)已经上市。

因为肿瘤细胞通常不表达共刺激分子,不能直接激活免疫细胞,因此人们也在研究将肿瘤细胞与表达 MHC 分子和共刺激分子的树突状细胞或 B 细胞融合,产生疫苗效应。

4.2.1　肿瘤细胞疫苗

肿瘤细胞疫苗是从患者自体或同种异体的肿瘤组织中提取肿瘤细胞作为免疫原,经灭活处理后使瘤细胞丧失致瘤性,但仍保持其免疫原性,有些放射处理或化疗药物处理后甚至可以增强肿瘤细胞的免疫原性死亡,从而增强其免疫原性。因肿瘤细胞疫苗抗原表达全面,已被用于神经胶质瘤、结肠癌、慢性淋巴细胞白血病等多种肿瘤的免疫治疗。

肿瘤细胞疫苗可提供肿瘤特异性抗原和肿瘤相关抗原,诱导机体抗肿瘤免疫应答。但是由于肿瘤细胞的肿瘤特异性抗原表达低下,缺乏免疫辅助因子的表达,免疫原性较低,往往导致无法有效地诱导免疫应答。因此,通常采用在疫苗中加入诱导免疫应答的细胞因子,如白细胞介素-2(interleukin-2,IL-2)、IL-4 和粒细胞-巨噬细胞集落刺激因子(granulocyte-macrophage colony stimulating factor,GM-CSF)等,或者导入细胞因子或共刺激分子的编码基因,待基因表达后再进行疫苗的制备,以增强疫苗免疫效果,其中以 GM-CSF 最为有效并且使用也最多。在疫苗接种局部表达的 GM-CSF 能够募集抗原提呈细胞,从而有效地捕获、加工和提呈抗原给 T 细胞;而在肿瘤细胞疫苗中导入共刺激分子,能够提供 T 细胞活化所需的第二信号,促进免疫应答,如研究较多的共刺激分子 B7.1。

随着对肿瘤免疫机制的深入研究、分子生物学技术的飞速发展以及相关学科的交叉渗透,出现了多种类型的肿瘤细胞疫苗,包括自体或异体肿瘤细胞疫苗、修饰性肿瘤细胞疫苗、细胞因子转基因肿瘤细胞疫苗等。

人们通过大量的动物实验研究肿瘤细胞疫苗的效果,同时研究了手术、化疗、放疗联合肿瘤细胞疫苗治疗肿瘤的方法。2001 年由美国 Avax 公司生产的,取自患者黑色素瘤细胞的 M-Vax 疫苗在澳大利亚上市销售,用于治疗恶性黑色素瘤。目前,全球约有 20 多种肿瘤细胞疫苗正在进行Ⅲ期临床试验,预计获准上市的产品也将不断增多。

1) 自体肿瘤细胞疫苗

自体肿瘤细胞疫苗是将肿瘤患者的肿瘤细胞在体外分离,或经体外培养、扩增、灭活处理制备而成,是一种个体化肿瘤疫苗。由于自体肿瘤细胞疫苗包含肿瘤患者全部的肿瘤相关抗原,可以诱导机体产生抗肿瘤特异性的细胞毒性 T 细胞(cytotoxic T lymphocyte,CTL)应答。

为增强肿瘤细胞疫苗的免疫原性,可在自体肿瘤细胞中加入不同的佐剂,如卡介苗(Bacillus Calmette-Guérin vaccine,BCG vaccine)、GM-CSF,或用半抗原(如二硝基氟苯)修饰肿瘤细胞等,达到比单纯肿瘤细胞疫苗更好的免疫效果。

Schwaab 等[3]用 GM-CSF 和自体肿瘤细胞疫苗皮下接种了 22 例进展期肾细胞癌患者,测量接种前后的迟发型超敏反应(delayed type hypersensitivity,DTH)变化和外周血 $CD4^+$ T 细胞、$CD8^+$ T 细胞的比例变化。在 22 例患者中,接种前有 2 例迟发型超敏反应为阳性,接种后有 9 例为阳性(红斑直径大于 5 mm);22 例患者 $CD4^+$ T 细胞的中位百分比由接种前的(0.46 ± 0.11)上升至(1.20 ± 0.35)($P<0.05$),而 $CD8^+$ T 细胞的中位百分比接种后由(0.40 ± 0.14)上升至(1.42 ± 0.69)($P<0.05$)。T 细胞在外周血中的比例,反映了特异性 T 细胞对抗原的反应增殖情况。T 细胞比例增高,说明特异性 T 细胞的免疫功能增强。迟发型超敏反应的变化也反映了抗肿瘤免疫反应的增强。病灶微转移组(肿瘤病理Ⅱ和Ⅲa 期)接受肾脏切除手术的 9 例患者中有 6 例在治疗后无再复发,另外 3 例分别在治疗后的 8 个月、23 个月、33 个月后再复发,其中 1 例在治疗后第 14 个月死亡;病灶大量转移组(肿瘤病理Ⅲb 和Ⅳ期)的病灶转移时间从平均 2 个月延长至 4.1 个月,最长超过 52 个月,治疗后中位生存期从 5 个月延长至 13.1 个月,最长超过 53 个月。

另外一项应用自体肿瘤细胞联合免疫佐剂卡介苗治疗Ⅱ/Ⅲ期结肠癌术后的Ⅲ期

临床试验[3]数据显示,接受免疫治疗的Ⅱ期结肠癌患者的远期预后显著优于仅采用手术治疗者,5年无复发率由21.3%提高至37.7%。然而,Ⅲ期结肠癌患者在术后应用疫苗,其预后无显著改善。上述结果提示疫苗的有效性可能与个体差异及肿瘤演进过程中出现的异质性有关。

Burkhardt等[4]则把这一疗法应用到血液系统肿瘤,共招募了22例进展期慢性淋巴细胞白血病(chronic lymphocytic leukemia, CLL)患者,其中18例在骨髓移植后30~45天期间开始接种疫苗。疫苗由自体肿瘤细胞与分泌GM-CSF的肿瘤细胞系细胞(如A549细胞)混合后经照射灭活制备而成。在2.9年(范围为1~4年)的中位随访中,接种的受试者2年无进展率和总体生存率分别为82%(95%CI:54%~94%)和88%(95%CI:59%~97%)。研究表明,自体肿瘤细胞接种是促进同种异体造血干细胞移植后白血病得到长期控制的有效策略。

自体肿瘤细胞疫苗的制备需要足量的自身肿瘤细胞,这对失去手术机会的患者无法实现;并且因为肿瘤具有异质性,自体肿瘤细胞无法进行标准化、规模化生产,因而在一定程度上限制了其临床应用。

2) 异体肿瘤细胞疫苗

异体肿瘤细胞疫苗以两种以上肿瘤细胞株(异体肿瘤细胞和分泌GM-CSF的细胞)作为免疫原,可以进行标准化生产,有效克服自体肿瘤细胞疫苗难以进行大规模生产的局限性。此外,没有明显病灶的早期患者也可以接受异体肿瘤细胞疫苗治疗。

Simons等[5]利用肿瘤细胞系LNCaP和PC-3制备异体肿瘤细胞疫苗治疗前列腺癌的Ⅰ/Ⅱ期临床试验结果显示,患者均可耐受该治疗。典型的不良反应为注射局部反应和流感样症状,未见相关的严重不良事件;同时观察到部分患者前列腺特异性抗原(prostate specific antigen, PSA)水平下降,诱导出针对所用细胞系的高效价的抗体反应,注射部位的炎性细胞浸润和自体肿瘤细胞疫苗相似。其高剂量组的存活时间为35.0个月,相比中剂量组的20.0个月和低剂量组的23.1个月有明显增加。

另外一项异体肿瘤细胞疫苗治疗胰腺癌的Ⅰ期临床试验是用两种胰腺癌细胞系[6]。在14例术后接受治疗的患者中,3例对自体肿瘤细胞迟发型超敏反应呈阳性的患者无病生存超过8年。进一步分析证实,通过自体肿瘤细胞治疗可诱导T细胞对肿瘤相关抗原的反应。上述结果提供了通过激活自体抗原提呈细胞交叉提呈异体肿瘤细胞表达的抗原直接诱导肿瘤特异性T细胞免疫的证据。基于此试验进行了Ⅱ期临床试验[7],其中位生存期约为26个月,明显高于手术后只进行放、化疗组(20.3个月),两组试验都改善了疾病无进展率和总生存率。

异体肿瘤细胞疫苗的临床研究证实该方法是安全可行的,也解决了肿瘤细胞来源不足的问题。但是该方法仍旧存在诸多问题急待探究,如人类白细胞抗原(human leukocyte antigen, HLA)多数不能完全匹配、佐剂效应的影响等。

3) 肿瘤干细胞疫苗

肿瘤干细胞(cancer stem cell，CSC)是肿瘤组织中一小部分具有干细胞特性的肿瘤细胞，它们有自我更新、无限增殖能力，以及多向分化潜能，与肿瘤的发生与转移有密切联系。CSC 具有高增殖、致瘤、转移以及耐药性，其表面表达特异的表面标志物，通过这些表面标志物可对 CSC 进行分离鉴定。CSC 的一系列生理活动都受到信号转导途径的调控，如 Wnt、Notch 途径等，对这些途径的研究，将为肿瘤的治疗提供新的靶点。

Bonnet 等[8]于 1997 年第一次从急性髓细胞性白血病(acute myeloid leukaemia，AML)中分离出 $CD34^+CD38^-$ 表型的细胞，将这部分细胞接种到 NOD/SCID 小鼠后，能够引起 AML 的发生，而将去除这部分细胞的 AML 细胞移植入 NOD/SCID 小鼠体内却不能引起 AML 的发生，这一结果第一次证实了 CSC 的存在。2003 年，Al-Hajj 等[9]分离出 $CD44^+/CD24^{-/low}$ 乳腺癌 CSC，首次证明实体肿瘤中也存在 CSC。

2006 年，美国癌症研究协会在召开的 CSC 研讨会上把 CSC 定义为在肿瘤组织中具有自我更新能力，并且能够产生该肿瘤中一系列异质性肿瘤细胞的细胞[10]。

张叔人研究组在小鼠结肠癌 CT-26 细胞系中发现了少量慢周期(slow-cycling)的、具有肿瘤干细胞特性的细胞[11]。在小鼠体内和体外用化疗药 5-氟尿嘧啶(5-fluorouracil，5-FU)处理后，残存的 CT-26 慢周期细胞的比例显著增加，其接种于小鼠体内后成瘤时间比野生型 CT-26 慢，但成瘤率高，具有肿瘤干细胞特性。用此类慢周期肿瘤细胞疫苗对 CT-26 荷瘤鼠进行治疗，实验结果显示，未接受治疗组的小鼠全部死亡，中位生存期为 32.8 天。野生型 CT-26 细胞疫苗加 GM-CSF 引起一例肿瘤消退，该组肿瘤消退率为 20%，其他小鼠中位生存期为 48.5 天。5-FU 处理后的 CT-26 慢周期细胞疫苗加 GM-CSF 治疗使小鼠肿瘤消退率达 60%，其他小鼠中位生存期为 61.5 天。体外杀 CT-26 细胞实验显示，慢周期肿瘤细胞疫苗诱导的免疫细胞对肿瘤特异性杀伤效率与野生型疫苗相比均显著增强，它们对野生型 CT-26 细胞的杀伤率分别为 57% 和 30%，对耐药性 CT-26 细胞的杀伤率分别为 35% 和 17%。研究组后期还对慢周期肿瘤细胞疫苗治疗后肿瘤消退的小鼠用 CT-26 细胞再次攻击，未见 1 例肿瘤生长，证明小鼠产生了抗肿瘤特异性免疫记忆。上述结果提示 CSC 制备的肿瘤细胞疫苗优于野生型肿瘤细胞疫苗。这可能是因为 CSC 疫苗不仅含有普通肿瘤细胞的相关抗原，可能还含有 CSC 独特的相关抗原，可以诱发针对 CSC 的免疫效应，这对于根治肿瘤意义重大。

在临床研究方面，我国学者 Lin 等[12]分离和培养了自体胰腺癌 CSC 并制备了疫苗，证明了其安全性及有效性。临床试验共招募 90 例患者，分为高、中、低剂量组三组，每组分别注射 $5 \times 10^5/0.3$ ml、$3 \times 10^5/0.3$ ml、$1 \times 10^5/0.3$ ml CSC。在整个试验中，最常见的不良反应为注射部位过敏和水肿(54%)，发热较少(9%)。这三组的不良反应发生率并没有显著性差异。当接种前和接种后进行比较时，高剂量组的 CSC 非特异性(见表 4-1)和 CSC 特异性(IgG 阳性细胞)应答都显著增加。

表 4-1　胰腺癌干细胞疫苗接种前后淋巴细胞的数量和功能变化

淋巴细胞检测项目	检 测 结 果			
	试验 1 ($n=90$)	试验 2 (低剂量组)	试验 2 (中剂量组)	试验 2 (高剂量组)
淋巴细胞(细胞数/μl)				
总 T 细胞	$(1\,392\pm47)$	$(1\,410\pm62)$	$(1\,467\pm74)$	$(1\,790\pm79)^{**}$
CD8$^+$T 细胞	(504 ± 12)	(566 ± 13)	$(606\pm17)^*$	$(650\pm15)^*$
CD4$^+$T 细胞	(64 ± 16)	(681 ± 28)	(704 ± 21)	$(739\pm18)^*$
NK 细胞	(293 ± 17)	(407 ± 37)	(437 ± 49)	$(510\pm58)^{**}$
B 细胞	(192 ± 14)	(245 ± 12)	(348 ± 22)	$(434\pm30)^{**}$
功能因子(pg/ml)				
IL-2	(10 ± 3)	$(12\pm4)^*$	$(16+3)^*$	$(21\pm4)^{**}$
TNF-β	(3 ± 2.4)	(4 ± 3.5)	(8 ± 2)	$(16\pm2.8)^*$
IFN-γ	(5 ± 3.1)	(6 ± 2.9)	(9 ± 3)	$(15\pm3.4)^*$
IL-4	(12 ± 2)	(11 ± 2.7)	(9 ± 3.2)	(10 ± 3)
IL-6	(18 ± 3.2)	(20 ± 3.1)	(18 ± 4)	(21 ± 9.2)
IL-10	(11 ± 2.6)	(12 ± 3.3)	(11 ± 2.5)	(10 ± 3.3)

注: NK 细胞, 自然杀伤细胞; IL, 白细胞介素; TNF, 肿瘤坏死因子; IFN, 干扰素。* $P<0.05$; ** $P<0.01$; *** $P<0.001$

CSC 疫苗的疗效已初显曙光。由于肿瘤组织中 CSC 的含量极少, 自体 CSC 疫苗的临床应用受限。因此, 研发异体 CSC 疫苗以及 CSC 相关抗原疫苗具有更重要的意义。

4) 转基因肿瘤细胞疫苗

转基因肿瘤细胞疫苗即采用基因转导的方法, 利用病毒及非病毒载体将某种外源基因导入肿瘤细胞内, 对肿瘤细胞进行基因修饰, 从而提高其免疫原性。转基因肿瘤细胞疫苗主要有四类:

(1) 转细胞因子基因肿瘤细胞疫苗: 细胞因子导入肿瘤细胞疫苗具有佐剂效应, 可增强肿瘤细胞疫苗的免疫原性及共刺激信号, 主要用于诱导细胞毒性 T 细胞反应, 增强肿瘤细胞疫苗的特异性免疫应答。IL-2、IL-4、IL-6、肿瘤坏死因子 α(tumor necrosis factor-α, TNF-α)、GM-CSF、干扰素(interferon, IFN)等细胞因子[13]已被成功导入肿瘤细胞疫苗, 并取得明显的免疫疗效。

(2) 转 MHC 基因肿瘤细胞疫苗: 与 MHC 分子不相匹配的细胞可激发对方免疫细胞的攻击。因此转异体不匹配 MHC 基因的肿瘤细胞疫苗, 有利于激发受者的抗肿瘤免疫。对异体肿瘤细胞转入和受者相同的 MHC 基因, 同时转入共刺激分子基因的肿瘤疫苗可起到抗原提呈细胞的作用。

（3）转共刺激分子基因肿瘤细胞疫苗：T细胞初次活化不仅需要识别MHC分子和肿瘤抗原复合物，还需要共刺激分子提供信号，否则不被激发活化。因此，将共刺激分子导入肿瘤细胞疫苗，能刺激Th1细胞产生细胞因子、激发肿瘤特异性细胞毒性T细胞，增强抗肿瘤免疫反应。

（4）转shRNA基因肿瘤细胞疫苗：表4-2列出了部分转基因肿瘤细胞疫苗的临床试验及其结果。其中，除了转GM-CSF并沉默弗林蛋白酶基因的自体肿瘤细胞疫苗显示出较好的疗效，其他转基因肿瘤细胞疫苗的研究尚不理想。

表4-2 转基因肿瘤细胞疫苗部分临床试验

	研　究	疫苗设计	试验设计	结　果
细胞因子转基因肿瘤细胞疫苗	Oh 等[14]	用携带 GM-CSF 基因表达、靶向沉默弗林蛋白酶（furin）的 shRNA 质粒转染患者的肿瘤细胞，通过皮内注射治疗患者，引发全身 T 细胞定向的免疫应答	Vigil（一种 GM-CSF/ bi-shRNA furin DNA 转基因自体肿瘤细胞产品）Ⅱ 期交叉试验，每个月真皮内注射 1.0×10⁷ 个细胞 4～12 次，患者为Ⅲ/Ⅳ 期卵巢癌患者	42 人入组，31 人接受 Vigil 治疗，11 人接受标准治疗。未发现 3 级以上和产品相关的不良反应；显著地引起循环中抗个体预处理自体肿瘤细胞的活化 T 细胞产生；无复发生存期（RFS）延长（Vigil组：平均 RFS 为 826 天，中位 RFS 为 604 天；对照组：平均 RFS 为 481 天，中位 RFS 为 377 天，$P=0.033$）
	Goldberg 等[15]	肺泡软组织肉瘤和透明细胞肉瘤转移瘤细胞，转染复制缺陷腺病毒载体携带的 GM-CSF 基因	皮下和皮内注射免疫，第 1 周 3 次，然后每隔 1 周免疫 1 次，疫苗用完为止	入组 12 个患者，11 个患者成功制备了疫苗。11 个受试者接受了 3～13 次免疫。不良反应限制在接种部位 1～2 级皮肤反应。疫苗接种引起局部树突状细胞浸润，刺激产生针对已辐照的、自体肿瘤细胞的 T 细胞介导的迟发型超敏反应。检测到组织型纤溶酶原激活物（tPA）和血管生成素 1 和 2 的抗体反应。未观察到肿瘤消退
	Giaccone 等[16]	Belagenpumatucel-L 是一种治疗性疫苗，由 4 种转染了转化生长因子（TGF）-β₂ 反义基因且经照射的同种异体非小细胞肺癌细胞系组成	铂类化疗后 1～4 个月未进展的Ⅲ期/Ⅳ 期非小细胞肺癌患者按 1∶1 随机分配接受肿瘤细胞疫苗治疗或安慰剂	Ⅲ期临床试验，入组 270 例患者进行 Belagenpumatucel-L 肿瘤细胞疫苗治疗，262 例对照治疗。肿瘤细胞疫苗耐受性好，无严重安全问题，两组之间的生存率没有显著性差异（治疗组中位数存活率为 20.3 个月，安慰剂组为 17.8 个月）。无进展生存期也没有显著性差异（治疗组为 4.3 个月，安慰剂组为 4.0 个月）。虽然整体试验未达到其生存终点，但是在化疗完成后 12 周内随机分配的患者和之前接受过放疗的患者中，肿瘤细胞疫苗治疗的患者提高了生存率

（续表）

研 究		疫苗设计	试验设计	结 果
细胞因子转基因肿瘤细胞疫苗	Mackiewicz 等[17]	Hyper-IL-6 基因修饰的全细胞异体黑色素瘤疫苗	Ⅲb～Ⅳ期黑色素瘤患者，试验 3 入组 97 人，试验 5 入组 99 人，疫苗每 2 周注射 1 次，共 8 次（诱导），然后每月 1 次维持，直到患者死亡。在进展期，维持继续或重复诱导，然后仍然维持用药	试验 3 和试验 5 的中位随访时间分别为 10.5 年和 6.2 年。没有观察到 3 级或 4 级不良反应。与历史未治疗对照相比，观察到无病生存期（DFS）和总生存期（OS）的延伸。试验 3 和试验 5 的 5 年 DFS 概率分别为Ⅲb 期 54.8% 和 40.6%，Ⅲc 期 25.0% 和 24.0%，Ⅳ期 8.5% 和 17.7%。5 年的 OS 概率分别为Ⅲb 期 66.7% 和 56.3%，Ⅲc 期 43.8% 和 39.8%，Ⅳ期 26.1% 和 41.2%
转 MHC 基因肿瘤细胞疫苗	Meijer 等[18]	通过转基因修饰自体肿瘤细胞以表达同种异体抗原 HLA-B7，增强肿瘤细胞免疫原性	接种基因修饰肿瘤细胞后，收集患者的淋巴结；肿瘤细胞引流淋巴结淋巴细胞（TVDLN）用抗 CD3 抗体和 IL-2 活化和扩增，并联合 IL-2 全身给药	在 20 例患者中，9 例患有黑色素瘤，11 例伴有肾细胞癌（RCC）。20 例患者均成功收获肿瘤。在接种自体肿瘤细胞或过继活化的 TVDLN 后，没有发现重大不良反应。所有患者均观察到典型的 IL-2 相关不良反应。没有观察到客观的肿瘤消退。观察到因 MHC Ⅰ类分子的限制性，接种转基因肿瘤细胞疫苗患者的外周血和引流淋巴结的淋巴细胞中均有肿瘤特异性细胞因子分泌
共刺激分子转基因肿瘤细胞疫苗	Raez 等[19]	腺癌细胞系（AD100）转染 B7.1（CD80）基因和 HLA A1 或 HLA A2 基因	5×10⁷ 个细胞/次皮内接种，每 2 周一次。3 次一个疗程。如果患者有完全的反应、部分反应或疾病稳定，继续接种 3 个疗程（共 9 次）	4 名患者经历与疫苗无关的严重不良事件。另外 4 名患者只有极少的皮肤红斑。3 次免疫接种后，除 1 名患者外，所有患者均有可测量的 CD8 反应。6 名幸存临床反应患者的免疫反应表明，即使终止疫苗接种后，CD8 滴度仍持续升高至 150 周。试验结果显示疫苗毒性小，患者生存期延长，表明接种疫苗使患者获益

5）抗体修饰肿瘤细胞疫苗

树突状细胞（DC）通过 Fc 受体可高效捕获抗体-抗原复合物，进而增强对抗原的加工提呈，促进对抗原的特异性免疫反应。

利妥昔单抗是靶向 CD20 治疗 B 细胞来源恶性肿瘤的临床药物。它是鼠/人嵌合的 IgG1 抗体，可通过补体依赖的细胞毒性（complement-dependent cytotoxicity，CDC）和抗体依赖细胞介导的细胞毒性（antibody-dependent cell-mediated cytotoxicity，ADCC）杀伤肿瘤。张叔人研究组利用利妥昔单抗结合表达人 CD20 小鼠 B16 黑色素瘤，经过丝裂霉素灭活后作为抗体修饰肿瘤细胞疫苗。体外研究显示 DC 对抗体修饰肿瘤细胞疫苗的捕获率是无关抗体对照组的 18 倍。小鼠体内人工肺转移模型中利妥昔单抗修饰肿瘤细胞疫苗组抑制肺转移效果显著优于对照组。体外杀伤实验显示实验组体内免疫后脾脏来源的免疫细胞对 CD20$^+$ B16 肿瘤或野生型 B16 肿瘤均产生显著杀伤效果,但不杀伤无关的路易斯肺癌细胞,说明被免疫的宿主对 B16 肿瘤相关的抗原产生了特异性免疫反应。在体外应用混合淋巴细胞和肿瘤细胞培养诱导肿瘤特异性细胞毒性 T 细胞实验中,采用 HLA - A0201$^+$ 人外周血单个核细胞(peripheral blood mononuclear cell,PBMC)与利妥昔单抗修饰的 HLA-A0201$^+$CD20$^+$ 灭活的人骨髓瘤 IM9 细胞混合培养,用无关抗体修饰的 IM9 细胞作为对照。结果显示,经利妥昔单抗修饰的 IM9 细胞诱导的免疫细胞对 IM9 细胞毒性实验显示杀伤率为 100%,而无关抗体处理的对照组对 IM9 细胞的杀伤率为 51%。免疫细胞删除实验也表明,诱导的效应细胞主要是 CD8$^+$ 肿瘤特异性细胞毒性 T 细胞。研究证明抗体修饰的肿瘤细胞疫苗的免疫效果显著优于野生型肿瘤细胞疫苗。

因此,能与肿瘤细胞结合的抗体、其 Fc 段可以被树突状细胞 Fc 受体捕获的亚类,均可用于制备抗体修饰的肿瘤细胞疫苗。该疫苗制备工艺简单、高效,有待临床研究验证。

4.2.2 树突状细胞疫苗

DC 是加拿大学者 Steinman 在 1973 年发现的,它是人体内最有效的抗原提呈细胞,能通过刺激初始 T 细胞诱发初次免疫应答。因而,DC 被认为是发挥获得性免疫和天然防御功能的关键细胞。DC 分为不成熟 DC 和成熟 DC 两个阶段。不成熟 DC 通过不同机制识别、捕获和吞噬抗原或靶细胞,进而转变为成熟 DC。成熟 DC 具备以下特征:① 细胞表面有许多突起,形状不规则;② 细胞表面富含有助于抗原提呈的分子,如高表达 MHC Ⅰ类分子、MHC Ⅱ类分子,细胞间黏附分子(intercellular adhesion molecule,ICAM)即 ICAM-1、ICAM-3,以及共刺激分子 B7.1、B7.2 等;③ 在混合淋巴细胞反应中可以激活静息 T 细胞;④ 可向局部淋巴结 T 细胞区迁移。

基于 DC 的治疗性肿瘤疫苗有以下 2 种:① 体外荷载抗原的 DC 疫苗,之后回输给患者;② 基因修饰的 DC 疫苗。两者都能最大限度活化肿瘤抗原特异性的 CD4$^+$ T 细胞和 CD8$^+$ T 细胞,发挥抗肿瘤效应。

1) 体外荷载抗原的 DC 疫苗

体外荷载抗原的 DC 疫苗包括肿瘤抗原肽致敏 DC 疫苗、全细胞抗原负载 DC 疫苗、肿瘤 mRNA 和重组肿瘤相关抗原负载 DC 疫苗等。

Dendreon 公司的 Sipuleucel-T(Provenge)是首个被美国食品药品监督管理局(Food and Drug Administration,FDA)批准上市用于治疗无症状或最小症状的转移性去势耐药(激素难治性)前列腺癌的治疗肿瘤疫苗。Sipuleucel-T 通过使用 PA2024(重组的前列腺癌酸性磷酸酶羧基端和 GM-CSF 氨基端通过甘氨酸和丝氨酸连接的融合蛋白)对收集的自体外周血单个核细胞,主要是其中的抗原提呈细胞进行为期 2 天左右的体外诱导激活,制备产生疫苗。一个完整的 Sipuleucel-T 治疗方案约为 5 周,总共注射 3 次,每两次间隔 2 周(0、2、4 周)。Ⅲ 期临床试验 D9901 和 D9902A 的结果表明,Sipuleucel-T 组中位总体生存期分别延长了 4.5 个月和 3.3 个月。这些试验的规模相对较小,为了在更大的试验样本量中研究 Sipuleucel-T 的有效性,研究人员又开展了Ⅲ期临床试验 D9902B。该试验共纳入 512 例前列腺癌患者,按照 2∶1 的比例分别接受 Sipuleucel-T 和安慰剂,结果表明 Sipuleucel-T 组相对于安慰剂组死亡风险下降 22%,Sipuleucel-T 组中位生存期(25.8 个月)比安慰剂组中位生存期(21.7 个月)延长 4.1 个月,Sipuleucel-T 组中位疾病进展期(14.6 周)相较于安慰剂组中位疾病进展期(14.4周)没有明显差异。Sipuleucel-T 组和安慰剂组的 3 年生存率分别是 31.7% 和 23.0%。Sipuleucel-T 组的常见不良反应有寒战、发热和头痛[20,21]。Sipuleucel-T 联合免疫检查点抑制剂的临床研究也在进行中,有可能获得更好的疗效。

　　Flörcken 等[22] 使用患者自体肿瘤细胞裂解物负载 MHC 部分匹配的异体 DC 治疗进展期转移性肾细胞癌。体外分离 MHC 部分匹配的异体外周血单个核细胞后培养成DC,之后使用肿瘤细胞裂解物与 DC 共培养形成肿瘤细胞裂解物负载的 DC 疫苗,疫苗经辐照后(防止移植物抗宿主反应),分别在第 1、3、5、8、11、14、17 和 20 周于腹股沟皮下注射 1×10^7 个细胞,同时从第 4 周开始每天皮下注射 IL-2。结果显示,治疗的 7 例患者平均肿瘤进展时间为 24.6 周(范围为 5~96 周),29% 的患者疾病稳定(SD),3 例患者对肾细胞癌相关抗原产生 Th1 型免疫反应。de Rosa 等[23] 利用肿瘤细胞裂解物负载 DC 形成疫苗,并用该疫苗联合免疫调节型放疗和 IFN-α 治疗晚期黑色素瘤。结果发现,2/3 的患者出现了免疫应答,临床获益率为 55.5%,中位总生存期为 22.9 个月(远高于 4.8 个月的阴性组),获得了较为显著的治疗效果。

　　美国杜克大学医学中心的 Mitchell 等[24] 研究发现,90% 以上的脑胶质瘤样本中有巨细胞病毒磷蛋白 65(pp65)的表达,但该蛋白在癌旁组织中不表达。因此,研究人员将该蛋白质作为肿瘤特异性的靶标,把 pp65 全长 cDNA 产生的 RNA 导入体外分离培养获得的 DC,制成 DC 疫苗,并将其用于脑胶质瘤的研究。研究发现,如果在双边接种 pp65 RNA 冲击 DC 疫苗前,预先单边使用 DC 或破伤风-白喉类毒素(tetanus-diphtheria toxoid, Td),之后再接受 Td 处理,患者的 DC 迁移到淋巴结的能力明显提高,并且患者的总生存期显著延长。在小鼠实验中,使用 Td 对小鼠进行预处理也能增强 DC 的迁移能力和抑制肿瘤的增长,但是,这种行为却依赖于 Td 激发宿主产生的趋化因子具有 C-C 基序的趋化因子配体(chemokine C-C motif ligand, CCL)3。结果表明 Td 预处理能够有效地募集免疫细胞,进而可提高抗肿瘤的免疫治疗效果。

　　从 20 世纪第一例用 DC 开展肿瘤免疫治疗临床试验开始到目前为止,在美国临床医学试验官方网站(https://www.clinicaltrials.gov)登记注册的DC疫苗临床试验有数百项,进入Ⅱ期、Ⅲ期临床试验的有数十项。其中涉及的肿瘤包括前列腺癌、黑色素瘤、恶性胶质瘤、乳腺癌、淋巴瘤等。目前,部分进入Ⅲ期临床试验的项目如表4-3所示。

表4-3　部分进入Ⅲ期临床试验的肿瘤DC疫苗项目

识别码	发起者	临床试验阶段	试验状态	开始时间	肿瘤
NCT01782274	NeuroVita诊所	Ⅱ期/Ⅲ期	招募邀请	2012年	乳腺癌脑转移
NCT01759810	NeuroVita诊所	Ⅱ期/Ⅲ期	指定招募中	2012年	恶性脑胶质瘤
NCT01782287	NeuroVita诊所	Ⅱ期/Ⅲ期	指定招募中	2012年	肺癌脑转移
NCT02993315	拉德堡德大学	Ⅲ期	招募中	2016年	Ⅲb/Ⅲc期黑色素瘤
NCT00006434	国家研究资源中心(NCRR)	Ⅲ期	已完成	2000年	非霍奇金淋巴瘤
NCT01983748	埃尔兰根大学医院	Ⅲ期	招募中	2014年	葡萄膜恶性黑色素瘤
NCT00779402	丹德里昂公司	Ⅲ期	已完成	2001年	非转移性前列腺癌
NCT00005947	丹德里昂公司	Ⅲ期	已完成	1999年	无症状转移性难治性前列腺癌
NCT00065442	丹德里昂公司	Ⅲ期	已完成	2003年	转移性雄激素非依赖性前列腺癌
NCT00045968	西北生物治疗公司	Ⅲ期	进行中,但不再招募	2006年	多形性恶性胶质瘤

2) 基因修饰的DC疫苗

基因修饰的DC疫苗是将细胞因子、共刺激分子和(或)肿瘤相关抗原等目的基因导入DC制成的肿瘤疫苗。基因导入方法包括基因枪、T型、电穿孔法、阳离子脂质体、病毒载体等。

免疫调节因子基因修饰的DC疫苗拥有更强的免疫调节能力,可用于含有肿瘤相关抗原(tumor-associated antigen,TAA)的任意类型肿瘤。ErbB-2/neu在$20\%\sim30\%$的乳腺癌患者中过表达,并且提示患者预后不良。将表达ErbB-2/neu基因的腺病毒载体导入DC形成疫苗。在预防模型中,经皮下注射该疫苗后60%以上的动物会出现保护性免疫[25]。在治疗模型中,肿瘤细胞接种3天后经皮下单次注射1×10^{6}个DC疫苗,肿瘤细胞接种40天后注射IL-12和ErbB-2/neu基因共导入的DC疫苗。结果显示,在使用疫苗的治疗组超过66%的小鼠未出现肿瘤,提示IL-12在DC疫苗中的协同效应。这些研究为 DC 疫苗用于人类乳腺癌治疗提供了支持,同时也强调了通过肿瘤抗原表达联合免疫刺激细胞因子优化免疫反应的重要性。

肿瘤相关抗原基因修饰的 DC 疫苗是指在动物模型中,肿瘤相关抗原基因导入 DC 形成的疫苗,会产生更强的 CD8$^+$ T 细胞反应,进而产生更强的抗肿瘤免疫反应。研究人员将复制缺陷型重组腺病毒介导的 gp100(黑色素瘤相关抗原)基因导入 DC 获得的 DC 疫苗用于转移性黑色素瘤的治疗研究[26]。结果发现此疫苗能诱导异源和同源 T 细胞的增殖。研究人员给 C57BL/6 小鼠皮内单次注射 1×10^6 个 DC 疫苗,1 周之后皮下接种 2×10^5 个 B16BL/6 黑色素瘤细胞,结果表明该疫苗能够预防黑色素瘤的生长。在黑色素瘤肺转移研究中,研究人员给 C57BL/6 小鼠单次皮内注射 DC 疫苗 1 周后,经尾静脉注射黑色素瘤细胞,2 周之后切除肺组织,结果表明该疫苗能够显著地降低黑色素瘤肺转移。

4.2.3　肿瘤融合细胞疫苗

对于已经明确的肿瘤抗原,可以通过合成抗原肽或编码特定肿瘤抗原的核酸[27, 28]制备肿瘤抗原。对于未明确的肿瘤抗原,制备 DC 疫苗时,通常采用反复冻融肿瘤细胞,利用凋亡的肿瘤细胞或凋亡小体的方法获取肿瘤抗原;也可通过将肿瘤细胞与 DC 或 B 细胞融合制备肿瘤细胞疫苗。融合细胞既含有肿瘤细胞来源的所有相关抗原,又具备提呈抗原并激发初始 T 细胞的 MHC 分子和共刺激分子。

细胞融合的方法如下。

(1) 化学融合剂诱导法。聚乙二醇(polyethylene glycol,PEG)是最常用的诱导融合剂,聚乙二醇诱导细胞融合的机制是作用于细胞膜,使相邻两个细胞的细胞膜在连接部穿通,细胞膜融合形成异型核细胞,进而通过有丝分裂使核合二为一,产生杂交子代。

(2) 电脉冲诱导融合法。电脉冲诱导细胞融合的程序主要包含两个电过程:首先非均匀交流电场使细胞紧密排列成串,其次施加高强度、短时直流电脉冲,使细胞膜产生可逆电穿孔,导致相邻细胞的细胞质沟通,进而导致细胞融合。

一项用自体来源的 DC 与肿瘤细胞融合疫苗联合低剂量 IL-2 治疗Ⅳ期黑色素瘤患者的Ⅰ/Ⅱ期临床试验显示,接受疫苗治疗超过 3 次的患者其 5 年生存率显著高于接种疫苗少于 3 次的患者(43.1% 与 16.7%),不良反应程度均低于 3 级。上述结果证实 DC 与肿瘤细胞融合疫苗是有效和安全的[29]。

DC 杂交肿瘤细胞疫苗的体外研究及动物实验已经取得很多成就,但目前临床应用尚不多,疗效不是十分理想。但随着肿瘤细胞疫苗的不断改进,主动接种 DC 杂交肿瘤细胞疫苗或用 DC 杂交肿瘤细胞疫苗体外激活肿瘤特异的细胞毒性 T 细胞以供被动输注,将成为肿瘤免疫治疗的有效方案。

活化的 B 细胞也具有较强的抗原提呈能力,其细胞融合技术已比较成熟,融合 B 细胞的肿瘤细胞疫苗有可能成为肿瘤免疫治疗较现实的方法。尽管 B 细胞为非专业性抗原提呈细胞,多导致免疫耐受,但是依据危险模式理论,免疫反应的关键决定于危险信号的刺激和有效表达以及维持双刺激信号[30]。B 细胞融合肿瘤细胞疫苗的研究在黑色素瘤及肝癌[31-33]等肿瘤中已取得一定进展。Guo 等[34]首次报道了将大鼠的肝癌细胞与牛血清白蛋白活化的 B 细胞融合,所得杂交瘤的 MHC、B7、ICAM-1 等的表达均变为阳性或有所提高。激活的 B 细胞作为有效的抗原提呈细胞,能够分泌大量的共刺激分子,成为融合肿瘤细胞疫苗的组成部分已经受到高度的重视。

4.3 外泌体疫苗

外泌体是多种类型细胞主动分泌的小囊泡,最初发现于绵羊的网织红细胞,大小为 40～100 nm,富含脂质和蛋白质。分泌外泌体的细胞包括免疫细胞、肿瘤细胞、间充质干细胞等。目前,基于外泌体的临床研究在 https://clinicaltrials.gov 网站登记的有几十项之多。外泌体作为肿瘤疫苗研究较多的是肿瘤细胞来源的外泌体和树突状细胞来源的外泌体。

4.3.1 肿瘤细胞来源的外泌体

肿瘤细胞可分泌大量的外泌体。肿瘤细胞来源的外泌体(tumor cell-derived exosome, TEX)包含不同的蛋白质,如 MHC Ⅰ类分子、共享肿瘤抗原、热休克蛋白(heat shock protein, HSP)等。

研究表明,肿瘤外泌体具有免疫激活作用[35]。在体内外肝癌研究中发现,获得的带有肝癌特异性抗原的 TEX,比细胞裂解物有更强的激发免疫反应作用。在异位和原位肝癌鼠模型中,使用 TEX 冲击的 DC 治疗可以明显地抑制肿瘤生长。更重要的是,在原位肝癌鼠模型中,肿瘤微环境得到了明显的改善,如 T 细胞的数量增加,IFN-γ 的水平提高,IL-10 和转化生长因子-β(transforming growth factor-β, TGF-β)的水平降低。该研究首次证明肝癌来源的 TEX 携带肝癌抗原,能够引发强烈的 DC 介导的免疫应答,并改善肝癌肿瘤微环境。

虽然肿瘤外泌体可产生抗肿瘤效应,但在对晚期恶性肿瘤患者的研究中发现,TEX 也可抑制肿瘤特异性的免疫应答[36]。TEX 表面有免疫抑制分子,这些免疫抑制分子通过多种途径负性调节免疫应答。在肿瘤微环境中,TEX 会降低 DC 的分化及成熟。Syn 等[37]在研究人胰腺癌细胞分泌的 TEX 时发现,miR-212-3P 会下调调节因子 X 相关蛋白(regulatory factor X-associated protein, RFXAP)的表达,进而下调 DC 中 MHC Ⅱ类分子的表达,诱导 DC 的免疫耐受,由此产生免疫抑制效应。NK 细胞是抗肿瘤免疫的第一道防线,其表面活化受体有 NKG2D 等。NKG2D 是一个活化毒性受体,其在肿瘤中的异常减少与免疫抑制有关。TEX 能够抑制 NKG2D 的表达[38]。通过流式细胞术检测发现,人前列腺癌细胞产生的 TEX 表面有 NKG2D 配体的表达。在研究人前列腺癌细胞分泌的外泌体时发现,TEX 可以下调 NK 细胞和 CD8+ T 细胞中 NKG2D 的表达[39]。同样地,去势难治性前列腺癌患者血液循环中的 NK 细胞和 CD8+ T 细胞表面 NKG2D 的表达相对于健康人明显降低。

曹雪涛等在多个研究中都发现 TEX 具有抗肿瘤作用[40,41]。例如,在胸腺瘤研究中,将 IL-2 基因导入胸腺瘤细胞,收集细胞培养上清并分离可获得外泌体 Exo/IL-2。在淋巴瘤研究中,将超级抗原金黄色葡萄球菌肠毒素 A(staphylococcus aureus enterotoxin A, SEA)和疏水性跨膜蛋白联合后固定于 TEX 上,产生外泌体 Exo/SEA-TM。在以上两种研究中,用 TEX 免疫小鼠后再给该小鼠接种肿瘤细胞,发现外泌体 Exo/IL-2 和 Exo/SEA-TM 都能明显地抑制肿瘤的生长,延长生存期,并促进 IFN-γ 和 IL-2 的分泌及细胞毒性 T 细胞反应。该研究还表明,CD8+ T 细胞是主要的效应细胞,同时,CD4+ T 细胞和 NK 细胞也参与了抗肿瘤应答。

4.3.2 树突状细胞来源的外泌体

DC 是功能性抗原提呈细胞,在体内可诱导产生免疫反应。DC 可以分泌抗原提呈囊泡,称为树突状细胞源性外泌体(dendritic cell-derived exosomes, DEX),大小为 30～100 nm,含有 MHC Ⅰ 类分子和 MHC Ⅱ 类分子以及 CD80、CD86、ICAM-1 等共刺激分子。因此,DEX 本身具有抗原提呈细胞的作用。肿瘤抗原肽冲击的 DC 产生的外泌体在小鼠体内可以产生细胞毒性 T 细胞反应,消除或抑制肿瘤的生长,此过程依赖于 T 细胞[42]。

在转移性黑色素瘤研究中,分离获得自体 DC,体外培养 7 天后收集上清并分离获取 DEX 作为疫苗,研究其对转移性黑色素瘤的治疗作用[43]。招募的 15 例Ⅲ/Ⅳ期黑色素瘤患者使用自体 DEX 治疗的结果显示,外泌体没有最大耐受剂量和 2 级不良反应,即外泌体具有安全性。根据《实体瘤疗效评价标准》(Response Evaluation Criteria in Solid Tumors, RECIST),1 例患者有部分响应。然而,在外周血中没有检测到黑色素瘤相关抗原 3(melanoma-associated antigen 3, MAGE3)特异性的 CD4+ 和 CD8+ T 细胞反应。此外,还有 2 例患者疾病稳定(stable disease, SD),1 例有微效(minor response, MR)。

在非小细胞肺癌的研究中,同样体外培养 DC 并分离获得自体 DEX,之后直接或间接地负载黑色素瘤相关抗原(MAGE),用于治疗非小细胞肺癌患者的 Ⅰ 期临床试验[44]。研究招募了 13 例患者,其中 9 例完成了治疗。在 DEX 使用过程中只出现了 1～2 级不良反应,8 例患者出现注射部位反应,1 例患者出现疑似流感症状,1 例患者出现外周手臂痛。从第 1 次注射 DEX 到疾病进展时间间隔为 30 天到 429 天以上。3 例患者在第一次注射前有疾病进展。在第 1 次注射后患者的生存期为 52 天到 665 天以上。9 例中有 3 例可检测到针对肿瘤相关抗原 MAGE 肽的迟发型超敏反应。患者中检测到的免疫反应如下：1/3 有 MAGE 特异性 T 细胞应答，2/4 有 NK 细胞杀伤活性增加。研究结果显示了大规模生产外泌体的可行性和临床应用外泌体的安全性。

迄今为止，细胞外泌体的许多功能仍不清楚，已有研究表明外泌体能够将其携带的蛋白质和脂质等释放到受体细胞中，进而改变受体细胞的功能。因为外泌体可以参与信号转导、炎症反应、细胞存活、凋亡及血管新生等过程，所以外泌体有望用于疾病诊断及预后判断[45]。

4.4 蛋白质和多肽疫苗

蛋白质和多肽疫苗是肿瘤疫苗的常见形式，研究人员一直致力于提高该类疫苗的免疫原性，以达到更高的抗肿瘤效果。

4.4.1 蛋白质疫苗

肿瘤蛋白质疫苗属于肿瘤特异性主动免疫治疗，该肿瘤疗法兴起于 20 世纪 90 年代。其基本原理是：通过体外分离、提取肿瘤特异性抗原（tumor specific antigen，TSA）或肿瘤相关抗原，制备不同形式的疫苗注射到肿瘤患者体内。再通过抗原提呈细胞摄取并提呈给免疫细胞，使机体 T 细胞致敏、活化，生成肿瘤特异性细胞毒性 T 细胞，杀死肿瘤细胞。理想的肿瘤蛋白质疫苗，不仅能够活化刺激 CD8$^+$ T 细胞，产生肿瘤特异性细胞毒性 T 细胞，而且还要能够刺激活化 CD4$^+$ Th 细胞，促进免疫激活，最终产生抗肿瘤免疫效应。

1）肿瘤细胞提取物疫苗

肿瘤特异性抗原或肿瘤相关抗原是理想的肿瘤治疗靶点，可以被 DC 提呈，激活体液免疫和细胞免疫。肿瘤细胞具有异质性，使用单一抗原诱导免疫效应具有一定局限性，而且肿瘤细胞容易发生突变，逃避免疫细胞的监控。为解决这一问题，常采用多种肿瘤细胞蛋白质提取物负载的 DC 进行免疫治疗。

Lee 等[46]应用由甲胎蛋白（α-fetoprotein，AFP）、磷脂酰肌醇蛋白聚糖 3（glypican 3，GPC3）、黑色素瘤相关抗原 1（melanoma-associated antigen 1，MAGE 1）融合蛋白负载的 DC 疫苗治疗肝癌患者。临床结果显示，融合抗原负载的 DC 疫苗可以有效诱导患者特异性抗肿瘤免疫应答，而且与对照组相比，使用融合抗原负载的 DC 疫苗免疫治疗的患者无进展生存期延长 17.5 个月（疫苗组为 36.3 个月，对照组为 18.8 个月）。

不同物种细胞内广泛存在 HSP。许多 HSP 具有分子伴侣活性，它们与细胞内蛋白质代谢降解产生的多肽非共价结合形成复合物进行传递，如 HSP70 和 HSP90 家族，以及进入内质网的 HSPgp96 等,最终将携带的多肽传递给 MHC Ⅰ类分子形成复合物并提呈到细胞表面。因此,人们考虑从肿瘤细胞中提取 HSP-多肽复合物,其中部分为肿瘤相关的抗原,来制备疫苗用于免疫治疗。HSP-多肽复合物体内接种后,抗原提呈细胞将其摄取,并将肿瘤相关肽与 MHC Ⅰ类分子和 MHC Ⅱ类分子结合提呈在细胞表面,激活 CD8[+] 和 CD4[+] T 细胞。临床前研究表明肿瘤 HSP 疫苗能够有效地诱导抗肿瘤免疫应答,不良反应小。有些 HSP-多肽复合物疫苗不受 MHC 限制,因为 HSP 携带的是较长的抗原肽链,不是最终剪接后与 MHC 形成复合物的短肽,因此其抗原肽被抗原提呈细胞捕获后,可截取不同的适宜片段与 MHC 结合进行提呈,激活相应的 T 细胞[47]。

自体肿瘤 HSP 疫苗是直接从肿瘤中提取的,该疫苗具有患者个体特异性和肿瘤特异性。其中,HSPgp96 存在于广泛的肿瘤组织中,肿瘤 HSP 疫苗已经进入早期临床试验阶段。自体肿瘤 HSP 疫苗制备的流程如下。先从患者身上获得肿瘤组织,对肿瘤组织的外观要求是致密同源,不含坏死组织,不含纤维、脂肪或囊性组织。之后,根据肿瘤类型、疗程和免疫疫苗剂量确定所需肿瘤组织大小。1～5 g 肿瘤组织可用于小剂量免疫,10 g 或 10 g 以上的肿瘤组织可用于大剂量免疫。为了得到同源化的肿瘤 HSP,通常需要借助液相层析系统,依次通过伴刀豆球蛋白 A 和二乙氨乙基葡聚糖纤维素柱纯化。在−80℃条件下,肿瘤 HSPgp96 疫苗能够长期稳定保存。

很少有关于注射肿瘤 HSPgp96 疫苗不良反应的报道。仅 5% 以下注射肿瘤 HSPgp96 疫苗的患者出现流感样症状如发热、头痛、乏力,以及其他罕见的不良反应症状如皮疹、肌肉刺痛、皮肤刺痛等,没有严重不良反应的报道[48,49]。

Testori 团队招募 322 例黑色素瘤Ⅳ期患者,按 2:1 的比例随机分成两组,一组接受自体肿瘤 HSPgp96 疫苗(215 例)治疗,一组按照内科医生的指导治疗(达卡巴嗪、替莫唑胺、IL-2)。HSPgp96 组没有明显的不良反应,接受自体 HSPgp96 治疗组 10 倍或 10 倍以上剂量的 M1a 和 M1b 亚组患者与对照亚组比综合数据显示出显著临床获益[48]。

2) 基因表达产物疫苗

黑色素瘤抗原基因家族有 55 个成员,都位于 X 染色体上。除胎盘组织和男性生殖细胞外,黑色素瘤抗原在正常组织中不表达,属于肿瘤相关抗原,可以作为理想的免疫治疗靶点。目前,许多与黑色素瘤免疫治疗相关的药物都是以 MAGE 为靶点,而且治疗效果非常显著。使用 MAGE 重组蛋白作为疫苗的临床试验结果显示,MAGE 在健康人或 MAGE 表达阴性患者体内只能产生弱的免疫反应,而在 MAGE 阳性患者体内则能产生明显的免疫反应[50]。临床上 18 例术后非小细胞肺癌患者接受 MAGE-A3 重组蛋白疫苗治疗,研究人员将其随机分成 2 组,一组不使用佐剂,另一组使用佐剂 AS02B,并进行了为期 3 年的随访,结果显示 77% 的患者(14 例)实现三年无病生存。添加佐剂组 7 例中有 6 例检查到高滴度抗体,未添加佐剂组 7 例中只有 2 例检查到高滴度抗体。这项临床试验的结果表明,MAGE 重组蛋白可通过激活 T 细胞和 B 细胞免疫反应,提升机体的抗肿瘤作用,而且在有佐剂的情况下效果更好[51]。

由古巴研究者开发的 CIMAVax–EGF 是重组的人表皮生长因子(epidermal growth factor,EGF)疫苗,由佐剂 Montanide ISA51 和载体蛋白 P64(来自脑膜炎林奈瑟菌)偶联重组 EGF 组成,用于治疗非小细胞肺癌(non-small cell lung cancer,NSCLC)。该疫苗通过诱导 EGF 抗体产生,阻断 EGF 与其受体 EGFR 结合。目前该疫苗已在古巴上市[52]。在Ⅰ期和Ⅱ期 NSCLC 患者临床试验中,CIMAVax-EGF 的耐受性和安全性已得到证实。Ⅰ期临床试验招募了 80 例处于Ⅲb/Ⅳ期经过化疗的NSCLC 患者。在 60 岁以下的患者中,每 2 周给药 1 次,共给药 2 次。结果显示,使用CIMAVax-EGF 组总生存期延长,而且 EGF 抗体滴度越高,生存期越长。Ⅱ期临床试验招募了 405 例患者,随机分组如下:免疫组 270 例,对照组 135 例。临床试验结果显示,免疫组总生存期比对照组延长 3.5 个月[53]。

(1) 基于转基因植物的抗肿瘤疫苗。

1992 年,Mason 首次提出利用植物生产可食疫苗的概念,即利用植物基因工程技术表达出特异性抗原,使用该抗原制备特异性免疫疫苗。目前已有多达十几种植物作为生物反应器生产的疫苗。利用转基因植物研制的疫苗主要包括 2 类:第一类是将植物整株或某一部分制成口服疫苗,直接使用,不需要对抗原蛋白进行分离纯化;第二类是将植物合成的外源蛋白质经分离纯化制备成疫苗。植物生产的抗肿瘤疫苗具有低成本、高产量和低风险等优点,迄今为止,治疗非霍奇金淋巴瘤的植物抗肿瘤疫苗应用最为深入,已经发展到临床研究阶段[54]。例如,2008 年,McCormick 报道基于植物制备的个体疫苗在Ⅰ期临床试验阶段是安全的,能够对非霍奇金淋巴瘤产生免疫应答[55]。

早期通过构建稳定转基因植株表达外源基因。通常首选植物的种子(如水稻和玉米)作为富集大量蛋白质的组织,将外源基因加上定位信号可表达至子叶和胚乳,块茎、根和叶片等组织也常被用来富集重组抗原[56]。借助病毒载体系统转染植物瞬时表达重组蛋白,可在短时间内获得大量抗原,并制备出可供注射用的抗原。另外,通过转基因原生质体也能获得大量抗原,但是与稳定转化和瞬时表达相比,其翻译后修饰在植物中受到限制。

口服和(或)注射植物制备抗原后,抗原被 DC 吞噬,导致相关抗原提呈和淋巴细胞激活。肿瘤免疫治疗涉及 Th1 细胞和 Th2 细胞产生的细胞因子调节免疫效应。免疫效应机制包括激活细胞毒性 T 细胞的杀伤效应,激活浆细胞分泌抗体,激活补体和抗体依赖细胞介导的细胞毒性,NK 细胞和巨噬细胞诱导肿瘤细胞死亡,以及调节性 T 细胞(regulatory T cell,Treg cell)下调等。基于植物的抗肿瘤疫苗作用机制具体如图 4-1 所示。

(2) 非霍奇金淋巴瘤(non-Hodgkin lymphoma,NHL)疫苗。

NHL 是比较常见的血液系统恶性肿瘤。2016 年美国预测有 72 580 例新发 NHL病例,而英国 2013 年有 13 413 例新发 NHL 病例。某些特定类型的 NHL 在发病率上

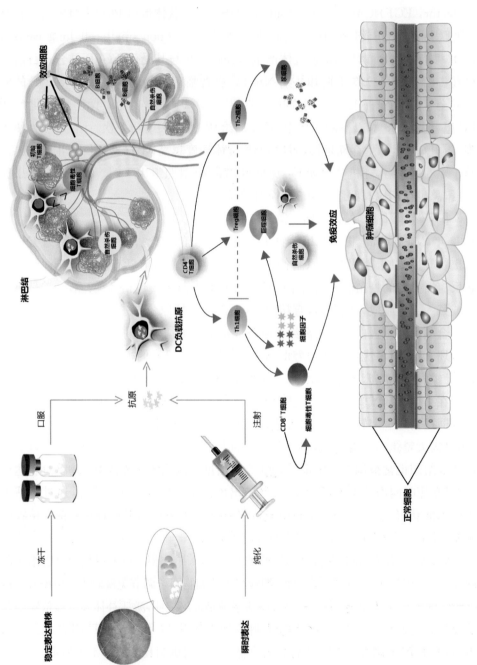

图 4-1 基于植物的抗肿瘤疫苗基本原理

存在较大的地域差异。NHL 中大部分都是 B 细胞淋巴瘤[57]。NHL 标准的治疗策略
有化疗、放疗和相关 B 细胞抗体治疗。然而上述治疗需要反复多次。治疗最有效的方
式是以 B 细胞表面的特异性单链抗体可变区片段（single-chain variable fragment,
scFv）为靶点的个体化疫苗治疗[58]。靶向鼠 38C13 B 细胞淋巴瘤的 38C13 scFv 是最早
开发的靶向 B 细胞淋巴瘤的疫苗。38C13 scFv 包含水稻 α-淀粉酶胞外分泌信号,可在
烟草叶片中高效瞬时表达。采用亲和层析的方式对 38C13 scFv 进行纯化。用纯化的
38C13 scFv 同 QS-21 佐剂免疫小鼠,一段时间后,抽取小鼠外周血可获得 10 μg/ml 的
抗独特型抗体。对负载致死剂量的 38C13 同源肿瘤细胞系小鼠接种 38C13 scFv,阻止
了小鼠的死亡,疗效与天然 38C13 IgM-钥孔戚血蓝素偶联疫苗（native 38C13 IgM-
keyhole limpe hemocyanin conjugate vaccine）类似,证实 38C13 scFv 是一种快速、高效
和低成本的抗 NHL 疫苗[58]。在 38C13 scFv 的基础上,又开发出 38C13 同源基因疫
苗。在Ⅰ期临床试验中,16 例前期未接受处理且处于Ⅰ期和Ⅱ期的 B 细胞淋巴瘤患者
被随机分成 2 组。其中 1 组按照免疫治疗方案,每月注射 1 次疫苗,连续注射 6 个月。
另外 1 组有 8 例患者给予辅佐注射 GM-CSF。在临床试验过程中没有 1 例患者因为出
现疫苗的不良反应退出试验。免疫 2 次后对患者的体液免疫和细胞免疫进行监测,共
检测 16 例患者,11 例出现 T 细胞增殖（69%）,其中 6 例对患者的 scFv 是特异的
（38%）。从第 2 次免疫开始,连续 7 个月持续高的免疫细胞应答,44% 的患者符合抗独
特型抗体的标准,而且 GM-CSF 增强了疫苗的应答。Ⅰ期临床试验结果表明,烟草表
达的抗原具有很好的耐受性、安全性和免疫性。尽管肿瘤中的抗原糖基化复杂多样,但
是利用从植物中获得的滤泡性淋巴瘤患者的抗体免疫同一例患者,具有明显的免疫
应答[59]。

（3）宫颈癌疫苗。

HPV 感染是宫颈癌的主要危险因素。在全球女性肿瘤中,宫颈癌的死亡率排名第
四位。《2018 年全球癌症统计数据》显示,在中国宫颈癌的发病率位于女性肿瘤的第 6
位。迄今为止,共发现 120 种 HPV,其中 1/3 具有感染生殖器部位鳞状上皮细胞的能
力,15 种 HPV 具有高致癌风险。低风险 HPV 类型（如 HPV6、HPV11）导致低等级的
损伤,如尖锐湿疣和良性宫颈病变,高风险 HPV 类型（如 HPV16、HPV18）引发宫颈
癌。利用疫苗抵抗 HPV 成为预防和治疗宫颈癌的主流方式。目前,已有许多植物生产
的 HPV 疫苗被报道和鉴定,其中最常见的就是类似 HPV 的病毒颗粒在不同的植物系
统里表达。这些候选疫苗的免疫原性和免疫保护作用在小鼠体内能够起到激发体液免
疫、细胞免疫和抑制肿瘤的作用[60]。

目前已经成功获得稳定表达 HPV16 病毒类似颗粒的转基因西红柿。该病毒类似
颗粒 HPV16 E6 和 E7 蛋白的羧基端融合衣壳蛋白（L1）用于介导 T 细胞杀伤。利用植
物制备的病毒类似颗粒疫苗免疫小鼠,能够显著地诱导腹腔内体液免疫,与商品化的加

卫苗(Gardasil)疫苗诱发的抗体滴度类似。而且植物生产的病毒类似颗粒疫苗能够诱导 CD8$^+$ T 细胞应答,对接种表达 HPV16 E6、HPV16 E7 的 TC-1 肿瘤细胞(鼠源宫颈癌细胞)的小鼠起完全保护作用[61]。该疫苗能够减少 85% 的患宫颈癌风险,对已患宫颈癌的患者可以减少 57% 的肿瘤生长。弗氏佐剂同宫颈癌病毒类似颗粒共同使用,可以进一步增强免疫效果。

研究人员已建立可稳定表达 HPV16 L1 的转基因土豆植株[62]。与昆虫细胞制备的 HPV11 L1 病毒样颗粒(virus-like particle,VLP)疫苗相比,土豆生产的 HPV16 L1 当与佐剂 CpG DNA 或者霍乱毒素 B 亚基(cholera toxin B subunit,CTB)口服给药时,小鼠只能引发弱的体液免疫应答;然而,当再次皮下接种 HPV16 L1 病毒样颗粒疫苗时,能够引发强的体液免疫应答。另外,还有一些植物生产的疫苗已用于预防和治疗宫颈癌。例如,转基因烟草产生的 HPV16 L1 蛋白,当与来自大肠杆菌的不耐热肠毒素 B 亚基(heat-labile enterotoxin B subunit,LTB)佐剂和烟草产生的疫苗联合使用时能够使实验小鼠产生强的体液免疫应答,而且当同时使用植物 HPV16 L1 疫苗和 LTB 时,脾脏细胞的扩增速率、IFN-γ 和 IL-4 的水平都会增加。

将烟草中瞬时表达的 HPV16 E7 蛋白纯化后免疫接种 C3(含有 HPV16 E 和 L 基因的细胞系,常用于靶向 HPV16 L 蛋白研究的细胞模型)肿瘤小鼠,能够抑制肿瘤的生长速率。此外,天然的 HPV16 E7 蛋白或者 HPV16 E7GGG(E7 的突变形式)融合 LicKM(热纤梭菌 1,3-1,4-葡聚糖酶)蛋白可在植物中瞬时表达,纯化获得的抗原辅以佐剂 Quil A 能够诱导小鼠体液免疫。而且 LicKM-E7 和 LicKM-E7GGG 疫苗表现出对表达 E7 的 TC-1 肿瘤的 100% 抑制作用,而大肠杆菌表达的 HPV16 E7 和 HPV16 E7GGG 疫苗仅表现出 80% 和 60% 的保护作用。在注射疫苗前 3 天接种表达 HPV16 E7 的 TC-1 肿瘤细胞,评估疫苗的疗效,发现注射 LicKM-E7 或者 LicKM-E7GGG 疫苗达到预期疗效,即接种肿瘤的小鼠超过 10 周没有形成肿瘤[63]。

(4) 胃癌(幽门螺杆菌)疫苗。

幽门螺杆菌属于革兰氏阴性菌,能够在胃部繁殖。大约一半的人群感染幽门螺杆菌。感染幽门螺杆菌的患者不表现出任何症状,但是有患胃癌的风险。幽门螺杆菌已经出现抗生素耐药菌株。因此,抗胃癌的疫苗通常具有抗幽门螺杆菌的能力。脲酶在幽门螺杆菌中高表达,其对维持幽门螺杆菌的生存和感染是必需的,因此非常适合作为疫苗的靶点。幽门螺杆菌脲酶有 2 个亚基 UreA 和 UreB,其中 UreB 是免疫原性最强的靶点[64]。

Gu 等[65]在烟草和水稻中表达了幽门螺杆菌 ZJC02 的 UreB 基因,但因为抗原量不足,尚未获得激发免疫反应的结果。UreB 也可在胡萝卜中稳定表达,1 g 转基因胡萝卜根中含 25 μg UreB。以口服方式免疫小鼠,同时使用佐剂 CTB,可引发体液免疫应答产生 IgG 和 IgA。通过酶联免疫吸附试验(enzyme-linked immunosorbent assay,ELISA)检测血清中的抗体效价,结果显示口服转基因胡萝卜组免疫第 6 周和第 7 周可检测到抗 UreB 的抗体,口服非转基因胡萝卜组没有检测到抗 UreB 的抗体,这说明口服转 UreB 基因的胡萝卜疫苗有增强体液免疫的作用[66]。

幽门螺杆菌的铁依赖铁载体转运蛋白(iron-dependent siderophore transporter protein,TonB)被证明是最具免疫原性的,可能是有潜力的幽门螺杆菌候选疫苗抗原。不同片段 TonB 可在拟南芥中表达,包括全长序列的 TonB、删除 N 端跨膜螺旋的 TonB、删除 C 端内质网滞留信号的 TonB。以大肠杆菌表达的 TonB 作为对照,获得含抗体的血清用于检测转基因植株。异源蛋白的抗原性通过蛋白质印迹法检测。不同片段的 TonB 表达量并没有明显不同,在每克可溶性蛋白中大约含 500 μg[67]。另外,在烟草中表达幽门螺杆菌热休克蛋白 A,并给小鼠口服烟草表达的幽门螺杆菌热休克蛋白 A,辅以弗氏佐剂,也能够诱发体液免疫[68]。

(5) 结直肠癌疫苗。

在全世界范围内,结直肠癌是发病率较高的恶性肿瘤之一,特别是在发达国家。GA733 是结直肠癌细胞表面过表达的上皮细胞黏附分子(epithelial cell adhesion molecule,EpCAM),其胞外区域非常适合作为免疫治疗的靶点。Lu 等[69]在烟草中建立了稳定表达 GA733(38 谷氨酰胺～279 赖氨酸)的植株。研究人员先将 GA733 基因和 Fc 基因融合构建了 GA733-FcK 表达载体,该载体含有内质网滞留信号 KDEL 的编码序列。内质网滞留信号具有稳定蛋白质、防止细胞质中蛋白质降解的作用。GA733P-Fck 高度糖基化,因为抗原提呈细胞表面有糖原受体,有利于抗原的提呈进而可增强免疫应答。初次使用 GA733P-Fck 与弗氏完全佐剂(Freund's complete adjuvant,FCA)免疫 BALB/c 小鼠,第 14 天用弗氏不完全佐剂免疫,第 21 天不使用佐剂免疫。使用免疫荧光技术证实,用从植物获得的抗原免疫 BALB/c 小鼠所获得的血清能够与直肠癌细胞系反应。

研究人员采用 magnlCON 技术已使 GA733-2 抗原在烟草中瞬时表达[69],每 kg 新鲜叶片中含 10 mg GA733-2。初次使用弗氏完全佐剂免疫小鼠,第二次使用弗氏不完全佐剂,第三次不使用佐剂,在这一免疫治疗方案中 GA733-2 诱发了很强的体液免疫。使用 GA733-2 疫苗免疫小鼠,然后分离出含 GA733-2 抗体的血清,直接用含抗体的血清作用于 SW948 细胞。有趣的是,与阴性对照相比,GA733-2 抗原免疫后的小鼠血清使 SW948 细胞的生长速度明显慢于其他组。Verch 等[70]对植物和昆虫细胞表达的 GA733-2 进行了免疫保护作用的比较。他们将两种抗原均以 QS21 作为佐剂免疫 BALB/c 小鼠,第二次免疫时不使用佐剂。结果显示,两种抗原获得了类似的体液免疫应答:血清中诱发的 IgG 抗体能够与直肠癌细胞系 SW948 和乳腺癌细胞系 SK-BR3 发生反应;免疫血清表现出显著的补体依赖的细胞毒性。在细胞免疫应答过程中,用两种抗原以 10 μg/ml 的工作浓度刺激 T 细胞扩增,每隔 24 小时检测一次,共检测 4 天。结果显示,植物产生的抗原比昆虫细胞产生的抗原更易刺激 T 细胞的扩增,推测植物中存在一些增强免疫的复合物，通过调整合适的免疫剂量、免疫佐剂以及免疫流程可以增强体液免疫和细胞免疫。

（6）乳腺癌疫苗。

乳腺癌是女性常见的恶性肿瘤之一。早期筛查和蒽环类药物、紫杉醇类药物、靶向药物的应用可提高乳腺癌患者的生存率。然而，乳腺癌在全球女性恶性肿瘤死亡率中仍排在第 2 位。免疫治疗被认为是最有前景的治疗乳腺癌的方式。

有关植物制备的抗乳腺癌疫苗报道很少。MUC1 属于糖基化的跨膜蛋白，存在于一些管型腺体的表皮细胞表面，多种肿瘤细胞表面的 MUC1 过表达以及糖基化异常。变异的 MUC1 可以作为治疗的靶点。Pinkhasov 等[71]使用 MUC1 的一段肽串联重复编码序列与 LTB 基因融合，并通过 magnlCON 技术在烟草中表达 LTB-MUC1 蛋白。分别在第 0 天、第 7 天、第 14 天和第 35 天分 4 次免疫小鼠，血清学分析结果显示抗 LTB IgG 和抗 MUC1 IgG 第 2 次免疫后显示出免疫反应，并在第 35 天经 CpG ODN（100 lg）和 LTB-MUC1-6His 免疫后出现更强的反应。在外周血中检测抗 MUC1 IgG2a，结果显示使用佐剂组的 IgG2a 含量为 $1 \sim 3$ μg/ml，而对照组（PBS、单独 CpG、单独 LTB-MUC1）检测不到抗 MUC1 的 IgG2a，说明 CpG ODN 增强了 Th1 型免疫应答。

另外一种植物生产的肺癌疫苗是通过烟草制备的。Matic 等[72]用烟草表达大鼠 ErbB2 肿瘤抗原胞外的一部分。ErbB2 是一个分子量为 185 000 的跨膜蛋白，具有酪氨酸激酶的活性，在 $25\% \sim 30\%$ 的肺癌中有表达，早期已有文献报道该蛋白质是一个抗肿瘤免疫治疗的合适靶点。从农杆菌中获得重组 ErbB2（recombinant ErbB2，rErbB2）抗原并免疫小鼠，每次每只小鼠按 12 μg 进行免疫，相邻两次免疫之间间隔 2 周，第 3 次免疫 2 周后给小鼠接种致死剂量的 rErbB2+乳腺癌细胞 TUBO。在没有使用抗原免疫的小鼠中肿瘤一直生长，而使用植物抗原作为疫苗的小鼠出现肿瘤的数量只有对照组的 1/8，而且没有发生明显的自身免疫病。

Chotprakaikiat 等[73]使用 magnlCON 方法在烟草中表达人表皮生长因子受体 2（human epidermal growth factor receptor 2，HER2）的胞外部分和破伤风毒素 FrC 段的没有毒性部分。植物中的 ED44Her2（Her2 胞外结构域）和 FrC 纯化后连接在一起制备成抗原。使用明矾作为佐剂，用 ED44Her2 和等量的 ED44Her2-FrC 免疫小鼠。有趣的是，与标准的 DNA 疫苗（重组胞外结构域-跨膜结构域 DNA 疫苗）相比，植物制备的疫苗产生了更高的体液免疫。用曲妥珠单抗通过 ELISA 和流式细胞术检测疫苗产生的抗体，也出现类似的效果。从植物获得的抗原与 DNA 疫苗相同，在接种 TUBO 细胞（小鼠乳腺癌细胞株）的小鼠，可完全抑制 TUBO 细胞生长；而在接种 D2F2/E2（转染人 HER2 基因的乳腺癌细胞系）细胞的小鼠，ED44Her2 表现出 80% 的保护作用。rED44Her2 和 rED44Her2-FrC 治疗组小鼠的生存周期均延长 3 周。仅 ED44Her2-

FrC偶联复合物实现了较高的体液免疫应答,到实验终止(第70天)有80%的小鼠没有肿瘤,并且ED44Her2-FrC可诱导更多的T细胞分泌IL-2、IL-4和IFN-γ。

目前,全球有许多研究机构正在从事靶向肿瘤植物疫苗的研究。已有证据表明植物合成的抗原具有免疫治疗作用。尽管这个领域取得了突飞猛进的发展,但是依然有一些问题需要解决。① 植物疫苗可以有效地阻止肿瘤的发生和发展? ② 植物能够生产出肿瘤个性化疫苗? ③ 口服疫苗有可能预防和治疗肿瘤? ④ 植物可以生产出多靶向抗原表位疫苗? 研究人员已经在多个层面针对恶性肿瘤靶点进行疫苗开发,并且大多数是经非口服途径给药。疫苗的剂型和给药方式对疗效有重要影响,一方面影响安全性,另一方面影响患者的舒适性。当前注射剂型是最常用的抗肿瘤治疗方式,注射用的蛋白质需要纯化。尽管纯化蛋白质增加了成本,但是植物表达蛋白质成本较低,而且没有哺乳动物的病原菌,所以利用植物表达蛋白质制备疫苗是非常有潜力的[74]。

3) 抗独特型疫苗

位于抗体可变区内的抗原决定簇,可以诱发自体或异体产生抗抗体,即抗独特型抗体。抗独特型抗体的主要作用是:① 维持和调节免疫系统的稳定性;② 替代抗原制备肿瘤疫苗;③ 纯化受体及分析蛋白质结构。

抗独特型抗体可以分为以下类型:自我独特型(private idiotype,IdI)和交叉反应性独特型(cross-reactive idiotype,IdX)。IdI决定簇只存在于某一个个体并产生抗体,由抗体产生的抗体只能与自身反应,而不能与其他来源的抗体反应。IdI的主要功能是免疫调节。IdX决定簇可以存在于不同种属、不同个体并产生抗体。因此,某一个个体产生的抗独特型抗体可以和不同来源的带有该IdX决定簇的抗体反应。此外,根据抗独特型抗体的不同结构特点,又可以将抗独特型抗体分为四类:Ab2α、Ab2β、Ab2γ、Ab2ε。Ab2α可以识别Ab1上与骨架结构有关的独特型决定簇,Ab1与抗原的结合不受Ab2α与Ab1结合的影响,Ab2α属于半抗原非抑制性的Ab2。Ab2β可识别Ab1上与抗原互补的决定簇,抗原与Ab1的结合完全受Ab2β的影响。Ab2β具有抗原类似结构,因此能够模拟抗原产生相同的生物学效应。Ab2β具有以下特点:① 能诱导不同种属个体产生特异性免疫应答;② 能特异性地与不同类抗体产生Ab1反应;③ 能特异性地与不同种属个体产生Ab1反应;④ Ab2β与抗原存在竞争性抑制作用。由于具备以上特点,在几种类型抗独特性抗体中Ab2β的应用最为广泛。Ab2γ可以识别Ab1与抗原互补位相关的决定簇,能完全或部分抑制Ab1与抗原的结合,属于半抗原性Ab2。Ab2ε可以识别Ab1框架结构上的独特型决定位,同时也可以识别抗原表位。

抗独特型抗体疫苗主要有两大优势:首先,当肿瘤抗原的免疫原性较弱时,会导致免疫系统不成熟或处于抑制状态,而抗独特型抗体可以与强的免疫原载体偶联,形成T细胞依赖抗原,产生高效、特异的抗肿瘤免疫反应;其次,抗独特型抗体可以模拟抗原的结构,以具有相同抗原性的不同分子形式出现,消除抗原耐受状态。抗独特型抗体疫苗用于肿瘤主动免疫治疗除具有以上两个主要优势外,还有如下优点:不包含肿瘤抗原,也不含有病毒等传染性致癌性物质;不会出现自身免疫反应;不易出现发热或感染;可以模拟糖类抗原决定簇。

常规制备抗独特型抗体疫苗采用两步免疫法。首先,获得 Ab1,即使用肿瘤相关抗原免疫动物,产生和纯化 Ab1;其次,使用 Ab1 免疫动物,将 Ab1 免疫过的动物脾细胞和骨髓瘤细胞融合,并筛选阳性单克隆抗体 Ab2。随着生物技术的发展,目前也有使用基因工程手段制备抗独特型抗体疫苗,制备分泌 Ab2 单克隆抗体的杂交瘤细胞。具体方法是:先提取 RNA,扩增出抗抗体的重链可变区和轻链可变区基因,制备出嵌合抗体,或者直接使用可变区的多肽序列作为肿瘤疫苗。

Reinartz 等[75]为增强抗独特型抗体疫苗的作用,构建了 2 种与 IL-6 联合使用的模型:① 人 IgG 的 CH2/CH3 区域与 ACA125(鼠源抗 CA125 抗体的抗抗体)scFv 组成 chACA125,然后与 IL-6 混合注射小鼠;② 通过 IgG 的 CH2/CH3 区域将 ACA125 scFv 与人 IL-6 融合,构建成融合蛋白 chACA125-IL-6 并给小鼠注射。后续实验结果显示,采用方案②接种的小鼠产生 ACA125 抗原特异性的 Ab3 抗体滴度比用方案①及单独用 ACA125 免疫产生的 Ab3 滴度要高得多。通过将合适的细胞因子与抗独特型抗体采用基因工程的手段进行融合,可以加强抗独特型抗体疫苗的免疫效果。

DC 与抗独特型抗体联合使用可以产生更好的抗肿瘤效果。B 细胞淋巴瘤表达的肿瘤独特型(idiotype, Id)抗体可以作为主动免疫治疗的靶点。Timmerman 等[76]将滤泡性 B 细胞非霍奇金淋巴瘤患者自体来源肿瘤细胞提取的独特型免疫球蛋白或用分子生物学方法扩增的特异型蛋白质与 DC 混合,对 35 例患者进行了免疫治疗。研究结果初步显示这种疫苗的效果能够诱导出抗独特型抗体的 IgG 以及 T 细胞免疫应答,诱导出的 IgG 可以结合在肿瘤细胞表面并导致酪氨酸磷酸化,促使肿瘤消退。Saha 等[77]将抗 Her2/neu 的独特型抗体 6D12(小鼠 Her2/neu 特异性表位)与 DC 制备成疫苗,在小鼠身上诱导出抗 Her2/neu 的细胞免疫和体液免疫应答,注射疫苗后实验组维持 46 周 50%的小鼠无肿瘤,对照组维持 42 周 50%的小鼠无肿瘤。

4.4.2 肿瘤多肽疫苗

肿瘤多肽疫苗是指从肿瘤细胞表面洗脱的抗原多肽或从肿瘤细胞内获取的、免疫机体后能够提高机体抗肿瘤的体液免疫和细胞免疫的相关多肽。肿瘤多肽疫苗具有特异性强、安全性高等优点,具有广阔的市场前景。常见的多肽疫苗形式有:直接提取的多肽疫苗、氨基酸残基或序列修饰过的多肽疫苗、热休克蛋白-肽复合物疫苗、多价多肽疫苗等。

1) 肿瘤多肽疫苗的作用机制

肿瘤多肽疫苗诱发自身的体液免疫和细胞免疫,增强机体的抗肿瘤能力,抑制肿瘤的生长、扩散和复发。多肽进入体内后,能够被抗原提呈细胞捕获和呈递,诱发一系列免疫反应。① 抗原提呈细胞将未修饰的多肽呈递给 B 细胞,促进 B 细胞的活化,也可以直接呈递给 T 细胞,促进细胞毒性 T 细胞产生。② 抗原提呈细胞摄取多肽后进行加工处理,形成 MHC-抗原肽复合体,激活 Th 细胞分化成 Th1 细胞和 Th2 细胞,成熟的Th1 细胞分泌 IL-2 和 IFN-γ 等细胞因子,对 NK 细胞、细胞毒性 T 细胞、单核细胞、巨噬细胞和 B 细胞起到活化作用;Th2 细胞分泌 IL-4、IL-5、IL-6、IL-10、IL-13 等细胞因子,对体液免疫起辅助作用[78-80]。③ 抗原肽能够诱导抗原提呈细胞分泌 IL-12,而IL-12 能够促进 B 细胞分化成成熟的浆细胞,分泌相应的抗体,进行体液免疫。详细机制如图 4-2 所示。

2) 肿瘤多肽疫苗的研究进展

截至 2017 年 5 月,通过美国临床医学试验官方网站(https://www.clinicaltrials.gov)检索关键词"peptide""cancer"和"vaccine",发现有 474 项临床试验在对肿瘤多肽疫苗的有效性和安全性进行评估。除 16 项撤回、40 项暂停外,有 149 项完成 I 期临床试验,108 项完成 II 期临床试验,6 项(NCT01479244、NCT01989572、NCT00425360、NCT00094653、NCT00019682、NCT00090493)完成 III 期临床试验,1 项(NCT03051516)正在准备 IV 期临床试验。目前,已被美国 FDA 批准为预防性肿瘤多肽疫苗的药物有Cervarix、Gardasil 和 Gardasil 9。

2006 年和 2014 年,默克公司分别上市了 1 款治疗性宫颈癌疫苗 Gardasil 和Gardasil 9。Gardasil 属于 4 价疫苗,由 HPV6、HPV11、HPV16、HPV18 病毒样颗粒疫苗(virus-like particle vaccine, VLP)组成,以预防 16、18 型 HPV 引起的宫颈癌、外阴癌和阴道癌,6、11 型 HPV 引起的生殖器疣以及 6、11、16、18 型 HPV 引起的癌前病变或异常增生。Gardasil 9 属于 9 价疫苗,可预防 9 种 HPV 引发的肿瘤,由 HPV6、HPV11、HPV16、HPV18、HPV31、HPV33、HPV45、HPV52、HPV58 病毒样颗粒疫苗组成。该疫苗可用于预防由 HPV16、HPV18、HPV31、HPV33、HPV45、HPV52、HPV58 引起的宫颈癌、外阴癌和直肠癌,还可以预防由 HPV6、HPV11 引起的生殖器疣(如尖锐湿疣)。Gardasil 9 可以预防 90% 的宫颈癌、外阴癌、阴道癌和直肠癌。

2009 年 10 月,葛兰素史克公司的肿瘤多肽疫苗 Cervarix 上市。Cervarix 属于 2 价疫苗,由 HPV16 和 HPV18 病毒样颗粒疫苗组成,用于预防 HPV16、HPV18 型病毒造成的子宫颈癌与癌前病变。临床试验结果显示 Cervarix 对由 HPV16、HPV18 型病毒造成的宫颈上皮内瘤变 2 级(CIN2)及原位腺癌的预防效率为 93%。

HPV 基因组主要编码 6 种早期蛋白(E1、E2、E4、E5、E6、E7)和 2 种晚期蛋白(L1、L2)。在感染 HPV 的组织中,E6 和 E7 持续表达,对肿瘤形成有重要作用。因为 E6 和E7 属于外源基因,在正常组织中不表达,所以是治疗性 HPV 的理想靶点。目前已有HPV 相关肽类疫苗进入临床阶段。Lee 等[81]向宫颈癌患者体内注射 HPV16E7 肽类疫苗,体外 IFN-γ 酶联免疫斑点试验证实 E7 多肽疫苗可诱导机体产生细胞免疫应答,

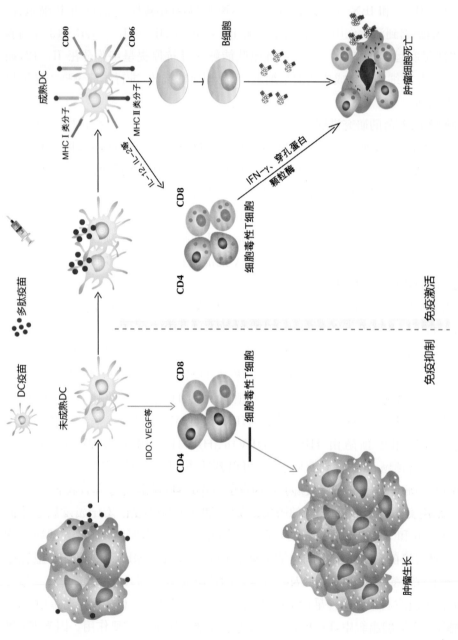

图 4-2 肿瘤多肽疫苗的作用机制

在免疫抑制状态,未成熟的 DC 通过分泌抑制性因子吲哚胺-2,3-双加氧酶(IDO)等机制抑制肿瘤免疫(左);治疗性 DC 或多肽疫苗通过促进 DC 成熟、B 细胞抗体分泌、细胞毒性 T 细胞增殖和杀伤等提高抗肿瘤免疫反应(右)

E7 的第 16～55 个氨基酸位点是重要的免疫原区域。

黑色素瘤多肽疫苗是最早进入Ⅰ期和Ⅱ期抗肿瘤临床试验的多肽疫苗,治疗组中 10%～30% 的患者受益[82]。Wong 团队[83]给 22 例Ⅲ期和Ⅳ期黑色素瘤术后患者注射 Melan-A/MART-127-35 多肽疫苗,结果延长了 10 例患者的生存期;同样,Rosenberg 采用黑色素瘤分化的 gp100 抗原在 IL-2 辅助条件下对 16 例黑色素瘤患者进行免疫, 其中 6 例患者的黑色素瘤缩小。

Textoris-Taube 等[84]将 gp100 第 210 位的苏氨酸替换成甲硫氨酸,制备成抗黑色素瘤的多肽疫苗。与 gp100 多肽疫苗相比较,突变的 gp100 多肽疫苗与 HLA-A2 的结合能力显著增强,增加了细胞免疫的特异性。IMA901 是第一个治疗肾细胞癌的肿瘤疫苗,由磷脂酶 A2(phospholipase A2,PLA2)、载脂蛋白 L1(apolipoprotein L1,APOL1)、细胞周期蛋白 D1(cyclin D1,CCND1)、鸟苷酸环化酶 1 可溶性亚基 α3(guanylate cyclase 1 soluble subunit α3,GUCY1A3)、prune 同源蛋白 2(PRUNE2)、肝细胞生长因子(MET)、MUC1、G 蛋白信号通路调节蛋白 5(regulator of G-protein signaling 5,RGS5)、基质金属蛋白酶 7(matrix metalloproteinase 7,MMP 7)、HBV 等 10 种肾细胞癌相关多肽组成。Ⅰ期和Ⅱ期临床试验共招募了 96 例主要组织相容性复合体为 HLA-A* 02^+ 的肾细胞癌患者。Ⅰ期临床试验结果显示,接受 IMA901 后,27 例患者中 20 例患者的肿瘤得到了很好的控制,Treg 细胞数量减少,$CD4^+FOXP3^+/CD45^+$ 淋巴细胞含量大约占 4%。Ⅱ期临床试验结果显示,接受 IMA901 治疗前先接受环磷酰胺治疗,能够有效减少 Treg 细胞的数量,延长了患者的中位生存期,实验组为 23.5 个月,对照组为 14.8 个月[85]。但Ⅲ期临床试验采用 IMA901 联合舒尼替尼进行治疗,并没有有效改善总生存期[86]。

2017 年 7 月,Wu 和 Sahin 两个团队同时宣布,针对肿瘤突变制定的个性化疫苗在黑色素瘤Ⅰ期临床试验中取得巨大成功。Wu 等[32]先对患者肿瘤细胞和健康细胞的 DNA 进行测序,鉴定肿瘤特异突变,确定相关异常蛋白,然后采用一种算法分析和预测与 MHC 结合能力高的异常蛋白,并合成相关多肽作为疫苗。Wu 等的团队找到 20 多种异常蛋白。Sahin 等[87]采用类似方法找到 10 多种抗原。两个团队开发的疫苗均可激发患者体内 $CD8^+T$ 细胞和 $CD4^+T$ 细胞的强烈应答。Wu 等团队的临床试验结果显示,6 例黑色素瘤患者接种疫苗后,4 例肿瘤完全消失,且 32 个月无复发,另外 2 例肿瘤仍然存在,但是辅助 PD1 抗体治疗后肿瘤也完全消失。Sahin 团队的临床试验结果显示,在接种疫苗的患者中,8 例肿瘤完全消失,23 例无复发,其余 5 例由于接种疫苗时肿瘤已经扩散,有 2 例出现肿瘤缩小,其中 1 例接受辅助 PD1 抗体治疗后肿瘤完全消退。

3) 肿瘤多肽疫苗研发的瓶颈问题及解决方案

肿瘤多肽疫苗通过激活特异性细胞毒性 T 细胞增殖提高特异性免疫,但是由于多肽分子量小、抗原表位单一、极易降解,往往只能诱发较弱的免疫效应,达不到预防和治疗肿瘤的目的。目前提高多肽免疫原性的方法有：联合佐剂，联合 DC，构建多表位肽、融合肽和对肽进行修饰。

免疫佐剂自身不具备直接抗肿瘤的作用，属于非特异性免疫增强剂，可以在体内产生类似病原体的信号，激发免疫系统，刺激免疫细胞的增殖、分化与成熟。肽与佐剂联合使用，可起到减缓肽被蛋白酶降解以及缓慢释放的作用。

单一的抗原肽表位简单，优点是诱发的免疫反应特异性强；缺点是因为肽分子量小、不稳定、在体内容易降解、免疫原性弱，不能有效地激发细胞免疫和体液免疫。Tam 实验室在 1988 年提出"多聚抗原肽"的概念，以赖氨酸为核心，将 4 条或 8 条抗原表位相同的肽偶联在一起，形成较大的分子聚合物。由该聚合肽诱发的免疫效应，其特异性与单肽相同，而且由于没有采用传统的使用载体偶联蛋白的方式，聚合抗原的构象与单肽类似，产生的抗体滴度、亲和力更高。

单表位的肿瘤多肽受 MHC 限制，应用范围狭窄，只对特定 MHC 表型的患者有用。使用全长抗原或多表位抗原作为疫苗，因可结合的 MHC 表位丰富，大大拓宽了使用范围。DC 负载全长抗原或多表位多肽后，经过加工处理，提呈在 DC 表面，同时可产生多种特异性的细胞毒性 T 细胞，相关的实验结果显示杀伤效果明显高于单表位多肽诱导的细胞毒性 T 细胞。

肽主要以吞噬的方式进入抗原提呈细胞。近几十年，为促进肽进入抗原提呈细胞，在肽上加上一段穿膜肽序列。穿膜肽对细胞膜和核膜具有很强的穿透性，以非吞噬的方式通过生物膜，而且不会损坏细胞膜。将抗肿瘤肽与穿膜肽融合后，可以被 DC 快速地加工处理，增强体内特异性细胞免疫。

4.5 肿瘤基因疫苗

基因疫苗也称为核酸疫苗，是将携带肿瘤特异性抗原或肿瘤相关抗原编码基因的真核表达载体导入机体细胞内进行表达，从而诱发针对该抗原的免疫应答，达到预防和治疗肿瘤的目的。基因疫苗接种后抗原肽基因在宿主细胞内表达，大多数抗原肽被分泌到细胞外由抗原提呈细胞俘获处理，被 T 细胞识别诱发特异性细胞免疫应答，被 B 细胞识别则诱发抗体反应；少部分胞内表达的蛋白质与 MHC I 类分子或 MHC II 类分子直接结合进行抗原提呈。基因疫苗可同时诱发细胞免疫和体液免疫，对肿瘤的防治更为有效。根据导入的基因状态不同，基因疫苗可分为裸基因疫苗、病毒载体基因疫苗和细菌载体基因疫苗等。

4.5.1 裸基因肿瘤疫苗

裸基因肿瘤疫苗是将肿瘤抗原表达单元直接导入体内表达从而诱发免疫应答，达到防治肿瘤的目的。注射是最方便的导入方式,可直接注射到机体的不同部位,如肌肉、静脉、腹腔、皮内或者皮下。脂质体具有易与细胞膜融合的特点,被广泛用于体外的基因转染。采用脂质体包裹基因疫苗可显著提高基因的转移效率和表达水平。纳米磁小体也可用于基因疫苗的包裹,通过影响体内磁小体外膜的降解方式可控制基因释放的速度,还可利用外加磁场将其导向需要基因表达的部位。天然存在的细胞穿膜肽是一类带正电荷、长短不一的多肽,富含精氨酸、赖氨酸等碱性氨基酸残基,二级结构为α-螺旋,它能携带大分子物质进入细胞,其穿膜过程不依赖经典的胞吞作用。根据其特点,化学合成的穿膜肽 Pep-1、MPG 穿透力更强、效率更高,在基因治疗中显示出很好的应用价值。基因枪法属于非注射免疫法的一种,采用金或钨微粒为载体携带基因疫苗,以压缩气体冲击波为动力进行轰击,可将基因直接定位到细胞质中,效率更高。此外,表皮划痕、黏膜免疫以及电穿孔法也可用于基因疫苗的免疫。根据编码基因的化学性质,将裸基因肿瘤疫苗分为 DNA 肿瘤疫苗和 RNA 肿瘤疫苗两大类:

1) DNA 肿瘤疫苗

DNA 肿瘤疫苗的原理是利用基因工程技术将编码肿瘤抗原的 DNA 片段重组到真核表达载体上,经体内接种后表达出相应的抗原蛋白,进而诱导机体产生特异性免疫应答。

用 DNA 肿瘤疫苗接种机体后,DNA 肿瘤疫苗可被附近的组织细胞、抗原提呈细胞或其他炎性细胞摄取。肌细胞、上皮细胞和黏膜细胞摄取 DNA 分子的能力较强,是常用的接种部位。组织细胞摄取的质粒 DNA 可进入细胞核内转录为 mRNA,mRNA 进入细胞质中被翻译成蛋白质抗原分子。蛋白质抗原可分泌到细胞外、结合到细胞膜上或局限于细胞质内。释放到组织间隙的蛋白质抗原通过胞饮或吞噬作用方式被抗原提呈细胞捕获,然后将抗原肽呈递给 T 细胞,激发免疫反应。抗原提呈细胞也可以直接摄取 DNA 肿瘤疫苗,表达蛋白质抗原并呈递给 T 细胞,引起免疫应答。此外,在引发免疫应答后,细胞毒性 T 细胞可以识别注射部位表达外源抗原基因的正常组织细胞并将其杀伤,导致细胞溶解并释放胞内抗原,使抗原提呈细胞可以从注射部位直接获取抗原,诱发免疫反应。这样 DNA 疫苗通过 MHC Ⅰ类分子途径和 MHC Ⅱ类分子途径既能激发 T 细胞诱导产生特异性细胞免疫,又能激活 B 细胞诱发特异性体液免疫。

DNA 肿瘤疫苗的免疫效果取决于肿瘤抗原的特异性、表达载体的选择、免疫佐剂的使用、接种的途径和剂量、机体自身的状况等多个方面因素,其中最重要的就是载体和肿瘤抗原的选择。载体的特征决定了蛋白质抗原的表达效果,一个理想的载体至少应包含一个利于在大肠杆菌中高拷贝扩增的复制起始点、一个在真核细胞中高效驱动转录的强启动子如 CMV 启动子、转录终止子和 poly(A)加尾信号,为提高表达效率还可以加入一些调控元件如内含子、Kozak 序列等。目前用于构建 DNA 肿瘤疫苗的成分主要是肿瘤特异性抗原或肿瘤相关抗原、抗体可变区或独特型抗体、细胞因子及共刺激因子等。肿瘤特异性抗原无疑是最好的靶标,可以诱发强烈的特异性细胞免疫和体液免疫。

细胞因子和共刺激因子更多起到免疫佐剂的作用。IL-12 能够诱导 CD4$^+$ Th 细胞产生高水平的 IFN-γ,被认为是介导 Th1 免疫应答的首要决定因素。实验证实 IL-12 基因疫苗治疗低负荷恶性淋巴瘤有显著效果,接受 IL-12 基因疫苗治疗的恶性淋巴瘤小鼠 50% 可长期无瘤生存,且可抵抗大剂量野生型肿瘤的攻击,成瘤时间延迟,小鼠总体成活时间延长,且出现肿瘤体积减小等现象,而对照组则全部成瘤而死亡[88]。

次级淋巴组织趋化因子(secondary lymphoid tissue chemokine,SLC)是一种 α 趋化因子,主要存在于脾脏、淋巴结、派尔集合淋巴结等外周次级淋巴组织中,具有较强的趋化作用,促进树突状细胞、T 细胞以及 NK 细胞向外周淋巴组织或器官等初始免疫应答发生部位聚集,参与淋巴细胞的归巢,对于肿瘤免疫具有重要意义。张叔人等[89]将 HPV16 E7 抗原编码基因与 SLC 和 Fc 融合构建的 pSLC-E7-Fc 基因疫苗,在动物实验中可诱发非常强的 E7 抗原特异性淋巴细胞增殖和细胞毒性 T 细胞免疫应答,预防接种组的小鼠全部抵抗随后的 TC-1 肿瘤细胞的攻击,在攻击 60 天后该组小鼠 100% 无肿瘤生成,而对照组小鼠在攻击后 30 天内全部生成了肿瘤。这种抗瘤增强作用仅限于 pSLC-E7-Fc 融合形式,而 pSLC、pE7、pFc 的混合物没有增强作用。这种保护作用可以持续较长时间,对 TC-1 肿瘤细胞的再次攻击尚有一定保护效果。在荷瘤小鼠模型中,治疗性接种 pSLC-E7-Fc 的 48 天观察期内有 72% 的小鼠发生肿瘤完全消退,在 pE7 对照组中 72% 的小鼠出现肿瘤持续增长,而其他对照组小鼠则 100% 出现肿瘤持续增长。在 TC-1 细胞肺转移肿瘤模型中,pSLC-E7-Fc 接种小鼠出现的肿瘤结节数量显著少于对照组。

GM-CSF 对于增强细胞毒性 T 细胞、NK 细胞活性和募集抗原提呈细胞具有重要作用,是促进细胞毒性 T 细胞免疫应答的最佳细胞因子,是最为常用的佐剂分子。此外 IL-1、IL-4、IL-6、IL-15、IL-18 等也可以作为基因肿瘤疫苗的佐剂。在细胞免疫应答过程中,T 细胞需要接受双信号共同刺激才能激活,即 T 细胞表面的 TCR 识别抗原提呈细胞表面的 MHC-抗原肽复合体产生第一信号;抗原提呈细胞表面的黏附分子与 T 细胞表面的相应配体结合产生诱导 T 细胞激活的协同刺激信号,即第二信号。若无协同刺激分子提供的第二信号,T 细胞将不能激活,成为无反应性 T 细胞。B7 和 CD28 是研究较多的膜分子,两者结合发挥协同刺激作用,促进细胞毒性 T 细胞的杀伤效应。其他如可溶性淋巴细胞活化基因 3(lymphocyte activation gene 3,LAG-3)、诱导性共刺激分子(inducible co-stimulatory molecule,ICOS)等也有很好的佐剂作用。

DNA 疫苗与传统疫苗相比具有很多优势,包括:① 成分明确,避免了传统疫苗的致病风险;② 在机体内长时间持续表达抗原,能诱导细胞和体液双重免疫;③ 用细菌扩增制备,成本低,易于量产;④ 基因操作简单,可构建融合表达或共表达载体,便于制备多价核酸疫苗；⑤ DNA 理化性质稳定，便于储存运输；⑥ 可以制成标记性疫苗用于临床诊断监测；⑦ 可用于带母体抗体的婴幼儿或幼龄动物；⑧ 本身不具有过敏性，接种途径多样。

DNA 肿瘤疫苗能够诱导机体产生细胞和体液双重免疫应答，这对肿瘤的防治非常有意义，因此科学家们开展了大量的实验研究以期将 DNA 肿瘤疫苗尽早应用于肿瘤的临床治疗。前列腺癌细胞表达一些相对特异的肿瘤相关抗原如前列腺特异性抗原 (prostate specific antigen，PSA)、前列腺酸性磷酸酶 (prostatic acid phosphatase，PAP)、前列腺干细胞抗原 (prostate stem cell antigen，PSCA) 及前列腺特异性膜抗原 (prostate-specific membrane antigen，PSMA) 等，能够激活特异性抗肿瘤免疫反应，病程进展相对缓慢，且前列腺不是生命必需器官，适合免疫治疗，因而前列腺癌成为最常用的疾病模型。1998 年，Mincheff 等[90]首次开展了 PMSA DNA 疫苗联合编码 CD86 或 GM-CSF 佐剂疫苗的 I/II 期临床试验，用以评价爬坡试验中的剂量安全性。临床试验结果显示机体产生了抗原特异性免疫应答，86% 患者的血清中可检测到 PSMA 特异性抗体，无急性或长期不良反应发生。

PSA 是一个常用的靶点蛋白。研究人员用 pVax-hPSA 质粒 DNA 疫苗在激素难治性前列腺癌患者中开展了 I 期临床试验，按高、中、低 3 个剂量并用重组的 GM-CSF 和 IL-2 作为免疫佐剂共同注射，结果证实该疫苗能够在患者体内诱导产生 PSA 特异的细胞免疫反应，包括 CD4[+] T 细胞免疫反应和 CD8[+] T 细胞免疫反应，高剂量组有少量患者检测到低水平的抗 PSA IgG，中、低剂量组检测不到特异抗体应答。接种疫苗免疫后患者血液中 IL-4 和 IL-6 水平增高，而 IL-10 水平没有增高，在高剂量组 IFN-γ 大幅升高[91]。

猕猴的 PSA 与人的 PSA 同源性达 89%，也可作为人用的肿瘤相关抗原。在前列腺癌患者中开展皮内电穿孔转染含猕猴 PSA 编码基因的重组表达质粒 pVAXrcPSAv53[+]用于确定剂量的 I/II 期临床试验 (NCT00859729)，结果表明该质粒安全性好，受试者仅发生短暂发热和 (或) 腹泻，无全身不良反应，少数出现红斑等 1 级皮肤反应，与剂量没有对应关系。研究中，仅在一位接受最高剂量疫苗的患者中观察到有抗人 PSA 抗体明显增加。在疫苗治疗的 21 例患者中有 11 例对自体 PSA 抗原产生特异性分泌 IFN-γ 的 T 细胞增殖反应。这些患者在接种疫苗之前没有接受放疗或抗雄激素治疗[92]。

前列腺癌患者的血清中 PAP 浓度增高，发生骨转移患者的血清中 PAP 浓度显著升高，PAP 成为前列腺癌免疫治疗的又一靶标。用编码人 PAP 的 DNA 疫苗 (pTVG-HP) 合并 GM-CSF 免疫佐剂共同免疫大鼠，结果显示实验组大鼠均可产生显著的 PAP 特异性 CD4[+] T 细胞免疫反应和 CD8[+] T 细胞免疫反应，其中 Th1 细胞占优势，并可诱导 IFN-γ 的分泌，无明显不良反应发生。此疫苗已用于治疗前列腺癌患者的 I 期临床试验(NCT00582140)。在 22 例受试者中,3 例(14%)患者可以检测到 PAP 特异性的分泌 IFN-γ 的 CD8$^+$ T 细胞反应,9 例(41%)患者可以检测到特异性 CD4$^+$ T 细胞和 CD8$^+$ T 细胞增殖,但是没有检测到抗 PAP 的抗体反应,没有观察到明显的不良反应。在非转移性前列腺癌患者中对比 pTVG-HP/GM-CSF 和 GM-CSF 的 Ⅱ 期临床试验(NCT01341652)也已开展。

黑色素瘤是一种死亡率很高的皮肤恶性肿瘤,传统药物的治疗效果很难尽如人意,近年来抗体药物免疫疗法展示出一定的效果,开发更好的免疫疗法也倍受重视。Vical 公司设计了一种肿瘤疫苗 Allovectin-7,它是将人 HLA-B7 和黑猩猩 β2 微球蛋白的编码 DNA 序列组装成一个功能性 MHC Ⅰ 类分子复合物的质粒,再用阳离子脂质体包裹,直接瘤内注射以提高 DNA 摄入量。HLA-B7 仅在少数人群中有表达,表达 HLA-B7 者在美国人群中占比不到 20%,在瘤体内表达 HLA-B7 同种异体抗原可诱发免疫排斥反应。肿瘤细胞常常通过下调 MHC Ⅰ 类分子的表达逃避机体的免疫识别和免疫应答,β2 微球蛋白作为 MHC Ⅰ 类分子的组分之一,发生基因突变是导致其表达下调的一个因素。因此,将 HLA-B7 与 β2 微球蛋白融合表达成有功能的 MHC Ⅰ 类分子复合物更便于 HLA-B7 的呈递,诱发免疫应答并杀伤肿瘤细胞。Stopeck 等[93] 在对转移性黑色素瘤患者开展的 Ⅰ 期临床试验结果显示 Allovectin-7 疫苗安全性良好,50% 的患者(7 例)出现免疫应答反应,表现为放射或物理检查注射部位结节减小 25% 以上,1 例患者完全缓解,经治患者活检组织中 93% 含有 HLA-B7 质粒 DNA、mRNA 或蛋白质;Ⅱ 期临床试验结果显示,瘤体内注射该疫苗安全性良好,52 例患者中 18% 出现疾病好转,其中完全应答 1 例、部分应答 3 例、轻微应答 5 例。有记录的总缓解率为 4%,9 例患者(18%)的疾病稳定期达到 11 周以上,6 例患者从第一次注射算起生存期长达 25.1~39.4 个月。在复发转移性黑色素瘤患者的 Ⅲ 期临床试验中,研究人员评估和比较了单独使用 Allovectin-7 或单独使用化疗药物(氮烯唑胺,DTIC;替莫唑胺,TMZ)的安全性和疗效。Allovectin-7 能通过与 MHC Ⅰ 类分子结合特异性识别转移性黑色素瘤病灶,通过肿瘤组织活检可以检测到细胞毒性 T 细胞的浸润,该疫苗表现出良好的局部和全身免疫反应,并且具有良好的安全性,与一线化疗药物相比具有明显的临床治疗优势[94]。该疫苗在治疗头颈部鳞状细胞癌的 Ⅰ 期临床试验中(NCT00050388)安全性良好,9 例患者中有 4 例出现部分反应,表现为肿瘤缩小。1 例患者在治疗后存活超过 17 个月,没有临床症状,仅有肿瘤组织学特征。对治疗有效的 2 例患者进行活检标本分析,结果证实有 HLA-B7 的表达[95]。

SQSTM1 又称为 p62,是一个与泛素结合的多功能蛋白质,它通过与肿瘤坏死因子受体相关因子 6(TNF receptor-associated factor 6,TRAF6)相互作用,介导核转录因子 κB 的活化来传递上游信号,还参与 Ras、Raf、MAPK 等多个信号转导途径的调节,促进肿瘤的增殖和转移。在绝大多数肿瘤(黑色素瘤、肺癌、胰腺癌、结直肠癌)中都发现 p62

高表达,而这对于正常细胞不是必需的,因此 p62 可作为肿瘤治疗的一个靶蛋白。人们开发的 DNA 疫苗 Elenagen,是编码 p62 的质粒,经肌肉注射后大量表达的 p62 蛋白可被抗原提呈细胞俘获,诱发特异免疫应答。该疫苗在荷瘤鼠模型和犬肿瘤模型中均显示出良好的安全性和抗肿瘤效果。在晚期实体瘤患者中开展的多中心 I/IIa 期临床试验评价了其安全性和临床效果,瘤种包括乳腺癌、卵巢癌、肺癌、肾细胞癌和黑色素瘤。15 例患者接受剂量爬坡试验,12 例患者接受单剂量治疗,其中 10 例乳腺癌和卵巢癌患者在用疫苗治疗进展后接受了常规化疗。结果显示,该疫苗的不良反应为 1 级,无严重不良反应和心脏毒性发生,自身免疫性(双链 DNA 抗体)在正常水平;44%患者的疾病稳定期至少为 8 周,其中 15%患者的疾病稳定期超过 24 周,最长达到 32 周;Elenagen 用药后接受常规化疗的乳腺癌和卵巢癌患者疾病稳定期增加 12～28 周。可见 Elenagen 在临床试验中具有良好的安全性和抗肿瘤效果,特别是它恢复了肿瘤对化疗的敏感性[96]。

目前上市的裸 DNA 肿瘤疫苗只有兽医用的 Oncept,它是一种编码人酪氨酸激酶的 DNA 疫苗,获批用于犬黑色素瘤的治疗。人用裸 DNA 肿瘤疫苗尚没有上市产品,但有很多品种已进入临床试验阶段,有些已显现出非常好的安全性和治疗效果,相信在不久的将来 DNA 肿瘤疫苗就会上市。

2)mRNA 肿瘤疫苗

mRNA 肿瘤疫苗是指用编码肿瘤抗原的 mRNA 直接接种宿主诱发免疫应答的一类基因疫苗。它是以含有靶蛋白编码序列开放阅读框的质粒载体或 cDNA 为模板,采用体外无细胞转录体系合成 mRNA,并在其 5′端加上帽子结构和非翻译区,在 3′端加上poly(A)尾巴,这些附加结构可以大大增加 mRNA 的稳定性。mRNA 肿瘤疫苗在接种后进入机体细胞质介导抗原蛋白的表达,诱发机体产生免疫应答。同时,mRNA 本身也具有免疫佐剂作用,通过与 Toll 样受体(Toll-like receptor,TLR)7、8、3 的相互作用以及其他信号转导途径,刺激多种细胞分泌 TNF-α、IFN-α 等细胞因子,增强免疫效果。

由于 RNA 酶的广泛存在,mRNA 的稳定性成为限制其应用的重要因素。科学家们为此进行了大量的试验研究,发现使用其他基因的帽子结构,如加帽酶和 2-氧-甲基转移酶的帽子 0 和帽子 1 能显著增强 mRNA 的稳定性[97];处于开放阅读框上、下游的非翻译区虽然不编码蛋白质,但对转录产物的稳定性具有重要作用,不同来源也存在差异。β 珠蛋白基因的非翻译区稳定效果较好。mRNA 自身的核苷酸序列对稳定性也有影响。德国 CureVac 疫苗公司在不改变蛋白质氨基酸序列的情况下对 mRNA 进行改造,去除了部分核酸酶识别序列,从而使 mRNA 的稳定性提高上万倍[98]。近年来,利用化学修饰的核苷酸,体外合成 mRNA 以提高稳定性也频见报道。Kormann 等使用不同化学修饰的核苷酸体外合成 mRNA,发现用假尿苷化学修饰合成的 mRNA 注射小鼠能显著地增强 mRNA 的转译效率,自身免疫原性也显著降低[99];使用 10%的 5-甲基胞苷、10%的 2-硫尿苷化学修饰体外合成的转录因子 FOXP3 mRNA,在 A549 细胞中稳定性显著增强,靶蛋白表达水平也随之提高[100]。

mRNA 疫苗接种简单,最简便的方式就是注射。基因枪的应用还不普遍,目前仅限于动物实验中。单纯的 mRNA 接种易降解、不稳定,常影响免疫效果,而加入一些载体物质包裹可以增加 mRNA 的稳定性,促进机体细胞的摄入,利于 mRNA 免疫效果的持续稳定。文献报道,阳离子脂质体、DEAE-右旋糖苷、多聚赖氨酸、树突状聚合物等各种物质都可用于 mRNA 的传递[101]。带正电的脂质体与核酸带负电的磷酸基团形成复合物,容易被细胞内吞而提高基因转移效率。DEAE-右旋糖苷同阳离子脂质体一样带有正电荷,与核酸带负电的磷酸骨架相互作用形成的复合物可被细胞内吞,对细胞有一定的毒副作用。多聚赖氨酸由 25～30 个赖氨酸残基聚合而成,具有抑菌谱广、安全性高、热稳定性好、水溶性强等特点,常用作食品添加剂,它与二氧化硅颗粒通过静电结合形成纳米颗粒,用于基因转移更加简便有效。树突状聚合物是一种人工合成的新型纳米材料,经过适当的设计其内部可形成空腔,便于携带其他分子,其在基因转移中已逐渐显现出优势。近年广泛使用的 TransIT-mRNA 细胞毒性小、无明显的促细胞凋亡作用,给小鼠肌肉注射 TransIT-mRNA 包裹的 mRNA 可显著提高蛋白质的表达[102]。使用聚乙二醇-多聚氨基酸共聚物纳米胶束包裹的 mRNA 还可以进入中枢神经系统[103]。以 EDOPC/DOPE/DSPE-PEG 包裹的多聚 β-氨基酯 mRNA 复合物疫苗,具有天然的免疫佐剂作用,可刺激树突状细胞表达 INF-β 和 IL-12,增强其抗原提呈能力,在治疗肺癌小鼠模型中引起肿瘤结节缩小[104]。上述用于 mRNA 传递的所有技术和材料的进一步发展无疑将极大推动其在疾病防治中的试验研究和实际应用。

mRNA 疫苗用于肿瘤防治的效果在动物实验和临床研究中已得到验证。直接注射脂质体包裹人工合成的人黑色素瘤相关抗原 gp100 的 mRNA 到小鼠的脾脏,诱导机体产生了靶向特异性的抗体及细胞毒性 T 细胞的免疫应答[105];而使用含有前列腺肿瘤特异抗原 mRNA 和具有增强免疫刺激作用的 TLR7 配基蛋白 mRNA 的双组分混合物疫苗免疫小鼠,诱发的免疫应答迅速强烈,表现出持续的抗肿瘤活性[106]。使用重组 MS2 VLP 包裹的 mRNA 静脉注射接种 C57BL/6 小鼠,诱发了强烈的体液和细胞免疫应答,在最后一次接种后的 30 天后仍能检测到特异抗体的存在,对前列腺肿瘤细胞攻击表现出很好的保护作用,成功地延缓了肿瘤细胞的增长[107]。

德国 CureVac 公司是一家专门从事 mRNA 药物开发的公司,在 mRNA 疫苗研究上处于领先地位,有多个品种开展了临床研究。CV9201 是一种含有 5 种非小细胞肺癌细胞中特异表达或过度表达的肿瘤抗原 mRNA 的混合制剂,包括 MAGE-C1、MAGE-C2、肿瘤-睾丸抗原(NY-ESO-1)、存活蛋白(survivin)和肿瘤胚胎蛋白 5T4 等。在 Ⅲb/Ⅳ期非小细胞肺癌患者($n=46$)中开展了 Ⅰ/Ⅱa 期临床试验(NCT00923312)并已完成,结果显示该疫苗在 65% 的患者体内产生了抗原特异性免疫应答。CV9202 疫苗含有 6 种编码非小细胞肺癌相关抗原的 mRNA,包括 NY-ESO-1(CTAG1B)、MAGE-

C1(CT7)、MAGE-C2 (CT10/HCA587)、BIRC5 (存活蛋白/API4)、TPBG (5T4/5 T4-AG/M6P1)和 MUC1 (PEM)。研究人员开展了 CV9202 联合局部化疗治疗Ⅳ期非小细胞肺癌($n＝26$)的Ⅰb 期临床试验(NCT01915524)[108]，目前已经终止。CV9103 是 CureVac 公司研发的针对前列腺癌的 mRNA 疫苗制剂，包含编码 PSA、PSCA、PSMA 和 6 次跨膜前列腺上皮抗原 1(six-transmembrane epithelial antigen of the prostate 1，STEAP1)的 4 种 mRNA，在激素难治性前列腺癌患者中开展了Ⅰ/Ⅱ期临床试验(NCT00906243，NCT00831467)，已经完成。数据显示该疫苗制剂安全性高，耐受度好，不良反应大多是轻至中度，出现最多的是注射部位红斑(61％)和注射处反应(48％)。可诱导产生 $CD4^+$ T 细胞应答和 $CD8^+$ T 细胞应答，大剂量组免疫应答率达 76％。对于 36 例肿瘤转移患者，卡普兰-迈耶法计算得到的中位总生存期为 31.4 个月[109]。CV9104 是 CV9103 的升级品种，在其中又添加了编码 STEAP1 和 MUC1 的 mRNA，在高、中度风险非转移性前列腺癌患者中开展了Ⅰ/Ⅱ期临床试验(NCT01817738，NCT02140138)。试验结果表明，这种具有自身免疫佐剂作用的前列腺癌疫苗可以诱发固有免疫应答和继发免疫反应，且具有免疫记忆效应。

Biontech 药业也是一家开发 RNA 药物的公司，开发的 RNA 疫苗包括靶向 NY-ESO-1、MAGE-A3、酪氨酸酶和肿瘤抗原 44(cancer-testis antigen，CT44)等的 mRNA。该公司在晚期黑色素瘤患者中开展了 RBL001/RBL002 疫苗淋巴结内注射剂量爬坡安全性评估的Ⅰ期临床试验(NCT01684241)，目前已经完成，结果未见报道。Lipo-MERIT 是个四价疫苗，由 RBL001.1、RBL002.2、RBL003.1 和 RBL004.1 构成。在黑色素瘤患者中开展的静脉注射 Lipo-MERIT 安全性评价的Ⅰ期临床试验(NCT02410733)也在进行中。

mRNA 疫苗与 DNA 疫苗相比具有得天独厚的优势，包括：操作简便，模板容易制备获取，体外合成修饰技术成熟，生产成本低，具有产业化优势；具有较高的安全性，不包含病毒基因序列及各种顺式调控元件；存在于细胞质中，不进入细胞核内，没有插入宿主基因组致癌的风险；易于被宿主细胞摄取，无须往返穿过核膜；表达效率高，对不具有分裂能力的细胞同样有效；自身具有免疫佐剂作用，更容易诱发有效的免疫应答。目前，mRNA 疫苗已经成为药物研发的一个热点。

4.5.2　病毒载体基因疫苗

近年来，随着在细胞生物学和分子生物学方面研究的深入以及转基因技术的不断进步，肿瘤基因治疗在临床实践中发挥了重要的作用。目前应用于肿瘤基因治疗的载体分为病毒载体和非病毒载体两大类。由于病毒基因组结构简单，分子背景比较清楚，易于改造和操作，感染效率高，有较高的靶细胞特异性，可持续、有规律地表达外源基因，具有稳定且安全的优势，病毒载体已广泛应用于肿瘤基因疫苗的临床研究中。下面重点介绍腺病毒、逆转录病毒、痘苗病毒、单纯疱疹病毒、甲病毒作载体,表达外源肿瘤特异性抗原或肿瘤相关抗原基因疫苗的临床研究现状。

1) 腺病毒载体基因疫苗

以腺病毒为载体的肿瘤基因治疗疫苗是改善肿瘤的免疫治疗效果和提高靶向性的一个重要手段,在肿瘤疫苗研究方面得到了广泛的应用。腺病毒载体可携带各种抗原基因导入细胞表达,能刺激机体产生很强的体液免疫或细胞免疫;还可将多种细胞因子、共刺激分子、趋化因子共同导入,或联合佐剂治疗,可特异性、高效地提高肿瘤免疫治疗的效果。

(1) 腺病毒载体概述。

腺病毒(adenovirus,AdV)是一种双链 DNA 病毒,病毒粒子直径为 70～90 nm,分子量为 5 000～120 000,编码 10 个结构蛋白。腺病毒 DNA 两端各有约 100 bp 的末端反向重复序列(inverted terminal repeat,ITR),ITR 与末端蛋白(terminal protein)相结合,与基因组复制及早期基因的转录有关[110]。末端蛋白与细胞核基质发生相互作用,可启动基因组的转录。基因转录区域分为早期转录区和晚期转录区,前者有 E1、E2、E3 和 E4 共 4 个转录单位;后者有 1 个转录单位,由主要晚期启动子(major late promoter,MLP)调控。E1 区是病毒复制的必需区;E2 区提供病毒 DNA 的复制机器,并引起晚期基因的转录和病毒复制。

根据腺病毒载体能否复制,可将其分为复制型和复制缺陷型两种。第 1 代腺病毒载体有 E1 区缺失或者 E1、E3 区同时缺失,能容纳最长达 8.1 kb 的外源基因,用于疫苗研究的腺病毒载体大多为这种类型。第 2 代腺病毒载体是在第 1 代腺病毒载体的基础上,进一步缺失 E2 或 E4 区的基因,需要在相应互补细胞系中增殖,最经典的互补细胞是 293 细胞。第 3 代腺病毒载体去掉了腺病毒的所有编码序列,只保留了与复制相关的顺式作用元件,如 ITR 和包装信号(见图 4-3)。

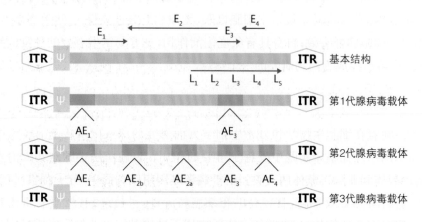

图 4-3　腺病毒载体结构示意图

（2）腺病毒载体基因疫苗的研究及临床进展。

重组腺病毒载体疫苗作为治疗性疫苗主要是针对恶性肿瘤的，目前已有大量的临床研究。例如，用腺病毒载体携带 *HER2/neu* 基因转染 CD34$^+$ 树突状细胞用于乳腺癌的治疗（Ⅰ期临床试验，NCT00197522）；携带 *AFP* 基因的腺病毒载体用于治疗肝癌（Ⅰ、Ⅱ期临床试验，NCT00093548）；表达疱疹病毒胸苷激酶基因的腺病毒载体（AdV-TK）联合放射治疗用于治疗恶性胶质瘤、多形性胶质母细胞瘤和间变性星形细胞瘤（Ⅱa 期临床试验，NCT00589875）；用腺病毒载体携带 *p53* 基因转染到自体树突状细胞联合化疗药物治疗肺癌（Ⅰ、Ⅱ期临床试验，NCT00049218）；表达 IL-2 的腺病毒载体用于治疗神经母细胞瘤（Ⅰ期临床试验，NCT00048386）；手术后联合应用伐昔洛韦和 AdV-TK 治疗胰腺癌（Ⅰ期临床试验，NCT00638612）；腺病毒载体携带的艾滋病疫苗临床研究（Ⅰ期临床试验，NCT00270218 和 NCT00091416）；复制缺陷型腺病毒载体表达癌胚抗原[Ad5(E1-，E2b-)-CEA(6D)]用于治疗结肠癌、肺癌和乳腺癌（Ⅰ、Ⅱ期临床试验，NCT01147965）。

Zhang 等[111]在小鼠治疗模型中，用靶向 MUC1 和存活蛋白的联合 DNA 疫苗首次免疫小鼠后，采用重组腺病毒（recombinant adenovirus，rAd）载体表达 MUC1 和存活蛋白疫苗进行加强免疫。结果显示，联合免疫所引起的细胞毒性 T 细胞反应活性是单独使用 DNA 疫苗的近 2 倍。Morse 等[112]利用经改造的腺病毒 5 型[Ad5(E1-，E2b-)]载体表达癌胚抗原（carcinoembryonic antigen，CEA），具有多种同源免疫反应，可诱导 CEA 特异性细胞介导免疫应答。在Ⅰ/Ⅱ期临床试验中，25 例接受治疗的患者中，除 4 例疾病有进展外，其余大部分接种了 3 次 Ad5(E1-，E2b-)-CEA(6D)，无剂量限制性毒性和严重的不良反应。尽管大多数患者（61.3%）预先存在 Ad5 中和抗体，仍可观察到患者表现出良好的生存率，12 个月存活率为 48%。在肿瘤患者中，Ad5(E1-，E2b-)-CEA 产生显著的细胞介导的免疫反应。

2）痘苗病毒载体基因疫苗

痘苗病毒（vaccinia virus，VV）是迄今发现的最大、最复杂的病毒之一。作为基因工程载体人们已经对痘苗病毒进行了深入的研究，尤其在外源基因表达研究和疫苗开发等方面痘苗病毒已得到非常广泛的应用。

（1）痘苗病毒概述。

痘苗病毒是痘病毒家族成员，是迄今为止结构最为复杂的一类 DNA 病毒。基因组的两端向内有 10 kb 的反向重复序列，呈反向互补。其中含 70～125 bp 的重复，此重复序列为痘苗病毒复制所必需，因其中 20 bp 重复序列变异较大，即便为同一毒株其结构也可能不尽相同。痘苗病毒基因组中央区为保守区，主要编码晚期蛋白，少数编码早期蛋白；两侧为可变区，主要编码非必需的早期蛋白。痘苗病毒增殖在哺乳动物细胞的细胞质中进行，并且在 20 h 内即可完成一个复制周期。痘苗病毒基因组中约 1/3 的基因，不是其自身复制所必需的，但痘苗病毒的很多非必需区基因在体内增殖是必需的。利用重组痘苗病毒表达外源基因时，可将外源基因插入痘苗病毒非必需区基因中。因此，目前为止，人们常在重组痘苗病毒的胸苷激酶（thymidine kinase，TK）基因和血凝素（hemagglutinin，HA）基因中插入外源基因进行表达[113]。

（2）痘苗病毒载体基因疫苗的研究及临床进展。

痘苗病毒作为基因治疗载体具有宿主范围广、安全性好、可插入外源基因较大、可产生有效的免疫应答等优势。痘苗病毒作为基因表达载体介导外源基因的表达已经成为治疗恶性肿瘤的主要方法。目前，痘苗病毒用于恶性肿瘤治疗的原理主要包括：作为基因表达载体通过某种作用机制达到抑制肿瘤增殖的作用；作为具有高度复制潜能的疫苗通过裂解细胞效应杀死肿瘤；通过激发细胞免疫实现抗肿瘤的作用。

由于免疫原性高，早期痘苗病毒并没有在肿瘤的基因治疗中得到广泛的应用。重组痘苗病毒可有效地将外源抗原引入体内，支持其在临床免疫治疗中的应用[114]。另外，Mukherjee 等[115]的研究也表明无论患者体内是否有相关抗体存在，痘苗病毒载体疫苗都能够侵染肿瘤细胞并在肿瘤细胞内复制携带的 *p53* 基因，因此研究人员成功构建了重组痘苗病毒（recombinant vaccinia virus，rVV）载体基因疫苗 rVV-p53[116]，并在进展期结直肠癌患者中开展了 I 期临床试验。17 例进展期结直肠癌患者接种rVVCEA 疫苗共 44 次，仅在第一次接种后出现轻微的局部和全身反应，无并发症和死亡病例出现。其他临床试验包括：痘苗病毒为载体的表达 PSA 的基因疫苗治疗前列腺癌（II 期临床试验，NCT00003871）；表达酪氨酸酶抗原的痘苗病毒载体联合低/高剂量IL-2 治疗皮肤黑色素瘤（II 期临床试验，NCT00019734）；以鸡痘病毒为载体表达 PSA、以重组牛痘病毒为载体表达 PSA、以重组牛痘病毒为载体表达 B7H1 的疫苗联合使用或不使用多西他赛药物治疗转移性前列腺癌（II 期临床试验，NCT00045227）；重组鸡痘病毒载体基因疫苗用于治疗在放射治疗或冷冻治疗或去除雄激素后有临床进展的局部治疗没有确定的患者（I 期临床试验，NCT00096551）。

Kaufman 等[117]报道了对 10 例晚期胰腺癌患者进行的 I 期临床试验。疫苗接种方案包括表达 CEA、MUC1 以及 3 种共刺激分子 B7.1、ICAM-1 和淋巴细胞功能相关抗原（lymphocyte function-associated antigen，LFA）3 的牛痘病毒载体基因疫苗（PANVAC-V）与表达相同抗原和共刺激分子的禽痘病毒载体基因疫苗（PANVAC-F）两种。患者使用 PANVAC-V 进行首次接种免疫，使用 pPANVAC-F 进行三次增强疫苗接种，并在每次接种后将 GM-CSF 作为局部佐剂连续接种 3 天。对无进行性疾病的患者每月进行加强免疫，最多接种 12 个月。在疫苗接种前、接种期间和接种后收集外周血进行免疫分析。最常见的与治疗相关的不良事件是轻微的注射部位反应。在 10例患者中均能观察到针对痘病毒的特异性抗体反应。8 例可评估的患者中 5 例（62.5%）出现抗原特异性 T 细胞反应。中位生存期为 6.3 个月。产生抗 CEA 和（或）MUC1 特异性免疫反应的患者与未产生抗 CEA 和（或）MUC1 特异性免疫反应的患者相比总体存活率显著提高(15.1 个月与 3.9 个月,$P=0.002$)。

痘苗病毒载体介导的乙型肝炎表面抗原在黑猩猩体内能够诱导特异性保护性免疫反应,之后重组的痘苗病毒载体在兽医领域中得到了很大的发展。由于人类先天受其感染以及冗长和严格的申报流程,重组痘苗载体很少进入临床试验阶段。对于肿瘤治疗,重组痘苗病毒载体既具有佐剂效应又能刺激强有力的细胞免疫反应,将在肿瘤基因治疗中得到越来越广泛的应用[118]。

3) 疱疹病毒载体基因疫苗

疱疹病毒(herpes virus)是双链 DNA 病毒,有 120 多个成员。根据理化性质不同,疱疹病毒分为 α、β 和 γ 三个亚科。单纯疱疹病毒、水痘-带状疱疹病毒属于 α 疱疹病毒亚科,增殖速度快,能引起细胞病变。巨细胞病毒属于 β 疱疹病毒亚科,生长周期长,感染细胞形成巨细胞。EB 病毒属于 γ 疱疹病毒亚科,主要感染淋巴样细胞,可引起淋巴增生。疱疹病毒感染的宿主范围广泛,可感染人类和其他脊椎动物。单纯疱疹病毒(herpes simplex virus,HSV)是肿瘤生物治疗中常用的疱疹病毒载体,因其容量大、宿主范围广、具有嗜神经性、可操作性强等特点成为近年来研究的热点。下面主要以人类单纯疱疹病毒载体肿瘤疫苗为例,阐述其基本机制及研究进展。

(1) 单纯疱疹病毒载体概述。

单纯疱疹病毒是首个用于治疗肿瘤的病毒载体。该病毒基因组易于操作,并可携带外源性基因。单纯疱疹病毒为双链 DNA 病毒,根据其抗原性的不同可分为 I 型和 II 型。单纯疱疹病毒的 DNA 含有 2 个特定序列:长独特序列(unique long,UL)和短独特序列(unique short,US),两个序列被末端重复序列分隔。单纯疱疹病毒基因改造包括使感染细胞蛋白(infected cell protein,ICP)ICP6 基因失活和删除 γ-34.5 基因编码的蛋白质。ICP6 失活可以使单纯疱疹病毒快速分裂细胞并复制。γ-34.5 蛋白是主要的神经毒性因子,删除该基因可使单纯疱疹病毒的毒性大大降低。磷酸化 eIF-2 可以阻断宿主合成病毒复制所需的蛋白质、γ-34.5 编码的 ICP34.5 蛋白,使病毒复制不受此限制。ICP34.5 表达可以使 eIF-2 去磷酸化,从而解除蛋白质合成抑制状态。Ras/MEK 途径通常在肿瘤细胞是激活的,该途径的激活使缺失 γ-34.5 基因的单纯疱疹病毒可以特异性感染肿瘤细胞。经过基因改造的单纯疱疹病毒具有高度的选择性和安全性,可以特异杀灭肿瘤细胞,而对正常组织无毒性。

(2) 单纯疱疹病毒载体基因疫苗的研究及临床进展。

单纯疱疹病毒作为肿瘤疫苗的病毒载体因具有容量大、宿主范围广、嗜神经性、不整合入细胞基因组和复制周期短的优势,已用于肿瘤基因治疗中;其不足之处在于单纯疱疹病毒具有高免疫原性,在体内不能持续表达目的基因。随着分子生物学技术的不断发展,通过基因改造等手段,有可能使单纯疱疹病毒载体具有更好的实际应用。

美国第一个用于临床试验的单纯疱疹病毒是 G207[119,120],删除了 γ-34.5 基因并插入了 LacZ 基因,保持了胸苷激酶基因的完整性,可激活宿主免疫系统的抗肿瘤特性。这种抗肿瘤特性与增加细胞毒性 T 细胞活性有关。G47 是在 G207 的基础上再删除 α-47 基因而制备的,目的是增加病毒的复制能力。另外,α-47 基因的突变使其在感染细胞中可高表达 MHC Ⅰ 类分子,进而增加肿瘤抗原的呈递和抗肿瘤免疫水平[121]。FusOn-H2 由 HSV-2 为载体的表达绿色荧光蛋白基因代替了位于 *ICP10* 基因位置的丝氨酸/苏氨酸蛋白激酶衍生而来。FusOn-H2 具有选择性感染 Ras 途径激活的肿瘤细胞并诱导其凋亡的特性。Higashi 等[122]构建了携带自杀基因 *TK* 的单纯疱疹病毒载体 HSV-TK。HSV-TK 表达 IL-18 的重组质粒,并采用人端粒酶逆转录酶(human telomerase reverse transcriptase,hTERT)加强免疫反应。将 HSV-TK 转染到小鼠结肠癌细胞后,收集细胞接种同源 BALB/c 小鼠,可产生大量 IL-18 和 HSV-TK。通过免疫组织化学方法检测接种部位可见大量的 CD8$^+$ T 细胞、CD4$^+$ T 细胞和单核细胞,说明该方案诱导了抗肿瘤的特异性免疫。

4)甲病毒载体基因疫苗

目前,有关以甲病毒作为载体的研究越来越受到国内外关注,甲病毒载体正在用于疫苗研究、基因治疗以及分子生物学研究等领域。甲病毒载体可以用来表达肿瘤抗原或者抗肿瘤蛋白,通过增强抗原的表达,激发细胞凋亡机制来杀死肿瘤细胞,在抗肿瘤治疗研究中具有很大的潜力。

(1)甲病毒载体概述。

甲病毒(alphavirus)属于披膜病毒科(Togaviridae),包括辛德毕斯病毒(Sindbis virus,SINV)、塞姆利基森林病毒(Semliki forest virus,SFV)、委内瑞拉马脑炎病毒(Venezuelan equine encephalitis virus,VEEV)、基孔肯亚病毒(Chikungunya virus,CHIKV)等,是一类有包膜的单股正链 RNA 病毒。基因组 5′端 2/3 的序列编码非结构蛋白(nsP1-4);3′端 1/3 的序列编码结构蛋白 C、P62(为 E2 和 E3 的前体)和 E1。在甲病毒中具有高度保守性的起始转录的最小序列在亚基因组 RNA 起始上游的 19 个核苷酸(nucleotide,nt)和下游的 5 nt,可大大提高亚基因组 RNA 的转录水平。甲病毒载体主要分为复制型载体、复制缺陷型载体和 DNA/RNA 载体三种。复制完全型载体,本质上是重组后的病毒,转染宿主细胞后能产生子代病毒颗粒,能够自我复制。通过对该病毒载体序列中的适当位置进行特异性突变、基因敲除可改造成不同的载体。复制缺陷型载体,经共转染入宿主细胞并完成包装之后能形成病毒颗粒,不能自我复制但能感染宿主细胞,具有对宿主细胞的广泛嗜性并可进行短暂高效的转基因表达。由于复制缺陷型载体缺乏 RNA 包装信号,在宿主细胞内组装后的子代病毒不能自我复制,导致重组的病毒颗粒表现为复制缺陷的特征,这种复制缺陷型载体又称为自杀性载体。

(2)甲病毒载体基因疫苗的研究及临床进展。

甲病毒载体的 3 种类型 SINV、SFV、VEEV 都具有独特优势,在分子机制、抗肿瘤研究和治疗许多病毒性疾病方面得到了广泛的应用,但甲病毒载体也存在不足,需要进一步开发可控型、靶向治疗效果好的甲病毒载体,使其在临床应用中更好地发挥作用。甲病毒载体可表达 TSA 或者 TAA、GM-CSF、IL-12、IL-18 等。甲病毒载体具有如下特点:① 抗原表达水平高,持续时间长;② 免疫原性强;③ 在细胞质中表达抗原可模拟病毒的自然感染;④ 可诱导产生 I 型 IFN;⑤ 安全性好;⑥ 宿主范围广,可广泛作为基因肿瘤疫苗的载体。甲病毒作为载体在肿瘤疫苗中的应用如表 4-4 所示[123]。

表 4-4 靶向肿瘤的甲病毒载体疫苗的开发

肿 瘤	基 因	载 体	实验动物(或临床试验)	效 应
脑癌	IL-2	SFV/病毒颗粒	小鼠	免疫原性
	内皮抑制蛋白	SFV/病毒颗粒	小鼠	阻断肿瘤生长
	LacZ	SFV/病毒颗粒	小鼠	预防肿瘤
	gp100、IL-18	SINV/DNA	小鼠	预防肿瘤
	HER2/neu	SINV/DNA	小鼠	预防肿瘤
	HER2/neu	SINV/DNA	小鼠	预防肿瘤
	HER2/neu	SFV/病毒颗粒	小鼠	肿瘤消退
	Neu		大鼠	抗肿瘤免疫
	Neu	VEEV/病毒颗粒	小鼠	肿瘤退化
宫颈癌	HPVE6-E7		小鼠	预防肿瘤
	HPVE6-E7	SFV/病毒颗粒	小鼠	肿瘤退化
	HPV-CRT	SINV/病毒颗粒	小鼠	预防肿瘤
	HPVE7	VEEV/病毒颗粒	小鼠	预防肿瘤
	HPVE6E7+IL-12	SFV/病毒颗粒	小鼠	抗肿瘤活性
	HPVE7-VP22	SINV/病毒颗粒	小鼠	CD8[+] T 细胞反应
结肠癌	SFV	SFV/病毒颗粒	小鼠	抗肿瘤作用
内皮癌	VEGFR-2	SFV/病毒颗粒	小鼠	抗体反应
胶质瘤	B16,203	SFV/病毒颗粒	小鼠	预防肿瘤
肾细胞癌	IL-12	SFV/包膜病毒颗粒	人 I 期	5 倍的 IL-12 表达
黑色素瘤	MDA/trp-2	VEEV/病毒颗粒	小鼠	治疗作用
	IL-12	SFV/病毒颗粒	小鼠	肿瘤杀伤
	IL-12	SFV/包膜病毒颗粒	人 I 期	5 倍的 IL-12 表达
	MUC18/MCAM	SINV/DNA	小鼠	预防肿瘤
转移瘤	CEA	VEEV/病毒颗粒	人 I 期	产生 CEA 抗体,延长生存期
	PSMA	VEEV/病毒颗粒	人 I 期	产生 PSMA 抗体

（续表）

肿　瘤	基　因	载　体	实验动物（或临床试验）	效　应
前列腺癌	PSMA	VEEV/病毒颗粒	小鼠	肿瘤反应
	STEAP	VEEV/DNA	小鼠	抗肿瘤应答
	PSCA	VEEV/病毒颗粒	小鼠	预防肿瘤
肿瘤	β-半乳糖苷酶	SFV/RNA	小鼠	预防肿瘤
	IL-12	SFV/病毒颗粒	小鼠	预防肿瘤
肿瘤抗原	MHC Ⅱ类分子	SFV/病毒颗粒-DNA	小鼠	产生免疫原性
	P815	SFV/病毒颗粒	小鼠	产生细胞毒性 T 细胞反应,预防肿瘤
	Trp-1	SINV/DNA	小鼠	抗肿瘤活性

注：CEA,癌胚抗原；HPV,人乳头瘤病毒；IL,白细胞介素；MCAM,黑色素瘤细胞黏附分子；MDA,黑色素瘤分化抗原；MHC,主要组织相容性复合体；PSCA,前列腺干细胞抗原；PSMA,前列腺特异性膜抗原；SFV,塞姆利基森林病毒；SINV,辛德毕斯病毒；VEEV,委内瑞拉马脑炎病毒；STEAP,前列腺 6 次跨膜上皮抗原

5) 逆转录病毒载体基因疫苗

目前,用逆转录病毒载体进行肿瘤基因治疗临床试验发现,该病毒载体不易诱发宿主的免疫反应,在宿主中可长时间表达外源基因,并且能携带的外源基因片段大,在细胞免疫治疗中具有较好的应用前景。最为常用的逆转录病毒科(Retrovirdae)载体主要包括逆转录病毒(retrovirus,RV)、慢病毒(lentivirus,LV)、泡沫病毒(foamy virus,FV)等,下面主要阐述逆转录病毒载体在肿瘤疫苗中的应用。

(1) 逆转录病毒载体概述。

逆转录病毒是一种有包膜、含反转录酶的正链 RNA 病毒,基因组长 10 kb。该病毒为球形,有核衣壳,呈 20 面体立体对称结构,病毒核心为两条相同单股正链 RNA(+ssRNA),由 5′端部分碱基互补成二倍体。该病毒含有序列和功能相似的 gag、pol、env 三个结构基因(排列顺序为 5′-gag-pol-env-3′)和多个调节基因。gag 基因编码病毒的核心蛋白,pol 基因编码逆转录酶和整合酶,env 基因编码病毒的外膜蛋白。逆转录病毒通过 env 蛋白和细胞表面受体相互作用侵入宿主细胞。在宿主细胞的细胞质中,病毒基因组 RNA 在逆转录酶的催化下充当逆转录模板合成 cDNA,在整合酶催化下整合到宿主基因组形成前病毒。前病毒成为宿主基因组的一部分,参与宿主基因组 DNA 的复制。

(2) 逆转录病毒载体基因疫苗的研究及临床进展。

逆转录病毒只感染分裂期细胞,因为它只有在核膜破裂期间才能进入细胞核并将前体复合物整合到细胞基因组中。在某些处于快速增生期的肿瘤细胞中,逆转录病毒

介导的基因转移还具有一定特异性,即可专门抑制或杀伤增殖期肿瘤细胞而不影响终末分化期正常细胞,因此其可直接应用于体内实验。例如,当正常胶质细胞和神经元处于终末分化的静止期,逆转录病毒介导的脑部转染主要作用于脑肿瘤细胞。科学家利用此特点使逆转录病毒携带自杀基因治疗神经胶质瘤,在动物体内实验取得较好的治疗效果,但在临床试验中结果还不能令人满意[124]。

Tocagen 公司的 Toca 511(NCT02576665)是一种逆转录病毒载体,可将胞嘧啶脱氨酶的基因选择性地递送入肿瘤细胞,表达胞嘧啶脱氨酶基因的肿瘤细胞将 5-氟胞嘧啶(5-FC)转化成抗癌药物 5-氟尿嘧啶(5-FU),进而介导肿瘤细胞凋亡,并增强机体对肿瘤的免疫应答。Toca511 与 TocaFC 联合疗法在 2015 年开展了 II 期和 III 期临床试验。临床中期报告显示,经联合治疗后,恶性胶质瘤患者的中期存活率达到 13.8 个月,优于 7 个月的中期存活率历史基准点,表现出较好的临床疗效。

6) 溶瘤病毒

目前,许多病毒可通过分子生物学手段改造成具有溶瘤活性的复制型病毒即溶瘤病毒,包括腺病毒、逆转录病毒、单纯疱疹病毒、痘苗病毒和麻疹病毒等。溶瘤病毒本身或者经过改造后能很好地靶向恶性肿瘤细胞并在其内复制,最终裂解、杀伤肿瘤细胞。肿瘤细胞裂解的同时释放子代病毒进一步感染周围的肿瘤细胞。此过程释放的 TAA 进一步启动机体抗肿瘤免疫应答。溶瘤病毒作为载体还可以携带治疗性基因(如 GM-CSF、TNF-α、药物前体转化酶、IL-12、FGFR2-IIIb、OVA66、Trp-1 基因等),诱导特异性抗肿瘤免疫反应。

2004 年,重组人 p53 腺病毒注射液(今又生)在我国获批上市,成为全球首个获批准上市的基因治疗药物。2005 年,国家食品药品监督管理局(现国家药品监督管理局)首次批准溶瘤腺病毒产品 H101(安柯瑞)为基因治疗药物,该药物是以 E1B 55k 基因缺失的腺病毒为载体的基因治疗药物,与化疗药物联用治疗晚期顽固性鼻咽癌使有效率与单纯化疗相比得到大幅度提高[125]。

JX-594 是美国生物治疗公司 Jennerex 采用灭活胸苷激酶基因的牛痘病毒载体表达 GM-CSF 和 lac-Z 的一种溶瘤病毒。Mastrangelo 等[126]直接采用 JX-594 治疗 7 例手术治疗无效的皮肤黑色素瘤患者,结果除仅在高剂量的时候出现一些流感样症状和局部的炎症反应以及偶尔有一些脓疮外,5 例患者有治疗效果,1 例病情得到改善。T-Vec 是经修饰的单纯疱疹病毒 1 携带 GM-CSF 基因的溶瘤病毒,用于晚期黑色素瘤的治疗。进行 III 期临床试验后,对 436 例患者进行随机分组和数据回归(DRR)分析,T-Vec 治疗组持续有效反应率(16.3%;95%CI:12.1%~16.3%)显著高于对照组 GM-CSF(2.1%;95%CI:0~4.5%),比值比(odds ratio)为 8.9($P<0.001$)。T-Vec 治疗组的中位总生存期为 23.3 个月(95%CI:19.5~29.6 个月),GM-CSF 组的中位生存期为 18.9 个月(95%CI:16.0~23.7 个月)。T-Vec 治疗最常见的不良反应是疲劳、

发冷和发热。只有 1 例接受 T-Vec 治疗的患者出现 3 或 4 级不良反应伴蜂窝织炎（2.1%），没有发生致命的治疗相关不良反应[127]。已获美国 FDA 批准用于肿瘤治疗的溶瘤病毒免疫治疗制剂，在肿瘤治疗临床应用中联合放疗或化疗还可以产生协同杀伤作用[128]。

目前，更多的溶瘤腺病毒或携带抗癌基因的溶瘤腺病毒产品正在进行临床前和临床试验，其中包括 ONYX-015、SG500、ZD55-TRAIL 和 ZD55-IL。研究人员利用缺失 E1B 基因的 Ad2/5（2 型与 5 型杂合病毒）杂合溶瘤腺病毒 ONYX-015，开展了复发和顽固性头颈部肿瘤Ⅱ期临床试验。经多次瘤内注射 ONYX-015 后，患者仅出现了轻至中度的发热，注射部位有轻度疼痛，出现一过性的病毒血症，一个疗程后瘤体比较明显地消退。美国 FDA 已经批准对 ONYX-015 的Ⅲ期临床试验。

病毒载体在肿瘤基因治疗中的应用越来越广泛。用于肿瘤基因治疗的病毒载体较多，均有各自的优缺点（见表 4-5）。其中，嗜宿主范围广可能不利于对全身进行基因治疗，但通过降低载体剂量、靶向合适的细胞，可降低这种风险。病毒载体基因组被识别与提呈对于外源基因的表达效率很重要。另外，多数载体系统不能整合。导入外源基因的长期表达并在染色体外持续存在，同样是基因治疗的一种潜在危险。因此，选择合适的病毒载体并对其进行修饰改造使其能够高效持续表达外源基因，同时，如何降低其免疫原性以提高安全性，对于肿瘤基因治疗是至关重要的。

表 4-5　常用病毒载体的特点

载体名称	宿主范围	免疫原性	载体容量	是否整合	外源基因表达	病毒滴度
腺病毒载体	嗜上皮细胞；宿主范围广；感染多种分裂或不分裂的细胞	高	7～10 kb	否	不能持续表达	10^{13} 病毒颗粒数/ml
单纯疱疹病毒载体	嗜神经性；宿主范围广；感染分裂细胞和非分裂细胞	高	25～30 kb	否	不能持续表达	—
痘苗病毒载体	宿主范围广；可感染所有类型的哺乳动物细胞，不受细胞表面相关受体的限制	高	25 kb	否	持续表达	$>10^9$ pfu/ml
逆转录病毒载体	只感染分裂细胞	低	8 kb	是	稳定表达	$10^6～10^7$ pfu/ml
甲病毒载体	嗜神经性；能感染多种细胞	低	2～5 kb	否	持续表达	—

4.5.3 细菌载体基因疫苗

细菌载体基因疫苗是将病原体的保护性抗原或表位插入细菌基因组或质粒进行表达而获得的重组细菌。20 世纪 90 年代,人们以细菌为载体成功地将真核表达质粒投递到肿瘤细胞内。进一步研究发现,梭状芽孢杆菌、减毒单核细胞增多性李斯特杆菌、志贺菌、耶尔森菌、侵袭性大肠杆菌均可作为肿瘤药物投递系统。目前作为载体用于细菌活载体基因疫苗的细菌主要有沙门菌、乳酸菌、李斯特菌等。

1) 细菌载体概述

沙门菌(Salmonella)是一种胞内侵袭性革兰阴性兼性厌氧菌,能诱导机体产生促炎性细胞因子来增强机体的固有免疫应答,减毒后的沙门菌依然保持侵入巨噬细胞和树突状细胞的能力。因此,减毒沙门菌是良好的细菌活疫苗载体。重组沙门菌疫苗能够有效刺激机体的全身免疫和局部黏膜免疫,并且可以采用口服或滴鼻等非注射的方式进行免疫,是一种理想的药物投递系统。沙门菌载体具有以下优势:① 可以靶向多种肿瘤组织,在缺氧的肿瘤内部生存,而在正常组织中较少,安全性较好;② 可以表达自杀基因如 HSV-TK。

乳酸菌(lactic acid bacteria,LAB)作为载体用来表达外源蛋白原核表达系统,在保证机体安全的前提下,能够发挥持续且高效的免疫力,已经越来越受到关注。乳酸菌活载体疫苗具有以下优势:① 安全性高;② 具有良好的生理活性,能够调节机体的免疫水平和提高抗原的免疫原性;③ 是一种良好的佐剂。

李斯特菌(Listeria monocytogenes,LM)是一种革兰阳性小杆菌,弱毒化的李斯特菌作为载体表达外源抗原即得到李斯特菌活载体疫苗。李斯特菌通过肠道进入宿主体内后,可在脾脏抗原提呈细胞(如巨噬细胞)的细胞质中发现大量活跃增殖的细菌存在。在抗原提呈细胞的细胞质中,李斯特菌抗原以内源性的 MHC Ⅰ类分子途径加工并被呈递给 CD8$^+$ T 细胞,之后经 MHC Ⅰ类分子途径提呈,诱导机体产生相应的免疫保护反应。

2) 细菌载体基因疫苗的研究及临床进展

Xu 等[129]利用沙门菌毒力岛(Salmonella pathogenicity island,SPI)SPI2 及其Ⅲ型分泌系统作为投递系统,在原位将 TAA 送入抗原提呈细胞的细胞内。在疫苗设计上,研究人员系统比较了鼠伤寒沙门菌 SPI2 候选基因、模型抗原和密码子优化的人肿瘤相关抗原存活蛋白,都可以呈递给 CD8$^+$ T 细胞。治疗性疫苗接种试验显示,CD8$^+$ T 细胞在肿瘤的浸润增加,CD8$^+$ T 细胞和 Treg 细胞的比率逆转,该疫苗在 CT26 结肠癌模型中表现出较强的抗肿瘤活性。肿瘤增殖性蛋白表达治疗(tumor amplified protein expression therapy,TAPET)是利用减毒沙门菌株作为细菌载体或运载工具将抗肿瘤药物投递至实体瘤内[130]。Zheng 等[131]的研究也表明,减毒沙门菌可富集在肿瘤组织内,肿瘤组织内沙门菌的浓度远远高于正常组织。TAPET 的另一个重要特性是减毒沙门菌定植在肿瘤组织内,依赖肿瘤细胞内的 DNA 或者蛋白质生存。这一特性可使沙门菌逃避机体的免疫监测,增强 TAPET 抑制肿瘤生长的能力,同时又保证其仅在肿瘤细胞内持续投递抗肿瘤药物。美国国家癌症研究所进行的 I 期临床试验证实,进展期肿瘤患者可以通过使用 TAPET 获益。同时,基础毒理学研究表明,减毒沙门菌具有良好的安全性,它不改变感染细胞的基因组,且对普通抗生素十分敏感。利用基因工程技术改造后的沙门菌可在肿瘤组织内表达多种抗肿瘤蛋白、基因及基因表达产物。另外,沙门菌也介导向肿瘤细胞转移抗肿瘤质粒[132]。研究表明,人内皮细胞抑制素基因的真核表达质粒通过沙门菌转染至肿瘤细胞后,不仅抑制了肿瘤组织侵袭,还导致肿瘤微血管密度降低、肿瘤生长抑制[133]。除了转染特定的抗肿瘤质粒外,还可通过近似自然感染的黏膜途径进行细菌转染免疫。同时,沙门菌本身具有多种病原相关分子模式(pathogen associated molecular pattern,PAMP),是天然的免疫佐剂,容易诱导机体产生强烈的固有免疫应答。沙门菌基因疫苗兼具黏膜免疫和 DNA 疫苗的优点。

HPV 是宫颈癌的病原体,是世界上最常见的通过性传播的病原体。HPV16 E7 是宫颈癌的一种良好的候选抗原。Cortes-Perez 等[134]用乳糖球菌表达包含抗原 HPV16 E7 与两个 CXC 趋化因子 Mig 和 IP-10 的融合蛋白(LL-Mig：IP-10)。数据显示,用该乳糖球菌转基因疫苗免疫小鼠后可以产生 LL-Mig：IP-10 生物活性,激发的血清 IgG 和黏膜 IgA 的水平都比单独表达 E7 组(LL-E7)更高,尤其是黏膜 IgA,两者之间有显著性差异。Ribelles 等[135]用干酪乳杆菌 A2 噬菌体裂解酶高亲和细胞结合结构域(cell-binding domain,CBD)结合外源 E7 抗原固定在乳酸菌表面,通过流式细胞术分析表面的 E7 锚定和稳定性。研究结果表明,接种了该菌的小鼠激发了很强的抗原特异性细胞毒性 T 细胞反应,显著地抑制了肿瘤的生长。

Brinkhoff 等[136]用聚乳酸-羟基乙酸共聚物[poly(lactic-co-glycolic acid),PLGA]微球挂载抗原肽进行初次免疫,再用李斯特菌载体疫苗增强免疫,治疗小鼠肝癌模型。结果显示,PLGA/李斯特菌载体疫苗与传统 DC 疫苗相比,会诱导更强的免疫反应。在皮下肝癌模型中,PLGA/李斯特菌载体疫苗可导致肿瘤完全缓解,并且可延长荷瘤小鼠的生存期。在转基因诱发的小鼠原位肝癌模型中,PLGA/李斯特菌载体疫苗免疫可清除肝癌细胞,接受免疫的小鼠可长期存活,并建立了特异性记忆性 CD8$^+$ T 细胞亚群。因此,PLGA/李斯特菌载体疫苗有可能成为免疫治疗实体瘤的一种新的有效方法。

4.6　肿瘤疫苗在精准医疗中的发展趋势

上述不同类型的肿瘤疫苗各有优劣。用患者的肿瘤细胞或其提取物制备的疫苗,因含有多种肿瘤抗原,可激发多种抗肿瘤特异性细胞毒性 T 细胞克隆以及抗体产生。

其缺点是此类疫苗属于个体化制剂,生产成本高,个体差异大。有些患者未能获取肿瘤组织,或者因为得到的肿瘤组织少,难以培养扩增到足够数量,直接影响了疫苗的成功制备。用人工合成多肽或基因表达重组抗原的方法,易于大量制备肿瘤疫苗,可广泛用于存在相同肿瘤抗原的不同患者。然而,抗原肽需要与MHCⅠ类分子和MHCⅡ类分子结合形成复合体,才能被T细胞识别和激活T细胞。但患者间HLA的类型通常是不一致的,结合的抗原肽通常也是不同的,激发CD8$^+$ T细胞和CD4$^+$ T细胞的抗原肽也是不一样的。用单一肿瘤抗原的蛋白质分子作为抗原也无法对抗肿瘤的异质性。基因疫苗中插入的肿瘤抗原相关基因也会遇到相似的问题。

2010年,美国FDA批准了首个治疗前列腺癌的DC疫苗Provenge上市。在Ⅲ期临床试验中,与对照组相比,治疗组患者平均总生存期延长了4.1个月。总体来看,该疫苗"有效",但距离人们的期望值还很远。另外,FDA批准上市的口服雄激素受体抑制剂Xtandi,对前列腺癌有良好的治疗效果,该药物对Provenge的应用构成威胁。还有许多疫苗虽然经过多年临床研究但与现有治疗手段相比并未取得显著疗效。人们不禁质疑:目前肿瘤治疗性疫苗疗效不理想,在精准医疗中是否还有发展前景?是什么因素干扰了疫苗的疗效?伴随着免疫编辑理论的发展,人们已经意识到免疫细胞可以识别杀伤肿瘤,但也能促进肿瘤生长。在肿瘤微环境中有多种因素抑制了抗肿瘤免疫细胞。因此,肿瘤疫苗联合对抗免疫负调控的抗体药,改变肿瘤免疫抑制微环境,才能充分发挥肿瘤疫苗的治疗作用。

4.6.1 肿瘤疫苗与免疫检查点抑制剂联合应用

2013年,《科学》杂志提到的10项科技重大突破中,第一项即是肿瘤免疫治疗。其涉及的重要内容是免疫检查点抑制剂CTLA-4抗体和PD-1抗体。临床研究结果显示,这两种抗体用于晚期肿瘤患者甚至常规治疗无效或复发的患者,均取得了一定的疗效。上述两种抗体不是靶向肿瘤,而是阻断免疫负调控途径,减弱和去除了肿瘤微环境对免疫细胞的抑制作用,解放了抗肿瘤的免疫细胞。在正常情况下这些负调控途径也是维持机体平衡的重要成分。因此,过度使用免疫检查点抑制剂,也会导致严重的自身免疫,甚至会危及生命。如果在疫苗主动免疫激发特异性抗肿瘤免疫的前提下,适当应用免疫检查点抑制剂,可能会产生事半功倍的效果。张叔人等的研究也显示肿瘤疫苗与免疫检查点抑制剂CTLA-4抗体或PD-L1抗体联合应用可显著提高疗效,而且可产生肿瘤特异性免疫记忆,对于防止复发转移具有重要意义[137,138]。

4.6.2 肿瘤疫苗与过继免疫联合应用

肿瘤疫苗是主动免疫,是通过激发体内抗肿瘤的免疫细胞活化和增殖,产生抗肿瘤效应,而肿瘤疫苗本身无直接杀伤肿瘤的能力。用肿瘤疫苗免疫宿主后,从宿主外周血中获取的抗肿瘤免疫细胞的比例会增高。这些细胞在体外培养，避开了宿主体内免疫抑制的环境，其中肿瘤特异性杀伤性 T 细胞在体外培养比在体内更容易扩增。因此，肿瘤疫苗的主动免疫和体外培养扩增细胞毒性 T 细胞的联合应用会进一步发挥和增强肿瘤疫苗的效应。

4.6.3　肿瘤疫苗与手术、放疗、化疗联合应用

对于早期肿瘤通过手术切除治愈率较高，但仍有部分患者会出现复发和转移，因此应用肿瘤疫苗激发肿瘤特异性免疫记忆，有利于防止肿瘤复发和转移。对于中晚期肿瘤手术难以彻底清除残存或转移的肿瘤，通常在术前或术后联合放疗、化疗。手术切除的肿瘤组织可用于检测分析，也可用于提取肿瘤抗原制备疫苗。因此，在切除大的肿瘤组织减少肿瘤负荷的基础上，联合肿瘤疫苗治疗是一种较好的选择。但要注意的是，放疗、化疗不应以严重破坏免疫系统为度。术前放疗、化疗后，手术切除的残余肿瘤属于耐放疗、化疗的肿瘤细胞，通常具有肿瘤干细胞特性。张叔人等的研究显示应用耐药肿瘤细胞制备疫苗治疗肿瘤的效应显著好于野生型肿瘤细胞疫苗[11]。

对于晚期肿瘤通常采用放疗、化疗。放疗、化疗会引起肿瘤免疫原性细胞死亡(immunogenic cell death，ICD)，有促进抗肿瘤免疫的一面。但多周期放疗、化疗可能会损伤患者的免疫系统，尤其是会对浸润活化的免疫细胞克隆进行清除。即使免疫细胞数量没有显著变化，但抗肿瘤的细胞毒性 T 细胞克隆会严重缺损，患者会失去抗肿瘤能力。张叔人等也研究了单周期化疗与多周期化疗对免疫系统的影响[139]。结果显示，单周期化疗的抑瘤效果不如多周期化疗，但对生存期的影响没有显著性差异。进一步分析发现，单周期和多周期化疗后免疫细胞总数的变化无显著差异。然而，特异性杀伤肿瘤的 T 细胞活性在单周期化疗后显著上调，但在多周期化疗后显著下调。研究中也看到，单周期化疗联合过继性细胞免疫治疗和免疫检查点抑制剂 PD-L1 抗体治疗肿瘤的效果显著优于多周期化疗，并出现肿瘤完全消退，产生了特异性免疫记忆。研究成果提示，视病情适量进行放疗或化疗联合肿瘤疫苗、过继性细胞免疫治疗以及免疫检查点抑制剂，可能会优于全程放疗、化疗，还可能减少放疗、化疗的不良反应，提高患者的生活质量。

在肿瘤放疗中极少数病例出现远端效应，即非照射区域肿瘤出现缩小或消退[140]。远端效应必然是通过放疗引起肿瘤免疫原性死亡，激发了宿主抗肿瘤免疫系统产生的效应。其中放射剂量高些、次数少些，会促进免疫，可能更容易产生远端效应。放疗后肿瘤发生免疫原性细胞死亡，促进免疫细胞活化和浸润。然而，多周期放疗可能会损伤侵入放疗区域的特异性抗肿瘤免疫细胞克隆。因此，适当的放疗联合肿瘤疫苗、过继性细胞免疫治疗以及免疫检查点抑制剂，有可能获取更好的疗效。

4.6.4　个体化肿瘤突变基因表达产物疫苗

人体每天有 $10^7 \sim 10^9$ 个细胞发生突变,但不一定患肿瘤。因为突变的基因可以被修复,而且有些突变与肿瘤无关。但肿瘤细胞一定发生了基因突变,通常是多基因突变,并且缺失修复能力。人类转录组测序技术使测定患者肿瘤组织突变基因成为现实。以往制备肿瘤细胞疫苗多数采用肿瘤相关抗原,现在可通过筛选患者肿瘤组织突变基因制备肿瘤特异性肿瘤细胞疫苗。但有些突变位点的多肽并不在宿主 HLA Ⅰ类和HLA Ⅱ类分子提呈的范围内,因此要分析寻找针对宿主 HLA Ⅰ类和 HLA Ⅱ类分子提呈的突变表位多肽基因,再制备多个突变表位的基因疫苗、多肽疫苗、DC 疫苗等。个体化肿瘤突变多表位特异性疫苗有助于提高疫苗疗效,并且减少不良反应,是今后肿瘤疫苗发展的重头戏。

4.7　小结与展望

在有效的肿瘤免疫治疗高速发展的今天,免疫检查点抑制剂与主动免疫治疗和过继性细胞免疫治疗联合应用可显著提高免疫治疗效应。因此,临床肿瘤疫苗的研究也进入了新时代。肿瘤细胞疫苗应更偏重于耐放疗、化疗的肿瘤细胞,因为它们具有肿瘤干细胞特性和相关的抗原,而且具有肿瘤相关的多靶点,有利于根治肿瘤。外泌体疫苗是亚细胞结构,本身具有双层脂质膜,并通过 MHC Ⅰ类分子提呈多种肿瘤相关抗原。来自 DC 的外泌体还含有 MHC Ⅱ类分子和共刺激分子,可以激发多靶点抗肿瘤效应。蛋白质和多肽疫苗可以通过人工生产制备,易于获得。基因疫苗可以针对不同类型的肿瘤选择多个相关的抗原,以及与免疫佐剂合用,与促进 DC 捕获的分子共表达,易于制备和产业化生产。溶瘤病毒既可以直接杀死肿瘤,又可以激发肿瘤免疫系统,还可以产业化,具有较好的发展前景。伴随着基因检测技术的快速发展和应用,开展肿瘤相关基因突变产物个体化肿瘤细胞疫苗的临床研究已成为现实,应用前景较好。

肿瘤疫苗属于主动免疫,在宿主的免疫系统未遭受显著破坏的前提下才能激发该免疫系统,发挥抗肿瘤免疫治疗的作用。因此,保护、调整和激活宿主自身的免疫系统和功能,基于中医扶正祛邪的理念与手术、放疗、化疗等常规疗法恰当结合的精准个体化治疗是今后肿瘤治疗的重要发展方向。

参考文献

[1] Chiang C L,Coukos G,Kandalaft L E. Whole tumor antigen vaccines:Where are we[J]. Vaccines(Basel),2015,3(2):344-372.

［2］Sloan A E, Dansey R, Zamorano L, et al. Adoptive immunotherapy in patients with recurrent malignant glioma: preliminary results of using autologous whole-tumor vaccine plus granulocyte-macrophage colony-stimulating factor and adoptive transfer of anti-CD3-activated lymphocytes[J]. Neurosurg Focus, 2000, 9(6): e9.

［3］Schwaab T, Tretter C P, Gibson J J, et al. Immunological effects of granulocyte-macrophage colony-stimulating factor and autologous tumor vaccine in patients with renal cell carcinoma[J]. J Urol, 2004, 171(3):1036-1042.

［4］Burkhardt U E, Hainz U, Stevenson K, et al. Autologous CLL cell vaccination early after transplant induces leukemia-specific T cells[J]. J Clin Invest, 2013, 123(9): 3756-3765.

［5］Simons J W, Carducci M A, Mikhak B, et al. Phase Ⅰ/Ⅱ trial of an allogeneic cellular immunotherapy in hormone-naïve prostate cancer[J]. Clin Cancer Res, 2006, 12(11 Pt 1): 3394-3401.

［6］Jaffee E M, Hruban R H, Biedrzycki B, et al. Novel allogeneic granulocyte-macrophage colony-stimulating factor-secreting tumor vaccine for pancreatic cancer: a phase Ⅰ trial of safety and immune activation[J]. J Clin Oncol, 2001, 19(1): 145-156.

［7］Lutz E, Yeo C J, Lillemoe K D, et al. A lethally irradiated allogeneic granulocyte-macrophage colony stimulating factor-secreting tumor vaccine for pancreatic adenocarcinoma. A phase Ⅱ trial of safety, efficacy, and immune activation[J]. Ann Surg, 2011, 253(2): 328-335.

［8］Bonnet D, Dick J E. Human acute myeloid leukemia is organized as a hierarchy that originates from a primitive hematopoietic cell[J]. Nat Med, 1997, 3(7): 730-737.

［9］Al-Hajj M, Wicha M S, Benito-Hernandez A, et al. Prospective identification of tumorigenic breast cancer cells[J]. Proc Natl Acad Sci U S A, 2003, 100(7): 3983-3988.

［10］Clarke M F, Dick J E, Dirks P B, et al. Cancer stem cells-perspectives on current status and future directions: AACR Workshop on cancer stem cells[J]. Cancer Res, 2006, 66(19): 9339-9344.

［11］Sun Q, Zhong Y, Wu F, et al. Immunotherapy using slow-cycling tumor cells prolonged overall survival of tumor-bearing mice[J]. BMC Med, 2012, 10: 172.

［12］Lin M, Yuan Y Y, Liu S P, et al. Prospective study of the safety and efficacy of a pancreatic cancer stem cell vaccine[J]. J Cancer Res Clin Oncol, 2015, 141(10): 1827-1833.

［13］Palucka K, Banchereau J, Mellman I. Designing vaccines based on biology of human dendritic cell subsets[J]. Immunity, 2010, 33(4): 464-478.

［14］Oh J, Barve M, Matthews C M, et al. Phase Ⅱ study of Vigil® DNA engineered immunotherapy as maintenance in advanced stage ovarian cancer[J]. Gynecol Oncol, 2016, 143(3): 504-510.

［15］Goldberg J M, Fisher D E, Demetri G D, et al. Biologic activity of autologous, granulocyte-macrophage colony-stimulating factor secreting alveolar soft-part sarcoma and clear cell sarcoma vaccines[J]. Clin Cancer Res, 2015, 21(14): 3178-3186.

［16］Giaccone G, Bazhenova L A, Nemunaitis J, et al. A phase Ⅲ study of belagenpumatucel-L, an allogeneic tumour cell vaccine, as maintenance therapy for non-small cell lung cancer[J]. Eur J Cancer, 2015, 51(16): 2321-2329.

［17］Mackiewicz A, Mackiewicz J, Wysocki P J, et al. Long-term survival of high-risk melanoma patients immunized with a Hyper-IL-6-modified allogeneic whole-cell vaccine after complete resection[J]. Expert Opin Investig Drugs, 2012, 21(6): 773-783.

［18］Meijer S L, Dols A, Urba W J, et al. Adoptive cellular therapy with tumor vaccine draining lymph node lymphocytes after vaccination with HLA-B7/beta2-microglobulin gene-modified autologous tumor cells[J]. J Immunother, 2002, 25(4): 359-372.

[19] Raez L E, Cassileth P A, Schlesselman J J, et al. Allogeneic vaccination with a B7.1 HLA-A gene-modified adenocarcinoma cell line in patients with advanced non-small-cell lung cancer[J]. J Clin Oncol, 2004, 22(14): 2800-2807.

[20] George D J, Nabhan C, DeVries T, et al. Survival outcomes of sipuleucel-T phase Ⅲ studies: impact of control-Arm cross-over to salvage immunotherapy[J]. Cancer Immunol Res, 2015, 3 (9): 1063-1069.

[21] Mitchell P, Thatcher N, Socinski M A, et al. Tecemotide in unresectable stage Ⅲ non-small-cell lung cancer in the phase Ⅲ START study: updated overall survival and biomarker analyses[J]. Ann Oncol, 2015, 26(6): 1134-1142.

[22] Florcken A, Kopp J, Van Lessen A, et al. Allogeneic partially HLA-matched dendritic cells pulsed with autologous tumor cell lysate as a vaccine in metastatic renal cell cancer: a clinical phase Ⅰ/Ⅱ study[J]. Hum Vaccin Immunother, 2013, 9(6): 1217-1227.

[23] de Rosa F, Ridolfi L, Ridolfi R, et al. Vaccination with autologous dendritic cells loaded with autologous tumor lysate or homogenate combined with immunomodulating radiotherapy and/or preleukapheresis IFN-alpha in patients with metastatic melanoma: a randomised "proof-of-principle" phase Ⅱ study[J]. J Transl Med, 2014, 12: 209.

[24] Mitchell D A, Batich K A, Gunn M D, et al. Tetanus toxoid and CCL3 improve dendritic cell vaccines in mice and glioblastoma patients[J]. Nature, 2015, 519(7543): 366-369.

[25] Chen Y, Emtage P, Zhu Q, et al. Induction of ErbB-2/neu-specific protective and therapeutic antitumor immunity using genetically modified dendritic cells: enhanced efficacy by cotransduction of gene encoding IL-12[J]. Gene Ther, 2001, 8(4): 316-323.

[26] Okada N, Masunaga Y, Okada Y, et al. Dendritic cells transduced with gp100 gene by RGD fiber-mutant adenovirus vectors are highly efficacious in generating anti-B16BL6 melanoma immunity in mice[J]. Gene Ther, 2003, 10(22): 1891-1902.

[27] van den Ancker W, van Luijn M M, Westers T M, et al. Recent advances in antigen-loaded dendritic cell-based strategies for treatment of minimal residual disease in acute myeloid leukemia [J]. Immunotherapy, 2010, 2(1): 69-83.

[28] Anguille S, Willemen Y, Lion E, et al. Dendritic cell vaccination in acute myeloid leukemia[J]. Cytotherapy, 2012, 14(6): 647-656.

[29] Greene J M, Schneble E J, Jackson D O, et al. A phase Ⅰ/Ⅱa clinical trial in stage Ⅳ melanoma of an autologous tumor-dendritic cell fusion (dendritoma) vaccine with low dose interleukin-2[J]. Cancer Immunol Immunother, 2016, 65(4): 383-392.

[30] Wang Y C, Zhu L, Mchugh R, et al. Expression of heat-stable antigen on tumor cells provides co-stimulation for tumor-specific T cell proliferation and cytotoxicity in mice[J]. Eur J Immunol, 1995, 25(5): 1163-1167.

[31] Schoenberger S P, Jonges L E, Mooijaart R J, et al. Efficient direct priming of tumor-specific cytotoxic T lymphocyte in vivo by an engineered APC[J]. Cancer Res, 1998, 58(14): 3094-3100.

[32] Ott P A, Hu Z, Keskin D B, et al. An immunogenic personal neoantigen vaccine for patients with melanoma[J]. Nature, 2017, 547(7662): 217-221.

[33] Safa M M, Foon K A. Adjuvant immunotherapy for melanoma and colorectal cancers[J]. Semin Oncol, 2001, 28(1): 68-92.

[34] Guo Y, Wu M, Chen H, et al. Effective tumor vaccine generated by fusion of hepatoma cells with activated B cells[J]. Science, 1994, 263(5146): 518-520.

[35] Tkach M, Thery C. Communication by extracellular vesicles: Where we are and where we need to go[J]. Cell, 2016, 164(6): 1226-1232.

[36] Azmi A S, Bao B, Sarkar F H. Exosomes in cancer development, metastasis, and drug resistance: a comprehensive review[J]. Cancer Metastasis Rev, 2013, 32(3-4): 623-642.

[37] Syn N, Wang L, Sethi G, et al. Exosome-mediated metastasis: from epithelial-mesenchymal transition to escape from immunosurveillance[J]. Trends Pharmacol Sci, 2016, 37(7): 606-617.

[38] Ding G, Zhou L, Qian Y, et al. Pancreatic cancer-derived exosomes transfer miRNAs to dendritic cells and inhibit RFXAP expression via miR-212-3p[J]. Oncotarget, 2015, 6(30): 29877-29888.

[39] Carotta S. Targeting NK cells for anticancer immunotherapy: clinical and preclinical approaches [J]. Front Immunol, 2016, 7: 152.

[40] Yang Y, Xiu F, Cai Z, et al. Increased induction of antitumor response by exosomes derived from interleukin-2 gene-modified tumor cells[J]. J Cancer Res Clin Oncol, 2007, 133(6): 389-399.

[41] Xiu F, Cai Z, Yang Y, et al. Surface anchorage of superantigen SEA promotes induction of specific antitumor immune response by tumor-derived exosomes[J]. J Mol Med, 2007, 85(5): 511-521.

[42] Pitt J M, Charrier M, Viaud S, et al. Dendritic cell-derived exosomes as immunotherapies in the fight against cancer[J]. J Immunol, 2014, 193(3): 1006-1011.

[43] Escudier B, Dorval T, Chaput N, et al. Vaccination of metastatic melanoma patients with autologous dendritic cell (DC) derived-exosomes: results of thefirst phase I clinical trial[J]. J Transl Med, 2005, 3(1): 10.

[44] Morse M A, Garst J, Osada T, et al. A phase I study of dexosome immunotherapy in patients with advanced non-small cell lung cancer[J]. J Transl Med, 2005, 3(1): 9.

[45] Hart D N. Dendritic cells: unique leukocyte populations which control the primary immune response[J]. Blood, 1997, 90(9): 3245-3287.

[46] Lee J H, Lee Y, Lee M, et al. A phase I / II a study of adjuvant immunotherapy with tumour antigen-pulsed dendritic cells in patients with hepatocellular carcinoma[J]. Br J Cancer, 2015, 113 (12): 1666-1676.

[47] Li Z, Menoret A, Srivastava P. Roles of heat-shock proteins in antigen presentation and cross-presentation[J]. Curr Opin Immunol, 2002, 14(1): 45-51.

[48] Testori A, Richards J, Whitman E, et al. Phase III comparison of vitespen, an autologous tumor-derived heat shock protein gp96 peptide complex vaccine, with physician's choice of treatment for stage IV melanoma: the C-100-21 Study Group[J]. J Clin Oncol, 2008, 26(6): 955-962.

[49] Pilla L, Patuzzo R, Rivoltini L, et al. A phase II trial of vaccination with autologous, tumor-derived heat-shock protein peptide complexes Gp96, in combination with GM-CSF and interferon-alpha in metastatic melanoma patients[J]. Cancer Immunol Immunother, 2006, 55(8): 958-968.

[50] Tsuji T, Altorki N K, Ritter G, et al. Characterization of preexisting MAGE-A3-specific CD4[+] T cells in cancer patients and healthy individuals and their activation by protein vaccination[J]. J Immunol, 2009, 183(7): 4800-4808.

[51] Atanackovic D, Altorki N K, Cao Y, et al. Booster vaccination of cancer patients with MAGE-A3 protein reveals long-term immunological memory or tolerance depending on priming[J]. Proc Natl

Acad Sci U S A, 2008, 105(5): 1650-1655.

[52] Ruiz R, Hunis B, Raez L E. Immunotherapeutic agents in non-small-cell lung cancer finally coming to the front lines[J]. Curr Oncol Rep, 2014, 16(9): 400.

[53] Herrera Z M, Ramos T C. Pilot study of a novel combination of two therapeutic vaccines in advanced non-small-cell lung cancer patients[J]. Cancer Immunol Immunother, 2014, 63(7): 737-747.

[54] Yusibov V, Streatfield S J, Kushnir N. Clinical development of plant-produced recombinant pharmaceuticals: vaccines, antibodies and beyond[J]. Hum Vaccin, 2011, 7(3): 313-321.

[55] Mccormick A A, Reddy S, Reinl S J, et al. Plant-produced idiotype vaccines for the treatment of non-Hodgkin's lymphoma: safety and immunogenicity in a phase Ⅰ clinical study[J]. Proc Natl Acad Sci U S A, 2008, 105(29): 10131-10136.

[56] Takaiwa F, Wakasa Y, Takagi H, et al. Rice seed for delivery of vaccines to gut mucosal immune tissues[J]. Plant Biotechnol J, 2015, 13(8): 1041-1055.

[57] Armitage J O, Gascoyne R D, Lunning M A, et al. Non-Hodgkin lymphoma[J]. Lancet, 2017, 390(10091): 298-310.

[58] Mccormick A A, Kumagai M H, Hanley K, et al. Rapid production of specific vaccines for lymphoma by expression of the tumor-derived single-chain Fv epitopes in tobacco plants[J]. Proc Natl Acad Sci U S A, 1999, 96(2): 703-708.

[59] McCormick A A, Reddy S, Reinl S J, et al. Plant-produced idiotype vaccines for the treatment of non-Hodgkin's lymphoma: safety and immunogenicity in a phase Ⅰ clinical study[J]. Proc Natl Acad Sci U S A, 2008,105(29): 10131-10136.

[60] Muñoz N, Castellsagué X, de González A B, et al. Chapter 1: HPV in the etiology of human cancer[J]. Vaccine, 2006, 24 (Suppl 3): S1-S10.

[61] Monroy-García A, Gómez-Lim M A, Weiss-Steider B, et al. Immunization with an HPV-16 L1-based chimeric virus-like particle containing HPV-16 E6 and E7 epitopes elicits long-lasting prophylactic and therapeutic efficacy in an HPV-16 tumor mice model[J]. Arch Virol, 2014, 159 (2): 291-305.

[62] Warzecha H, Mason H S, Lane C, et al. Oral immunogenicity of human papillomavirus-like particles expressed in potato[J]. J Virol, 2003, 77(16): 8702-8711.

[63] Massa S, Franconi R, Brandi R, et al. Anti-cancer activity of plant-produced HPV16 E7 vaccine [J]. Vaccine, 2007, 25(16): 3018-3021.

[64] Cheng X J, Lin J C, Tu S P. Etiology and prevention of gastric cancer[J]. Gastrointest Tumors, 2016, 3(1): 25-36.

[65] Gu Q, Han N, Liu J, et al. Expression of Helicobacter pylori urease subunit B gene in transgenic rice[J]. Biotechnol Lett, 2006, 28(20): 1661-1666.

[66] Zhang H, Liu M, Li Y, et al. Oral immunogenicity and protective efficacy in mice of a carrot-derived vaccine candidate expressing UreB subunit against Helicobacter pylori[J]. Protein Expr Purif, 2010, 69(2): 127-131.

[67] Kalbina I, Engstrand L, Andersson S, et al. Expression of Helicobacter pylori TonB protein in transgenic Arabidopsis thaliana: toward production of vaccine antigens in plants[J]. Helicobacter, 2010, 15(5): 430-437.

[68] Zhang H, Zhang X, Liu M, et al. Expression and characterization of Helicobacter pylori heat-shock protein A (HSPA) protein in transgenic tobacco (Nicotiana tabacum) plants[J]. Biotechnol

Appl Biochem, 2006, 43(Pt 1): 33-38.

[69] Lu Z, Lee K J, Shao Y, et al. Expression of GA733-Fc fusion protein as a vaccine candidate for colorectal cancer in transgenic plants[J]. J Biomed Biotechnol, 2012, 2012: 364240.

[70] Verch T, Hooper D C, Kiyatkin A, et al. Immunization with a plant-produced colorectal cancer antigen[J]. Cancer Immunol Immunother, 2004, 53(2): 92-99.

[71] Pinkhasov J, Alvarez M L, Rigano M M, et al. Recombinant plant-expressed tumour-associated MUC1 peptide is immunogenic and capable of breaking tolerance in MUC1. Tg mice[J]. Plant Biotechnol J, 2011, 9(9): 991-1001.

[72] Matic S, Quaglino E, Arata L, et al. The rat ErbB2 tyrosine kinase receptor produced in plants is immunogenic in mice and confers protective immunity against ErbB2(+) mammary cancer[J]. Plant Biotechnol J, 2016, 14(1): 153-159.

[73] Chotprakaikiat W, Allen A, Bui-Minh D, et al. A plant-expressed conjugate vaccine breaks CD4 (+) tolerance and induces potent immunity against metastatic Her2(+) breast cancer[J]. Oncoimmunology, 2016, 5(6): e1166323.

[74] Wong-Arce A, González-Ortega O, Rosales-Mendoza S. Plant-made vaccines in the fight against cancer[J]. Trends Biotechnol, 2017, 35(3): 241-256.

[75] Reinartz S, Hombach A, Kohler S, et al. Interleukin-6 fused to an anti-idiotype antibody in a vaccine increases the specific humoral immune response against CA125+(MUC-16) ovarian cancer [J]. Cancer Res, 2003, 63(12): 3234-3240.

[76] Timmerman J M, Czerwinski D K, Davis T A, et al. Idiotype-pulsed dendritic cell vaccination for B-cell lymphoma: clinical and immune responses in 35 patients[J]. Blood, 2002, 99(5): 1517-1526.

[77] Saha A, Chatterjee S K. Dendritic cells pulsed with an anti-idiotype antibody mimicking Her-2/neu induced protective antitumor immunity in two lines of Her-2/neu transgenic mice[J]. Cell Immunol, 2010, 263(1): 9-21.

[78] Gaidzik N, Westerlind U, Kunz H. The development of synthetic antitumour vaccines from mucin glycopeptide antigens[J]. Chem Soc Rev, 2013, 42(10): 4421-4442.

[79] Pernot S, Terme M, Voron T, et al. Colorectal cancer and immunity: what we know and perspectives[J]. World J Gastroenterol, 2014, 20(14): 3738-3750.

[80] Mellman I, Coukos G, Dranoff G. Cancer immunotherapy comes of age[J]. Nature, 2011, 480 (7378): 480-489.

[81] Lee Y S, Lee C W, Song M J, et al. Cell-mediated immune response to human papillomavirus 16 E7 peptide pools in patients with cervical neoplasia[J]. Acta Obstet Gynecol Scand, 2011, 90 (12): 1350-1356.

[82] Parmiani G, Castelli C, Dalerba P, et al. Cancer immunotherapy with peptide-based vaccines: what have we achieved? Where are we going[J]. J Natl Cancer Inst, 2002, 94(11): 805-818.

[83] Raymond W, Roy L, Jenny C, et al. Immune responses to a class II helper peptide epitope in patients with stage III/IV resected melanoma[J]. Clin Cancer Res, 2004, 10(15): 5004-5013.

[84] Textoris-Taube K, Keller C, Liepe J, et al. The T210M substitution in the HLA-a* 02: 01 gp100 epitope strongly affects overall proteasomal cleavage site usage and antigen processing[J]. J Biol Chem, 2015, 290(51): 30417-30428.

[85] Walter S, Weinschenk T, Stenzl A, et al. Multipeptide immune response to cancer vaccine IMA901 after single-dose cyclophosphamide associates with longer patient survival[J]. Nat Med,

2012，18(8)：1254-1261.

[86] Rini B I, Stenzl A, Zdrojowy R, et al. IMA901, a multipeptide cancer vaccine, plus sunitinib versus sunitinib alone, as first-line therapy for advanced or metastatic renal cell carcinoma (IMPRINT)：a multicentre, open-label, randomised, controlled, phase 3 trial[J]. Lancet Oncol, 2016, 17(11)：1599-1611.

[87] Sahin U, Derhovanessian E, Miller M, et al. Personalized RNA mutanome vaccines mobilize poly-specific therapeutic immunity against cancer[J]. Nature, 2017, 547(7662)：222-226.

[88] 江千里, 欧英贤, 白海, 等. 白细胞介素 12 基因疫苗治疗低负荷恶性淋巴瘤的实验研究[J]. 中华血液学杂志, 2001, 22(11)：565-568.

[89] Liu R, Zhou C, Wang D, et al. Enhancement of DNA vaccine potency by sandwiching antigen-coding gene between secondary lymphoid tissue chemokine (SLC) and IgG Fc fragment genes[J]. Cancer Biol Ther, 2006, 5(4)：427-434.

[90] Mincheff M, Tchakarov S, Zoubak S, et al. Naked DNA and adenoviral immunizations for immunotherapy of prostate cancer：a phase Ⅰ/Ⅱ clinical trial[J]. Eur Urol, 2000, 38(2)：208-217.

[91] Miller A M, Ozenci V, Kiessling R, et al. Immune monitoring in a phase 1 trial of a PSA DNA vaccine in patients with hormone-refractory prostate cancer[J]. J Immunother, 2005, 28(4)：389-395.

[92] Eriksson F, Totterman T, Maltais A K, et al. DNA vaccine coding for the rhesus prostate specific antigen delivered by intradermal electroporation in patients with relapsed prostate cancer[J]. Vaccine, 2013, 31(37)：3843-3848.

[93] Stopeck A T, Hersh E M, Akporiaye E T, et al. Phase I study of direct gene transfer of an allogeneic histocompatibility antigen, HLA-B7, in patients with metastatic melanoma[J]. J Clin Oncol, 1997, 15(1)：341-349.

[94] Chowdhery R, Gonzalez R. Immunologic therapy targeting metastatic melanoma：allovectin-7[J]. Immunotherapy, 2011, 3(1)：17-21.

[95] Gleich L L, Gluckman J L, Armstrong S, et al. Alloantigen gene therapy for squamous cell carcinoma of the head and neck：results of a phase-1 trial[J]. Arch Otolaryngol Head Neck Surg, 1998, 124(10)：1097-1104.

[96] Ponomarenko D M, Klimova I D, Chapygina Y A, et al. Safety and efficacy of p62 DNA vaccine ELENAGEN in a first-in-human trial in patients with advanced solid tumors[J]. Oncotarget, 2017, 8(32)：53730-53739.

[97] Zhao Y, Moon E, Carpenito C, et al. Multiple injections of electroporated autologous T cells expressing a chimeric antigen receptor mediate regression of human disseminated tumor[J]. Cancer Res, 2010, 70(22)：9053-9061.

[98] Petsch B, Schnee M, Vogel A B, et al. Protective efficacy of in vitro synthesized, specific mRNA vaccines against influenza A virus infection[J]. Nat Biotechnol, 2012, 30(12)：1210-1216.

[99] Kormann M S, Hasenpusch G, Aneja M K, et al. Expression of therapeutic proteins after delivery of chemically modified mRNA in mice[J]. Nat Biotechnol, 2011, 29(2)：154-157.

[100] Mays L E, Ammon-Treiber S, Mothes B, et al. Modified Foxp3 mRNA protects against asthma through an IL-10-dependent mechanism[J]. J Clin Invest, 2013, 123(3)：1216-1228.

[101] Sahin U, Kariko K, Tureci O. mRNA-based therapeutics-developing a new class of drugs[J]. Nat Rev Drug Discov, 2014, 13(10)：759-780.

[102] Kariko K, Muramatsu H, Welsh F A, et al. Incorporation of pseudouridine into mRNA yields superior nonimmunogenic vector with increased translational capacity and biological stability[J]. Mol Ther, 2008, 16(11): 1833-1840.

[103] Uchida S, Itaka K, Uchida H, et al. In vivo messenger RNA introduction into the central nervous system using polyplex nanomicelle[J]. PLoS One, 2013, 8(2): e56220.

[104] Persano S, Guevara M L, Li Z, et al. Lipopolyplex potentiates anti-tumor immunity of mRNA-based vaccination[J]. Biomaterials, 2017, 125: 81-89.

[105] Zhou W Z, Hoon D S, Huang S K, et al. RNA melanoma vaccine: induction of antitumor immunity by human glycoprotein 100 mRNA immunization[J]. Hum Gene Ther, 1999, 10(16): 2719-2724.

[106] Fotin-Mleczek M, Duchardt K M, Lorenz C, et al. Messenger RNA-based vaccines with dual activity induce balanced TLR-7 dependent adaptive immune responses and provide antitumor activity[J]. J Immunother, 2011, 34(1): 1-15.

[107] Li J, Sun Y, Jia T, et al. Messenger RNA vaccine based on recombinant MS2 virus-like particles against prostate cancer[J]. Int J Cancer, 2014, 134(7): 1683-1694.

[108] Sebastian M, Papachristofilou A, Weiss C, et al. Phase Ⅰb study evaluating a self-adjuvanted mRNA cancer vaccine (RNActive®) combined with local radiation as consolidation and maintenance treatment for patients with stage Ⅳ non-small cell lung cancer[J]. BMC Cancer, 2014, 14: 748.

[109] Kübler H, Scheel B, Gnad-Vogt U, et al. Self-adjuvanted mRNA vaccination in advanced prostate cancer patients: a first-in-man phase Ⅰ/Ⅱa study[J]. J Immunother Cancer, 2015, 3: 26.

[110] Xing L, Tikoo S K. Promoter activity of left inverted terminal repeat and downstream sequences of porcine adenovirus type 3[J]. Virus Res, 2005, 109(1): 51-58.

[111] Zhang H, Liu C, Zhang F, et al. MUC1 and survivin combination tumor gene vaccine generates specific immune responses and anti-tumor effects in a murine melanoma model[J]. Vaccine, 2016, 34(24): 2648-2655.

[112] Morse M A, Chaudhry A, Gabitzsch E S, et al. Novel adenoviral vector induces T-cell responses despite anti-adenoviral neutralizing antibodies in colorectal cancer patients[J]. Cancer Immunol Immunother, 2013, 62(8): 1293-1301.

[113] Baroudy B M, Venkatesan S, Moss B. Incompletely base-paired flip-flop terminal loops link the two DNA strands of the vaccinia virus genome into one uninterrupted polynucleotide chain[J]. Cell, 1982, 28(2): 315-324.

[114] Lee S S, Eisenlohr L C, Mccue P A, et al. Intravesical gene therapy: in vivo gene transfer using recombinant vaccinia virus vectors[J]. Cancer Res, 1994, 54(13): 3325-3328.

[115] Mukherjee S, Haenel T, Himbeck R, et al. Replication-restricted vaccinia as a cytokine gene therapy vector in cancer: persistent transgene expression despite antibody generation[J]. Cancer Gene Ther, 2000, 7(5): 663-670.

[116] Timiryasova T M, Chen B, Fodor I. Replication-deficient vaccinia virus gene therpay vector: evaluation of exogenous gene expression mediated by PUV-inactivated virus in glioma cells[J]. J Gene Med, 2001, 3(5): 468-477.

[117] Kaufman H L, Kim-Schulze S, Manson K, et al. Poxvirus-based vaccine therapy for patients with advanced pancreatic cancer[J]. J Transl Med, 2007, 5: 60.

[118] Al Yaghchi C, Zhang Z, Alusi G, et al. Vaccinia virus, a promising new therapeutic agent for pancreatic cancer[J]. Immunotherapy, 2015, 7(12): 1249-1258.

[119] Kroeger K M, Muhammad A K, Baker G J, et al. Gene therapy and virotherapy: novel therapeutic approaches for brain tumors[J]. Discov Med, 2010, 10(53): 293-304.

[120] Todo T. "Armed" oncolytic herpes simplex viruses for brain tumor therapy[J]. Cell Adh Migr, 2008, 2(3): 208-213.

[121] Wang J N, Hu P, Zeng M S, et al. Anti-tumor effect of oncolytic herpes simplex virus G47delta on human nasopharyngeal carcinoma[J]. Chin J Cancer, 2011, 30(12): 831-841.

[122] Higashi K, Hazama S, Araki A, et al. A novel cancer vaccine strategy with combined IL-18 and HSV-TK gene therapy driven by the hTERT promoter in a murine colorectal cancer model[J]. Int J Oncol, 2014, 45(4): 1412-1420.

[123] Lundstrom K. Alphavirus-based vaccines[J]. Methods Mol Biol, 2016, 1404: 313-328.

[124] Kanzawa T, Ito H, Kondo Y, et al. Current and future gene therapy for malignant gliomas[J]. J Biomed Biotechnol, 2003, 2003(1): 25-34.

[125] Garber K. China approves world's first oncolytic virus therapy for cancer treatment[J]. J Natl Cancer Inst, 2006, 98(5): 298-300.

[126] Mastrangelo M J, Maguire H C Jr, Eisenlohr L C, et al. Intratumoral recombinant GM-CSF-encoding virus as gene therapy in patients with cutaneous melanoma[J]. Cancer Gene Ther, 1999, 6(5): 409-422.

[127] Andtbacka R H, Kaufman H L, Collichio F, et al. Talimogene laherparepvec improves durable response rate in patients with advanced melanoma[J]. J Clin Oncol, 2015, 33(25): 2780-2788.

[128] Eisenberg D P, Adusumilli P S, Hendershott K J, et al. 5-fluorouracil and gemcitabine potentiate the efficacy of oncolytic herpes viral gene therapy in the treatment of pancreatic cancer [J]. J Gastrointest Surg, 2005, 9(8): 1068-1077; discussion 1077-1069.

[129] Xu X, Hegazy W A, Guo L, et al. Effective cancer vaccine platform based on attenuated salmonella and a type Ⅲ secretion system[J]. Cancer Res, 2014, 74(21): 6260-6270.

[130] Tjuvajev J, Blasberg R, Luo X, et al. Salmonella-based tumor-targeted cancer therapy: tumor amplified protein expression therapy (TAPET) for diagnostic imaging[J]. J Control Release, 2001, 74(1-3): 313-315.

[131] Zheng L M, Luo X, Feng M, et al. Tumor amplified protein expression therapy: Salmonella as a tumor-selective protein delivery vector[J]. Oncol Res, 2000, 12(3): 127-135.

[132] Kucerova P, Cervinkova M. Spontaneous regression of tumour and the role of microbial infection-possibilities for cancer treatment[J]. Anticancer Drugs, 2016, 27(4): 269-277.

[133] Agorio C, Schreiber F, Sheppard M, et al. Live attenuated Salmonella as a vector for oral cytokine gene therapy in melanoma[J]. J Gene Med, 2007, 9(5): 416-423.

[134] Cortes-Perez N G, da Costa Medina L F, Lefèvre F, et al. Production of biologically active CXC chemokines by Lactococcus lactis: evaluation of its potential as a novel mucosal vaccine adjuvant [J]. Vaccine, 2008, 26(46): 5778-5783.

[135] Ribelles P, Benbouziane B, Langella P, et al. Protection against human papillomavirus type 16-induced tumors in mice using non-genetically modified lactic acid bacteria displaying E7 antigen at its surface[J]. Appl Microbiol Biotechnol, 2013, 97(3): 1231-1239.

[136] Brinkhoff B, Ostroumov D, Heemcke J, et al. Microsphere priming facilitates induction of potent therapeutic T-cell immune responses against autochthonous liver cancers[J]. Eur J Immunol,

2014，44(4)：1213-1224.

[137] Li N，Qin H，Li X，et al. Synergistic antitumor effect of chemotactic-prostate tumor-associated antigen gene-modified tumor cell vaccine and anti-CTLA-4 mAb in murine tumor model[J]. Immunol Lett，2007，113(2)：90-98.

[138] Li N，Qin H，Li X，et al. Potent systemic antitumor immunity induced by vaccination with chemotactic-prostate tumor associated antigen gene-modified tumor cell and blockade of B7-H1 [J]. J Clin Immunol，2007，27(1)：117-130.

[139] Wu Y，Deng Z，Wang H，et al. Repeated cycles of 5-fluorouracil chemotherapy impaired antitumor functions of cytotoxic T cells in a CT26 tumor-bearing mouse model[J]. BMC Immunol，2016，17(1)：29.

[140] de la Cruz-Merino L，Illescas-Vacas A，Grueso-López A，et al. Radiation for awakening the dormant immune system，a promising challenge to be explored[J]. Front Immunol，2014，5：102.

5 | T 细 胞 免 疫

T 细胞免疫治疗技术的发展使得肿瘤治疗进入一个重要的转折点，T 细胞治疗也已成为近年来最有前景的肿瘤免疫疗法之一。本章将从 T 细胞的分类及其治疗方案的研究进展、非基因修饰及基因修饰的 T 细胞以及目前取得重大突破的去抑制性 T 细胞免疫疗法等多个角度，全面解析 T 细胞免疫治疗的抗肿瘤功能，为精准免疫治疗提供参考，期待 T 细胞这种活性药物使更多患者获益。

5.1 T 细胞免疫概述

T 细胞来源于骨髓的多能干细胞(胚胎期则来源于卵黄囊和肝脏)。在人体胚胎期和初生期，骨髓中一部分多能干细胞或始祖 T 细胞迁移到胸腺内，排除所有非己的 MHC 限制性 T 细胞克隆，保存自己的 MHC 限制性 T 细胞克隆和潜在的有害的自身反应性 T 细胞克隆，在胸腺素的诱导下分化成熟，成为具有免疫活性的 T 细胞。T 细胞自从被发现，就不断有新的分类，不断有新的功能被确定。按照 TCR 不同，T 细胞可被分为 αβT 和 γδT 细胞;根据 T 细胞的功能特点不同进行分类，T 细胞又可分为初始 T 细胞(naïve T cell，Tn cell)、效应 T 细胞(effector T cell，Te cell)、辅助性 T 细胞(helper T cell，Th cell)、记忆 T 细胞(memory T cell，Tm cell)、调节性 T 细胞(regulatory T cell，Treg cell)、细胞毒性 T 细胞等。T 细胞分化抗原从 CD1 到 CD166 就有 180 个。在人体内，T 细胞与 B 细胞介导细胞免疫与体液免疫应答，两者之间协同作用，清除病毒、细菌、其他病原体及肿瘤，保护整个机体。

T 细胞按照细胞表面标志物不同可分为不同的功能亚群，在正常机体内各个 T 细胞亚群协同作用，维持着机体正常的免疫功能。机体必须维持足够数量的淋巴细胞才能打击外来病原体，但又要控制过量淋巴细胞积累以防止引发自身免疫或形成肿瘤。在不同的环境下，不同亚群的 T 细胞会发生转化，适应进一步的免疫反应。当机体出现致病性侵入时，免疫系统会迅速做出反应:抗原提呈细胞将抗原信息通过 T 细胞表面的 TCR 传递给 T 细胞,随之 T 细胞被激活而产生免疫反应。T 细胞免疫反应的过程虽然复杂但反应迅速。T 细胞与自身免疫病(如银屑病)、炎症、移植物抗宿主病(graft versus host disease,GVHD)的发生以及 T 细胞本身的病毒感染(如 HIV 感染)等都有着密不可分的关系。毋庸置疑,在机体内,参与抗肿瘤及抗病毒并发挥最主要作用、功能最强大的是 T 细胞。然而,T 细胞的免疫功能异常、抑制性 T 细胞、肿瘤微环境的 T 细胞、T 细胞体内耗竭等又起负向调控作用。特别是在实体肿瘤微环境中,肿瘤浸润 T 细胞处于功能缺陷状态,其抗肿瘤作用减弱,甚至没有抗肿瘤作用。肿瘤浸润 T 细胞虽然具有记忆 T 细胞的表型,但却能够分泌多种细胞因子,参与肿瘤的发生和发展。另外,T 细胞耗竭也参与肿瘤免疫负调控,可导致肿瘤免疫逃逸。综上,T 细胞既是抗击肿瘤的主力军,又同时存在参与肿瘤免疫逃逸、发生、发展的细胞表型。针对肿瘤免疫逃逸、T 细胞抗原激活被抑制等问题,全球越来越多的科研机构围绕如何增强 T 细胞肿瘤免疫反应、发挥 T 细胞靶向精准治疗功能展开研究,2013 年,《科学》杂志将免疫治疗列为年度十大科学突破之首,用程序性死亡蛋白-1(PD-1)抑制剂及嵌合抗原受体 T 细胞(CAR-T cell)治疗肿瘤,均是以 T 细胞为抗肿瘤治疗的核心。

总之,T 细胞功能复杂且强大,任何一个因素都可能改变 T 细胞免疫正向或负向调节作用。目前,对 T 细胞免疫功能的研究只是冰山一角,有待于更深入的探索及发现。随着科技飞速进步,T 细胞免疫治疗已经成为全球最活跃的研究领域,尤其是基因编辑、动物模型的优化为探索 T 细胞功能的分子机制、体内示踪 T 细胞免疫反应的路径、体外培养工程化的 T 细胞抗肿瘤生物药物提供了新的手段。

5.2　T 细胞的种类及功能

5.2.1　T 细胞的分类原则

在正常生理条件下,T 细胞及其亚群的数目分布相对稳定:胸导管淋巴液中 T 细胞占 90%;脾脏中 T 细胞约占 30%;淋巴结中 T 细胞约占 75%;末梢血中 T 细胞占 60%～80%;正常人外周血中 CD4$^+$ T 细胞和 CD8$^+$ T 细胞的比值为 1.5～2.0。当 T 细胞总数或 T 细胞亚群的绝对值和比值发生改变时,可视为免疫异常,并可能与某些疾病的发生或进展相关。根据 T 细胞的生物学或分子生物学特点不同,可将其分为不同的细胞类别或亚群。

1) 根据 TCR 表型分类

TCR 有 α、β、γ、δ 四种肽链。根据 TCR 双肽链构成不同,可将 T 细胞分为 αβT 细胞和 γδT 细胞(见表 5-1)。

表 5-1　αβT 细胞和 γδT 细胞的特性比较

	αβT 细胞	γδT 细胞
TCR 多样性	极高	低
占外周血 T 细胞的比例	90%～95%	5%～10%
分布组织	外周淋巴组织	黏膜上皮
CD3⁺CD2⁺	100%	100%
CD4⁺CD8⁻	60%～65%	<1%
CD4⁻CD8⁺	30%～35%	20%～50%
CD4⁻CD8⁻	<5%	>50%
抗原识别	8～17 个氨基酸	简单多肽、HSP、脂类、多糖
MHC 限制性	经典 MHC	MHC 类似分子
辅助细胞	Th 细胞	无
杀伤细胞	CTL	CTL
发育途径	胸腺内(发生晚)	胸腺内(发生早)，存在胸腺外途径

注：TCR，T 细胞受体；HSP，热休克蛋白；MHC，组织相容性复合体；Th 细胞，辅助性 T 细胞；CTL，细胞毒性 T 细胞

2）根据 T 细胞表面 CD 分子表达分类

根据 CD4 和 CD8 分子表达不同，可将成熟 T 细胞分成 CD4⁺ T 细胞和 CD8⁺ T 细胞。

根据 CD4⁺ T 细胞表达的 CD45 分子类别不同，可将其分为 CD45RA⁺ 初始 T 细胞和 CD45RO⁺ 记忆 T 细胞。

3）根据 CD4⁺ T 细胞分泌细胞因子谱分类

根据所分泌细胞因子谱不同，CD4⁺ T 细胞可分为 Th1 细胞(主要分泌 IFN-γ 等)、Th2 细胞(主要分泌 IL-4 等)、Th9 细胞(主要分泌 IL-9)、Th17 细胞(主要分泌 IL-17)和 Th22 细胞(主要分泌 IL-22)等亚群[1](见表 5-2)。

表 5-2　人类 Th1 细胞和 Th2 细胞的主要生物学特性比较

特　　性	Th1 细胞	Th2 细胞
细胞因子分泌		
IFN-γ	+++	－
TNF-α	+++	+
TNF-β	+++	－

（续表）

特　　性	Th1 细胞	Th2 细胞
GM-CSF	++	++
IL-2	+++	+
IL-3	++	++
IL-4	−	+++
IL-5	−	+++
IL-6	+	++
IL-10	+	+++
IL-12	+++	−
IL-13	+	+++
表面标志物		
CD30	+	+++
CCR	CCR5	CCR3
Tim-3	+	−
细胞因子的调节作用		
IL-2	上调	上调
IL-4	下调	上调
IL-10	下调	上调
IFN-γ	上调	下调
细胞毒性	+++	−
对免疫球蛋白合成的影响		
IgE	−	+++
IgM、IgG、IgA	+	++
特征性转录因子	T-bet	GATA-3

注：GM-CSF，粒细胞-巨噬细胞集落刺激因子；CD30，肿瘤坏死因子受体蛋白质超家族；CCR，趋化因子受体；Tim-3，T 细胞免疫球蛋白及黏蛋白结构域分子 3；IFN-γ，γ 干扰素；IgE，免疫球蛋白 E；IgM，免疫球蛋白 M；IgG，免疫球蛋白 G；IgA，免疫球蛋白 A

4）根据 T 细胞的功能特点分类

根据 αβT 细胞的功能特点不同，可将其分为初始 T 细胞、效应 T 细胞、辅助性 T 细胞（Th cell）、记忆 T 细胞、Treg 细胞、抑制性 T 细胞、细胞毒性 T 细胞、迟发型超敏反应性 T 细胞[2]。

5.2.2　CD4⁺ T 细胞

CD4⁺ T 细胞的 TCR 识别的抗原肽由 13～17 个氨基酸组成,被 MHC Ⅱ类分子提呈。一旦被激活,CD4⁺ T 细胞可以分泌细胞因子,调控或辅助其他淋巴细胞增殖、分化并协调免疫细胞间的相互作用。根据细胞分泌产生的细胞因子谱不同,可以将 CD4⁺ T 细胞分成多种不同亚群[3](见表 5-3)。Th 细胞均表达 CD4,通常所称的 CD4⁺ T 细胞就是指 Th 细胞。未受抗原刺激的初始 CD4⁺ T 细胞为 Th0 细胞。在局部微环境细胞因子、细胞膜表面因子、抗原性质及浓度、抗原提呈细胞类型、细胞受体与 MHC 亲和力强弱及细胞内调控分子等多种因素的影响下,Th0 细胞可极化为 Th1 细胞或 Th2 细胞。

表 5-3　人类 CD4⁺ T 细胞的主要生物学特性比较

CD4⁺ T 细胞亚群	发育分化所需细胞因子	转录因子与表达的趋化因子受体	产生的细胞因子	功　能	相关免疫性疾病
Th1	IL-12、IFN-γ	T-bet、CXCR3、CCR5	IFN-γ、TNF	抗胞内病原体感染	器官特异性自身免疫病
Th2	IL-4	GATA-3、STAT-6、CrTh2	IL-4、IL-13	抗寄生虫感染	超敏反应
Treg	TGF-β	Foxp3	TGF-β	免疫负调节和免疫耐受	肿瘤、自身免疫病
Th17	TGF-β、IL-6、IL-223	RORγt	IL-17、IL-21、IL-22	抗真菌感染	炎症性疾病
Tfh	IL-6、IL-21	Bcl-6、STAT-3	IL-10、IL-21	辅助 B 细胞产生抗体	抗体相关自身免疫病、免疫缺陷

1) Th1 细胞

Th1 细胞主要分泌 Th1 型细胞因子,包括 IFN-γ、TNF、IL-2 等。这些细胞因子能促进 Th1 细胞的增殖,进而发挥细胞免疫作用,同时还能抑制 Th2 细胞增殖。Th1 细胞的主要效应是通过分泌的细胞因子增强细胞介导的抗感染免疫,特别是抗胞内病原体的感染。例如,IFN-γ 可活化巨噬细胞,增强其杀伤与吞噬病原体的能力;IFN-γ 还可促进 IgG 的生成;IL-2、IFN-γ 和 IL-12 可增强 NK 细胞的杀伤能力;IL-2 和 IFN-γ 可协同刺激 CTL 增殖和分化;TNF 除了可直接诱导靶细胞凋亡外,还能促进炎症反应。

另外,Th1 细胞也是迟发型超敏反应中的效应 T 细胞,因此也称为迟发型超敏反应性 T 细胞。在病理情况下,Th1 细胞参与许多自身免疫病的发生和发展,如类风湿关节炎和多发性硬化等。

2) Th2 细胞

Th2 细胞主要分泌 Th2 型细胞因子,包括 IL-4、IL-5、IL-6、IL-10 及 IL-13 等。Th2 细胞的主要功能是刺激 B 细胞增殖、分化并产生抗体,促进 B 细胞活化并发挥体液免疫的作用,同时抑制 Th1 细胞增殖。Th2 细胞在变态反应及抗寄生虫感染中也发挥重要作用,其分泌的 IL-4 和 IL-5 可诱导 IgE 生成与嗜酸性粒细胞活化。特应性皮炎和支气管哮喘的发病与 Th2 型细胞因子分泌过多有关。

3) Treg 细胞

Treg 细胞不同于 Th1 细胞和 Th2 细胞,是一类可控制体内自身免疫反应性的 T 细胞亚群,有助于维持机体免疫系统的微妙平衡。Treg 细胞可分为自然 Treg 细胞(n Treg 细胞)和获得 Treg 细胞(a Treg 细胞)。n Treg 细胞主要来源于胸腺,通过细胞接触机制行使抑制作用,主要为 $CD4^+CD25^+$ Treg 细胞,约占外周血及脾脏组织中 $CD4^+$ T 细胞的 5%～10%,具有无免疫或免疫抑制性。$CD4^+CD25^+$ Treg 的特征性标志是高表达 IL-2 受体 α 链(CD25)和转录因子 Foxp3,其中 *Foxp3* 基因是决定 $CD4^+CD25^+$ Treg 功能的关键基因。而 a Treg 细胞是外周成熟 T 细胞在持续性抗原刺激及 IL-10、TGF-β 等细胞因子条件下诱导产生,主要包括 Th3 细胞和 I 型 Treg 细胞(Tr1 细胞)。Th3 细胞主要分泌 TGF-β,可以抑制 Th1 细胞和 Th2 细胞。Tr1 细胞增殖能力强,借助 IL-10 发挥旁观者抑制效应和免疫记忆作用。另外,Treg 细胞尚有 $CD8^+$ Treg 细胞、NK T 细胞(NK T cell)等。Treg 细胞的数量和功能异常与多种免疫性疾病和肿瘤发生密切相关,近年来这已成为免疫学领域研究的重要内容。

4) Th17 细胞

Th17 细胞主要分泌 TNF-α、IL-17、IL-21 和 IL-22 等促炎性细胞因子。IL-17 是一种来源于 T 细胞并具有强大的招募中性粒细胞能力的细胞因子,可以促进 T 细胞激活和刺激多种细胞产生 IL-1、IL-6、TNF、GM-CSF、粒细胞集落刺激因子(granulocyte colony-stimulating factor,G-CSF)、趋化因子(CXCL1、CXCL8、CXCL10)及细胞黏附分子 1 等。Th17 细胞通过动员、募集并激活中性粒细胞至感染部位,可有效清除病原体并介导炎性反应。短小棒状杆菌、克雷伯菌、结核分枝杆菌和白色念珠菌感染都可诱导强烈的 Th17 反应。Th17 细胞也参与了自身免疫病,如银屑病、类风湿关节炎和多发性硬化等的发生和发展。目前,多篇文献报道 Th17 细胞在肿瘤形成过程中也起着十分重要的作用。小鼠模型实验证实,抑制 IL-17 信号有助于卵巢肿瘤的治疗,IL-17 中和抗体可以降低结肠炎的发生以及肿瘤的发生。此实验结果揭示,IL-17 可以加速肿瘤形成。然而,也有报道认为 IL-17 可以抑制肿瘤的发生。当将肿瘤特异性 Th17 细胞回输给小鼠后,与对照组相比实验组的肿瘤形成降低[4]。

5) 滤泡辅助性 T 细胞

滤泡辅助性 T 细胞(follicular helper T cell, Tfh cell)最主要的功能是在生发中心辅助 B 细胞产生 T 细胞依赖抗原免疫应答。以往认为 Th2 细胞是辅助 B 细胞的主要细胞亚群,但随着研究进展,人们发现 Tfh 细胞是辅助 B 细胞的最主要细胞。Tfh 细胞以表达 CXCR5 为特征并且高表达诱导性共刺激分子(inducible co-stimulatory molecule, ICOS)。Tfh 细胞产生 IL-21,IL-21 对 Tfh 细胞的分化以及迁移都非常重要,并且 Tfh 细胞辅助 B 细胞分化为浆细胞的过程也需要 IL-21。Tfh 细胞的数量或功能异常会导致自身免疫病以及免疫缺陷疾病的发生。

6) Th9 细胞

Th9 细胞主要产生 IL-9 和 IL-10。虽然产生大量的 IL-10,但 Th9 细胞不具有调节功能,反而可增强组织的炎症反应。Th9 细胞通过促进气道的收缩以及黏液的分泌,可以加重哮喘的发作。与 Th2 细胞的功能类似,Th9 细胞在抗寄生虫感染中起着重要作用。此外,实验表明 Th9 细胞还与自身免疫病的发病机制有关。

7) Th22 细胞

Th22 细胞是一种以表达皮肤趋化因子受体 CCR4 和 CCR10 为特征的 CD4$^+$ T 细胞。Th22 细胞产生 IL-22,但不产生 IL-17 和 IFN-γ。Th22 细胞分泌的成纤维细胞生长因子,有助于表皮创伤的修复,因此在皮肤疾病中发挥着重要的作用。Th22 细胞分泌的标志性细胞因子 IL-22 是 IL-10 家族的成员之一,在调节皮肤功能稳态及防御感染中也具有重要作用。

5.2.3 CD8$^+$ T细胞

(1) 按照 CD28 标志分类:CD8$^+$ CD28$^+$ T 细胞亚群,在活化信号刺激下分泌 IL-2;CD8$^+$ CD28$^-$ T 细胞亚群能够对 IL-2 产生应答,但不能分泌 IL-2,可以表达 CD11b/CD18 分子和高水平的抑制杀伤受体 CD94;该亚群 T 细胞没有杀伤功能,但是具有调节免疫应答的能力,通过抑制抗原提呈细胞维持辅助性 T 细胞的免疫耐受。

(2) 按照分泌细胞因子谱分类:CD8$^+$ T 细胞可分 Tc1 和 Tc2 两个亚群,两个亚群具有类似 Th 细胞的生物学特征,如诱导因素、分泌细胞因子种类、参与免疫反应类型、分化调控机制等。

5.2.4 细胞毒性 T 细胞

(1) CD8$^+$ CTL:表型为 TCRαβ$^+$ CD2$^+$ CD3$^+$ CD4$^-$ CD8$^+$,主要以 MHC Ⅰ类限制性方式识别靶细胞表面特异性抗原,是机体发挥特异性细胞毒作用的主要效应 T 细胞,主要参与抗胞内微生物感染、抗肿瘤及参与移植排斥反应。静止的 CTL 以前体细胞形式存在,在识别并结合靶细胞表面抗原肽-MHC Ⅰ类分子复合体后,活化为抗原特异性 CTL,发挥特异性杀伤靶细胞功能。

(2) CD4$^+$ CTL:细胞活化受 MHC Ⅱ类限制,但其效应无 MHC 限制,也无抗原特异性,主要发挥旁观者(bystander)杀伤效应,即不针对特异性的靶细胞,会伤及无关细胞。细胞杀伤作用的机制主要是通过 Fas/FasL 途径介导细胞凋亡,释放颗粒酶的效应较弱。

在免疫反应中,CD4$^+$ CTL 主要发挥负性调节作用,清除激活状态的 APC(如巨噬细胞、B 细胞等)和活化的 T 细胞,避免机体发生过度免疫应答。同时,CD4$^+$ CTL 也可通过旁观者效应杀伤靶细胞,从而对正常组织造成损伤,并参与某些免疫病理过程。

5.2.5　记忆 T 细胞

免疫记忆 T 细胞和 B 细胞的产生和建立是获得性免疫应答的重要组成部分,它们的存在使免疫系统对已接触的抗原启动更为迅速有效的应答。

(1) 记忆 T 细胞的作用特点。

① 长寿命:记忆 T 细胞能在体内存在数月甚至几十年,避免机体受到相同病原体的二次侵入。这也是疫苗设计和应用的理论基础。

② 高效性:当机体再次感染相同病原体时,记忆 T 细胞能产生比未致敏 T 细胞更加迅速和强烈的免疫应答,发挥有效的免疫防御功能,并能防止长期寄生的低致病性病原体损伤机体。

(2) 记忆 T 细胞的分类。

根据归巢受体表达和功能特征可将记忆 T 细胞分为中枢记忆 T 细胞(central memory T cell,Tcm)和效应记忆 T 细胞(effector memory T cell,Tem)两类。

① Tcm。此类细胞主要归巢至淋巴结,主要表型为 CD62L^{hi} 和 CCR7$^+$,还表达 CD27 和 CD28,但不表达 CD45RA。其功能特征为:接受抗原再次刺激后,能快速产生效应并上调 CD40L 表达;受抗原刺激后能分泌高水平的 IL-2,并能多次增殖,并进一步分化为效应 T 细胞,因此可以长时间维持免疫记忆。

② Tem。此类细胞主要迁移至外周组织,低表达 CD62L,不表达 CCR7 和 CD45RA。Tem 所处的分化状态不同,CD27/CD28 表达各异。受抗原刺激后,Tem 能立即产生免疫反应,发挥细胞毒性并分泌效应分子,但分泌 IL-2 和增殖能力低下。因此,Tem 维持免疫记忆时间较短,主要在免疫防御的第一线发挥作用。

(3) Tcm 与 Tem 的转化。

Tcm 与 Tem 两类记忆 T 细胞并非完全独立的亚群。小鼠实验显示,抗原初次刺激后,T 细胞分化途径为未致敏 T 细胞经致敏后分化为效应 T 细胞 Tem 和 Tcm。但人体实验显示 Tem 由 Tcm 分化而来。由此提示：不同种属记忆 T 细胞的产生及亚群间转化具有不同的途径和机制。

（4）记忆 T 细胞的来源和维持。

记忆 T 细胞的来源：① 来源于效应 T 细胞，即抗原特异性记忆 T 细胞，其产生为抗原依赖性；② 来源于未致敏 T 细胞，这类 T 细胞称为记忆表型（memory phenotype，MP）T 细胞，在高水平 IL-7 存在下，某些未致敏 T 细胞对自身肽-MHC 复合体产生应答，发生自我稳定性增殖（homeostatic proliferation），进而获得记忆 T 细胞的特征和功能，其产生为抗原非依赖性。

记忆 T 细胞的维持：维持记忆 T 细胞库的容量及（相对的）长期稳定，可能并非依赖于 TCR 和共刺激信号，而是依赖于共有 γ 链（common γ chain）家族的细胞因子。该家族主要包括 IL-2、IL-4、IL-7、IL-9、IL-15 和 IL-21，它们的受体共用 γ 链（CD132）。CD8$^+$ 记忆 T 细胞生存主要依赖于 IL-7，而 IL-15 是促进其增殖的关键因子。CD4$^+$ 记忆 T 细胞生存也主要依赖于 IL-7，但 IL-15 的作用尚不清楚。

5.3　T细胞免疫治疗的研究进展

5.3.1　淋巴因子激活的杀伤细胞免疫

淋巴因子激活的杀伤细胞（lymphokine-activated killer cell，LAK cell）的发现是在 20 世纪 80 年代初，由美国国立卫生研究院（NIH）癌症研究所的 Rosenberg 教授团队首次报道。通过将新鲜制备的人外周血淋巴细胞或者小鼠脾细胞经无凝集素的 IL-2 诱导后产生的杀伤细胞称为 LAK 细胞。此类细胞具有抗实体瘤细胞的活性[4,5]。

LAK 细胞杀伤肿瘤细胞的范围相当广泛，几乎所有培养的肿瘤细胞对 LAK 细胞的活性都敏感，而正常细胞则表现为不敏感；进而研究发现，LAK 细胞的杀瘤活性不依赖荷瘤者的自身免疫功能，且无免疫抑制作用。另外，肿瘤治疗中应用的 LAK 细胞来源广泛，如患者自体外周血、6～7 月龄的胎儿胸腺和脾脏细胞、同种异体外周血或者脐带血等。这些发现均表明，LAK 细胞在肿瘤过继性细胞免疫治疗中具有潜在的应用价值[6]。LAK 细胞的肿瘤杀伤活性取决于其表面的多种与肿瘤识别相关的特异性分子。一方面，LAK 细胞与靶细胞结合后，通过脱颗粒释放生物活性介质，以杀伤靶细胞；另一方面，LAK 细胞表面的杀伤分子可直接发挥消灭靶细胞的作用。

LAK 细胞在 1984 年首次开展临床应用。Rosenberg 教授带领其团队采用 IL-2 与 LAK 细胞协同治疗 25 例实体瘤患者，治疗效果令人欣慰。其中 11 例患者肿瘤缩小超过 50%，1 例黑色素瘤患者肿瘤完全消退。之后，该研究组继续扩大 LAK 细胞的临床应用，4 年后完成 200 余例肿瘤患者的治疗，其中 26 例患者瘤体缩小 50% 以上，16 例患者肿瘤转移灶完全消退,并总结 LAK 细胞的治疗效果存在肿瘤类别的差异性,如在转移性肾细胞癌、黑色素瘤、结肠癌和非霍奇金淋巴瘤的应用中疗效较显著[7-9]。随着 IL-2 的大量制备,兴起了 LAK 细胞免疫治疗肿瘤的热潮。但由于在 LAK 细胞治疗中添加的 IL-2 浓度较高,在产生疗效的同时也导致严重的不良反应。例如,毛细血管渗漏综合征(capillary leak syndrome,CLS)是其中最常见的不良反应之一,表现为全身性水肿和多器官功能失调,可引起胸腔积液、腹水、肺间质水肿和充血性心力衰竭[10]。高剂量 IL-2 的应用产生的不良反应暴露了 LAK 细胞临床应用的弊端。另外,LAK 细胞自身在体外较低的扩增能力和体内有限的杀瘤活性,也导致其慢慢地退出临床治疗的舞台。

5.3.2 肿瘤浸润淋巴细胞免疫

肿瘤浸润淋巴细胞(tumor infiltrating lymphocyte,TIL)是指从肿瘤组织中分离出的浸润淋巴细胞,是肿瘤过继性细胞免疫治疗中继 LAK 细胞后又一代高效的抗肿瘤效应 T 细胞。1986 年 Rosenberg 等首先报道了 TIL,并将分离出来的 TIL 体外扩增,随后回输到体内,用于治疗转移性黑色素瘤,得到较好的临床疗效[11]。作为肿瘤微环境中的一类免疫细胞,TIL 在宿主抗肿瘤免疫反应中发挥重要作用。TIL 表型具有异质性。一般来说,绝大多数 TIL 呈现 CD3$^+$;根据肿瘤来源不同,CD4$^+$ T 细胞、CD8$^+$ T 细胞所占比例有显著差异,在大多数情况下以 CD3$^+$ T 细胞/CD8$^+$ T 细胞为主。研究证明,TIL 的表型、密度及浸润分布与肿瘤评估及预后显著相关[12,13]。在获得性免疫反应中,CD8$^+$ T 细胞即肿瘤抗原特异性 CTL 可以通过释放穿孔素和颗粒酶直接杀伤靶细胞,在 TIL 抗肿瘤免疫反应中发挥关键作用。而 CD4$^+$ T 细胞即 Th 主要通过分泌 IL-2、IFN-γ、TNF-β 等细胞因子介导细胞毒和局部炎症反应相关的免疫应答来发挥效应功能。到目前为止,临床治疗过程中所应用的 TIL 基本来源于手术切除的肿瘤,患者胸腔积液、腹水中的淋巴细胞等。虽然 TIL 治疗肿瘤具有一定优势,但是也存在诸多无法规避的缺陷,如回输免疫细胞数量不足、T 细胞发挥作用受肿瘤细胞表面 MHC 类抗原限制、细胞在患者体内存活时间不长等[14,15]。

5.3.3 细胞因子诱导的杀伤细胞免疫

细胞因子诱导的杀伤细胞(cytokine-induced killer cells,CIK cell),又称为自然杀伤样 T 细胞,是继 LAK 细胞、TIL 之后的新一代抗肿瘤过继性免疫细胞。CIK 细胞是由多种细胞因子(CD3McAb、IL-2、IFN-γ、IL-1α 等)共同作用诱导而来的一群具有高度异质性的 T 细胞,其主要效应 T 细胞的细胞膜上同时表达 CD3 和 CD56 两种蛋白质。因具有强大的增殖能力和细胞活性,并且同时具有 T 细胞的强大抗肿瘤活性和NK 细胞的非 MHC 限制性杀瘤特征,CIK 细胞自发现以来就受到广泛关注[16]。由于

CIK 细胞的杀伤毒性较 LAK 细胞强,并且它不像 TIL 增殖时需与肿瘤细胞直接接触,同时具有广谱杀瘤活性,CIK 细胞更适于肿瘤的生物治疗。体外实验研究发现,培养的 CIK 细胞分泌 TNF-α、IL-2、GM-CSF、IFN-γ 等多种细胞因子,能够直接或通过调节机体免疫反应性间接杀伤肿瘤细胞。CIK 细胞的杀瘤活性不仅在实验室中得到证实,而且已经逐步应用于临床。大量临床研究证实,CIK 细胞可有效地杀伤多种肿瘤细胞,如乳腺癌、肺癌、肾细胞癌、直肠癌、淋巴瘤、多发性骨髓瘤、恶性黑色素瘤、卵巢癌等,并且不会损伤正常组织,不影响骨髓造血干细胞的活性[17,18]。另外,CIK 细胞还可提高肿瘤患者自身的免疫功能,对细胞免疫功能低下的患者,如大剂量化疗后、放疗后、骨髓移植后、病毒感染损伤免疫细胞数量及功能的患者更为合适,可提高患者的生存质量。大量研究证明,CIK 细胞对于手术、化疗、放疗后残存肿瘤细胞及微小转移灶的清除具有显著效果。另外,CIK 细胞免疫治疗过程产生的不良反应较小,最常见的不良反应为发热,少数患者会出现胸闷和恶心等症状,患者可以较好地耐受。综上表明,CIK 细胞免疫疗法是一种安全、有效的治疗方法。但是,由于目前国家尚未制定行业认可的细胞制备标准,各研究机构的细胞制备方法和临床试验方案均有差别,并且适应证的选择也不够规范,临床疗效也存在一定的差异。

5.3.4　细胞毒性 T 细胞免疫

根据肿瘤免疫编辑理论,肿瘤细胞释放的肿瘤抗原,经抗原提呈细胞树突状细胞(DC)处理提呈,可以诱导激活肿瘤特异性的 CD4$^+$ T 细胞即 Th1 细胞及 CD8$^+$ T 细胞即细胞毒性 T 细胞(cytotoxic lymphocyte,CTL),启动适应性免疫应答。其中 CTL 识别肿瘤细胞表面的肿瘤抗原肽-MHC Ⅰ类分子复合体后被激活并增殖、分化,通过直接或者间接机制诱导肿瘤细胞死亡。在机体抗肿瘤免疫过程中,由于肿瘤自身产生的免疫耐受等因素的存在,CTL 功能受到抑制或无法应答,导致肿瘤免疫逃逸[19]。Bernhard 等研究发现,体外成功培养并激活肿瘤特异性 CTL 后回输至患者体内,这些细胞仍具有杀伤肿瘤细胞的特性[20]。作为肿瘤过继性细胞免疫治疗的主要研究方向之一,CTL 免疫疗法已在临床试验中取得了不同程度的效果[21,22]。目前利用体外诱导培养 DC 疫苗,强化 DC 抗原提呈能力,逆转 CTL 免疫沉默状态,恢复其肿瘤特异性杀伤功能,已成功应用于杀伤多种恶性肿瘤,包括神经胶质瘤、肝癌等。DC-CTL 细胞免疫疗法安全有效,特别是对于术后患者,可以清除残留微小转移病灶,防止肿瘤细胞扩散及复发,同时提高患者的机体免疫功能,产生免疫记忆保护,达到更长久的抗肿瘤效果[23,24]。

5.3.5　TCR-T 细胞免疫

TCR 和嵌合抗原受体(chimeric antigen receptor,CAR)修饰的 T 细胞是目前临床

研究中过继性细胞免疫治疗（adoptive cell transfer，ACT）的两大最新技术。TCR-T 细胞和 CAR-T 细胞均通过基因改造手段提高 TCR 对特异性肿瘤抗原的识别、攻击和杀伤能力，但是两者在受体结构和抗原识别方面有很大区别。TCR-T 细胞中仅转导了 TCR 的 α/β 异二聚体，同时需要依赖细胞内 CD3 和 CD28 等信号转导分子最终使 T 细胞重新高效识别靶细胞。TCR 的构建相对复杂，既需要考虑 MHC 的类型，又需要对复杂的 α/β 链亚型进行分析鉴定，最后才能获得特异的 TCR 序列。

TCR 是表达于 T 细胞表面的异二聚体蛋白质分子，能够识别和结合特异抗原肽-MHC 复合体并介导免疫应答。通过基因工程技术将识别肿瘤特异抗原-MHC 复合体的 TCR 转导至体外扩增的 T 细胞中就能够产生大量具有肿瘤特异杀伤能力的 TCR-T 细胞（见图 5-1）[25]。目前 TCR-T 细胞的临床研究主要在实体瘤治疗中开展，在血液系统恶性肿瘤治疗方面仅有少量研究报道[26]。其中，TCR-T 细胞在多发性骨髓瘤治疗中效果显著，在 20 位患者中 70% 达到完全缓解，1 位患者有疾病进展，其余患者达到部分缓解或疾病稳定。下面就 TCR-T 细胞治疗实体瘤的临床研究进展作一简单介绍。

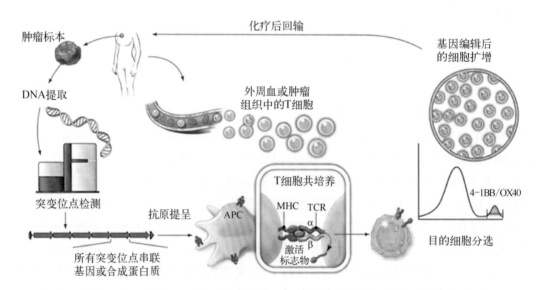

图 5-1 基因工程化 T 细胞通过识别肿瘤特异性抗原治疗肿瘤的模式图

APC，抗原提呈细胞；MHC，主要组织相容性复合体；TCR，T 细胞受体；4-1BB/OX40，肿瘤坏死因子受体超家族成员（图片修改自参考文献[25]）

关于 TCR-T 细胞的临床研究最早见于 2006 年国外两项治疗转移性黑色素瘤的临床研究报道。其中，Duval 等选取黑色素瘤分化抗原 MART-1 为靶点制备了特异性 TCR-T 细胞，纳入并治疗 15 例患者。虽然仅有 1 例患者发生部分缓解，但该研究证明

TCR-T 细胞对人体是安全的[27]。随后，Morgan 等采用 MART-1 特异性 TCR-T 细胞治疗 15 例患者，发现体外扩增的 TCR-T 细胞能够在患者体内长期存活（超过 2 个月），而且在 2 例患者中高水平存在更长时间（长达 1 年），这 2 例患者出现了客观缓解[28]。此后，随着对 TCR-T 细胞研究的深入，科学家们认识到 TCR 的亲和力与治疗效果紧密相关。当使用高亲和力 TCR-T 细胞时，患者缓解率大幅上升；Johnson 等对 20 例转移性黑色素瘤患者进行 MART-1 高亲和力 TCR-T 细胞回输，约 30% 的患者达到目标缓解率[29]。特异性抗原在肿瘤中的表达水平是另一个影响 TCR-T 细胞治疗效果的关键因素。抗原表达越广泛，预期特异性 TCR-T 细胞的疗效越好。以肿瘤-睾丸抗原 NY-ESO-1 为例，其在肿瘤中表达相当普遍。Ribbins 等对 NY-ESO-1 特异性 TCR-T 细胞治疗黑色素瘤和滑膜肉瘤的效果进行了检测，结果证明 55% 黑色素瘤患者及 61% 滑膜肉瘤患者获得临床缓解，黑色素瘤患者的 3 年生存率和 5 年生存率均达到 33%，滑膜肉瘤患者的 3 年生存率和 5 年生存率分别达到 38% 和 14%[30]。由于 TCR-T 细胞需要共刺激信号才能活化增殖，DC 能够增强 TCR-T 细胞的治疗效果。Chodon 等采用 DC 疫苗联合 MART-1 特异性 TCR-T 细胞治疗 14 例转移性黑色素瘤患者，实验结果显示高达 69% 的患者病情明显好转[31]。

在 TCR-T 细胞免疫治疗的发展进程中，肿瘤免疫治疗领域的开拓者之一、美国肿瘤免疫学专家 Steven Rosenberg 做出了巨大的贡献。他的工作明显推动了包括 TIL、TCR-T 细胞和 CAR-T 细胞在内的过继性细胞免疫治疗的进步，特别是在 TCR-T 细胞免疫治疗领域的多数相关临床研究报道来自 Steven Rosenberg 团队。近期，Steven Rosenberg 又取得了细胞治疗领域的突破，鉴定了识别肿瘤抗原的 CD4+ T 细胞，利用这些细胞治疗后肿瘤明显缩小[32]。该项研究凸显了新生抗原在肿瘤治疗中的重要性，奠定了新生抗原作为基因工程 T 细胞治疗靶点的理论基础。更加值得注意的是，Steven Rosenberg 创新了传统 TCR 构建方案，使利用外周血 T 细胞构建肿瘤抗原特异性 TCR-T 细胞成为现实[33]，这进一步加速了 TCR-T 细胞的研究进展。

5.3.6　CAR-T 细胞免疫

嵌合抗原受体（chimeric antigen receptor，CAR）是人工构建的融合基因编码的跨膜分子，由胞外区、胞内区和跨膜区构成。胞外区负责抗原的识别，胞内区负责信号的转导，跨膜区连接胞外区和胞内区。CAR 胞外区设计中包括肿瘤相关抗原（tumor-associated antigen，TAA）结合区，它通常来源于单链抗体可变区片段（scFv）。经 CAR 改造的 T 细胞具有非 MHC 限制性和特异性识别肿瘤抗原的能力。尽管 CAR-T 细胞在 B 细胞来源血液肿瘤治疗中取得较好疗效，但在实体瘤中仍面临挑战。为获得较好的临床疗效，CAR-T 细胞必须具有以下功能：首先，抗原必须在肿瘤细胞表面高度表达或对于维持肿瘤表型至关重要，并且目标抗原在正常组织细胞不表达或低表达；其次,CAR-T 细胞必须归巢并且渗透至围绕肿瘤的纤维结缔组织,当到达肿瘤内后,必须能够有效扩增、持续存在并且能够在主要由免疫抑制介质组成的微环境中发挥细胞毒性。这些功能均可通过体内和(或)体外对 CAR-T 细胞修饰实现。CAR-T 细胞杀伤肿瘤的机制与 CTL 活化并杀伤肿瘤细胞相似。CTL 是经抗原提呈细胞激活的 CD8$^+$ T 细胞。T 细胞的活化需要双信号途径:第一信号途径为抗原提呈细胞上的 MHC-抗原肽复合体与 T 细胞上的 TCR 结合;第二信号途径为抗原提呈细胞上的共刺激分子 B7 与 T 细胞上的 CD28 分子结合。在这两个信号途径的共同作用下,T 细胞被活化增殖为 CTL。当活化的 CTL 再次遇到携带相同 MHC-抗原肽复合体的肿瘤细胞后,就会通过以上机制与之结合,同时分泌穿孔素、颗粒酶及细胞因子,发挥协同作用杀死肿瘤细胞。CTL 具有十分强大的攻击肿瘤细胞的能力,理论上一个 CTL 可以杀死数十到上百个肿瘤细胞。

在临床应用中,CAR-T 细胞的主要制备步骤是:通过基因工程技术用含有 CAR 基因的载体转染 T 细胞,然后通过现有的成熟的 T 细胞培养技术,体外大量扩增 CAR-T 细胞,再将扩增的 CAR-T 细胞回输至预处理后的肿瘤患者(见图 5-2)[25]。CAR-T 细胞的临床应用如下。

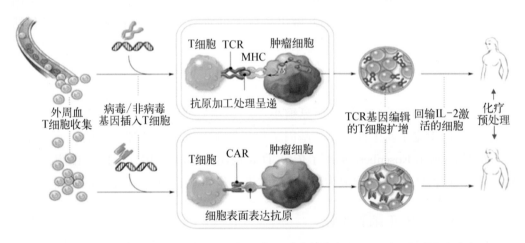

图 5-2 基因修饰的 T 细胞免疫治疗:TCR-T 细胞免疫治疗和 CAR-T 细胞免疫治疗
MHC,主要组织相容性复合体;TCR,T 细胞受体;CAR,嵌合抗原受体(图片修改自参考文献[25])

1) 靶向 CD19 的 CAR-T 细胞

CD19 特异性表达于恶性/正常 B 细胞及 B 细胞前体细胞,而在造血干细胞和非造血细胞中并不表达。因此,靶向 CD19 的 CAR-T 细胞(CAR19)在目前的临床研究中应用最广[34]。纪念斯隆-凯特琳肿瘤中心用 CAR19 治疗了 16 例复发难治性 B 系急性淋巴细胞白血病(B-lineage acute lymphoblastic leukemia,B-ALL)患者,其中 14 例出现完全缓解(CR),缓解率达 88％。即便是费城染色体阳性(Ph+)高危患者,仍能取得同样的临床疗效[35]。部分患者接受 CAR19 治疗后出现急性不良反应,这些不良反应通常与血清中促炎性细胞因子水平快速升高有关[36]。2017 年,两项 CAR-T 细胞免疫治疗方法获得美国 FDA 批准正式开始临床使用。2018 年,其中一项 CAR-T 细胞免疫治疗方法又扩大了适应证。

2) 靶向 HER2 的 CAR-T 细胞

HER2 是一种具有酪氨酸激酶活性的跨膜表皮生长因子受体家族成员,在多种腺癌中高度表达,是目前实体瘤免疫治疗研究最多的 TAA 之一。Sun 等[37]基因编辑了人源化抗 HER2 的 CAR-T 细胞(CAR-HER2),体外实验证明 CAR-HER2 具有特异的抗 HER2(＋)肿瘤细胞的能力,在动物模型中也可显著抑制 HER2(＋)肿瘤的生长。上述结果表明 CAR-HER2 于体外/体内均可识别和杀伤 HER2(＋)肿瘤细胞,并且可以诱导肿瘤消退,这为部分 HER2(＋)肿瘤患者的治疗带来了新的希望。

3) 双唾液酸神经节苷脂 2 的 CAR-T 细胞

双唾液酸神经节苷脂(disialoganglioside,GD)是一类细胞膜上的糖鞘脂类化合物。在正常组织中 GD2 较少表达,而在黑色素瘤、成纤维细胞瘤、小细胞肺癌、骨肉瘤、软组织肉瘤等肿瘤细胞中 GD2 高表达。经研究证实,GD2 具有明显促进原发及转移肿瘤生长的作用。Pule 等[38]应用针对 GD2 的第一代 CAR-T 细胞(CAR-GD2)治疗 11 例儿童神经母细胞瘤患者,在 8 例可评价疗效的患者中 4 例出现肿瘤坏死与消退,其中 1 例病情完全缓解,这 11 例患者随访 2 年时未见明显不良反应;对 19 例接受靶向 GD2 的 CAR-T 细胞免疫治疗方法的高危神经母细胞瘤患者进行长期随访发现,GD2-CAR-T 细胞具有杀伤神经母细胞瘤细胞的作用,这些 CAR-T 细胞可在患者体内扩增并持续存在,与患者的长期生存率密切相关[39]。

4) 间皮素的 CAR-T 细胞

间皮素为细胞表面糖蛋白,它在多种肿瘤中高表达,如恶性胸膜间皮瘤、胰腺癌、卵巢癌及部分肺癌,在正常的胸膜、腹膜以及心包膜表面低表达[40]。临床前研究表明,针对间皮素的 CAR-T 细胞具有潜在的抗肿瘤作用。应用间皮素特异性 mRNA-CAR-T 细胞治疗间皮素高表达的晚期实体瘤取得了较好的临床疗效,这为 CAR-T 细胞的设计提供了新的策略,mRNA-CAR-T 细胞有可能对实体瘤具有治疗效果[41]。

5) 其他 TAA 的 CAR-T 细胞

目前,世界范围内多个中心在进行针对不同 TAA 的 CAR-T 细胞治疗的临床研究,这些 TAA 主要包括 BCMA、CD133、CD138、CD20、CD30、EGFR、c-MET 等。

5.4 非转基因 T 细胞免疫与精准治疗

5.4.1 非转基因 T 细胞免疫概述

T 细胞在机体的免疫反应中具有重要的作用,既可参与体液免疫,又在细胞免疫中发挥主要作用。

T 细胞在体液免疫中的作用为:大部分抗原要经过 T 细胞的呈递作用,即呈递抗原给 B 细胞,同时释放淋巴因子,增强 B 细胞的免疫效应。

T 细胞在细胞免疫中的作用为:T 细胞受到抗原刺激后,大部分可增殖、分化、转化为致敏 T 细胞(也叫效应 T 细胞),少部分增殖分化为记忆 T 细胞(对侵入的特定抗原有长期的记忆力,是进行二次免疫的重要细胞)。当相同抗原再次进入机体的细胞中时,致敏 T 细胞通过与靶细胞密切接触,释放穿孔素和细胞因子,激活靶细胞内的溶酶体酶,引起靶细胞膜的通透性发生改变,使靶细胞内渗透压升高,靶细胞肿胀、溶解以致死亡;另外,致敏 T 细胞所释放的细胞因子也发挥协同杀伤作用,这一完整过程统称为细胞免疫(cellular immunity)。致敏 T 细胞在杀伤靶细胞过程中,本身未受伤害,可重新攻击其他靶细胞。

同体液免疫一样,细胞免疫的产生也分为感应、反应和效应 3 个阶段。其作用机制包括两个方面。① 致敏 T 细胞的直接杀伤作用。当致敏 T 细胞与带有相应抗原的靶细胞再次接触时,两者发生特异性结合,产生刺激作用,激活靶细胞内的溶酶体酶,使靶细胞裂解。参与这种作用的致敏 T 细胞,称为杀伤性 T 细胞。② 通过淋巴因子相互配合协同杀伤靶细胞。例如,皮肤反应因子可使血管通透性增高,使吞噬细胞易于从血管内游出;巨噬细胞趋化因子可招引相应的免疫细胞向抗原所在部位集中,以利于对抗原进行吞噬、杀伤、清除等。由于各种淋巴因子的协同作用,扩大了免疫效果,达到清除抗原的目的。

在抗感染免疫中,细胞免疫主要参与对胞内寄生的病原微生物和肿瘤细胞的免疫应答、迟发型变态反应和自身免疫病的形成,以及移植排斥反应与对体液免疫的调节。也可以说,在抗感染免疫中,细胞免疫既是抗感染免疫的主要力量,参与免疫防护,又是导致免疫异常的重要因素。

T 细胞是细胞免疫的主要细胞,其免疫原一般为寄生原生动物、真菌、外来的细胞团块(如移植器官或被病毒感染的自身细胞)。T 细胞的分类如下。

1) 根据 T 细胞抗原受体分类

TCR 是 T 细胞识别外来抗原并与之结合的特异性受体,属于免疫球蛋白超家族,表达于所有成熟的 T 细胞表面。大多数成熟 T 细胞(约 95%)的 TCR 分子由 α 链和 β 链两条异二聚体肽链组成,小部分由 γ 链、δ 链组成。在 T 细胞发育的过程中,编码

α 链及 β 链的基因决定 TCR 的高度多态性,不同的 T 细胞克隆有不同的 TCR,能识别不同的抗原表位(决定簇)。TCR 不能直接识别和结合游离的可溶性抗原,只能识别经抗原提呈细胞加工并与 MHC 分子连接的抗原分子,TCR 与抗原结合并不能直接活化 T 细胞,需依赖其邻近的 CD3 分子向细胞内传递活化信息,同时协同受体——Th 表面的 CD4 分子或 CTL 表面的 CD8 分子会结合 MHC 分子强化这一过程。

2) 根据 T 细胞的功能分类

根据功能不同,T 细胞可分为辅助性 T 细胞、抑制性 T 细胞和细胞毒性 T 细胞。它们可以构成一个极为精细、复杂、完善的防卫体系用于人类抵御疾病。21 世纪以来,关于 T 细胞的演化以及它与肿瘤免疫的研究取得突破性的进展。

下面主要对 NK T 细胞、αβ T 细胞、γδ T 细胞在抗肿瘤免疫及精准治疗中的作用进行介绍。

5.4.2　NK T 细胞免疫与精准治疗

NK T 细胞是一类天然存在的介导先天性免疫和获得性免疫的重要淋巴细胞,参与机体的抗感染、抗肿瘤、移植免疫和自身免疫调节作用。NK T 细胞是 T 细胞的一个独特亚群,兼具 NK 细胞和 T 细胞的特征,同时表达 TCR 和 NK 细胞表面标志物。NK T 细胞被激活后,通过分泌细胞因子,活化其他免疫细胞参与先天性免疫和获得性免疫,在抗肿瘤免疫过程中发挥调节作用。了解 NK T 细胞的生物学功能,将对预防和治疗相关的免疫性疾病具有重要的指导意义。NK T 细胞的临床应用如下。

1) 抗肿瘤免疫

肿瘤患者体内常伴有严重的 NK T 功能破坏和细胞数量减少。NK T 细胞选择性转移到肿瘤部位,导致头颈癌、乳腺癌、结直肠癌、肾细胞癌和黑色素瘤患者外周血中循环性 NK T 细胞数量显著减少,但其分泌 IFN-γ 的能力并未受损。小胶质瘤患者体内的循环性 NK T 细胞数量和 IFN-γ 表达水平基本保持不变,表明 NK T 细胞的免疫应答仅在特定的肿瘤中表现明显。但是,在前列腺癌晚期患者中,NK T 细胞的体外 α-半乳糖酰基鞘氨醇(α-galactosylceramide, α-GalCer)激活增殖能力和 IFN-γ 产生能力都有所下降[42,43]。

在体内循环性 NK T 细胞数量减少,但 NK T 细胞经体外 α-GalCer 反复刺激会迅速增殖,并且体外增殖的 NK T 细胞同样表现出较好的杀伤肿瘤细胞的细胞毒效应。NK T 细胞以多种方式表现其抗肿瘤活性,如通过激活抗肿瘤免疫细胞(如 NK 细胞)分泌 IFN-γ,同时也通过表达 CD40 与 DC 上的 CD40L 相互作用,导致 DC 的成熟和活化。NK T 细胞能直接识别 CD1d+ 肿瘤细胞(如单核细胞性白血病、急性 T 淋巴细胞白血病和其他血液恶性肿瘤),并且表现出有效的靶细胞杀伤效应[44,45]。

近年来,人体 NK T 细胞免疫治疗肿瘤的方案得以发展,主要体现在足够数量的功能性 NK T 细胞的重构上。临床通过选择性注射体外活化的 NK T 细胞到肿瘤患者体内,可产生大量的 Th1 型细胞因子,进而达到良好的抗肿瘤效果。α-GalCer 是常见的 NK T 细胞激活剂,活化效果好且易于引起机体耐受,未见明显的临床不良反应,也有报道称 GM-CSF 与 IL-2 联合刺激 NK T 细胞的效果要比 α-GalCer 单独刺激好[46]。

2) 移植免疫

NK T 细胞能够产生 IL-4、IL-10 和 IL-13 等免疫抑制性细胞因子,这些细胞因子在自体移植和异体移植中发挥了重要的免疫耐受作用。在同种异体造血干细胞移植过程中宿主驻留的 NK T 细胞能降低 GVHD 的发病程度,同时血清中高表达的 Th2 型细胞因子促进或维持了免疫耐受。经 G-CSF 处理的 NK T 细胞会促进小鼠骨髓移植模型中 GVHD 的发生。临床通过移植脐带血到高危急性髓细胞性白血病患者体内,可快速恢复记忆 NK T 细胞的数量和功能,这一结果暗示了 NK T 细胞在细胞免疫治疗中的潜力[47]。

3) 抗感染免疫

NK T 细胞参与了机体防御病原微生物(如病毒、细菌和寄生虫)的应答,IFN-γ 的分泌使下游的效应 T 细胞和作用靶分子在清除病原微生物过程中发挥重要的作用。活化的 NK T 细胞通过在 CD40 与 CD40L 的相互作用下诱导 DC 的活化和成熟,并快速分泌 Th1 型细胞因子(如 IFN-γ),可抑制病原体的感染。研究发现 EB 病毒的刺激能有效诱导人胸腺细胞嵌合小鼠体内 CD8[+] NK T 细胞的分化和成熟,导致 EB 病毒相关的鼻咽癌和霍奇金淋巴瘤患者外周血中 CD8[+] NK T 细胞的数量和功能明显受损,同时 CD4[+] NK T 细胞协同 CD8[+] NK T 细胞通过分泌 Th1 型细胞因子发挥抗肿瘤效应,这为预防和治疗 EB 病毒相关的疾病奠定了基础[48-50]。

5.4.3　αβT 细胞免疫与精准治疗

T 细胞是一群不均一的细胞群体,根据 TCR 双肽链的不同构成,可将细胞分为 TCR αβT 细胞和 TCR γδT 细胞[51,52]。这两类细胞均表达 CD2 和 CD3。αβT 细胞主要为 CD4[+] T 细胞或 CD8[+] T 细胞,也有少量 CD4[-]CD8[-] T 细胞。在外周血中该细胞占成熟 T 细胞的 90%～95%。该细胞具有经典的 MHC 限制性,能够识别 8～17 个氨基酸组成的肽段,是参与免疫应答的主要群体。此外,根据功能特点不同,αβT 细胞又分为发挥调节作用的调节性 T 细胞和效应 T 细胞,调节性 T 细胞包括辅助性 T 细胞和抑制性 T 细胞,效应 T 细胞包括细胞毒性 T 细胞和迟发型超敏反应性 T 细胞。

过继性细胞免疫疗法主要依赖于 MHC 限制性的 αβT 细胞,然而 αβT 细胞介导的免疫疗法鲜有成功。αβT 细胞抗肿瘤作用的持久反应是稀缺的,并且主动免疫治疗需要达到一个既定的治疗模式,即 αβT 细胞需要特定 TAA 和合适的共刺激信号分子激活。一旦出现丢失 TAA、MHC 分子或者共刺激信号分子时,αβT 细胞调节的抗肿瘤作用会降低[53]。

近年来,肿瘤精准治疗整体处于快速发展中,而过继性细胞免疫治疗已成为肿瘤精准治疗的重要手段,如目前通过基因修饰的 T 细胞治疗,包括 CAR-T 细胞、TCR-T 细胞等。这些基因修饰的 T 细胞的主要来源是 αβT 细胞。目前,基因修饰的 T 细胞在肿瘤精准治疗中发挥重要的作用,尤其是 CAR-T 细胞。CAR-T 细胞近年来在肿瘤治疗上获得了巨大的成功,特别是血液学肿瘤如白血病等。

5.4.4　γδT 细胞免疫与精准治疗

与 αβT 细胞不同,γδT 细胞主要分布在黏膜上皮层中,表型多为 CD8$^+$ 单阳性[54,55]。此外,该细胞仅占外周血中成熟 T 细胞的 5%~10%,多为 CD4$^-$CD8$^-$ T 细胞。与 αβT 细胞相比,γδT 细胞具有以下特点:① γδ 的分子结构及抗原结合特性同免疫球蛋白更为相似;② γδT 细胞对多肽抗原的识别无 MHC 限制性,且多肽无须被处理为小分子肽段,可以以完整形式被识别;③ γδT 细胞不仅能识别多肽抗原,而且能识别来自分枝杆菌的非多肽抗原;④ γδT 细胞不识别 MHC-多肽复合体,但可对某些 MHC Ⅰ类分子所提呈的抗原产生应答;⑤ γδT 细胞在炎症免疫反应、抗肿瘤、抗感染性疾病以及抗自身免疫病中起到关键性作用。

γδT 细胞主要通过直接的细胞溶解在肿瘤治疗上发挥一定的作用。据报道,这类细胞在外周血中最常见的亚型是 Vγ9Vδ2,而该亚型细胞能够识别一些感染性疾病或肿瘤中表达的非肽类磷酸抗原(nonpeptide phosphoantigens, PAg)[56]。此外,PAg 通过表面 MHC 类似分子提呈给 γδ-TCR,说明 Vγ9Vδ2 T 细胞可以作为专业的抗原提呈细胞。另外,Vγ9Vδ2 T 细胞是一种重要的抗肿瘤免疫细胞,由于该细胞具有体外非 MHC 限制性抗肿瘤作用以及存在于多种人类肿瘤的 TIL 中,可作为过继性细胞免疫疗法中一种候选的效应 T 细胞用于杀伤肿瘤。

在临床研究中,γδT 细胞已被证明可应用于多种不同类型的肿瘤中,包括肺癌、肾细胞癌和乳腺癌[57]。值得注意的是,它们在体外表现出特异的肿瘤杀伤作用,但对正常细胞无伤害。此外,在同种异体骨髓移植后的急性白血病的无病生存患者中,可以发现高水平的 γδT 细胞,而且临床证据显示磷酸类抗原或者双磷酸盐活化的 γδT 细胞发挥巨大的抗肿瘤作用。

人类 γδT 细胞调节抗肿瘤免疫主要通过几个不同的途径,如分泌促炎性细胞因子、表达前凋亡分子以及通过细胞与细胞接触裂解肿瘤细胞。激活后 γδT 细胞分泌大量的细胞因子,作用于肿瘤细胞或肿瘤微环境。IFN-γ 是 γδT 细胞分泌的一种主要的细胞因子,具有多种抗肿瘤效应包括直接抑制肿瘤生长、阻断血管生成或刺激巨噬细胞。因此,IFN-γ 在 γδT 细胞介导的抗肿瘤反应中起到至关重要的作用。

目前,以 γδT 细胞为基础的免疫细胞疗法正在对传统疗法耐药的进展性肿瘤中测试安全性与有效性[58]。另外,在应用自体 γδT 细胞治疗转移性肾细胞癌的临床试验中

能够观察到高达 50％ 的临床疗效。许多报道证明，来自肿瘤患者肿瘤组织或血液的
γδT 细胞表现出强大的细胞毒性。此外，γδT 细胞可通过自身独特的抗原提呈作用激
活 CD8[+] T 细胞和 CD4[+] T 细胞，并可能引起强烈的抗肿瘤反应。活化的 γδT 细胞可
以产生强效的以及直接的细胞毒效应，同时能够分泌多种细胞因子和趋化因子来启动
炎症和招募肿瘤特异性效应 T 细胞。尽管 γδT 细胞在肿瘤治疗方面获得了一定的疗
效，但仍然需要不断地摸索。

5.5 TCR-T 细胞精准免疫治疗

5.5.1 TCR-T 细胞免疫概述

过继性细胞免疫治疗是指通过向肿瘤患者输注在体外培养扩增或激活后具有抗肿
瘤活性的免疫细胞，在体内直接杀伤肿瘤细胞或激发机体免疫反应杀伤肿瘤细胞的治
疗方案[25]。不同于传统的自体 LAK 细胞治疗、自体 CIK 细胞治疗，TCR-T 细胞免疫
技术和 CAR-T 细胞免疫技术分别通过基因工程方法改造 T 细胞以提高其对肿瘤抗原
的识别能力，能够特异性杀伤多种肿瘤细胞，产生显著的临床治疗效果[59,60]。

TCR-T 细胞免疫技术作为传统过继性细胞免疫疗法的延伸，其识别肿瘤抗原的能
力依赖于表达于抗原提呈细胞表面的 MHC 分子，其优势在于不仅能够识别肿瘤细胞
表面抗原，还能够识别肿瘤细胞内的抗原。与 TIL 相比，转基因的方法克服了对肿瘤特
异性 T 细胞免疫耐受的缺陷。这种方法通过转导嵌合抗原受体(融合抗原结合域及 T
细胞信号结构域)或者 TCR α/β 异二聚体，使 T 细胞能够重新高效地识别靶细胞。通
过输注能够识别特异靶标的基因修饰 T 细胞，赋予免疫系统以新的非自然免疫活性。
这种方法除了能像细胞毒性化疗和靶向治疗一样快速杀灭肿瘤外，还避免了疫苗和 T
细胞检查点疗法的延迟效应[61]。

5.5.2 TCR-T 细胞免疫的原理

TCR 是 T 细胞表面表达的一种蛋白质分子，其主要作用是识别由 MHC 分子提呈
的抗原肽。TCR 在肿瘤治疗方面的研究主要是通过导入外源基因修饰后的 TCR 并实
现有效的表达激活无能及耗竭的 T 细胞，进而恢复 T 细胞靶向特异识别以及杀伤肿瘤
细胞的作用。肿瘤特异性的 TCR 基因修饰 T 细胞在体外能够特异性地识别抗原阳性
的肿瘤细胞，并且回输体内后可以重塑患者的抗肿瘤免疫系统[62]。

TCR-T 细胞免疫治疗是将抗原特异性 T 细胞的 TCRα 链和 β 链基因序列转入 T
细胞，并且将修饰后的 T 细胞在体外进行扩增以获得足够数量的自体抗原特异性 T 细
胞，然后回输给肿瘤患者，从而杀伤肿瘤细胞。T 细胞通过 TCR 识别抗原，TCR 能够
识别抗原肽与 MHC 结合的复合物，从而激活 T 细胞，产生细胞毒作用。TCR 的信号

转导途径如图 5-3 所示。临床上进行 TCR-T 细胞免疫治疗首先检测靶抗原表达和 MHC 分子表达情况,鉴定出有效的 MHC 分子限制性的功能性肽段,得到针对该抗原肽的功能特异性 T 细胞,克隆功能特异性 T 细胞的 TCR 链,运用基因重组技术将基因片段插入逆转录病毒或慢病毒等的基因表达载体中。通过不同的基因转导技术将 TCR 基因转染进 T 细胞,使其表达肿瘤抗原特异性 TCR,成为能够特异性识别肿瘤抗原的 CTL,分泌 IFN-γ、IL-2 和 TNF-α 等细胞因子,然后将转染后的 T 细胞进行体外扩增[63]。在回输前先进行半清髓性化疗,然后输注基因工程化 T 细胞给患者。随着分子生物学研究的不断发展、肿瘤研究的不断深入,TCR 的靶向识别作用越来越受到人们的青睐,人们越来越意识到通过 TCR 基因修饰的 T 细胞在治疗恶性肿瘤方面的巨大潜能。

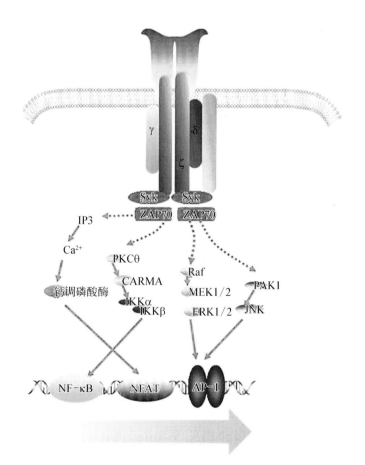

图 5-3 TCR 的信号转导途径

Syk,非受体酪氨酸激酶;ZAP70,ζ 链相关蛋白-70;IP3,三磷酸肌醇;PKCθ,不依赖 Ca²⁺ 激活的蛋白激酶 C;CARMA,胱天蛋白酶(caspase)募集域和膜相关鸟苷酸激酶样结构域蛋白;IKKα/IKKβ,核因子 κB 抑制蛋白激酶 α/β;Raf,丝氨酸/苏氨酸激酶;MEK1/2,促分裂素原活化蛋白激酶的激酶 1/2;ERK1/2,细胞外调节蛋白激酶 1/2;PAK1:丝氨酸/苏氨酸蛋白激酶 1;JNK,c-Jun 氨基末端激酶;NF-κB,核因子 κB;NFAT,活化 T 细胞核因子;AP-1,转录激活因子-1

5.5.3 TCR-T 细胞免疫的临床应用

第 1 例应用 TCR 基因治疗肿瘤患者的人体临床试验在 2006 年完成[27]。在 I 期临床试验中 Morgan 等利用逆转录病毒将特异性识别黑色素瘤相关 MART-1 抗原的 TCR 基因转导至自身外周血 T 细胞中,并用转导的 T 细胞联合 IL-2 的方法治疗 HLA-A2 限制性转移性黑色素瘤。实验结果显示,在 15 例患者中 2 例肿瘤细胞持续性减少,而且在治疗完成 1 年后 TCR 基因转导的 T 细胞仍在外周血中持续存在。这次试验第一次为 TCR 基因转导 T 细胞的基因免疫治疗提供了实践依据。在后续的研究中,Morgan 等[28] 改进了 TCR-T 细胞免疫疗法使其具有更高的亲和力,结果发现在患者体内成功地建立了针对抗原阳性肿瘤细胞的识别和杀伤能力,部分患者的肿瘤完全消退。但是,患者皮肤、眼睛和耳朵中的正常黑色素细胞同时受到损伤,需要应用类固醇激素进行治疗。这项临床试验显示,高效表达 TCR 活性的 T 细胞在杀伤肿瘤细胞的同时可能杀伤与肿瘤细胞表达相同或相近抗原的正常细胞,导致在靶/脱肿瘤效应(on-target/off-tumor)毒性。

在近期的一项临床试验中,Parkhurst 等[64] 利用识别癌胚抗原(carcinoembryonic antigen,CEA)的 TCR 基因转导的 T 细胞治疗转移性结直肠癌。CEA 是一种广泛存在于多种上皮癌中的 TAA。CEA 在结直肠癌细胞中显著性表达。3 例参加临床试验的转移性结直肠癌患者血清 CEA 水平全部明显下降。但是 1 例患者在临床试验中也出现了脱靶效应。可能由于 TCR 基因转导的 T 细胞同时作用于表达 CEA 的正常肠上皮细胞,患者身上均出现了严重的短暂性结肠炎。

最近,美国国家癌症研究所完成了第一例利用肿瘤-睾丸抗原 NY-ESO-1 特异性 TCR 基因转导自体 T 细胞的临床试验[65]。在这项临床试验中,滑膜肉瘤患者的反应率为 66%(4/6),其中 1 例患者的肿瘤衰减效应持续了 18 个月;黑色素瘤患者的反应率为 45%(5/11),其中 2 例患者的黑色素瘤细胞在一年后完全消失。与 MART-1 和 CEA 特异性的 TCR 试验相比,接受此项临床试验患者的正常组织没有受到 T 细胞的损伤。此项临床试验证明,利用 CEA 作为 TCR 基因治疗的靶抗原能够在杀伤肿瘤细胞的同时避免正常组织的损伤。其他 TCR-T 细胞免疫治疗的临床信息汇总如表 5-4 所示。

表 5-4　临床报道的 TCR-T 细胞免疫治疗信息汇总

靶　点	治疗疾病	预处理方案	不 良 反 应	临 床 结 果
	黑色素瘤	环磷酰胺和氟达拉宾	未见明显不良反应	2/17 PR
MART-1	黑色素瘤	环磷酰胺和氟达拉宾	3 级耳部受累	6/20 PR
	黑色素瘤	环磷酰胺和氟达拉宾	2 例呼吸系统疾病	9/14 短暂肿瘤消退

（续表）

靶　点	治疗疾病	预处理方案	不良反应	临床结果
NY-ESO-1	黑色素瘤和滑膜肉瘤	环磷酰胺和氟达拉宾	未见明显不良反应	黑色素瘤：2/11 CR，3/11 PR 滑膜肉瘤：4/6 PR
	多发性骨髓瘤	高剂量美法仑	GVHD 反应	14/20 CR，4/20 PR，1/20 SD，1/20 PD
MAGE-A3	黑色素瘤、滑膜肉瘤和食管癌	环磷酰胺和氟达拉宾	3 例发生精神错乱（2 例死于脑白质坏死）	黑色素瘤：1/7 CR，4/7 PR 滑膜肉瘤与食管癌各有 1 例无效
	黑色素瘤和骨髓瘤	环磷酰胺或美法仑	2 例死于心源性休克	
MAGE-A4	食管癌	无	未见明显不良反应	3 例实现长期生存
CEA	结直肠癌	环磷酰胺和氟达拉宾	3 级炎症性腹泻	1/3 PR
GP-100	黑色素瘤	环磷酰胺和氟达拉宾	3 级耳部受累	1/16 CR，2/16 PR
p53	多种上皮来源肿瘤	环磷酰胺和氟达拉宾	未报道	1/14 PR

注：PR，partial response，部分缓解；CR，complete response，完全缓解；SD，stable disease，疾病稳定；PD，progressive disease，疾病进展；GVHD，graft versus host disease，移植物抗宿主病

5.5.4　发现特异 TCR 序列的新技术应用

经典的获得 TCR 序列的策略需要经过肿瘤特异性 T 细胞识别和分离、TCR 序列测序和克隆以及 TCR 复合物功能验证等主要步骤。目前，一些新的技术方法已经被开发出来，以提高获取特异 TCR 序列的效率。

在这些策略中，如何有效地获得肿瘤特异性 CTL 是主要的限制因素。对于一些已知的肿瘤特异突变产生的新生抗原，可以制备 HLA-抗原肽复合物的多聚体（通常多聚体上会标记用于检测的荧光基团），用于检测和分选患者体内已知新生抗原特异的 CTL[66]。这一技术目前已广泛应用于病毒或者肿瘤特异性 CTL 的筛选和 HLA-TCR 亲和力的测定中。目前的流式细胞术可以支持在一份样本中同时检测 10 种以上不同多肽的特异 TCR。在 2016 年的一篇报道中，研究人员将 DNA 条形码用于 HLA 多聚体的制备，可将流式细胞术的分选通量提高到 1 000 条以上不同肽段[67]。

在 2015 年，NIH 的 Rosenberg 团队报道，PD-1 的阳性表达可以用来鉴定肿瘤组织中浸润的 T 细胞是否为肿瘤特异的 CTL[68]。随后，在 2016 年他们又证明通过对外周

血中 PD-1$^+$ T 细胞进行分离,也可以获得肿瘤特异性的 CTL。他们证实,与肿瘤细胞孵育后高分泌 IFN-γ 的 T 细胞几乎都来源于 PD-1$^+$ T 细胞,而且对突变的抗原可产生特异的免疫反应,为快速高效地获得肿瘤特异性 CTL 提供了一种新的方法[33]。

当获得肿瘤特异性 CTL 之后,可以对此 T 细胞进行微量培养以对其进行有效扩增,以此得到的 T 细胞克隆在理论上表达相同的 TCR 序列。随后,通过对 T 细胞克隆中的 mRNA 进行 RT-PCR,便可以得到完整的新生抗原特异性的 TCR 序列[69]。通常,单细胞的扩增培养需要很高的技术要求。如今,可以利用单细胞测序的技术更加迅速、准确地获得 T 细胞中 TCR 基因的详细序列信息[70,71]。在 2016 年,有研究人员对新鲜肿瘤组织中的 CD8$^+$ PD-1$^+$ T 细胞进行分选,随后联合 T 细胞受体 β 链(T cell receptor β,TCRB)深度测序和 CD8$^+$ PD-1$^+$ T 细胞的单细胞测序,高通量地获得了 TCR 复合体的序列信息,经过验证高频出现的 TCR 克隆序列对肿瘤具有特异识别和杀伤作用[72]。

通过经典的策略获取肿瘤新生抗原的特异 TCR 序列往往比较耗费时间,而且通量也不高。目前,第二代测序技术有了长足的进步,人们可以在很短的时间内获得大量的肿瘤特异突变信息。目前,一些新的策略可以通过肿瘤基因组突变信息反向预测肿瘤中的新生抗原序列,随后人们可以通过合成手段制备出预测的肽段,进而通过制备肽段-HLA 复合物的多聚体检测和分选针对肿瘤新生抗原的特异 CTL[73]。

肿瘤组织基因组的详细信息也可由第二代测序获得,将测序结果与正常组织的测序结果进行详细比对,便可以获得详细的肿瘤突变图谱。与基因组测序不同,如果对肿瘤的转录组进行测序,还可以得出肿瘤特异剪接突变和融合突变的信息。

哪些突变位点会成为引起免疫反应的新生抗原首先需要经过转录和翻译,最终反映在多肽链的改变上,而发生改变的这部分需要被 HLA 分子提呈到细胞的表面,形成 HLA-多肽复合物。与传统的生物学检测不同,现在有一些新的方法可以直接预测新生抗原。

首先,基于大量已知形成抗原表位的多肽数据,通过复杂的算法,可以预测新生多肽对不同 HLA 亚型分子的亲和力[74]。但是,目前这种预测的准确度还不是很高,这主要是因为亲和力的预测与是否能成为有效的抗原表位之间并没有直接的关系,而且在肿瘤细胞异常的抗原提呈过程中抗原肽有可能无法被提呈。所以,在一例患者中,预测出来的可能有效的多肽实际上要远远大于真正能引起免疫反应的多肽数目。

其次,提高预测方法的准确性。例如,在预测过程中筛选掉低表达的基因,对多肽的转运过程进行专门的预测,对转录后翻译的过程、突变多肽和野生型的结构进行预测等。通常,对 HLA II 类分子结合多肽的预测更为复杂和具有挑战性。

目前,一些方法可以降低软件预测出的多肽数目。例如,首先将 HLA 固定在载体上,接下来利用酸性溶液[75]或者紫外线(UV)照射破坏其正常结构[76],随后利用测试的多肽重新结合(挽救)固相化的 HLA 分子。如果测试的多肽可以与 HLA 分子结合,则 HLA 分子的构象可以恢复正常,而恢复正常构象的 HLA 复合体可以被构象特异的抗体结合并检测到。或者,将要测试的多肽制备成固相化的芯片,将可溶性的 HLA 分子加到芯片上孵育,成功形成复合体后可以通过构象特异抗体识别[77]。

预测出的多肽也可以用于与可溶性的 HLA 分子制备带荧光标签的多聚体复合物。如果在肿瘤组织或者外周血分离的 T 细胞中,存在特异识别此 HLA-多肽复合物的肿瘤特异性 CTL,那么多聚体复合物与 T 细胞孵育后可对相应的 T 细胞进行标记,进而通过流式细胞术进行筛选和验证。利用此方法,可以从肿瘤患者的外周血中高效地分离出潜在的肿瘤特异性 CTL。

与以上路径相比,液相色谱-串联质谱是一种更加直接和准确的方法[78]。在这一方法中,用$(1\sim5)\times10^8$ 个细胞的裂解产物,通过泛 HLA 抗体纯化得到 HLA-多肽复合物,随后对这些多肽纯化后进行高效液相色谱-质谱分析,可以得出数千条有效多肽的数据。这一技术路径下的方法大致分为靶向法、鸟枪法和 SWATH 法。靶向法具有很高的可重复性和灵敏度,但是只限于分析几百条已知的序列;鸟枪法可以用来发现突变产生的新肽段,但是灵敏度和可重复性受到纯化、分析技术和计算方法的限制。

5.5.5　TCR-T 细胞免疫面临的挑战

自从首例 TCR 基因转染人体试验获得批准以来[79],通过不断努力,TCR 基因修饰的 T 细胞治疗已在肿瘤抗原特异性 TCR 筛选[80]、TCR 基因转染和增强 T 细胞效应等研究中取得重要进展。尽管 TCR 基因修饰的 T 细胞治疗显示了巨大的优越性,但是其在临床治疗中的应用受到很多方面的制约,如转染 TCR 的亲和性及 TCR-T 细胞在体内的存活时间、靶抗原的选择等。这些方面在 TCR 基因修饰的 T 细胞治疗中都起到关键的作用[81]。

要进行 TCR 基因修饰的 T 细胞治疗,首先要分离得到针对特定靶抗原的 T 细胞克隆,但是能够识别肿瘤细胞的高反应性 T 细胞克隆在有些患者体内比例比较低,因而从中分离这些 T 细胞克隆有一定的困难,并且这些克隆往往亲和力较低,使 TCR 基因修饰 T 细胞治疗受到限制。因此,从实验动物体内获得适宜亲和力 TCR 技术应运而生[82],利用这一技术获得的 HIV 特异性 $CD8^+$ T 细胞进行过继性细胞免疫治疗可以清除人源化小鼠体内潜在的 HIV-1 病毒,这为 TCR-T 细胞治疗提供了新的技术开发平台。此外,单细胞 PCR 技术的产生为 TCR 基因的获取提供了技术支持,这将开辟出个体化免疫治疗的新领域[83-85]。

关于基因修饰 T 细胞治疗联合趋化因子的研究也有一定的报道。过继性细胞免疫治疗被限制的一大原因是 T 细胞不能有效到达肿瘤部位,T 细胞杀伤肿瘤细胞时需要细胞与细胞之间的接触作用,只有到达肿瘤部位的 T 细胞才能真正起到杀伤作用,而趋化因子在 T 细胞进入肿瘤组织和其介导的抗肿瘤免疫反应中起关键作用。研究发现，肿瘤部位特异性高表达一些趋化因子受体，如果把其相对应的配体转导到 T 细胞中，可增强 T 细胞向肿瘤部位的迁移能力，进而使大量 T 细胞有效地浸润到肿瘤部位，产生杀伤作用。因此，转趋化因子配体的 TCR 修饰 T 细胞能够增强其抗肿瘤能力[86]。

TCR 修饰 T 细胞联合其他手段也将提高其安全性和有效性[87]。研究表明，基因修饰的 T 细胞合并自杀基因也将成为一种有效预防严重不良反应的方法[88,89]。肿瘤抗原的表达水平影响了 TCR 修饰 T 细胞治疗的效果。研究发现，应用影响表观遗传学的药物联合靶向肿瘤-睾丸抗原的 TCR 修饰 T 细胞治疗能够增强抗肿瘤效果且无不良反应[90]。

肿瘤免疫治疗的另一大挑战是基因修饰的 T 细胞在回输到体内后的存活时间。通常，在临床方案中使回输的 T 细胞存活时间延长的方法包括增加外源性 IL-2、放疗或非清髓性化疗等。淋巴细胞清除疗法是人们能够普遍接受的，它通过降低内源性 T 细胞竞争性地提高 T 细胞生长因子的水平。如果不清除淋巴细胞，回输的 T 细胞不能生存也不能消灭肿瘤，所以回输到体内的 T 细胞是否可以长期存活，能否获得一定数量的肿瘤反应性 T 细胞[91]，极大地影响抗肿瘤效果[62]。研究表明，利用包含核糖体跳跃固有模件的 2A 连接多肽（2A linker peptides）取代内部核糖体进入位点（internal ribosomal entry site, IRES）连接 α、β 基因[92]，去除糖基化位点等技术改造载体[93]，可提高外源 TCR 基因的表达水平和稳定性，能够增加基因修饰 T 细胞的体内存活时间。此外，转导记忆亚群 T 细胞及开发与之表达共同相关基因的转导 T 细胞，也能够增加 T 细胞在体内的存活时间。

到目前为止，已经有不同的试验证实 TCR 基因治疗应用的可行性，并且该方法已被进一步加强优化。基因修饰 T 细胞的临床试验，展示了前所未有的疗效。总之，应用基因修饰 T 细胞靶向肿瘤抗原的过继性 T 细胞免疫治疗对于免疫治疗来说是一种强有力的治疗手段。这些发展给人类提供了新的希望，一种以患者特异性免疫为基础的免疫治疗很快就会实现，这不再是遥远的目标。随着肿瘤特异性抗原和肿瘤相关抗原不断被发现和被鉴定，TCR 基因修饰 T 细胞治疗将有望用于各种不同类型实体瘤的临床治疗。

5.6　CAR-T 细胞精准免疫治疗

5.6.1　CAR-T 细胞免疫的临床应用概述

以 CD19 为靶点的 CAR-T 细胞免疫疗法作为一种新兴的免疫疗法，因为在 B 系急性淋巴细胞白血病（B-ALL）以及 B 细胞淋巴瘤中的突出疗效，目前已有两款产品（凯特制药公司的 Yescarta 和诺华制药的 Kymriah）在美国获批用于临床治疗。CAR-T 细胞强效杀伤且作用持久的特点在这两个 CAR-T19 细胞产品的 II 期多中心临床试验中得到了完美诠释[94-96]。不过,在相当一部分患者中也出现了严重不良反应如细胞因子释放综合征(cytokine release syndrome,CRS)、神经毒性,这极大地增加了 CAR-T19 细胞临床应用的风险与临床管控难度。尽管已有一部分中心建立了自己的 CAR-T 细胞不良反应临床管理办法,但仍缺乏公认的、系统性的 CAR-T 细胞不良反应管理共识。除 CD19 外,靶向 CD20 治疗 B 细胞非霍奇金淋巴瘤[97]、靶向 CD22 治疗 B-ALL[98]、靶向 CD30 治疗霍奇金淋巴瘤[99]、靶向 CD33 治疗急性髓细胞性白血病[100],靶向 BCMA 治疗多发性骨髓瘤[101]等的 CAR-T 细胞临床研究也在广泛开展中,其中 CD20CAR-T 细胞治疗 B 细胞非霍奇金淋巴瘤、CART BCMA 治疗多发性骨髓瘤等均取得了非常突出的临床效果,值得进一步研究。同时,针对这些靶点的 CAR-T 细胞免疫治疗研究也为双靶 CAR-T 细胞的研究奠定了基础。基因编辑技术,特别是 CRISPR 技术在 T 细胞中的应用,极大地促进了通用型 CAR-T(universal CART,UCAR-T)细胞的发展。该类型的原理是将来自捐献者的 T 细胞的 HLA 基因敲除,并表达非经典 HLA 分子,以阻止 NK 细胞介导的细胞识别和细胞溶解。通用型 CAR-T 细胞,又称为现货式 CAR-T(off-the-shelf CAR-T,OTS CAR-T)细胞,源自 HLA 不匹配的第三方健康供者,可以提前生产备用,有效解决了自体 CAR-T 细胞治疗面临的不足,被视为 CAR-T 细胞治疗的终极产品模式。对于自体细胞无法成功制备的患者,其所面临的问题也将迎刃而解。现已有转录激活因子样效应物核酸酶(transcription activator-like effector nuclease,TALEN)编辑的 UCAR-T19 细胞治疗婴儿 B-ALL 案例的报道,两例患儿均获得了微小残留病变阴性完全缓解,前景值得期待[102, 103]。

CAR-T 细胞治疗在血液肿瘤中的巨大成功尚未能在实体瘤中得以复制。在多项针对实体瘤的 CAR-T 细胞(靶向 EGFR、HER2、CEA、PSMA、MSLN 等)概念验证性临床研究中,多无严重的在靶/脱肿瘤(on-target/off-tumor)效应等不良反应,但肿瘤异质性、抑制性的肿瘤微环境等原因致其临床疗效不佳[40,104-106]。直到 2016 年底,靶向 IL13Rα2 的 CAR-T 细胞在多形性胶质母细胞瘤(glioblastoma multiforme,GBM)中迎来了突破,患者所有病灶在多次经瘤腔、脑室注射 CAR-T-IL13Rα2 细胞后接近消失[107]。遗憾的是,患者因为肿瘤的 IL13Rα2 表达下降而最终复发,但局部给药的方式为后续研究提供了重要的参考与启示。针对单靶点 CAR-T 细胞的这种固有缺陷,两个不同靶点 CAR-T 细胞的序贯治疗可能是一个有效策略。中国人民解放军总医院一例 CAR-T-EGFR 细胞治疗后复发的晚期胆管癌患者,序贯输注 CAR-T 133 细胞后重新获得部分缓解。在近期一项 CAR-T-EGFRvIII 细胞治疗多形性胶质母细胞瘤的研究中,研究者们发现 CAR-T 细胞治疗后肿瘤微环境的免疫抑制作用变得更强了[104]。为了克服肿瘤微环境的抵抗,CAR-T 细胞治疗与免疫检查点抑制剂的联合应用将是有效策略之一。

5.6.2　CAR-T 细胞在血液系统肿瘤治疗中的应用

恶性血液系统肿瘤的发病率呈逐渐增长趋势。对于复发或难治性白血病及淋巴瘤,传统的放疗、化疗及自体造血干细胞移植治疗的有效率低。CAR-T 是将外周血单个核细胞(peripheral blood mononuclear cell,PBMC)在体外经过基因修饰、细胞因子刺激和诱导生成的一种具有非 MHC 限制性的携带特异性抗原受体且可在体内扩增的 CTL。经过十余年临床前期试验的验证,研究人员发现 CAR-T 细胞对肿瘤的攻击是特异、高效及持续的,尤其在血液肿瘤的治疗方面。在 B 细胞恶性肿瘤的治疗中 CAR-T 细胞展现出良好的临床效果,可显著提高复发或难治性恶性肿瘤患者的缓解率及延长其生存时间。多家国内外研究机构的临床数据显示,CD19CAR-T 细胞治疗 B 细胞恶性肿瘤相对于传统化疗有较高的反应率,如慢性淋巴细胞白血病(chronic lymphocytic leukemia,CLL)、淋巴瘤的反应率分别为 62% 和 36%,而急性淋巴细胞白血病(acute lymphocytic leukemia,ALL)的反应率可高达 93%。而且,CAR-T 细胞对于造血干细胞移植后的患者,包括自体和异体造血干细胞移植后的患者,可同样发挥疗效。除了 CD19,CD20 也特异性表达于恶性/正常 B 细胞及 B 细胞前体细胞,可作为 CAR-T 细胞治疗 B 细胞恶性肿瘤的一个重要靶点。2013 年 4 月,中国人民解放军总医院首次公开报道,CD20CAR-T 细胞治疗复发难治性非霍奇金淋巴瘤的 II 期临床试验客观反应率高达 82%,完全缓解率达 55%[108]。除此之外,其他一些可用于治疗 B 细胞恶性肿瘤的靶向抗原,如 CD22、ROR1 以及 Igκ 等正在临床测试中。

1) 研究现状概述

(1) B-ALL。

ALL 是常见的血液系统恶性肿瘤,存在许多复发难治性病例,且死亡率较高,在恶性肿瘤所致的儿童死亡率中更是占据主要位置。2011 年,Brentjens 等首次报道了使用 CAR-T 细胞治疗 ALL 并达到完全缓解的病例。截至目前,CD19CAR-T 细胞治疗 ALL 的完全缓解率高达 70%～94%,包括异基因造血干细胞移植复发以及费城染色体阳性(Ph+)的高危患者。CAR-T 细胞在体内的扩增与分布显示,CAR-T 细胞不仅可在外周血及骨髓中扩增,也可在脑脊液中检测到,因而 CAR-T 细胞有可能为治疗中枢神经系统白血病提供新的方法。

(2) 非霍奇金淋巴瘤。

2008 年 Till 等首次使用 CAR-T 细胞治疗 B 细胞淋巴瘤。迄今为止,CD19CAR-T 细胞仍为治疗 B 细胞非霍奇金淋巴瘤的主要方法。2014 年美国国家癌症研究所的研究结果显示,使用 CD19CAR-T 细胞治疗 15 例难治性 B 细胞恶性肿瘤患者取得较好效果,其中 9 例为弥漫大 B 细胞淋巴瘤,2 例为髓性淋巴瘤,4 例为慢性淋巴细胞白血病。结果 8 例可达完全缓解,4 例达部分缓解,1 例弥漫大 B 细胞淋巴瘤患者疾病稳定,另外

1 例弥漫大 B 细胞淋巴瘤患者在细胞回输第 16 天死亡,死亡原因不明[96]。这也表明在 CAR-T 细胞治疗恶性肿瘤的过程中仍存在一定的风险。

(3) 霍奇金淋巴瘤。

霍奇金淋巴瘤(Hodgkin's lymphoma, HL)是一种少见的淋巴系统恶性疾病,其肿瘤细胞为具有独特病理形态学特征的霍奇金/里-斯(Hodgkin/Reed-Sternberg, HRS)细胞。由于 HRS 细胞特异地高表达 CD30 分子,CD30 成为治疗经典型霍奇金淋巴瘤的理想靶点。2016 年,中国人民解放军总医院首次公开报道利用 CD30CAR-T 细胞治疗复发难治性霍奇金淋巴瘤。研究结果显示,18 例晚期治疗无效的霍奇金淋巴瘤患者接受 CD30CAR-T 细胞治疗后客观反应率为 39%(7/18),疾病控制率为 72%(13/18),无进展生存时间平均为 9.5 个月,且未出现严重不良反应[99]。

2) 影响疗效的因素

(1) 患者因素。

① 肿瘤负荷:一般来说,患者肿瘤负荷大往往提示治疗效果差。一方面,由于肿瘤间质的屏蔽作用,CAR-T 细胞很难进入肿瘤内部与肿瘤细胞充分接触,导致治疗效果差;另一方面,肿瘤负荷大的患者再输注 CAR-T 细胞后易出现较严重的不良反应,也影响了总体治疗效果。因此,建议在肿瘤被充分减负荷后给予 CAR-T 细胞治疗。

② 肿瘤部位:肿瘤部位不同,可能会影响 CAR-T 细胞的疗效。有报道称脾脏本身的 B 细胞 CD20 表达弱,很难被 CAR-T 细胞识别。而且,脾脏内存在的一些髓系来源的不成熟细胞也抑制了局部的抗肿瘤细胞免疫效应。而放疗可以破坏肿瘤细胞,使其释放抗原,促进 CAR-T 细胞的识别;放疗还可以破坏肿瘤的微环境,削弱免疫抑制。因此,对于脾脏受累的患者,建议在细胞治疗后给予脾脏的局部放疗。睾丸具有天然的屏障作用,CAR-T 细胞很难突破,无法进入睾丸内的肿瘤部位,因此不能与肿瘤细胞充分接触,很难达到理想的治疗效果,也需要结合局部放疗。

③ 肿瘤的耐药性:进入临床研究的患者多对传统的一、二线化疗方案不敏感。而在 CAR-T 细胞制备、回输、植入的时间内,需要一种有效的控制肿瘤生长的方法,为 CAR-T 细胞真正发挥作用赢得时间。因此,为患者选择一种可有效抑制肿瘤生长的预处理方案至关重要。另外,预处理方案还要兼顾清除体内的内源性淋巴细胞,为 CAR-T 细胞的植入赢得空间。国外研究多采用 FC 方案(氟达拉滨+环磷酰胺)。另外,考虑到糖皮质激素对淋巴细胞的破坏作用,在预处理方案中笔者应用半衰期较短的地塞米松。结果显示,只要能达到"减负"和"清淋"的目的,即使预处理方案不同,也均可使 CAR-T 细胞发挥相应的作用,获得一定的临床治疗效果。

(2) 细胞特点。

① 细胞数量的影响。

早期的临床研究提示,输注的 CAR-T 细胞数量越多,获得的临床疗效越好,但同时也意味着较大的不良反应。但随后发现,回输较大数量的细胞并不能使 CAR-T 细胞在体内稳定和持续存在,多项临床研究并没有发现输注的 CAR-T 细胞数量与临床反应相关的证据。在笔者的研究中,患者回输的细胞数量为 $(0.41 \sim 1.46) \times 10^7$ 个/kg。在此范围内,患者均可获得一定的临床疗效,且回输的细胞数量与疗效之间无统计学相关性。

② 记忆细胞比例的影响。

CAR-T 细胞的亚群分布及比例会影响其体内持续时间、增殖活性、抗肿瘤效应,从而进一步影响其临床疗效。Xu 等[109]报道,$CD8^+$ 的 Tcm 可延长 CAR-T 细胞在体内的持续时间,并可迅速转换为效应 T 细胞发挥抗肿瘤作用。在笔者所在单位的 II 期临床研究中,CAR-T 细胞的中心记忆亚群/效应记忆亚群分布及比例不同对其在体内存在时间和发挥效应能力并不能产生明显的影响,但这可能需要更大样本量的研究证实。

(3) 联合治疗。

对于大肿瘤负荷及特殊部位的病灶,CAR-T 细胞治疗存在局限性,因此以提高疗效为目的的联合治疗势在必行。

① 放疗。联合放疗具有以下三方面的优势:对于局部大病灶,可首先局部放疗减负;破坏肿瘤微环境;释放的 TCR 有助于免疫治疗增效,作用相当于"原位疫苗"。

② 化疗。针对大肿瘤负荷的患者,在细胞治疗前进行化疗,可达到减低肿瘤负荷的目的。进入临床研究的患者多为复发、耐药,部分患者甚至已对二、三线化疗方案耐药。笔者所在单位采用氟达拉滨+环磷酰胺+脂质体多柔比星的方案进行预处理,可在一定程度上降低肿瘤负荷,同时可减轻细胞治疗相关不良反应,为患者进行 CAR-T 细胞治疗赢得了时间和空间。

③ 介入治疗。肝脏部位的淋巴瘤对放疗、化疗不敏感,可尝试介入治疗减低负荷,为 CAR-T 细胞治疗创造条件。此方法已在笔者所在单位用于实体瘤的治疗。

3) 不良反应的预警、监测与防控

根据发生时间的不同,可将输注 CAR-T20 细胞的不良反应分为回输期间的不良反应和延迟的不良反应。回输期间的不良反应主要为寒战、高热,经采取积极预防措施可减轻反应,出现后给予对症处理可缓解。文献报道有患者于第二次回输期间出现急性过敏反应,严重者甚至需要进行心肺复苏才可恢复。笔者参与的临床研究因未涉及多次回输,尚无急性过敏反应的发生。延迟不良反应主要发生在回输结束后的 48 小时至数周内,主要包括毛细血管渗漏综合征、细胞因子释放综合征、肿瘤溶解综合征、肺部非炎性渗出、体液免疫缺陷。Brudno 等曾总结了 CAR-T 细胞治疗的相关不良反应,提出根据不良反应的程度采取不同的管理措施,最大限度保持 CAR-T 细胞在体内的抗肿瘤效应。

4）方案的进一步优化

CAR-T 细胞治疗尚处于临床研究阶段。尽管 CAR-T20 细胞在治疗 CD20+ 的非霍奇金淋巴瘤方面取得了较好的疗效，但同时人们也看到了它的局限性，如对特殊部位病灶和肿瘤负荷大的患者效果有限。因此，要利用好这项新技术，需要人们不断创新与尝试。采用联合方案进行治疗，如对特殊部位的患者可联合放疗、对大负荷的患者可联合化疗等，是今后临床研究的方向。

综上所述，为更好地获得 Ⅱ/Ⅲ 期临床疗效，研究人员需要在 CAR-T 细胞质量、T 细胞亚群、病例选择、预处理方案及联合治疗方案方面进一步优化。

5.6.3 CAR-T 细胞在实体瘤治疗中的探索

截至 2018 年 6 月，在美国国立卫生研究院临床试验网站（https://www.clinicaltrials.gov）注册的涉及 CAR-T 细胞治疗的临床试验共有 270 项，其中绝大多数临床试验集中在淋巴瘤、白血病及多发性骨髓瘤等血液系统肿瘤，主要是因为 B 细胞表达的靶向抗原安全可耐受，血液系统肿瘤更容易通过外周血和骨髓标本监测疗效，过继性 T 细胞天然归巢于外周血、骨髓和淋巴结等恶性血液肿瘤细胞定居的部位。尽管 CAR-T 细胞疗法在恶性血液系统肿瘤中取得了显著的疗效，CAR-T 细胞疗法在实体瘤中的探索并不理想，还未取得突出或持久的临床效果[110]。

自 20 世纪 90 年代首次报道 CAR-T 细胞治疗后，直至 2006 年 CAR-T 细胞治疗才首次用于治疗实体瘤——碳酸酐酶Ⅸ（carboxy-anhydrase-IX，CAIX）阳性肾细胞癌[111]。在该研究中，3 例患者接受了第一代 CAR-T-CAIX 细胞治疗，观察到在靶/脱肿瘤效应引起的肝毒性。同年，Steven A. Rosenberg 研究小组报道了应用第一代 CAR-T 细胞嵌合叶酸受体抗体治疗卵巢癌[112]，5 例患者中无 1 例治疗后肿瘤缩小。2010 年，Morgan 研究小组首次应用第三代 CAR-T 细胞治疗 1 例伴有肝、肺转移的晚期结直肠癌患者[113]，该患者在接受淋巴细胞清除治疗后在 15 分钟内一次性输注 10^{10} 个 CAR-T-HER2 细胞，治疗后患者出现急性呼吸窘迫并于 5 日后死亡，血清学检测发现该患者在 CAR-T 细胞输注后出现严重的细胞因子释放综合征，尸检发现患者出现多脏器系统性缺血性/出血性微血管损伤及广泛性横纹肌溶解。在随后的 5 年中，仅有 5 篇 CAR-T 细胞治疗实体瘤的报道，疗效也不理想。直至 2015 年，Nabil Ahmed 研究小组和 Steven C. Katz 研究小组分别报道了 CAR-T-HER2 细胞治疗 HER2 阳性晚期肉瘤[105]和 CAR-T-CEA 细胞治疗 CEA 阳性肝脏转移性肿瘤是安全的[114]，并具有令人鼓舞的临床疗效，CAR-T 细胞治疗在实体肿瘤中的探索加速。中国人民解放军总医院韩为东研究组先后报道了 CAR-T-EGFR 细胞治疗在晚期非小细胞肺癌中[115]与 CAR-T-HER2 细胞治疗在晚期胆管癌和胰腺癌中[116]的研究结果，证明了 CAR-T-

EGFR 细胞治疗和 CAR-T-HER2 细胞治疗具有良好的耐受性,并具有积极的抗肿瘤活性。Christine E. Brown 研究组报道通过鞘内注射 CAR-T-IL13Rα2 细胞治疗 1 例恶性脑胶质瘤患者取得了 7.5 个月的客观缓解[107]。Nabil Ahmed 团队报道 CART-T-HER2 细胞治疗恶性脑胶质瘤安全、有效,在 16 位可评估患者中 1 位获得超过 9 个月的部分缓解,7 位分别实现了 8 周至 29 个月的疾病稳定。

5.6.4　CAR-T 细胞免疫治疗不良反应的治疗策略

1) CAR-T 细胞免疫治疗不良反应的分类

CAR-T 细胞免疫治疗的不良反应根据其作用机制不同大致可分为自身免疫性不良反应和细胞因子相关不良反应:① 自身免疫性不良反应主要指"在靶/脱肿瘤"不良反应,CAR-T 细胞在攻击肿瘤细胞的同时,也攻击表达相同靶抗原的正常组织,引起正常组织受损;② 细胞因子相关不良反应,又称为 CRS,这是由超生理状态的高水平免疫激活导致的非抗原特异性不良反应,也是 CAR-T 细胞免疫治疗最为突出的不良反应。CRS 常伴有各种促炎性细胞因子水平的上升,如 IL-2、IL-6、IL-8、IL-10、TNF-α、INF-γ 等。CRS 的临床表现差异很大,发热最为常见,肌痛、恶心、不稳定的低血压、低氧等症状也经常出现,整体表现可从类流感样症状的轻度反应到呼吸窘迫、多器官功能失调甚至衰竭的严重危及生命的表现;③ 除上述不良反应外,神经系统不良反应也在部分患者中出现,这是一种非预期的不良反应,主要包括昏迷、言语障碍、运动障碍以及癫痫发作等症状,但通常是自限性的。

2) CAR-T 细胞免疫治疗不良反应的处理

(1) 寒战:为预防寒战发生,回输前常规肌肉注射盐酸异丙嗪 25 mg、盐酸苯海拉明 2 ml,并在回输全程做好保温保暖措施;若治疗后仍发生寒战,再次给予同剂量盐酸异丙嗪、盐酸苯海拉明。

(2) 发热:药物加或不加物理降温的措施。药物可考虑静滴盐酸丙帕他莫 1 g 或口服布洛芬缓释胶囊予以退热治疗。对于经药物治疗退热效果不佳、4 级发热者,建议采用药物加冰毯、冰帽等物理降温措施。

(3) B 细胞缺乏(B cell aplasia):B 细胞缺乏是典型的 CAR-T19 细胞治疗 B 细胞恶性肿瘤的在靶/脱肿瘤效应不良反应,可以通过丙种球蛋白替代疗法予以有效治疗。当 CAR-T 细胞在体内数量减少时,B 细胞缺乏通常会改善,因此它也成为判定疗效持续的一个替代指标。

(4) CRS:主要采用托珠单抗(tocilizumab)加或不加高剂量激素。托珠单抗是一种重组人源化抗人 IL-6 受体(IL-6R)单抗。托珠单抗是目前严重 CRS 推荐的一线治疗药物,推荐用量为成人 4 mg/kg,儿童 8 mg/kg,静滴超过 1 小时。如果首次给药未能改善 CRS 的症状,可考虑在随后的 24~72 小时再次给药[93,117]。尽管托珠单抗可以有效改善严重 CRS 的症状,但对于托珠单抗是否会影响 CAR-T 细胞疗效仍缺乏大样本长期随访观察的试验证明,因此目前仍不推荐预防性或早期给予托珠单抗以预防 CRS 的发生[118]。在严重危及生命或托珠单抗治疗无效时,考虑给予激素治疗。此外,考虑到托珠单抗会导致 IL-6 水平的短暂提升,从而暂时性引起神经症状加重,因此,对于伴有神经功能障碍的 3～4 级 CRS,如果未出现血流动力学波动或严重危及生命的症状、体征,建议将糖皮质激素作为一线治疗药物[117],至于激素类型以及相应剂量则由研究者视患者具体情况而定。通常建议选择甲泼尼龙,推荐初始剂量为 2 mg/(kg·天),通常在给药数天后停药;也可选择更易穿过血脑屏障的地塞米松(如当 CRS 合并 3 级神经系统不良反应时),推荐剂量为 0.5 mg/kg,最大用量为 10 mg/次。目前尚无证据表明上述两种糖皮质激素哪种效果更佳。此外,也允许研究者通过化疗清除异常的 T 细胞。

(5) 合并中性粒细胞减少症的严重 CRS:既往的研究表明,接受托珠单抗治疗的患者发生严重感染的风险升高,可导致住院或死亡。因此,对于合并中性粒细胞减少症的严重 CRS,研究者需在充分评估可能的临床获益与严重感染风险升高的情况下,谨慎使用托珠单抗。外周血中性粒细胞绝对值(ANC)小于 0.5×10^9/L 时,原则上应禁用托珠单抗,选用激素治疗。

(6) 神经系统不良反应:不建议使用托珠单抗,对出现 3 级及 3 级以上神经系统不良反应的患者,推荐使用糖皮质激素,首选地塞米松。

5.6.5　CAR-T 细胞免疫治疗的改进与展望

近年来,CAR-T 细胞治疗在 B 细胞等的血液系统肿瘤中取得了令人鼓舞的疗效。2017 年 7 月 12 日,美国 FDA 肿瘤药物专家咨询委员会一致推荐批准诺华公司的 CAR-T 细胞疗法(CTL019)上市,这成为细胞免疫治疗行业的里程碑式事件。但抗原缺失复发、该疗法的产业化难以实现、在实体瘤中疗效不佳仍然是阻碍其发展的瓶颈所在。因此,研究者们针对上述问题对 CAR-T 技术进行了优化,主要包括:

1) 抗原缺失复发

以 CD19 为靶点治疗 ALL 为例,约 40% 的 CD19CAR-T 细胞治疗缓解后的 B-ALL 患者在 6 个月后会复发[15]。其可能机制如下。① 靶抗原 CD19 转变为阴性:该类通过靶点抗原缺失导致的免疫逃逸性复发在 10%～60%。从肿瘤发生学角度分析,这类复发可能是 CD19CAR-T 细胞治疗压力下白血病细胞发生克隆演化或者筛选的结果,类似情况也曾出现于其他类型血液系统肿瘤与实体瘤的治疗中。② 靶抗原变异:CD19CAR-T 治疗后复发的白血病患者虽然有 CD19 的表达,但表现为另外的 CD19 剪接体,该剪接体的细胞外部分缺失了与之结合的 CAR-T 细胞表面 scFv 受体的区段。③ 表型转变:复发后白血病细胞表现为髓系分化抗原表达特征,同时伴有靶抗原缺失,这种情况倾向于克隆筛选导致的获得性抵抗。④ CAR-T"丢失":复发的白血病细胞表达 CD19 膜抗原,但患者体内的 CD19CAR-T 细胞几乎检测不到。该类型复发的患者往往对再次输注 CD19CAR-T 无反应,究其原因可能与患者产生了人抗鼠抗体(human anti-mouse antibody,HAMA)效应有关(目前多家机构采用的针对 CD19 的受体序列为鼠源性)。针对抗原缺失复发的问题,研究者们开发了能够识别多种抗原的 T 细胞,双靶 CAR-T 细胞(dual-targeted CAR-T cells)在临床前研究中应用最多。双靶 CAR-T 细胞主要包括两种类型。① 串联 CAR-T(tandem CAR-T,Tan CAR-T)细胞,就是将能够识别多个肿瘤抗原的 CAR 串联起来。每一个串联 CAR 细胞既能够识别所携带 CAR 的特异性抗原,又能够同时识别两种抗原,在识别两种抗原时会产生协同效应激活 T 细胞,进一步改进后,串联的 CAR 上既携带了识别肿瘤的抗原,也携带了识别肿瘤微环境的抗原。② 混合 CAR-T(pooled CAR-T,双信号 CAR)是指两组 CAR-T 细胞表达不同的 CAR,这两组 CAR-T 细胞可以被序贯激活也可以被同时激活。这两种 CAR 的前提是任一抗原都可以触发强大的抗肿瘤能力,避免单一抗原缺失所致的疾病复发。

2)产业化生产难以实现

众所周知,CAR-T 细胞复杂的制备工艺和高昂的生产成本是 CAR-T 商业化的最大障碍。无论是自体 CAR-T 细胞还是供者来源的 CAR-T 细胞,均为预约制备模式,整个过程耗时耗力,主要存在如下缺陷。① 制备时间较长,患者自确定可进行 CAR-T 细胞输注到最终实施输注的时间间隔通常超过 2 周,期间患者的病情可能会迅速进展,特别是对于复发难治性 B-ALL,这种风险会更高。② 高昂的生产、制备费用,直接导致了 CAR-T 细胞高昂的价格,令大多数患者望而却步。③ CAR-T 细胞产品的异质性,这是由于 T 细胞来自每一位不同的患者,很难实现不同患者间 CAR-T 细胞产品各项指标的一致性。再加上烦琐的运输过程,这些问题严重阻碍了 CAR-T 细胞的规模化、产业化。同时,并非每位适合 CAR-T 治疗的患者的细胞均能制备成功。对于那些经过多次化疗的患者,其自身 T 细胞的增殖能力大为减弱,有近 1/4 的患者 CAR-T 细胞制备不成功。因此,如何生产出通用型的 CAR-T 细胞以减少生产成本是极大的挑战。现已有应用 TALEN 基因编辑技术制备的 UCAR-T19 细胞治疗儿童 B-ALL 的研究结果发表。两例患儿(1 例为 11 月龄,1 例为 16 月龄)在单次 UCAR-T19 细胞回输后 28 天内均获得了微小残留病变阴性完全缓解,且均未发生严重的包括 GVHD 在内的不良反应。该试验首次在人体证明了基因编辑后的异体 CAR-T 细胞既保持了同自体 CAR-T 细胞相同的肿瘤杀伤活性,又最大程度减低了 GVHD 发生的风险及严重程度。

3)CAR-T 细胞疗法在实体瘤中的疗效不尽如人意

CAR-T 细胞在恶性血液系统肿瘤中取得的成果是有目共睹的,然而它在实体瘤中的疗效却并不乐观,目前主要以尝试为主。实体瘤不同于血液系统肿瘤,CAR-T 细胞在进入实体瘤时需要克服肿瘤细胞固有的异质性和抑制性的肿瘤微环境的复杂性,前者使肿瘤细胞易于逃过免疫系统的监视,而后者让免疫细胞很难攻破。上述两方面都会降低 T 细胞的抗肿瘤作用,造成 CAR-T 细胞失灵。

早在 2015 年的美国临床肿瘤学会年会(ASCO)上,诺华公司与宾夕法尼亚大学就公布了其 CAR-T-MESO 细胞治疗的结果。研究人员将 Meso CAR-T 细胞输注给 6 位难治性恶性肿瘤患者,成功地使其中 1 例患者的一些转移灶消失了,4 例患者发生了疾病进展,2 例患者的疾病稳定期分别持续 3.7 个月和 5.3 个月。研究还对 4 例患者的肿瘤代谢活性进行了观察,发现 CAR-T-MESO 细胞可转移至患者的肿瘤位点。该研究证实制作针对胰腺癌的 CAR-T-MESO 细胞是可行和安全的,但其在体内的持续时间短。国内外开展的 CAR-T 细胞应用于实体瘤的临床试验主要有:靶向 GPC3 阳性肝癌、靶向 EphA2 阳性恶性胶质瘤、靶向 EGFRvⅢ 阳性胶质母细胞瘤以及靶向 MUC1、HER2 阳性的实体瘤。未来,通过基因编辑技术的应用、靶点的精心筛选找到合适的靶标、克服免疫抑制的肿瘤微环境、通过自杀开关的安装控制不良反应降低在靶/脱肿瘤效应对正常组织的攻击以增强临床受益,将会是 CAR-T 在实体瘤应用中的努力方向。

CAR-T 细胞治疗未来发展潜力巨大,被认为是肿瘤治疗领域最有可能治愈癌症的疗法。我国的 CAR-T 细胞治疗研究进展近年也是突飞猛进,新的治疗成果捷报频传,期盼这一新兴技术能使更多的肿瘤患者受益。

5.7　T细胞去免疫抑制性与精准治疗

T 细胞是抗肿瘤免疫过程中的核心执行者,但肿瘤免疫抑制微环境的存在导致 T 细胞持续表达抑制性受体,抗肿瘤免疫应答表现为功能缺陷状态,肿瘤细胞逃避免疫监视。下面对去免疫抑制性 T 细胞的临床研究进行介绍。

5.7.1　肿瘤免疫抑制微环境与 T 细胞耗竭

1) 肿瘤免疫抑制微环境

肿瘤微环境指肿瘤细胞生活的特殊环境,由肿瘤细胞、肿瘤间质、邻近的组织细胞、微血管、免疫细胞和免疫分子等组成,是一个复杂的、动态的综合系统。肿瘤间质主要包括胞外基质与间质细胞。间质细胞主要包括肿瘤相关成纤维细胞(tumor-associated fibroblast,TAF)、肿瘤相关巨噬细胞(tumor-associated macrophage,TAM)、骨髓来源的抑制性细胞(myeloid-derived suppressor cells,MDSC)、淋巴细胞等。肿瘤区域的微血管和淋巴管网络为肿瘤的生长提供营养支持。免疫分子主要包括细胞间黏附分子(intercellular adhesion molecule,ICAM)-1、血管内皮生长因子(vascular endothelial growth factor,VEGF)、TGF-β、IL-6 等[119]。在肿瘤微环境中,肿瘤细胞逃避免疫监视,建立肿瘤免疫抑制微环境,导致肿瘤浸润的免疫效应 T 细胞(主要为 CTL)功能低下、无法识别并杀伤肿瘤细胞。

多种因素可导致肿瘤免疫抑制微环境的建立,包括肿瘤细胞自身变化(如肿瘤抗原、MHC Ⅰ 类分子与共刺激分子、抗原提呈分子等表达下调或沉默),免疫抑制分子高表达,免疫抑制性细胞因子、促炎性细胞因子分泌增加等。此外,间质细胞也参与形成肿瘤免疫抑制微环境,如间质细胞的分化、异常增殖及向肿瘤微环境聚集等;免疫抑制细胞主要包括 Treg 细胞、MDSC、肿瘤相关 DC 与肿瘤相关巨噬细胞等,间质细胞的综合作用导致机体抗肿瘤免疫反应低下。肿瘤浸润的淋巴细胞主要为 T 细胞亚群,具有记忆细胞表型,能够分泌多种细胞因子,参与肿瘤的发生、发展。然而,在多数情况下,肿瘤微环境中浸润的 T 细胞多处于功能缺陷状态,其抗肿瘤效应减弱,甚至没有抗肿瘤作用,通常为耗竭性 T 细胞。T 细胞耗竭参与肿瘤免疫负向调控,引起肿瘤免疫逃逸。

2) T 细胞耗竭的发生及其特征

T 细胞耗竭(T cell exhaustion,TCE)是指 T 细胞效应功能减弱,持续表达抑制性受体,在抗肿瘤免疫应答方面表现为功能缺陷状态,主要特征为抑制性受体表达增加及细胞因子分泌变化[120]。T 细胞耗竭主要通过 PD-1 等细胞表面抑制性分子、细胞因子等参与肿瘤免疫应答负向调控,导致肿瘤免疫逃逸。

T 细胞耗竭的生物学特征如下[121]。① 细胞表面抑制性分子持续活化。T 细胞耗竭常在慢性感染与肿瘤中发生,由于病毒长期感染或肿瘤抗原持续刺激,T 细胞表面的抑制性受体表达升高,如 PD-1、淋巴细胞活化基因 3(lymphocyte activation gene 3,LAG-3)分子、T 细胞免疫球蛋白及黏蛋白结构域分子 3(T cell immunoglobulin- and mucin-domain-containing molecule-3,Tim-3)、细胞毒性 T 细胞相关抗原 4(cytotoxic T lymphocyte-associated antigen 4,CTLA-4)等,这导致 T 细胞功能降低。② 细胞因子表达变化。T 细胞耗竭的一个重要特征是细胞因子分泌减少。在 $CD8^+$ T 细胞耗竭早期,分泌 IL-2 的能力、自身增殖能力及杀伤能力均下降。至 $CD8^+$ T 细胞耗竭晚期,表现为产生的 IFN-γ 等细胞因子分泌减少,甚至出现细胞凋亡。相反,起到抑制免疫功能的细胞因子,如 IL-10、TGF-β 等表达升高,促进 T 细胞耗竭发生。③ 免疫调节细胞调控 T 细胞耗竭。免疫抑制微环境中的 Treg 细胞、MDSC 参与诱导 T 细胞耗竭。研究表明,肿瘤浸润的多数 $FoxP3^+$ Treg 细胞表达 Tim-3,$Tim-3^+$ Treg 细胞先于 $CD8^+$ T 细胞耗竭出现,在诱导 $CD8^+$ T 细胞耗竭过程中具有重要作用。阻断 Tim-3 与 PD-1 可使抑制 $Tim-3^+$ Treg 细胞功能的相关分子表达下调,IFN-γ 与 IL-2 分泌增多。④ T 细胞耗竭具有可逆转性。T 细胞表面抑制性分子持续活化可引起耗竭发生,而阻断抑制性分子可恢复 T 细胞的活性。研究表明,单独或联合阻断 PD-1 信号通路可有效逆转部分 T 细胞耗竭,恢复机体的抗肿瘤免疫应答,提高肿瘤的缓解率。

细胞毒性 CD8$^+$ T 细胞是机体免疫应答清除病毒感染或肿瘤细胞的主要组分。CD8$^+$ T 细胞耗竭是渐进性的。在耗竭早期,IL-2 表达缺失,对靶细胞的杀伤能力下降,克隆性扩增能力受损,仍能分泌 TNF-α。而在耗竭晚期,CD8$^+$ T 细胞分泌 IFN-γ 的能力明显受损,CD8$^+$ T 细胞进入耗竭状态。耗竭的 CD8$^+$ T 细胞表面高表达多种免疫抑制分子,如 PD-1、Tim-3、LAG-3、2B4 及 CD160 等。研究发现,Eomes 在 CD8$^+$ T 细胞耗竭中高表达,Eomes^{hi}PD-1^{hi} 是 CD8$^+$ T 细胞耗竭的重要表型。阻断 T 细胞抑制性受体通路,对逆转 T 细胞耗竭具有重要作用。目前,应用相应的单抗靶向这些免疫抑制分子可有效逆转 T 细胞耗竭,达到治疗肿瘤的目的,这一治疗过程称为免疫检查点阻断治疗(immune checkpoint blockade, ICB)[122]。目前,主要应用于临床的免疫检查点抑制剂有 CTLA-4 单抗与 PD-1/PD-L1 单抗,均已取得较好的临床疗效。

5.7.2 免疫抑制阻断剂的临床研究

1)T 细胞表面抑制性受体

T 细胞是抗肿瘤免疫过程中的核心执行者。T 细胞的活化需要两个信号,第一信号由抗原提呈细胞(APC)上的 MHC-抗原肽复合体与 TCR 特异性结合传递,第二信号来自 APC 表达的共刺激分子与 T 细胞表达的相应受体结合。与共刺激分子结合的受体(共受体)包括两种类型,即激活共受体和抑制共受体,因此第二信号决定了 T 细胞是被抗原激活转变为效应 T 细胞,还是被抑制转变为无反应细胞或凋亡。

CTLA-4 是表达于活性 T 细胞表面的重要的抑制分子,与 CD28 同源,其胞内段含有 1 个免疫受体酪氨酸抑制基序(immunoreceptor tyrosine-based inhibitory motif,ITIM),与配体 B7.1、B7.2 结合后,ITIM 基序能够募集 SHP 家族磷酸酶,逆转 TCR 活化导致的信号分子磷酸化,从而抑制 T 细胞活化。PD-1 是 T 细胞表面另一个重要的抑制性受体,与 CD28 和 CTLA-4 具有同源性,因最初在凋亡的 T 细胞淋巴瘤中发现并能促进程序性细胞死亡而得名。PD-1 可诱导性地表达于活化的 T 细胞、B 细胞、巨噬细胞、DC 以及单核细胞表面,在静息的淋巴细胞表面无表达。PD-1 胞内段含有 1 个 ITIM 基序和 1 个免疫受体酪氨酸转换基序(immunoreceptor tyrosine-based switch motif, ITSM)。ITSM 基序介导了 SHP 家族磷酸酶的募集以及对 T 细胞活化信号的抑制。PD-1 的主要配体有两个,PD-L1(又称为 CD274/B7-H1)与 PD-L2(又称为 CD273/B7-DC)。PD-1 与 PD-L 的结合对于调节 T 细胞激活和维持外周免疫耐受发挥重要作用。但是肿瘤细胞可以通过表达 PD-L 进而与 PD-1 相互作用抑制 T 细胞活化,逃避免疫细胞的杀伤。

T 细胞表面重要的共抑制受体还包括 Tim-3、B 和 T 细胞衰减因子(B and T lymphocyte attenuator, BTLA)、LAG-3 以及 T 细胞免疫球蛋白和免疫受体酪氨酸抑制基序结构域蛋白(T cell immunoglobulin and ITIM domain protein, TIGIT)等。

2）抑制性受体阻断剂（免疫检查点抑制剂）的临床研究

（1）CTLA-4 单抗。

CTLA-4 单抗伊匹单抗（ipilimumab）是首个被美国 FDA 批准靶向免疫检查点的治疗药物，通过阻断 CTLA-4 与 APC 表面的协同刺激分子 B7 结合介导的抑制性信号，促进 T 细胞的激活。临床研究结果显示，伊匹单抗用于晚期黑色素瘤患者，能够引发持续的免疫反应，客观缓解率为 10%～15%，并能有效延长患者的生存时间。在Ⅲ期临床研究中约 80% 的患者出现药物相关的不良反应，由于淋巴细胞浸润至不同器官，患者出现包括皮炎、结肠炎、肝炎在内的多种不良反应[123]。这些不良反应的发生与伊匹单抗的疗效相关，提示伊匹单抗阻断的免疫抑制信号通路不仅影响机体抗肿瘤免疫，对于自身免疫的调节也有影响。

（2）PD-1/PD-L1 单抗。

PD-L1 在多种肿瘤细胞中均有上调表达，它与 T 细胞上的 PD-1 结合，抑制 T 细胞增殖和活化。PD-1/PD-L1 单抗可阻断 PD-1 和 PD-L1 的相互作用，重新激活 T 细胞，诱导机体的抗肿瘤免疫反应[124]。目前已上市的 PD-1/PD-L1 中和性抗体包括 PD-1 抑制剂纳武单抗（nivolumab）、派姆单抗（pembrolizumab），PD-L1 抑制剂阿替珠单抗（atezolizumab）、阿维单抗（avelumab）、度伐单抗（durvalumab）。

美国百时美施贵宝公司的纳武单抗是全球首个上市的 PD-1 抑制剂，2014 年以黑色素瘤为适应证率先在日本上市，2015 年 3 月获得美国 FDA 的批准，用于治疗黑色素瘤和非小细胞肺癌（non-small cell lung cancer，NSCLC），之后在欧洲获得批准上市。在 272 名晚期鳞状 NSCLC 患者中开展的 CheckMate 017 Ⅲ期临床试验，以标准治疗药物多西他赛为对照，接受纳武单抗治疗组和多西他赛对照组的 1 年生存率（分别为 42% 和 24%）及缓解率（分别为 20% 和 9%）均有显著性差异；纳武单抗治疗组的中位无进展生存期较对照组（分别为 3.5 个月和 2.8 个月）显著延长，且中位生存期更长（分别为 9.2 个月和 6.0 个月）。此外，CheckMate 063 单组Ⅱ期临床试验结果显示，该药治疗的 117 名患者 18 个月生存率为 27%（多西他赛治疗组的预计生存率仅为 13%），客观缓解率为 14.5%，中位总生存期为 8.1 个月，20 名患者发生了 3～4 级药物不良反应，包括疲劳、肺炎和腹泻等[125]。可见，纳武单抗治疗鳞状 NSCLC 比多西他赛有更好的生存获益，相关不良反应发生频次也更低。

派姆单抗于 2014 年 9 月 4 日获美国 FDA 批准用于治疗不可手术切除且对其他药物无应答的晚期黑色素瘤，于 2015 年 10 月 2 日又获美国 FDA 批准用于治疗晚期转移性 NSCLC。KEYNOTE-001 临床试验首次证实该药对 NSCLC 治疗有效，并发现其疗效与 PD-L1 表达水平有关。之后，KEYNOTE-002 研究发现，该药对经伊匹单抗治疗后病情有进展的黑色素瘤依然有效。KEYNOTE-006 研究表明，接受派姆单抗治疗的黑色素瘤患者的无进展生存期及临床反应率明显高于伊匹单抗治疗组，而不良反应更小[126]。派姆单抗对 NSCLC 的治疗主要适用于其他药物治疗后疾病进展且 *PD-L1* 基因表达阳性的患者。*PD-L1* 基因表达强阳性患者接受该药治疗的总生存率更高,无进展生存期更长。

阿替珠单抗(MPDL3280A)和度伐单抗(MEDI4736)是分别由罗氏公司和阿斯利康公司研发的 PD-L1 抑制剂,主要用于治疗转移性尿路上皮癌。IMvigor 210 多中心开放性Ⅱ期临床试验,招募 316 名铂类药物治疗抵抗转移性尿路上皮癌患者,在 100 名 PD-L1 中、高度表达患者中,阿替珠单抗治疗后 27% 的肿瘤体积缩小,在平均 11.7 个月的随访后,仍有 15% 的患者肿瘤体积小于治疗前。更重要的是,肿瘤缓解程度与 PD-L1 的表达水平呈正相关,预计临床可用基因诊断试剂盒检测 PD-L1 基因的表达水平,从而定量预估疗效,实现个体化给药。2016 年 5 月 19 日,阿替珠单抗提前 4 个月获美国 FDA 批准作为二线药物用于治疗尿路上皮癌,这是首个获 FDA 批准的 PD-L1 抑制剂。度伐单抗的适应证也是转移性尿路上皮癌,近期采用度伐单抗与 CTLA-4 抗体联合治疗 NSCLC 的临床研究发现,联合用药比单药治疗的抗肿瘤效果好,可获得更长的无进展生存期和更高的缓解率。此外,临床试验还发现度伐单抗对间皮瘤、晚期实体瘤、头颈部鳞状细胞癌有良好的疗效。

(3) LAG-3 单抗。

LAG-3 主要表达在活化的 T 细胞、B 细胞、NK 细胞和浆细胞样 DC,能够上调 Treg 细胞的活性而抑制效应 T 细胞的功能[127]。抑制或敲除 LAG-3 会解除 Treg 细胞对 T 细胞的抑制功能,使 CD8$^+$ T 细胞活性增强。T 细胞失能或者耗竭时会表达多种免疫检查点分子,在慢性感染模型及抗原刺激模型中 LAG-3 和 PD-1 通常有共表达现象,因此,协同抑制 LAG-3 及 PD-1 能够增强免疫应答。目前,主要有以下几项正在进行的 LAG-3 单抗临床试验:BMS 公司的 BMS986016、Regeneron 公司和 Sanofi 公司合作的 REGN3767、Novartis 公司的 LAG525。

(4) Tim-3 单抗。

Tim-3 在 T 细胞、Treg 细胞、先天性免疫细胞(DC、NK 细胞、单核细胞)表面表达。和其他免疫检查点分子不同,Tim-3 并非在所有 T 细胞激活后上调,仅在 CD4$^+$ Th1 细胞和 CD8$^+$ 细胞毒性 T 细胞中上调,参与协同抑制作用[126]。与配体结合激活后,Tim-3 会抑制效应 T 细胞的活性,引起外周免疫耐受。在 PD-1 单抗治疗抵抗的小鼠模型中,Tim-3 表达显著升高,而使用 Tim-3 单抗与 PD-1 单抗联合治疗能够抑制 PD-1 单抗耐药性的产生。目前已开展临床试验的 TIfM-3 单抗有 Tesaro 公司的 TSR-022(用于单独或者和 PD-1 抗体联用治疗晚期或转移性实体瘤)和诺华公司的 MBG-453(用于单独或者和 PD-1 抗体 PDR001 联用治疗晚期恶性肿瘤)。

(5) TIGIT 单抗。

TIGIT(又称为 Vsig9、Vstm3、WUCAM),是含免疫球蛋白及 ITIM 结构域的 T 细

胞和 NK 细胞共有的抑制性受体。TIGIT 和 CD226[又称为 DNAX 辅助分子 1(DNAX accessory molecule-1，DNAM-1)]竞争结合配体 CD155[PVR，连接蛋白样蛋白 (nectin-like protein，NECL)5]和 CD113(PVRL3，nectin-3)。体外阻断 TIGIT 后能增强 NK 细胞和 T 细胞的活化及脱颗粒水平，并且也能增加细胞因子如 IFN-γ 的分泌；在不同的小鼠肿瘤模型中，TIGIT 在 NK 细胞和 T 细胞上的表达显著上调[127]。目前在进行临床研究的 TIGIT 抗体主要是 Genentech 公司的 MTIG7192A，单独或者和 PD-L1 抗体阿特珠单抗(atezolizumab)联用治疗晚期或者转移性肿瘤。

（6）免疫检查点抑制剂的联合治疗。

肿瘤细胞表面多种抑制性配体能与肿瘤浸润 T 细胞表面的抑制性受体结合，如肿瘤细胞表面的 PD-L1 与 T 细胞表面的 PD-1 结合，抑制 T 细胞活性，诱导 T 细胞失能。因此，采用免疫检查点抑制剂阻断这种受体-配体结合可恢复 T 细胞的抗肿瘤活性。根据抑制性受体的作用原理，采用多种免疫检查点抑制剂联合治疗的临床疗效可能进一步提高。例如，PD-1 与 CTLA-4 信号通路通过不同的机制抑制 T 细胞活性，同时阻断这两条信号通路可产生协同效应。临床实践表明，肿瘤患者应用单一的免疫检查点抑制剂往往疗效不佳或是应用一段时间后出现耐药现象，因此目前临床多采用免疫检查点抑制剂与其他手段联合治疗，以提高免疫检查点的肿瘤治疗有效率或延缓耐药时间。目前，已应用于临床的联合治疗方法如表 5-5 所示[128]。

表 5-5　已应用于临床试验的免疫检查点联合治疗方法

联 合 策 略	试 验 方 法
联合免疫检查点抑制剂	PD-1 抗体/PD-L1 抗体+CTLA-4 抗体 PD-1 抗体/PD-L1 抗体+PD-L1 抗体 PD-1 抗体/PD-L1 抗体+Tim-3 抗体 PD-1 抗体/PD-L1 抗体+LAG-3 抗体
联合免疫刺激剂	PD-1 抗体/PD-L1 抗体+4-1BB/CD137 抗体 CTLA-4 抗体+OX40 抗体 PD-1 抗体/PD-L1 抗体+OX40 抗体 PD-1 抗体/PD-L1 抗体+CD40 抗体
联合代谢调节剂	CTLA-4 抗体/PD-1 抗体/PD-L1 抗体+IDO 抑制剂
联合免疫调节剂	PD-1 抗体/PD-L1 抗体+TGF-β 抑制剂 PD-1 抗体/PD-L1 抗体+CCR4 抑制剂
联合巨噬细胞抑制剂	PD-1 抗体/PD-L1 抗体/CTLA-4 抗体+CSF1R 抑制剂
联合肿瘤疫苗	PD-1 抗体/PD-L1 抗体/CTLA-4 抗体+DC 疫苗 PD-1 抗体/PD-L1 抗体+抗原肽疫苗 PD-1 抗体/PD-L1 抗体+新生抗原疫苗

（续表）

联 合 策 略	试 验 方 法
联合过继性细胞免疫治疗	PD-1 抗体/PD-L1 抗体/CTLA-4 抗体＋过继性细胞免疫治疗
联合靶向治疗	CTLA-4 抗体＋BRAF 抑制剂＋MEK 抑制剂 CTLA-4 抗体/PD-1 抗体/PD-L1 抗体＋VEGF 抑制剂
联合放疗	CTLA-4 抗体/PD-1 抗体/PD-L1 抗体＋放疗
联合化疗	CTLA-4 抗体/PD-1 抗体/PD-L1 抗体＋化疗
联合表观遗传学调节药物	PD-1 抗体/PD-L1 抗体＋组蛋白去乙酰化酶抑制剂 PD-1 抗体/PD-L1 抗体＋去甲基化药物
联合 NK 细胞活化药物	CTLA-4 抗体/PD-1 抗体/PD-L1 抗体＋KIR 抗体

临床研究结果显示，联合治疗具有较好的临床疗效。例如，同时抑制 PD-1 和 CTLA-4 治疗黑色素瘤的 Ⅰ 期临床试验证实，53％的患者获得客观缓解，肿瘤缩小 80％ 以上，且不良反应较小。因此，免疫检查点抑制剂联合多种治疗方式可能是未来肿瘤治疗的新希望。

5.7.3　去免疫抑制性 CAR-T 细胞的临床前研究

T 细胞有效清除肿瘤，不仅需要其具有持久的细胞杀伤活性及增殖能力，还需要其克服肿瘤微环境的免疫抑制性。共刺激信号的引入极大提高了 CAR-T 细胞的持久性，但同时会导致激活诱导的共抑制信号分子表达上调，限制其抗肿瘤免疫反应。而免疫检查点抑制剂效能的发挥需要较高肿瘤突变负荷，以及肿瘤浸润 T 细胞的存在。因此，尽管 CAR-T 细胞治疗和免疫检查点抑制剂在多种恶性肿瘤中表现出临床疗效，但细胞治疗与抗体治疗均存在一定的限制因素，两者联合治疗的策略可能具有更强大的抗肿瘤效果。

国内外课题组采用不同的设计实现了 CAR-T 细胞去免疫抑制性。例如，利用 Cas9 基因编辑技术敲除 *PD-1* 基因的 CAR-T19 细胞，体外及小鼠实验都表明其对 PD-L1 阳性白血病细胞的杀伤活性显著增强[129]。又如，利用双顺反子病毒载体构建的能够分泌 PD-L1 抗体的抗 CAIX CAR-T 细胞，在人源化小鼠模型中证明此 CAR-T 细胞能有效抑制肾细胞癌生长，逆转肿瘤浸润 CAR-T 细胞耗竭[130]。此外，同时表达 PD-1 显性负效应受体（dominant negative receptor，DNR）的 CAR-T 细胞，其体内外增殖及肿瘤抑制活性明显提升[131]。随着基因编辑技术的发展，在构建敲除内源 TCR 及 HLA Ⅰ类分子基因的通用型 CAR-T 细胞的基础上，利用 CRISPR 技术可以同时敲除 *PD-1* 及 *CTLA-4* 基因，但此多重修饰 T 细胞的临床潜能尚待探索。

目前,国内多家研究机构已注册申请了 $PD-1$ 敲除 CAR-T 细胞治疗复发难治性淋巴瘤及实体瘤的临床试验,主要采用 Cas9 基因编辑技术敲除 $PD-1$ 基因。$PD-1$ 敲除的 CAR-T 细胞还用于治疗进展期食管癌、转移性非小细胞肺癌、转移性肾细胞癌、前列腺癌及 EB 病毒相关恶性肿瘤等。此外,通过 shRNA 介导 CAR-T 细胞 $PD-1$ 表达下调的研究也已开展。然而,最佳的去免疫抑制性 CAR-T 细胞的构建、不良反应及其临床反应性有待更多临床试验的深入探讨。

5.8 小结与展望

美国时间 2017 年 7 月 12 日,美国 FDA 肿瘤药物专家咨询委员会(ODAC)以 10∶0 的一边倒投票结果批准了诺华公司的 CAR-T 细胞免疫治疗新药 CTL019 的生物制剂许可申请(BLA)。正如美国宾夕法尼亚州科学家、CAR-T 细胞免疫疗法的先驱 Carl June 教授所说,这将打开免疫疗法的最新篇章——"真正的活药物"。在肿瘤免疫治疗大行其道的今天,最成功的药物无疑是 PD-1 抗体/PD-L1 抗体为代表的免疫检查点抑制剂,他们也是免疫疗法十年内的第一次重大突破。而自带光环的过继性 T 细胞免疫治疗也已成为近年来最有前景的肿瘤免疫疗法之一,但其任重而道远。

这两种突破性疗法之间虽然存在较大的差异,但均属于 T 细胞免疫治疗范畴。两者都是通过调节 T 细胞的识别和杀伤能力发挥抗肿瘤作用,只不过免疫检查点抑制剂通过激活肿瘤周围及内部的已有 T 细胞发挥抗肿瘤作用,过继性 T 细胞免疫疗法依赖于回输到患者体内的 T 细胞而非患者体内已有 T 细胞发挥作用。这些疗法虽为肿瘤治疗带来了希望,但却存在着单独使用的自身局限性,尤其是肿瘤异质性带来的治疗靶点选择的有效性和安全性隐患、肿瘤微环境的复杂性和免疫抑制性等问题阻碍了 T 细胞免疫治疗在实体瘤中的应用。如何解决上述问题、提高治疗效果将是未来工作的重点,也将带来 T 细胞免疫治疗的新突破。

免疫检查点作为人体免疫系统的"刹车器",对正常机体起着保护作用,能够防止 T 细胞过度激活、避免引发炎症损伤等。但是肿瘤细胞十分"狡猾"地利用了这一机制,过度表达免疫检查点分子,同时在肿瘤微环境中促炎性细胞因子的刺激同样可以诱导 PD-L1 和 PD-L2 的表达,从而使人体免疫反应受到抑制,产生肿瘤"免疫逃逸",让肿瘤得以生长、增殖。目前,免疫检查点抑制剂研究中独占鳌头的就是 PD-1 抗体/PD-L1 抗体。PD-1 单抗已在多种肿瘤中取得较好的临床治疗效果,但对于某些肿瘤,抑制 PD-1/PD-L1 并不能达到完美疗效,需要联合其他靶点以增强疗效。在 2020 年美国临床肿瘤学会年会(ASCO)上开发 PD-1/PD-L1 抑制剂联合治疗药物靶点已成为研究的亮点和热点。

肿瘤的异质性(肿瘤由表达不同抗原的肿瘤细胞构成,靶向单一肿瘤相关抗原的治疗不足以覆盖所有的肿瘤细胞)与等级性(包含肿瘤干细胞与其子代分化细胞)是T细胞免疫治疗的第一大阻碍,单一靶点方案只可能实现对靶点阳性肿瘤细胞的减灭,无法避免阴性细胞增殖带来的肿瘤复发与进展。对于肿瘤治疗,采用双靶点/多靶点CAR-T细胞设计,或者采用多靶点联合或序贯"打击"的"鸡尾酒"(cocktail)CAR-T细胞/TCR-T细胞方案,将其应用到难以控制的实体瘤领域将是一个巨大的考验,同时也为T细胞免疫治疗的临床应用提供了绝佳的机会。但由于双靶点CAR-T细胞构建难度大,目前报道较少。值得骄傲的是,我国科学家在这一领域不断取得新的突破,已经走在了世界的前列。中国人民解放军总医院韩为东教授团队成功开发了双靶点CAR-T细胞治疗技术,以CD19-CD20双靶点CAR-T细胞治疗22例复发/难治性非霍奇金B细胞淋巴瘤,3个不同剂量组的完全缓解率均在50%以上,高剂量组的客观缓解率达100%(10/10),完全缓解率达80%(8/10);而在2018年第23届欧洲血液病学会年会上成都总医院刘芳教授团队报道成功应用CLL1-CD33双靶点CAR-T细胞治疗1例复发或难治性AML获得广泛关注。

　　肿瘤微环境的免疫抑制性及其结构的复杂性是T细胞免疫疗法广泛应用于实体瘤的主要障碍。一方面,肿瘤微环境通过T细胞抑制性因子(IL-4、IL-10、TGF-β等)和细胞(Treg细胞、MDSC等)"钝化"T细胞功能;另一方面,肿瘤微环境复杂的细胞结构和胞外基质也成为T细胞归巢的物理障碍。2017年4月,美国西雅图弗瑞德·哈金森癌症研究中心的Anderson博士在美国癌症研究协会年会(AACR)上概述了肿瘤微环境带来的T细胞免疫治疗的三个特殊挑战:① 微环境中的细胞和蛋白质向T细胞发送信号抑制甚至关闭T细胞功能;② 肿瘤及其周围的血管会发出"死亡信号",导致T细胞自我毁灭;③ T细胞和肿瘤细胞会在周围环境中竞争有限的葡萄糖作为能量来源。应用免疫检查点抑制剂、利用基因工程技术限制或解除PD-1对肿瘤反应T细胞的阻断、重新调控其内部信号通路等方案可能解决上述挑战,让肿瘤细胞放松对免疫系统的控制,使T细胞免疫治疗更好地发挥作用。总之,免疫抑制性肿瘤微环境的存在使得T细胞免疫治疗不能够释放其全部潜力。如果能"双管齐下"精准治疗——打破异质性肿瘤微环境的支撑作用,进而靶向杀伤肿瘤细胞,才会使临床获益。

　　激活免疫系统是一把"双刃剑",它既是有效的抗肿瘤方法,同时也会给患者带来威胁。目前应用的T细胞治疗靶点的"普适"表达导致的"在靶/脱肿瘤"效应以及强烈促炎性细胞因子释放导致的CRS等不良反应是制约CAR-T细胞在实体瘤临床应用中的关键瓶颈。筛选更为特异的治疗靶点(肿瘤表面抗原)和新生抗原以构建CAR-T细胞/TCR-T细胞可以豁免对正常"靶"组织的严重损害效应,降低"在靶/脱肿瘤"负面效应。而为了避免CRS的不良反应,在CAR-T细胞/TCR-T细胞设计时应考虑引入诱导性自杀基因表达或诱导性启动子等安全特性。如何最大限度地增加其安全性,如何对结构设计进行优化、联合新技术、打开新的思路以克服这些挑战,才是保障T细胞免疫治疗能够继续取得突破的先决条件。

　　此外,面对气势汹汹的肿瘤,单一治疗方式可能还是量小力微,组合治疗才是更明智的选择,也是未来肿瘤治疗需要不断努力的方向。而随着越来越多新型 T 细胞免疫疗法的出现,研究人员急需寻找、建立完善的疗效预判标志物,以便更好地识别可以从免疫治疗中获益的患者。

　　T 细胞免疫治疗技术的发展使得肿瘤治疗进入一个重要的转折点。但正如 Bruce L. Levine 博士所说:"T 细胞免疫治疗的难点并不在前期的细胞治疗,而在后期的不良反应处理及质量控制;而如何对 T 细胞进行基因层面的改造进而提升其杀灭肿瘤细胞的能力,也是整个技术的难点之一。研究的最终目的就是希望将不良反应与抗肿瘤疗效分离开来。"路漫漫其修远兮,在迎接肿瘤的"盘尼西林时刻"真正来临之前,还有许多工作与难题等待人们去解决。但 T 细胞免疫治疗技术的发展让人们看到肿瘤治疗的新曙光,让人们共同期待后续的新突破。

参考文献

[1] Abbas A K, Lichtman A H, Pillai S. Cellular and Molecular Immunology [M]. 9th ed. Amsterdam: Elsevier, 2017.

[2] Delves P J, Martin S J, Burton D R, et al. Roitt's Essential Immunology [M]. 13th ed. Hoboken: Wiley-Blackwell, 2017.

[3] Stockinger B, Omenetti S. The dichotomous nature of T helper 17 cells[J]. Nat Rev Immunol, 2017, 17(9): 535-544.

[4] Hu X, Liu X, Moisan J, et al. Synthetic RORγ agonists regulate multiple pathways to enhance antitumor immunity[J]. Oncoimmunology, 2016, 5(12): e1254854.

[5] Yron I, Wood T A Jr, Spiess P J, et al. In vitro growth of murine T cells. V. The isolation and growth of lymphoid cells infiltrating syngeneic solid tumors[J]. J Immunol, 1980, 125 (1): 238-245.

[6] Lotze M T, Grimm E A, Mazumder A, et al. Lysis of fresh and cultured autologous tumor by human lymphocytes cultured in T-cell growth factor[J]. Cancer Res, 1981, 41 (11 Pt 1): 4420-4425.

[7] Grimm E A, Mazumder A, Zhang H Z, et al. Lymphokine-activated killer cell phenomenon. Lysis of natural killer-resistant fresh solid tumor cells by interleukin 2-activated autologous human peripheral blood lymphocytes[J]. J Exp Med, 1982, 155(6): 1823-1841.

[8] Mazumder A, Rosenberg S A. Successful immunotherapy of natural killer-resistant established pulmonary melanoma metastases by the intravenous adoptive transfer of syngeneic lymphocytes activated in vitro by interleukin 2[J]. J Exp Med, 1984, 159(2): 495-507.

[9] Mule J J, Shu S, Schwarz S L, et al. Adoptive immunotherapy of established pulmonary metastases with LAK cells and recombinant interleukin - 2 [J]. Science, 1984, 225 (4669): 1487-1489.

[10] Rosenberg S A, Lotze M T, Muul L M, et al. Observations on the systemic administration of

autologous lymphokine-activated killer cells and recombinant interleukin – 2 to patients with metastatic cancer[J]. N Engl J Med, 1985, 313(23): 1485-1492.

[11] Rosenberg S A, Spiess P, Lafreniere R. A new approach to the adoptive immunotherapy of cancer with tumor-infiltrating lymphocytes[J]. Science, 1986, 233(4770): 1318-1321.

[12] Yao W, He J C, Yang Y, et al. The prognostic value of tumor-infiltrating lymphocytes in hepatocellular carcinoma: a systematic review and meta-analysis[J]. Sci Rep, 2017, 7(1): 7525.

[13] Wang K, Shen T, Siegal G P, et al. The CD4/CD8 ratio of tumor-infiltrating lymphocytes at the tumor-host interface has prognostic value in triple negative breast cancer[J]. Hum Pathol, 2017, 69: 110-117.

[14] Solinas C, Carbognin L, De Silva P, et al. Tumor-infiltrating lymphocytes in breast cancer according to tumor subtype: Current state of the art[J]. Breast, 2017, 35: 142-150.

[15] Robbins P F. Tumor-infiltrating lymphocyte therapy and neoantigens[J]. Cancer J, 2017, 23(2): 138-143.

[16] Schmidt-Wolf I G, Lefterova P, Mehta B A, et al. Phenotypic characterization and identification of effector cells involved in tumor cell recognition of cytokine-induced killer cells[J]. Exp Hematol, 1993, 21(13): 1673-1679.

[17] Shi L, Zhou Q, Wu J, et al. Efficacy of adjuvant immunotherapy with cytokine-induced killer cells in patients with locally advanced gastric cancer[J]. Cancer Immunol Immunother, 2012, 61(12): 2251-2259.

[18] Liu L, Zhang W, Qi X, et al. Randomized study of autologous cytokine-induced killer cell immunotherapy in metastatic renal carcinoma[J]. Clin Cancer Res, 2012, 18(6): 1751-1759.

[19] Khandelwal N, Breinig M, Speck T, et al. A high-throughput RNAi screen for detection of immune-checkpoint molecules that mediate tumor resistance to cytotoxic T lymphocytes[J]. EMBO Mol Med, 2015, 7(4): 450-463.

[20] Bernhard C A, Ried C, Kochanek S, et al. CD169$^+$ macrophages are sufficient for priming of CTLs with specificities left out by cross-priming dendritic cells[J]. Proc Natl Acad Sci U S A, 2015, 112(17): 5461-5466.

[21] Chapuis A G, Roberts I M, Thompson J A, et al. T-cell therapy using interleukin – 21 – primed cytotoxic T-cell lymphocytes combined with cytotoxic T-cell lymphocyte antigen-4 blockade results in long-term cell persistence and durable tumor regression[J]. J Clin Oncol, 2016, 34(31): 3787-3795.

[22] Noji S, Hosoi A, Takeda K, et al. Targeting spatiotemporal expression of CD137 on tumor-infiltrating cytotoxic T lymphocytes as a novel strategy for agonistic antibody therapy[J]. J Immunother, 2012, 35(6): 460-472.

[23] Ren P T, Zhang Y. Comparative investigation of the effects of specific antigensensitized DCCIK and DCCTL cells against B16 melanoma tumor cells[J]. Mol Med Rep, 2017, 15(4): 1533-1538.

[24] Wang Y, Xu Z, Zhou F, et al. The combination of dendritic cells-cytotoxic T lymphocytes/ cytokine-induced killer (DC-CTL/CIK) therapy exerts immune and clinical responses in patients with malignant tumors[J]. Exp Hematol Oncol, 2015, 4: 32.

[25] Rosenberg S A, Restifo N P. Adoptive cell transfer as personalized immunotherapy for human cancer[J]. Science, 2015, 348(6230): 62-68.

[26] Rapoport A P, Stadtmauer E A, Binder-Scholl G K, et al. NY – ESO-1 – specific TCR-engineered T cells mediate sustained antigen-specific antitumor effects in myeloma[J]. Nat Med, 2015, 21

(8)：914-921.

[27] Duval L, Schmidt H, Kaltoft K, et al. Adoptive transfer of allogeneic cytotoxic T lymphocytes equipped with a HLA-A2 restricted MART-1 T-cell receptor: a phase I trial in metastatic melanoma[J]. Clin Cancer Res, 2006, 12(4): 1229-1236.

[28] Morgan R A, Dudley M E, Wunderlich J R, et al. Cancer regression in patients after transfer of genetically engineered lymphocytes[J]. Science, 2006, 314(5796): 126-129.

[29] Johnson L A, Morgan R A, Dudley M E, et al. Gene therapy with human and mouse T-cell receptors mediates cancer regression and targets normal tissues expressing cognate antigen[J]. Blood, 2009, 114(3): 535-546.

[30] Robbins P F, Kassim S H, Tran T L, et al. A pilot trial using lymphocytes genetically engineered with an NY-ESO-1-reactive T-cell receptor: long-term follow-up and correlates with response [J]. Clin Cancer Res, 2015, 21(5): 1019-1027.

[31] Chodon T, Comin-Anduix B, Chmielowski B, et al. Adoptive transfer of MART-1 T-cell receptor transgenic lymphocytes and dendritic cell vaccination in patients with metastatic melanoma[J]. Clin Cancer Res, 2014, 20(9): 2457-2465.

[32] Tran E, Turcotte S, Gros A, et al. Cancer immunotherapy based on mutation-specific CD4$^+$ T cells in a patient with epithelial cancer[J]. Science, 2014, 344(6184): 641-645.

[33] Gros A, Parkhurst M R, Tran E, et al. Prospective identification of neoantigen-specific lymphocytes in the peripheral blood of melanoma patients[J]. Nat Med, 2016, 22(4): 433-438.

[34] Jena B, Dotti G, Cooper L J. Redirecting T-cell specificity by introducing a tumor-specific chimeric antigen receptor[J]. Blood, 2010, 116(7): 1035-1044.

[35] Davila M L, Riviere I, Wang X, et al. Efficacy and toxicity management of 19-28z CAR T cell therapy in B cell acute lymphoblastic leukemia[J]. Sci Transl Med, 2014, 6(224): 224ra225.

[36] Kochenderfer J N, Rosenberg S A. Treating B-cell cancer with T cells expressing anti-CD19 chimeric antigen receptors[J]. Nat Rev Clin Oncol, 2013, 10(5): 267-276.

[37] Sun M, Shi H, Liu C, et al. Construction and evaluation of a novel humanized HER2-specific chimeric receptor[J]. Breast Cancer Res, 2014, 16(3): R61.

[38] Pule M A, Savoldo B, Myers G D, et al. Virus-specific T cells engineered to coexpress tumor-specific receptors: persistence and antitumor activity in individuals with neuroblastoma[J]. Nat Med, 2008, 14(11): 1264-1270.

[39] Louis C U, Savoldo B, Dotti G, et al. Antitumor activity and long-term fate of chimeric antigen receptor-positive T cells in patients with neuroblastoma[J]. Blood, 2011, 118(23): 6050-6056.

[40] Chang K, Pastan I. Molecular cloning of mesothelin, a differentiation antigen present on mesothelium, mesotheliomas, and ovarian cancers[J]. Proc Natl Acad Sci U S A, 1996, 93(1): 136-140.

[41] Beatty G L, Haas A R, Maus M V, et al. Mesothelin-specific chimeric antigen receptor mRNA-engineered T cells induce anti-tumor activity in solid malignancies[J]. Cancer Immunol Res, 2014, 2(2): 112-120.

[42] Molling J W, Kolgen W, Van Der Vliet H J, et al. Peripheral blood IFN-gamma-secreting Valpha24$^+$ Vbeta11$^+$ NKT cell numbers are decreased in cancer patients independent of tumor type or tumor load[J]. Int J Cancer, 2005, 116(1): 87-93.

[43] Dhodapkar K M, Cirignano B, Chamian F, et al. Invariant natural killer T cells are preserved in patients with glioma and exhibit antitumor lytic activity following dendritic cell-mediated expansion

[J]. Int J Cancer, 2004, 109(6): 893-899.

[44] Rogers P R, Matsumoto A, Naidenko O, et al. Expansion of human Valpha24+ NKT cells by repeated stimulation with KRN7000[J]. J Immunol Methods, 2004, 285(2): 197-214.

[45] Ko H J, Lee J M, Kim Y J, et al. Immunosuppressive myeloid-derived suppressor cells can be converted into immunogenic APCs with the help of activated NKT cells: an alternative cell-based antitumor vaccine[J]. J Immunol, 2009, 182(4): 1818-1828.

[46] Nieda M, Okai M, Tazbirkova A, et al. Therapeutic activation of Valpha24+ Vbeta11+ NKT cells in human subjects results in highly coordinated secondary activation of acquired and innate immunity[J]. Blood, 2004, 103(2): 383-389.

[47] Morris E S, Macdonald K P, Kuns R D, et al. Induction of natural killer T cell-dependent alloreactivity by administration of granulocyte colony-stimulating factor after bone marrow transplantation[J]. Nat Med, 2009, 15(4): 436-441.

[48] Takeshita S, Takeshita F, Haddad D E, et al. CpG oligodeoxynucleotides induce murine macrophages to up-regulate chemokine mRNA expression[J]. Cell Immunol, 2000, 206(2): 101-106.

[49] Hartmann G, Weiner G J, Krieg A M. CpG DNA: a potent signal for growth, activation, and maturation of human dendritic cells[J]. Proc Natl Acad Sci U S A, 1999, 96(16): 9305-9310.

[50] Vasan S, Tsuji M. A double-edged sword: the role of NKT cells in malaria and HIV infection and immunity[J]. Semin Immunol, 2010, 22(2): 87-96.

[51] Wu Y L, Ding Y P, Tanaka Y, et al. Gammadelta T cells and their potential for immunotherapy [J]. Int J Biol Sci, 2014, 10(2): 119-135.

[52] Sugie T, Murata-Hirai K, Iwasaki M, et al. Zoledronic acid-induced expansion of gammadelta T cells from early-stage breast cancer patients: effect of IL-18 on helper NK cells[J]. Cancer Immunol Immunother, 2013, 62(4): 677-687.

[53] Liotta L A, Kohn E C. The microenvironment of the tumour-host interface[J]. Nature, 2001, 411(6835): 375-379.

[54] Brandes M, Willimann K, Bioley G, et al. Cross-presenting human gammadelta T cells induce robust CD8+ alphabeta T cell responses[J]. Proc Natl Acad Sci U S A, 2009, 106(7): 2307-2312.

[55] Kabelitz D, Wesch D. Features and functions of gamma delta T lymphocytes: focus on chemokines and their receptors[J]. Crit Rev Immunol, 2003, 23(5-6): 339-370.

[56] Bennouna J, Bompas E, Neidhardt E M, et al. Phase-I study of Innacell gammadelta, an autologous cell-therapy product highly enriched in gamma9delta2 T lymphocytes, in combination with IL-2, in patients with metastatic renal cell carcinoma[J]. Cancer Immunol Immunother, 2008, 57(11): 1599-1609.

[57] Dokouhaki P, Han M, Joe B, et al. Adoptive immunotherapy of cancer using ex vivo expanded human gammadelta T cells: A new approach[J]. Cancer Lett, 2010, 297(1): 126-136.

[58] Kabelitz D, Wesch D, He W. Perspectives of gammadelta T cells in tumor immunology[J]. Cancer Res, 2007, 67(1): 5-8.

[59] Gattinoni L, Powell D J Jr, Rosenberg S A, et al. Adoptive immunotherapy for cancer: building on success[J]. Nat Rev Immunol, 2006, 6(5): 383-393.

[60] Maus M V, Grupp S A, Porter D L, et al. Antibody-modified T cells: CARs take the front seat for hematologic malignancies[J]. Blood, 2014, 123(17): 2625-2635.

［61］Klebanoff C A, Rosenberg S A, Restifo N P. Prospects for gene-engineered T cell immunotherapy for solid cancers[J]. Nat Med, 2016, 22(1): 26-36.

［62］Restifo N P, Dudley M E, Rosenberg S A. Adoptive immunotherapy for cancer: harnessing the T cell response[J]. Nat Rev Immunol, 2012, 12(4): 269-281.

［63］Santomasso B D, Roberts W K, Thomas A, et al. A T-cell receptor associated with naturally occurring human tumor immunity[J]. Proc Natl Acad Sci U S A, 2007, 104(48): 19073-19078.

［64］Parkhurst M R, Yang J C, Langan R C, et al. T cells targeting carcinoembryonic antigen can mediate regression of metastatic colorectal cancer but induce severe transient colitis[J]. Mol Ther, 2011, 19(3): 620-626.

［65］Robbins P F, Morgan R A, Feldman S A, et al. Tumor regression in patients with metastatic synovial cell sarcoma and melanoma using genetically engineered lymphocytes reactive with NY-ESO-1[J]. J Clin Oncol, 2011, 29(7): 917-924.

［66］Bareli R, Cohen C J. MHC-multimer guided isolation of neoepitopes specific T cells as a potent-personalized cancer treatment strategy[J]. Oncoimmunology, 2016, 5(7): e1159370.

［67］Bentzen A K, Marquard A M, Lyngaa R, et al. Large-scale detection of antigen-specific T cells using peptide-MHC-Ⅰ multimers labeled with DNA barcodes[J]. Nat Biotechnol, 2016, 34(10): 1037-1045.

［68］Cohen C J, Gartner J J, Horovitz-Fried M, et al. Isolation of neoantigen-specific T cells from tumor and peripheral lymphocytes[J]. J Clin Invest, 2015, 125(10): 3981-3991.

［69］Kammula U S, Serrano O K. Use of high throughput qPCR screening to rapidly clone low frequency tumour specific T-cells from peripheral blood for adoptive immunotherapy[J]. J Transl Med, 2008, 6: 60.

［70］Stubbington M J T, Lönnberg T, Proserpio V, et al. T cell fate and clonality inference from single-cell transcriptomes[J]. Nat Methods, 2016, 13(4): 329-332.

［71］Zhang S Q, Parker P, Ma K Y, et al. Direct measurement of T cell receptor affinity and sequence from naive antiviral T cells[J]. Sci Transl Med, 2016, 8(341): 341ra377.

［72］Pasetto A, Gros A, Robbins P F, et al. Tumor-and neoantigen-reactive T-cell receptors can be identified based on their frequency in fresh tumor[J]. Cancer Immunol Res, 2016, 4(9): 734-743.

［73］Gfeller D, Bassani-Sternberg M, Schmidt J, et al. Current tools for predicting cancer-specific T cell immunity[J]. Oncoimmunology, 2016, 5(7): e1177691.

［74］Dhanik A, Kirshner J R, MacDonald D, et al. In-silico discovery of cancer-specific peptide-HLA complexes for targeted therapy[J]. BMC Bioinformatics, 2016, 17: 286.

［75］Hadrup S R, Toebes M, Rodenko B, et al. High-throughput T-cell epitope discovery through MHC peptide exchange[J]. Methods Mol Biol, 2009, 524: 383-405.

［76］Rodenko B, Toebes M, Hadrup S R, et al. Generation of peptide-MHC class I complexes through UV-mediated ligand exchange[J]. Nat Protoc, 2006, 1(3): 1120-1132.

［77］Legutki J B, Zhao Z G, Greving M, et al. Scalable high-density peptide arrays for comprehensive health monitoring[J]. Nat Commun, 2014, 5: 4785.

［78］Bassani-Sternberg M, Braunlein E, Klar R, et al. Direct identification of clinically relevant neoepitopes presented on native human melanoma tissue by mass spectrometry[J]. Nat Commun, 2016, 7: 13404.

［79］Rosenberg S A, Aebersold P, Cornetta K, et al. Gene transfer into humans-immunotherapy of patients with advanced melanoma, using tumor-infiltrating lymphocytes modified by retroviral gene transduction[J]. N Engl J Med, 1990, 323(9): 570-578.

[80] Kunert A, Straetemans T, Govers C, et al. TCR-engineered T cells meet new challenges to treat solid tumors: choice of antigen, T cell fitness, and sensitization of tumor milieu[J]. Front Immunol, 2013, 4: 363.

[81] Blankenstein T, Leisegang M, Uckert W, et al. Targeting cancer-specific mutations by T cell receptor gene therapy[J]. Curr Opin Immunol, 2015, 33: 112-119.

[82] Obenaus M, Leitao C, Leisegang M, et al. Identification of human T-cell receptors with optimal affinity to cancer antigens using antigen-negative humanized mice[J]. Nat Biotechnol, 2015, 33(4): 402-407.

[83] Maryanski J L, Attuil V, Bucher P, et al. A quantitative, single-cell PCR analysis of an antigen-specific TCR repertoire selected during an in vivo CD8 response: direct evidence for a wide range of clone sizes with uniform tissue distribution[J]. Mol Immunol, 1999, 36(11-12): 745-753.

[84] Sun X, Saito M, Sato Y, et al. Unbiased analysis of TCRα/β chains at the single-cell level in human CD8$^+$ T-cell subsets[J]. PLoS One, 2012, 7(7): e40386.

[85] Omokoko T, Simon P, Tureci O, et al. Retrieval of functional TCRs from single antigen-specific T cells: Toward individualized TCR-engineered therapies [J]. Oncoimmunology, 2015, 4(7): e1005523.

[86] van Loenen M M, de Boer R, Hagedoorn R S, et al. Multi-cistronic vector encoding optimized safety switch for adoptive therapy with T-cell receptor-modified T cells[J]. Gene Ther, 2013, 20(8): 861-867.

[87] Marin V, Cribioli E, Philip B, et al. Comparison of different suicide-gene strategies for the safety improvement of genetically manipulated T cells[J]. Hum Gene Ther Methods, 2012, 23(6): 376-386.

[88] Asai H, Fujiwara H, An J, et al. Co-introduced functional CCR2 potentiates in vivo anti-lung cancer functionality mediated by T cells double gene-modified to express WT1–specific T-cell receptor[J]. PLoS One, 2013, 8(2): e56820.

[89] Zhou P, Shaffer D R, Alvarez Arias D A, et al. In vivo discovery of immunotherapy targets in the tumour microenvironment[J]. Nature, 2014, 506(7486): 52-57.

[90] Cruz C R, Gerdemann U, Leen A M, et al. Improving T-cell therapy for relapsed EBV-negative Hodgkin lymphoma by targeting upregulated MAGE-A4[J]. Clin Cancer Res, 2011, 17(22): 7058-7066.

[91] Schumacher T N, Restifo N P. Adoptive T cell therapy of cancer[J]. Curr Opin Immunol, 2009, 21(2): 187-189.

[92] Wargo J A, Robbins P F, Li Y, et al. Recognition of NY-ESO-1$^+$ tumor cells by engineered lymphocytes is enhanced by improved vector design and epigenetic modulation of tumor antigen expression[J]. Cancer Immunol Immunother, 2009, 58(3): 383-394.

[93] Govers C, Sebestyen Z, Coccoris M, et al. T cell receptor gene therapy: strategies for optimizing transgenic TCR pairing[J]. Trends Mol Med, 2010, 16(2): 77-87.

[94] Maude S L, Teachey D T, Porter D L, et al. CD19–targeted chimeric antigen receptor T-cell therapy for acute lymphoblastic leukemia[J]. Blood, 2015, 125(26): 4017-4023.

[95] Lee D W, Kochenderfer J N, Stetler-Stevenson M, et al. T cells expressing CD19 chimeric antigen receptors for acute lymphoblastic leukaemia in children and young adults: a phase 1 dose-escalation

trial[J]. Lancet, 2015, 385(9967): 517-528.

[96] Kochenderfer J N, Dudley M E, Kassim S H, et al. Chemotherapy-refractory diffuse large B-cell lymphoma and indolent B-cell malignancies can be effectively treated with autologous T cells expressing an anti-CD19 chimeric antigen receptor[J]. J Clin Oncol, 2015, 33(6): 540-549.

[97] Till B G, Jensen M C, Wang J, et al. Adoptive immunotherapy for indolent non-Hodgkin lymphoma and mantle cell lymphoma using genetically modified autologous CD20-specific T cells [J]. Blood, 2008, 112(6): 2261-2271.

[98] Anti-CD22 CAR therapy leads to ALL remissions[J]. Cancer Discov, 2017, 7(2): 120.

[99] Wang C M, Wu Z Q, Wang Y, et al. Autologous T cells expressing CD30 chimeric antigen receptors for relapsed or refractory Hodgkin lymphoma: An open-label phase I trial[J]. Clin Cancer Res, 2017, 23(5): 1156-1166.

[100] Wang D, Dubois R N. Immunosuppression associated with chronic inflammation in the tumor microenvironment[J]. Carcinogenesis, 2015, 36(10): 1085-1093.

[101] Ali S A, Shi V, Maric I, et al. T cells expressing an anti-B-cell maturation antigen chimeric antigen receptor cause remissions of multiple myeloma[J]. Blood, 2016, 128(13): 1688-1700.

[102] Qasim W, Zhan H, Samarasinghe S, et al. Molecular remission of infant B-ALL after infusion of universal TALEN gene-edited CAR T cells[J]. Sci Transl Med, 2017, 9(374): eaaj2013.

[103] Poirot L, Philip B, Schiffer-Mannioui C, et al. Multiplex genome-edited T-cell manufacturing platform for "Off-the-Shelf" adoptive T-cell immunotherapies[J]. Cancer Res, 2015, 75(18): 3853-3864.

[104] Johnson L A, Scholler J, Ohkuri T, et al. Rational development and characterization of humanized anti-EGFR variant Ⅲ chimeric antigen receptor T cells for glioblastoma[J]. Sci Transl Med, 2015, 7(275): 275ra222.

[105] Ahmed N, Brawley V S, Hegde M, et al. Human epidermal growth factor receptor 2 (HER2)-specific chimeric antigen receptor-modified T cells for the immunotherapy of HER2-positive sarcoma[J]. J Clin Oncol, 2015, 33(15): 1688-1696.

[106] Guest R D, Kirillova N, Mowbray S, et al. Definition and application of good manufacturing process-compliant production of CEA-specific chimeric antigen receptor expressing T-cells for phase I/II clinical trial[J]. Cancer Immunol Immunother, 2014, 63(2): 133-145.

[107] Brown C E, Alizadeh D, Starr R, et al. Regression of glioblastoma after chimeric antigen receptor T-cell therapy[J]. N Engl J Med, 2016, 375(26): 2561-2569.

[108] Wang Y, Zhang W Y, Han Q W, et al. Effective response and delayed toxicities of refractory advanced diffuse large B-cell lymphoma treated by CD20-directed chimeric antigen receptor-modified T cells[J]. Clin Immunol, 2014, 155(2): 160-175.

[109] Xu Y, Zhang M, Ramos C A, et al. Closely related T-memory stem cells correlate with in vivo expansion of CAR.CD19-T cells and are preserved by IL-7 and IL-15[J]. Blood, 2014, 123 (24): 3750-3759.

[110] Brudno J N, Kochenderfer J N. Recent advances in CAR T-cell toxicity: mechanisms, manifestations and management[J]. Blood Rev, 2019, 34: 45-55.

[111] Lamers C H, Sleijfer S, Vulto A G, et al. Treatment of metastatic renal cell carcinoma with autologous T-lymphocytes genetically retargeted against carbonic anhydrase IX: first clinical experience[J]. J Clin Oncol, 2006, 24(13): e20-e22.

[112] Kershaw M H, Westwood J A, Parker L L, et al. A phase I study on adoptive immunotherapy

using gene-modified T cells for ovarian cancer[J]. Clin Cancer Res, 2006, 12(20 Pt 1): 6106-6115.

[113] Morgan R A, Yang J C, Kitano M, et al. Case report of a serious adverse event following the administration of T cells transduced with a chimeric antigen receptor recognizing ERBB2[J]. Mol Ther, 2010, 18(4): 843-851.

[114] Katz S C, Burga R A, Mccormack E, et al. Phase Ⅰ hepatic immunotherapy for metastases study of intra-arterial chimeric antigen receptor-modified T-cell therapy for CEA$^+$ liver metastases [J]. Clin Cancer Res, 2015, 21(14): 3149-3159.

[115] Feng K, Guo Y, Dai H, et al. Chimeric antigen receptor-modified T cells for the immunotherapy of patients with EGFR-expressing advanced relapsed/refractory non-small cell lung cancer[J]. Sci China Life Sci, 2016, 59(5): 468-479.

[116] Feng K, Liu Y, Guo Y, et al. Phase Ⅰ study of chimeric antigen receptor modified T cells in treating HER2-positive advanced biliary tract cancers and pancreatic cancers[J]. Protein Cell, 2018, 9(10): 838-847.

[117] Lee D W, Gardner R, Porter D L, et al. Current concepts in the diagnosis and management of cytokine release syndrome[J]. Blood, 2014, 124(2): 188-195.

[118] Nellan A, Lee D W. Paving the road ahead for CD19 CAR T-cell therapy[J]. Curr Opin Hematol, 2015, 22(6): 516-520.

[119] Hui L, Chen Y. Tumor microenvironment: Sanctuary of the devil[J]. Cancer Lett, 2015, 368 (1): 7-13.

[120] Wherry E J, Kurachi M. Molecular and cellular insights into T cell exhaustion[J]. Nat Rev Immunol, 2015, 15(8): 486-499.

[121] Wherry E J, Ha S J, Kaech S M, et al. Molecular signature of CD8$^+$ T cell exhaustion during chronic viral infection[J]. Immunity, 2007, 27(4): 670-684.

[122] Pardoll D M. The blockade of immune checkpoints in cancer immunotherapy[J]. Nat Rev Cancer, 2012, 12(4): 252-264.

[123] Mohr P, Ascierto P, Arance A, et al. Real-world treatment patterns and outcomes among metastatic cutaneous melanoma patients treated with ipilimumab[J]. J Eur Acad Dermatol Venereol, 2018, 32(6): 962-971.

[124] Boussiotis V A. Molecular and biochemical aspects of the PD-1 checkpoint pathway[J]. N Engl J Med, 2016, 375(18): 1767-1778.

[125] Rizvi N A, Mazieres J, Planchard D, et al. Activity and safety of nivolumab, an anti-PD-1 immune checkpoint inhibitor, for patients with advanced, refractory squamous non-small-cell lung cancer (CheckMate 063): a phase 2, single-arm trial[J]. Lancet Oncol, 2015, 16(3): 257-265.

[126] Petrella T M, Robert C, Richtig E, et al. Patient-reported outcomes in KEYNOTE-006, a randomised study of pembrolizumab versus ipilimumab in patients with advanced melanoma[J]. Eur J Cancer, 2017, 86: 115-124.

[127] Joller N, Kuchroo V K. Tim-3, Lag-3, and TIGIT[J]. Curr Top Microbiol Immunol, 2017, 410: 127-156.

[128] Sharma P, Hu-Lieskovan S, Wargo J A, et al. Primary, adaptive, and acquired resistance to cancer immunotherapy[J]. Cell, 2017, 168(4): 707-723.

[129] Rupp L J, Schumann K, Roybal K T, et al. CRISPR/Cas9-mediated PD-1 disruption enhances anti-tumor efficacy of human chimeric antigen receptor T cells[J]. Sci Rep, 2017, 7(1): 737.

［130］Suarez E R，Chang De K，Sun J，et al. Chimeric antigen receptor T cells secreting anti-PD-L1 antibodies more effectively regress renal cell carcinoma in a humanized mouse model［J］. Oncotarget，2016，7(23)：34341-34355.

［131］Cherkassky L，Morello A，Villena-Vargas J，et al. Human CAR T cells with cell-intrinsic PD-1 checkpoint blockade resist tumor-mediated inhibition［J］. J Clin Invest，2016，126（8）：3130-3144.

6 | NK 细胞的精准治疗

自然杀伤细胞（NK cell）为天然免疫细胞，以主要组织相容性复合体（MHC）非依赖方式识别和活化，因此具有泛特异性识别和无须致敏直接快速杀伤病变和损伤细胞的机制和能力，在抗肿瘤免疫治疗中具有突出的特点和优势，与获得性免疫杀伤 T 细胞有互补和潜在的协同效应。基于 NK 细胞的肿瘤免疫治疗的主要方法包括：细胞因子治疗、靶向活化性或抑制性受体的抗体治疗、细胞过继回输治疗。此外，通过工程化改造的双特异性抗体或三特异性抗体和嵌合抗原受体修饰技术，可达到肿瘤细胞精准治疗的目的。NK 细胞治疗敏感肿瘤谱及其生物标志物、优化的临床治疗方案、稳定可靠的细胞生产技术方案等仍是 NK 细胞免疫治疗应用中亟待解决的问题。

6.1 NK 细胞概述

NK 细胞是 1975 年发现的一类不同于 T 细胞、B 细胞的自然杀伤细胞。它具有固有杀伤恶性细胞的能力，不需要提前免疫致敏，在免疫监视和免疫稳态维持中发挥重要的作用[1-3]。

6.1.1 NK 细胞的发育和分化

NK 细胞主要在骨髓中发育，从共同淋巴样祖细胞（common lymphoid progenitor，CLP）到成熟 NK 细胞的发育分为 5 个阶段（见图 6-1）。第一个阶段为 CLP 阶段，细胞以表达白细胞介素 7 受体 α 亚基（interleukin 7 receptor α，IL-7Rα）、白细胞分化抗原 117（cluster of differentiation 117，CD117）、干细胞抗原 1（stem cell antigen 1，Sca-1）和 FMS 样酪氨酸激酶 3（FMS-like tyrosine kinase-3，FLT-3）为标志；第二个阶段为前 NK 细胞前体阶段，不过新近研究认为，该阶段的细胞是一群异质性细胞，由 NK 细胞前体和固有淋巴细胞前体组成；第三个阶段为 NK 细胞前体阶段，细胞开始表达对 NK 细胞发育和存活都很重要的白细胞介素 15 受体复合物(interleukin 15 receptor β/γ，IL-15Rβ/γ)。从 NK 细胞前体阶段开始，细胞开始表达代表性分子 CD56，并形成代表 NK 细胞发育两个阶段的 CD56^bri 和 CD56^dim 两群细胞。CD56^bri NK 细胞主要分泌细胞因子 γ 干扰素(interferon-γ，IFN-γ)，这群细胞通常被定义为未成熟 NK 细胞。CD56^dim NK 细胞是外周血和脾脏中主要的 NK 细胞，通常被认为是成熟 NK 细胞，在细胞毒性杀伤作用中起主要作用。除了在骨髓发育外，NK 细胞前体也可以进入次级淋巴组织，在那里发育成为成熟 NK 细胞。发育成熟的 NK 细胞，通过循环在人体内广泛分布[4]。此外，越来越多的研究表明，在人体某些组织如肝脏、子宫中存在一群组织驻留 NK 细胞，这些细胞在表型和功能上具有一定的相似性，但其在肿瘤免疫中的作用仍不明确(见图 6-1)[5-9]。

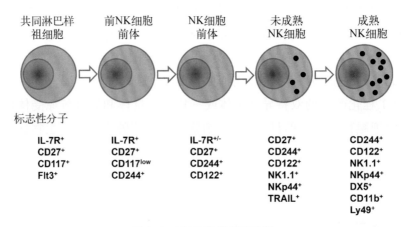

图 6-1　NK 细胞的发育阶段

IL-7R，白细胞介素 7 受体(图片修改自参考文献[9])

　　NK 细胞激活受到严格的调控。发育成熟的 NK 细胞表面表达一系列受体(见图 6-2)[10]。NK 细胞的激活依赖于来自这些受体的信号整合结果[1,11,12]。激活性受体包括 C 型凝集素受体(CD94/NKG2C、NKG2D、NKG2E/H 和 NKG2F)、天然细胞毒性受体(NKp30、NKp44 和 NKp46)、C 型凝集素样受体(NKp65、NKp80)、可结晶段(fragment crystallisable，Fc)受体、信号淋巴细胞激活分子(signaling lymphocytic activation molecule，SLAM)受体(CD244、SLAM6 和 SLAM7)、杀伤细胞免疫球蛋白样受体(killer cell immunoglobulin-like receptor，KIR)(KIR-2DS 和 KIR-3DS)，以及 CD226 和 CD137[11,13,14]。抑制性受体包括识别人类白细胞抗原 I 类分子(human leukocyte antigen I，HLA I)或 HLA I 类分子相似分子的 KIR-2DL、KIR-3DL 和 C 型凝集素受体 CD94/NKG2A/B。免疫检查点包括程序性死亡蛋白-1(programmed death-1，PD-1)、细胞毒性 T 细胞相关抗原 4(cytotoxic T lymphocyte-associated

antigen 4，CTLA-4)和具有 T 细胞免疫球蛋白和免疫受体酪氨酸抑制基序结构域蛋白
(T cell immunoglobulin and ITIM domain protein，TIGIT)[11,14-17]。

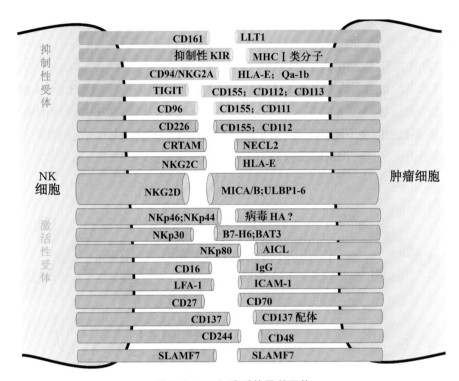

图 6-2　NK 细胞受体及其配体

LFA-1,lymphocyte function-associated antigen 1,淋巴细胞功能相关抗原 1；ICAM-1, intercellular adhesion molecule 1,细胞间黏附分子 1；AICL, activation-induced C-type lectin,激活诱导的 C 型凝集素；HA,血凝素；CRTAM, class-Ⅰ MHC-restricted T cell-associated molecule,MHCⅠ类分子限制性 T 细胞相关分子；NECL2,nectin-like protein 2,连接蛋白样蛋白 2；LLT1,lectin-like transcript 1,凝集素样转录本 1(图片修改自参考文献[10])

　　此外,在免疫应答过程中,NK 细胞还能够接受来自其他免疫细胞直接或间接的信号。树突状细胞(dendritic cell，DC)通过分泌白细胞介素-12(interleukin-12，IL-12)及Ⅰ型干扰素、反式提呈 IL-15 和分泌外泌体调节 NK 细胞的增殖和功能[18-21]。M1 型巨噬细胞能够分泌 IL-12、IL-18、IL-1β 和 IFN-β,一部分非极化的巨噬细胞和 M2 型巨噬细胞在 Toll 样受体激动剂的刺激下表面的 IL-18 能够脱落,形成可溶性 IL-18。通过上述方式,巨噬细胞参与调节 NK 细胞活化和细胞毒性[22,23]。单核细胞通过分泌 IL-2、IL-12、IL-18 和 IL-21,也参与调节 NK 细胞的增殖和功能[24,25]。此外,CD4+ T 细胞也可以分泌 IL-2,这是 NK 细胞存活和增殖所必需的。调节性 T 细胞通过分泌转化生长因子 β 抑制 NK 细胞的增殖和活性[26,27]。

6.1.2　NK 细胞识别和杀伤肿瘤的机制

NK 细胞对肿瘤细胞的识别是天然的,不需要提前致敏,并且具有 MHC 非限制性。发育成熟的 NK 细胞表面表达多种受体,这些受体能够分别向 NK 细胞传递活化或抑制信号,这些信号最终的整合结果决定了 NK 细胞的状态。

1)"自我丢失"识别模式

成熟的 NK 细胞表达抑制性受体 KIR,KIR 能够结合 MHC Ⅰ 类分子,从而向 NK 细胞传递抑制信号,在正常情况下维持 NK 细胞的耐受。然而在压力诱导细胞病变的情况下,大多数细胞会下调甚至丢失 MHC Ⅰ 类分子的表达。因此,来自 KIR 分子的抑制信号就会丢失。这种识别模式称为"自我丢失"识别模式,如图 6-3 所示[28-32]。

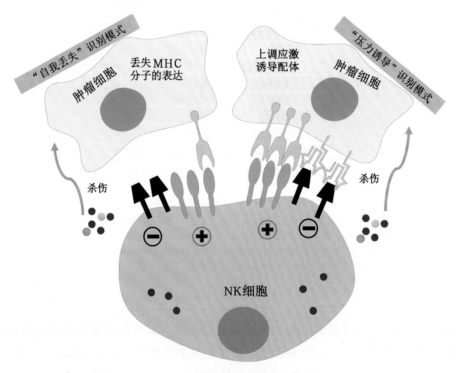

图 6-3　NK 细胞识别肿瘤细胞的机制

(图片修改自参考文献[32])

2)"压力诱导"识别模式

压力可诱导恶性病变细胞表达某些损伤相关的蛋白质,如 MHC Ⅰ 类分子链相关蛋白 A、B,UL-16 结合蛋白以及 B7-H6 和 HLA-B 相关转录本 3。这些蛋白质能够与 NK 细胞表面激活性受体 NKG2D、NKp30 结合,从而向 NK 细胞传递激活信号。这种识别模式称为"压力诱导"识别模式,如图 6-3 所示[2,10,13,14,31,33]。

3) NK 细胞直接杀伤肿瘤细胞的机制

NK 细胞直接杀伤肿瘤细胞依赖于两者之间免疫突触的形成。直接杀伤的机制又分为两种。一种是颗粒依赖的杀伤机制,当细胞间形成免疫突触时,NK 细胞被激活,活化的细胞能够释放类似分泌型溶酶体的颗粒,这些颗粒包含了穿孔素和颗粒酶,能够直接作用于靶细胞。穿孔素可将靶细胞膜溶解形成孔洞,颗粒酶作为丝氨酸蛋白酶能够进入细胞诱导细胞凋亡。CD226、CD107a、穿孔素和颗粒酶在 NK 细胞脱颗粒的过程中发挥了重要作用[11,34,35]。抗体依赖细胞介导的细胞毒性(antibody-dependent cell-mediated cytotoxicity,ADCC)是该机制中重要的一类。抗体的 Fc 部分结合 NK 细胞表面的 CD16,抗原结合片段部分结合肿瘤抗原。CD16 分子交联后,NK 细胞被激活,可以通过颗粒依赖机制杀死肿瘤细胞[1,11,36,37]。另一种直接杀伤机制是死亡受体依赖的凋亡。NK 细胞表达 CD95 配体和肿瘤坏死因子相关凋亡诱导配体(TNF-related apoptosis-inducing ligand,TRAIL),这两种配体能够与靶细胞表面的 CD95 和 TRAIL 受体结合。这种相互结合能够激活 NK 细胞内的细胞凋亡蛋白酶的活性(见图 6-4)。但是通过该机制的杀伤作用需要 NK 细胞与靶细胞更多地结合,并且该机制比颗粒依

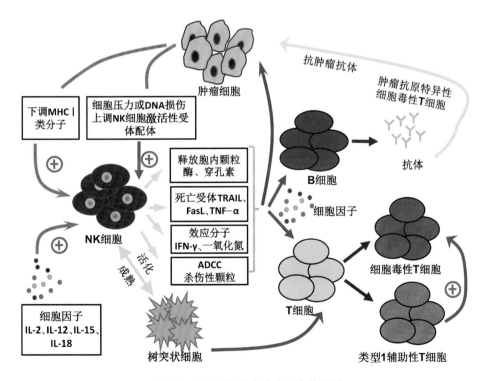

图 6-4　NK 细胞杀伤肿瘤细胞的机制

ADCC,抗体依赖细胞介导的细胞毒性(图片修改自参考文献[38])

赖的杀伤发挥作用更慢[14,31,39]。

4) NK 细胞间接杀伤肿瘤的机制

NK 细胞也能够作为调节细胞,通过修饰先天性和获得性免疫应答发挥细胞杀伤的功能。活化的 NK 细胞能够分泌许多因子,包括细胞因子 IFN-γ、肿瘤坏死因子 α(tumor necrosis factor,TNF-α)、IL-10、具有 C-C 基序的趋化因子配体(chemokine C-C motif ligand,CCL)3、CCL4、CCL5、粒细胞-巨噬细胞集落刺激因子。IFN-γ 能促进巨噬细胞和树突状细胞的活化,诱导 1 型辅助性 T 细胞和杀伤性 T 细胞的分化[14,40]。TNF-α 能促进 B 细胞增殖、单核细胞和巨噬细胞分化。同时,TNF-α 也能直接诱导肿瘤细胞的坏死。坏死肿瘤细胞所释放的物质又能够被抗原提呈细胞所提呈,从而促进获得性免疫应答[1,14,31]。趋化因子 CCL3/CCL4/CCL5 能够招募包括单核细胞、巨噬细胞、嗜酸性粒细胞和 T 细胞在内的多种细胞向炎症部位聚集(见图 6-4)[25,33,37]。

近年的研究发现,NK 细胞可以在一些条件下获得记忆或类似记忆的特性。在人类感染巨细胞病毒后,当再次遇到病毒感染时,一群高表达 CD94-NKG2C 的 NK 细胞表现出细胞功能的增强[41,42]。此外,研究人员也发现,使用细胞因子组合可以诱导记忆样 NK 细胞形成,这些细胞在体外和体内对肿瘤细胞或细胞因子再刺激具有持久和增强的细胞毒性[43]。具有记忆或记忆样特性的 NK 细胞存活时间延长,并且具有增强的针对靶细胞或再刺激的作用,这种机制是一种 NK 细胞细胞毒性作用的新模型。

6.2　靶向 NK 细胞的免疫治疗

NK 细胞在识别恶性病变细胞方面具有免疫应答迅速、无须提前致敏、泛特异性识别等优点。因此,其在一线免疫应答中发挥着重要的作用。近年来,越来越多的研究关注基于 NK 细胞的肿瘤免疫治疗。基于 NK 细胞的肿瘤免疫治疗主要有 3 种方案:第一,利用细胞因子改善 NK 细胞的数量和功能;第二,利用抗体增强 NK 细胞的功能;第三,过继回输体外处理后的 NK 细胞。

6.2.1　细胞因子治疗

许多细胞因子都被证实能够促进 NK 细胞增殖或增强 NK 细胞的功能,如 IL-2、IL-15 等。细胞因子的使用有两种方法:第一,直接向体内回输细胞因子;第二,体外使用单一或多细胞因子处理分离的 NK 细胞,促进 NK 细胞增殖和功能增强,进而将体外处理的 NK 细胞回输到体内。

1) IL-2

IL-2 是促进 NK 细胞增殖和功能增强最常用的细胞因子,能够促进 NK 细胞增殖,增强其细胞杀伤能力,它也是第一个被批准用于临床治疗的细胞因子。早期 IL-2 被用于体外制备淋巴因子激活的杀伤细胞(lymphokine-activated killer cell，LAK cell)和细胞因子诱导的杀伤细胞(cytokine-induced killer cell，CIK cell)(见表 6-1)。LAK 细胞的回输治疗需要同时辅助注射 IL-2，但总体治疗效果不佳。一方面原因是，IL-2 不仅可活化 NK 细胞，它同时也能够促进调节性 T 细胞的扩增；另一方面原因是，由于细胞治疗伴随 IL-2 回输，高剂量的 IL-2 能够活化血管内皮细胞，引起包括毛细血管渗漏综合征、器官损伤在内的严重不良反应。因此，大量研究通过对 IL-2 进行修饰降低其不良反应，增强其免疫促进作用。IL-2 受体分别有 IL-2Rα、IL-2Rβ、IL-2Rγ 3 个亚型。其中，IL-2 对 IL-2Rβ/IL-2Rγ 的亲和力较低，IL-2Rα 的存在能显著增加 IL-2 对受体复合物的亲和力。而调节性 T 细胞表面表达大量的 IL-2Rα，可以竞争性结合 IL-2。研究人员制造出一种突变型 IL-2，并将其命名为"超因子"(superkine)，这种突变型 IL-2 可以不依赖 CD25 显著提高对 IL-2Rβ 的亲和力。动物体内研究表明，这种突变型 IL-2 可促进杀伤性 T 细胞和 NK 细胞的增殖，但并不对调节性 T 细胞产生影响，从而显著降低了 IL-2 治疗的不良反应[44]。此外，通过将 IL-2 与 NK 细胞激活性受体的配体融合表达，也可加强 IL-2 对 NK 细胞的活化作用。NK 细胞激活性受体 NKG2D 的配体正痘病毒主要组织相容性复合体I类样蛋白(orthopoxvirus major histocompatibility complex class I-like protein，OMCP)融合到 IL-2 突变体 R38A/F42K 的氨基端，该融合蛋白与 IL-2Rα 的亲和力降低，能选择性地活化表达 NKG2D 的细胞。体内实验证实，该融合蛋白具有选择性增强 NK 细胞增殖和活化的能力，但并不促进调节性 T 细胞的增殖和活化，同时能降低不良反应[45]。除了作为细胞因子单独用于治疗，IL-2 也被用于体外处理、激活 NK 细胞。近年的研究发现，多种细胞因子的组合在促进 NK 细胞的增殖和功能方面能够发挥更好的作用。

表 6-1　细胞因子对 NK 细胞的调节作用

细胞因子	作　　用
IL-2	维持 NK 细胞在体内外的活化、扩增及存活，上调 NK 细胞的 IL-12 表达水平，诱导启动抗肿瘤反应
IL-4	维持 NK 细胞的存活及增殖
IL-10	促进 NK 细胞在体外的细胞毒作用及 NK 细胞迁移相关基因的表达
IL-12	诱导 NK 细胞活化，促进其增殖、分化及产生 IFN-γ，增强其细胞毒活性
IL-15	维持 NK 细胞的成熟，促进 NK 细胞的增殖与存活，诱导 NK 细胞的活化
IL-18	可能与 NK 细胞最终发育成熟并产生 IFN-γ 有关
IL-21	提高 NK 细胞的增殖活性及细胞毒活性，促进 NK 细胞表达 IFN-γ、穿孔素及颗粒酶 B
TNF-α	提高 NK 细胞的细胞毒活性和杀伤活性

(表中数据来自参考文献[30])

2）IL-15

IL-15 可由单核细胞、巨噬细胞和树突状细胞表达。其受体包括高亲和力的 IL-15Rα、与 IL-2 共用的 IL-2R/IL-15Rβ 链和通用的细胞因子 γ 链受体。IL-15 主要促进 CD8$^+$ T 细胞和 NK 细胞的分化增殖（见图 6-5）。和 IL-2 相比，IL-15 不促进 Treg 细胞的增殖，但它能诱导形成更持久的记忆 CD8$^+$ T 细胞。单体的 IL-15 几乎没有生物学活性，它发挥作用主要通过表达 IL-15Rα 的细胞将 IL-15 顺式提呈给表达 IL-15Rβ/IL-15Rγ 的靶细胞。在小鼠荷瘤模型中 IL-15 治疗已经被验证可将循环 NK 细胞和效应记忆 CD8$^+$ T 细胞的数量提高约 10 倍，同时并不引起严重的血管渗漏综合征。早期的临床研究也表明，人单链重组 IL-15 能诱导 NK 细胞和效应记忆 CD8$^+$ T 细胞的数量增加，但同时也诱导体内产生大量细胞因子[46,47]。因此，近年来研究的重点主要集中在延长 IL-15 的半衰期以及改善其作用效率。由于 IL-15 发挥作用主要通过表达 IL-15Rα 细胞的顺式提呈，将 IL-15 与 IL-15Rα 融合表达形成异源二聚体可显著提高其对 NK 细胞的作用效率。此外，突变 IL-15 第 72 位氨基酸 N72D 可显著延长异源二聚体的半衰期至 25 小时左右。IL-15N72D：IL-15RαSu/Fc 被命名为超级激动剂 ALT-803，卵巢癌和髓系白血病动物模型实验表明，该融合蛋白与 IL-15 相比生物学活性提高约 25 倍，可显著提高 NK 细胞的杀伤功能，抑制肿瘤发展[48-50]。目前，已有关于 IL-15 作用的一系列临床试验正在开展。其中包括单独使用重组 IL-15（NCT01727076、NCT01572493）、重组 IL-15 与 NK 细胞过继回输治疗联用（NCT01385423、NCT018756010），以及超级激动剂 ALT-803 在 Ⅰ/Ⅱ 期临床试验中对造血系统和实体瘤的治疗作用（NCT01946789、NCT01885897）。

3）其他细胞因子

IL-12 是由 p35 和 p40 亚基组成的异源二聚体细胞因子，主要由抗原提呈细胞分泌。其受体 IL-12R 主要在活化的 NK 细胞和 T 细胞上表达，在静息状态的 T 细胞上几乎不表达，在 NK 细胞上有低水平的表达，此外，在部分肿瘤细胞表面也表达。因此，IL-12 可促进 CD4$^+$ T 细胞向 Th1 细胞分化，增强 CD8$^+$ T 细胞的杀伤能力；也可通过上调杀伤颗粒相关蛋白的基因表达增强 NK 细胞分泌 IFN-γ 和杀伤细胞的功能（见图 6-5）。IL-12 还能够通过诱导细胞凋亡或通过 IFN-γ 介导的细胞停滞抑制 T 细胞分泌 IL-2，从而抑制 Treg 细胞增殖[51,52]。早期的 IL-12 临床试验显示，单独使用 IL-12 能够发挥其对 NK 细胞和淋巴细胞的免疫调节作用。然而，在转移性肾细胞癌和黑色素瘤的 Ⅱ 期临床试验中发生了较为严重的不良反应相关死亡事件，因此，临床试验终止。导致该不良反应的主要原因在于大剂量的重复给药[51,53-55]。因此，近年来的研究集中在 IL-12 治疗方案的优化及 IL-12 本身的修饰。低剂量皮下注射 IL-12 的 Ⅰ 期临床试验表明，此方式能显著降低 IL-12 的不良反应，同时具有上调 NK 细胞和淋巴细胞数量的功能[56]。此外，两个 IL-12 异构体构建的融合抗体（NHS-IL-12），被证

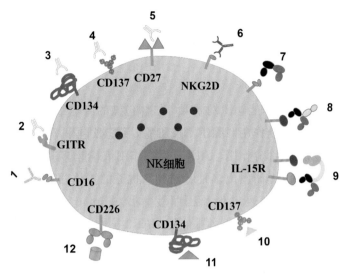

图 6-5 靶向 NK 细胞激活性受体的治疗方法

1,肿瘤抗原特异性抗体;2,GITR 单抗(TRX518);3,CD134 单抗;4,CD137 单抗;5,CD27 单抗;6,NKG2D 配体;7,双特异性杀伤连接器;8,三特异性杀伤连接器;9,包含 IL-15 表达的三特异性杀伤连接器;10,CD137 的激活配体;11,CD134 的激活配体;12,CD226 的激动剂。GITR,glucocorticoid-induced tumor necrosis factor receptor-related protein,糖皮质激素诱导肿瘤坏死因子受体相关蛋白(图片修改自参考文献[2])

明具有较长的半衰期和较低的不良反应,在荷瘤小鼠模型中能够激活脾脏 NK 细胞和肿瘤浸润 NK 细胞,从而起到抑制肿瘤的作用[57]。

除上述细胞因子外,IL-21 和 IL-18 在临床前研究中也被证明具有促进 NK 细胞功能的作用(见表 6-1)。IL-21 具有维持 NK 细胞存活、促进其成熟的作用。在荷瘤小鼠模型中,高剂量 IL-21 能够促进 NK 细胞和 T 细胞的杀伤功能,从而抑制肿瘤生长。但是截至目前的临床研究表明,在肿瘤治疗中单独使用重组 IL-21 效果一般,且伴随一定的不良反应[51,58,59]。IL-18 可维持 NK 细胞的存活[60,61]。同时最新研究表明,IL-18 能够协同通用 γ 链家族细胞因子 IL-2、IL-12、IL-15 和 IL-21 增强 NK 细胞的功能[62-65]。

由于细胞因子单独使用的肿瘤治疗效果有限,同时高剂量、高频率的细胞因子治疗所导致的不良反应较大,低剂量的细胞因子联合治疗成为研究的热点。在荷瘤小鼠模型中使用 100 ng IL-12 联合 100 ng IL-18 治疗与使用 20 μg 超因子 IL-2[不同于普通的 IL-2,超因子 IL-2 不依赖于 α-受体(IL-2Rα 或 CD25)发挥功能,对 IL-2Rβ 具有更强的亲和力,免疫细胞对它的刺激更为敏感]治疗的效果相似[44]。

6.2.2 抗体治疗

基于 NK 细胞的抗体治疗有 3 种。第一,抗体介导的细胞杀伤。单抗通过 Fc 段与 NK 细胞表面的 CD16 结合,从而激活 NK 细胞的杀伤功能。第二,靶向 NK 细胞受体的抗体治疗。这类抗体治疗通过靶向 NK 细胞表面的激活性或抑制性受体,调节 NK 细胞的功能。第三,双特异性或三特异性杀伤连接器。这类抗体治疗可增强 NK 细胞的杀伤功能和靶向性。

1) ADCC

NK 细胞表面的 CD16a,能够识别被 IgG 抗体包被的肿瘤细胞,从而使 NK 细胞被活化,脱颗粒,发挥细胞杀伤作用。除了 NK 细胞,巨噬细胞和 γδT 细胞也表达 CD16,对抗体介导的细胞杀伤起部分作用。ADCC 发挥作用依赖能够识别肿瘤相关抗原或特异性抗原的抗体。目前已经研发出多种针对肿瘤抗原的抗体,包括用于治疗 B 细胞淋巴瘤的 CD20 抗体、治疗人表皮生长因子受体 2(human epidermal growth factor receptor 2,HER2)高表达的侵袭性乳腺癌的 HER2 抗体、治疗多发性骨髓瘤和慢性淋巴细胞白血病的 CD38 抗体等[66-68]。对抗体的进一步改造,包括人源化抗体、Fc 片段改造,已经被用于降低补体的活化作用、降低抗体诱导的不良反应、增强抗体介导的细胞杀伤作用。将 Fc 片段第 239 位和第 332 位氨基酸突变 S239D 和 I332E 优化得到的 CD133 抗体,在 AML 荷瘤小鼠模型中表现出增强的促进 NK 细胞脱颗粒的能力,且几乎没有抗体相关不良反应[69]。完全人源化的 CD33 抗体 BI836858,具有增强的 CD16 结合能力和降低的被内化能力[70]。近年来,单抗治疗与其他治疗手段尤其是 NK 细胞激活细胞因子联合使用,表现出更好的治疗效果。细胞因子 IL-18、IL-2、IL-12、IL-15 和 IL-21 已经被证实能够促进 NK 细胞介导的 ADCC 效应[51,60]。除了将细胞因子与抗体作为两个单独的个体联合使用,新兴的"免疫细胞因子"(immunocytokine)将细胞因子融合到抗体的 Fc 段,也在临床前研究中表现出良好的治疗效果[71]。这些经工程化改造的抗体比单抗在肿瘤的精准免疫治疗中具有更好的前景。

2) 靶向 NK 细胞激活性受体的抗体

NKG2D 是研究较为透彻的一个 NK 细胞激活性受体。它表达在 NK 细胞、活化的 T 细胞和巨噬细胞表面。肿瘤细胞在压力诱导条件下通常会上调一些分子的表达,如巨细胞病毒结合蛋白、MHC Ⅰ类分子相关蛋白 A/B 等。这些分子都能够被 NKG2D 识别,从而向 NK 细胞传递活化信号。但是,仅仅有 NKG2D 和 NKG2D 配体的结合,并不能激活静息状态下的 NK 细胞,还需要更多的共刺激信号才能启动 NK 细胞的活化。因此,靶向 NKG2D 的治疗方案通常与其他的方案联合使用,如细胞因子、肿瘤抗体等[72-75]。

CD137 是表达在活化的 T 细胞、NK 细胞和其他淋巴细胞表面的共刺激分子。体外研究表明,CD137 抗体能够诱导 NK 细胞的增殖和 IFN-γ 的分泌。当 CD137 抗体单独使用进行 AML 治疗时,反而降低肿瘤细胞杀伤的效率[76,77]。然而,当 CD137 抗体作为辅助治疗时,可表现出较好的效果。人源化的 HER2 抗体曲妥珠单抗(trastuzumab)被发现能够诱导 NK 细胞表达 CD137。当 CD137 抗体联合曲妥珠单抗治疗 HER2 阳性的乳腺癌时,表现出较曲妥珠单抗单独治疗更好的效果。同样,CD137 抗体联合利妥昔单抗(rituximab)也展现出增强的治疗效果[78]。

除了上述激活性受体,针对肿瘤坏死因子受体(tumor necrosis factor receptor,TNFR)家族的 OX40、糖皮质激素诱导肿瘤坏死因子受体相关蛋白(glucocorticoid-induced tumor necrosis factor receptor-related protein,GITR)和 CD27 也都有相应的抗体被开发出来,如 MOXR0916、MK-4166 和伐立鲁单抗(varlilumab)。虽然这些抗体起初是为了增强 T 细胞的功能而开发的,但其对 NK 细胞的作用也有待研究[76,79-83]。这些抗体靶向 NK 细胞表面激活性受体的研究进展如图 6-5 所示。

3) 靶向 NK 细胞抑制性受体的抗体

由于免疫自稳的存在,活化性信号的传递通常会引起抑制性信号的激活或促进细胞的凋亡。同时,肿瘤细胞也表达部分 NK 细胞抑制性受体的配体来逃避免疫监视。因此,阻断抑制性信号的传递成为抗体治疗发展的新趋势。

KIR 是 NK 细胞表面一类重要的抑制性受体,能够识别 MHC Ⅰ类分子。在正常人体内,NK 细胞表面的抑制性 KIR 分子与自体细胞表面的 MHC Ⅰ类分子结合,向 NK 细胞传递抑制性信号,维持 NK 细胞对自体细胞的耐受。部分恶性病变的细胞能够表达 MHC Ⅰ类分子或类似 MHC Ⅰ类分子的分子,从而抑制 NK 细胞的杀伤作用。因此,抗 KIR 的抗体被用于阻断这种抑制,重新启动 NK 细胞的杀伤功能(见图 6-6)。IPH2101、IPH2102 是 KIR 阻断抗体,在急性髓细胞性白血病、复发/难治性多发性骨髓瘤和郁积型多发性骨髓瘤荷瘤小鼠模型中证实,该抗体可促进 NK 细胞介导的杀伤作用[84-86]。目前,已经开展了大量的 IPH2101 临床研究。在针对郁积型多发性骨髓瘤治

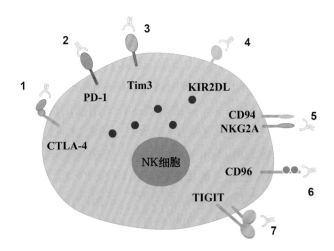

图 6-6 靶向 NK 细胞抑制性受体的治疗方法

1,CTLA-4 单抗;2,PD-1 单抗;3,Tim-3 单抗;4,KIR 单抗;5,NKG2A 抗体;6,CD96 单抗;7,TIGIT 单抗(图片修改自参考文献[2])

疗的Ⅰ期临床研究中,KIR抗体被证实具有安全性和良好的耐受性。然而,另有同样针对郁积型多发性骨髓瘤治疗的Ⅰ期临床研究发现,抗体的转输会导致表达KIR2D的NK细胞数量减少、功能降低,以致治疗应答率非常低[87]。这一发现与体外研究和预期完全不同,研究者给出了可能的解释。首先,Ⅱ期临床研究受试者的免疫系统被认为是完好的,这与之前临床研究的受试者不同。其次,Ⅱ期临床研究的受试者都接受了高剂量(1 mg/kg)、长时间的抗体治疗,因此引起了单核细胞和嗜中性粒细胞介导的胞啃作用(trogocytosis),导致NK细胞表面的KIR2D蛋白丢失。丢失KIR2D蛋白,使得NK细胞缺少了体内"教育"的过程,因此不能达到功能成熟,从而表现出功能缺陷[88]。通过降低抗体的剂量,或者将抗体的Fc段进行工程化修饰可以消除胞啃作用。这些临床研究揭示了阻断免疫检查点的治疗可能会引起细胞负反馈的应答事件,因此需要谨慎优化临床治疗方案。

NKG2A是表达在NK细胞和CD8$^+$T细胞上的抑制性受体。它与CD94形成异源二聚体,NKG2A的胞内段包含两个免疫受体酪氨酸抑制基序(immunoreceptor tyrosine-based inhibitory motif,ITIM)。该二聚体能够与HLA-E结合,向NK细胞传递抑制信号。抗NKG2A的人源化抗体humZ270、IPH2201在临床前研究中已经被证实能够增强NK细胞对人原发性白血病细胞和EB病毒转化细胞系的杀伤能力。目前,应用这些抗体单独治疗肿瘤或联合其他治疗手段治疗肿瘤的安全性和有效性临床研究正在开展(见图6-6)[89-91]。

PD-1通常表达在效应T细胞、效应B细胞上。最近的研究发现,在人巨细胞病毒阳性的供体中,1/4的受试者外周血NK细胞亚群上PD-1高表达。同时,已有报道,多种肿瘤患者体内的NK细胞都出现PD-1表达上调,包括卡波西肉瘤、多发性骨髓瘤和卵巢癌[54]。这些NK细胞亚群表现出增殖、脱颗粒和分泌细胞因子的能力降低,而PD-1抗体的使用能够逆转这些现象[16,92,93]。目前,PD-1抗体大多是通过靶向T细胞起到抑制肿瘤的作用,但其对内源性NK细胞的调节作用也有待研究(见图6-6)。

T细胞免疫球蛋白及黏蛋白结构域分子3(T cell immunoglobulin- and mucin-domain-containing molecule-3,Tim-3)通常表达在1型辅助性T细胞、1型杀伤性T细胞、巨噬细胞、DC和几乎所有NK细胞的亚型中。研究表明,在转移性黑色素瘤、肺腺癌和胃癌患者的NK细胞表面,Tim-3的表达进一步升高。Tim-3被认为是T细胞功能耗竭的标志,但其在NK细胞上的功能还存在争议[16,94,95]。人NK细胞系NK-92过表达Tim-3,表现出增强的IFN-γ分泌能力[96]。然而,当使用Tim-3抗体处理外周血单个核细胞来源的NK细胞时,这些细胞表现出细胞杀伤能力降低。在恶性黑色素瘤患者中,Tim-3的高表达代表了NK细胞功能的耗竭,阻断Tim-3能够扭转NK细胞的无能,从而清除黑色素瘤细胞[97,98]。因此,Tim-3在NK细胞中的作用有待进一步的研究(见图6-6)。

此外,还有许多免疫检查点蛋白在 NK 细胞表面表达,包括 TIGIT 和 CD96(见图 6-6)。他们能够与激活性受体 CD226 竞争性结合 CD155 或 CD112。TIGIT 和 CD96 对 CD155 的亲和力高于 CD226[17]。体外研究显示,阻断 TIGIT 可增加 NK 细胞的细胞裂解能力。CD96 基因敲除小鼠表现出增强的 NK 细胞分泌 IFN-γ 能力和肿瘤控制能力[99]。新的免疫检查点也不断地被发现。细胞因子诱导型含 SH2 基序蛋白(cytokine-inducible SH2-containing protein,CIS),起到负调控 NK 细胞中 IL-15 信号的作用。CIS 基因敲除能降低 NK 细胞对 IL-15 应答的阈值,因此低浓度 IL-15 就能够显著增强 NK 细胞的增殖、存活以及细胞杀伤功能。CIS 被认为是新型的 NK 细胞胞内检查点[100]。

4) 双特异性和三特异性抗体

除了常规抗体,近年来双特异性或三特异性抗体被越来越多地开发出来,用于增强 NK 细胞的细胞杀伤功能,同时增强 NK 细胞的肿瘤靶向性。双特异性或三特异性抗体是经工程化改造 Fab 或 Fc 段的新兴免疫球蛋白,通常是将两个或三个识别肿瘤相关抗原或效应细胞受体的 Fab 段融合在一起。此外,还有一类双特异性或三特异性杀伤连接器,是将抗肿瘤相关抗原和效应细胞受体的两个或三个单链抗体片段融合在一起。NK 细胞上的 CD16 可作为特异性效应细胞受体,是双特异性或三特异性抗体的识别靶点。目前已有多种双特异性或三特异性杀伤连接器被开发出来。高度人源化的双特异性杀伤连接器 CD16×CD33 被证实在体外可显著提高 NK 细胞杀伤 AML 细胞的能力。同时,用该杀伤连接器处理来自骨髓增生异常综合征患者的 NK 细胞发现,该连接器可扭转患者 NK 细胞的无能性,同时显著增加其脱颗粒和释放细胞因子 IFN-γ、TNF-α 的能力[101,102]。双特异性杀伤连接器 CD16×CD19 能激活 NK 细胞杀伤 CD19+ B 细胞的能力[103]。双特异性杀伤连接器 CD16×CD133 能增强 NK 细胞对 CD133+ 肿瘤细胞的细胞毒性,并且当联合能够增强肿瘤细胞 CD133 表达的药物时,也能很好地杀伤原本具有 NK 细胞耐受性的肿瘤细胞株[104]。但由于活化的 NK 细胞表面的 CD16 表达经常会在解整合素金属蛋白酶 17(a disintegrin and metalloprotease 17,ADAM17)的作用下下调,双特异性抗体与 ADAM17 抑制剂的联用能进一步改善治疗效果[102]。杀伤连接器的设计也在不断优化,旨在开发出多效价的双特异性抗体。AFM13 是一个四价的双特异性抗体,包括针对 CD30 和 CD16a 的两个位点,不含 Fc 结构域。该杀伤连接器比普通双特异性抗体具有更长的半衰期。在针对霍奇金淋巴瘤的 Ⅰ/Ⅱ 期临床研究中,AFM13 治疗具有很好的安全性和耐受性,治疗的总体疾病控制率达到 60%~70%。目前的 Ⅱ 期临床研究正在优化 AFM13 的剂量方案[105-108]。除了重新定向 NK 细胞的杀伤作用,双特异性或三特异性抗体还能够改善 NK 细胞的存活和增殖。研究表明,将修饰的 IL-15 插入双特异性杀伤连接器构建出的三特异性杀伤连接器,在体外能有效增强 NK 细胞的细胞毒性,同时能延长其存活、促进细胞增殖[109-111]。

6.2.3 NK 细胞过继回输治疗

相比于 T 细胞，NK 细胞识别肿瘤细胞不需要提前致敏，同时 NK 细胞具有快速杀伤肿瘤细胞的特点，并且 NK 细胞对肿瘤细胞的杀伤具有泛特异性。因此，靶向性 NK 细胞的肿瘤免疫治疗主要通过改善 NK 细胞的靶向性、细胞毒性、体内持久性和细胞数量这 4 个方面进行。NK 细胞过继回输治疗近年来在肿瘤免疫治疗中表现出较好的前景。回输的 NK 细胞根据来源不同可分为 3 类：外周血单个核细胞来源的 NK 细胞、干细胞来源的 NK 细胞、NK 细胞系（见图 6-7）。

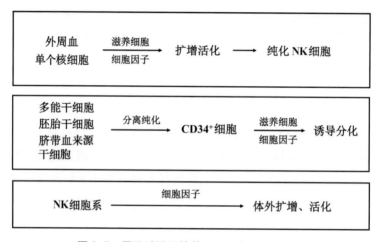

图 6-7 用于过继回输的 NK 细胞来源及生产

（图片修改自参考文献[34]）

1) 干细胞来源 NK 细胞

干细胞是产生 NK 细胞的重要来源。目前，脐带血来源干细胞、胚胎干细胞和诱导的多能干细胞都可用来进行体外 NK 细胞的生产。使用脐带血生产 NK 细胞的优点在于脐带血中含有丰富的造血干细胞和前体细胞，以及脐带血存储库广泛分布。然而，脐带血来源 NK 细胞由于没有经过体内发育的"教育"过程，表达较少的 KIR 分子，对 NK 细胞的细胞毒性产生有一定的影响。同时，脐带血来源 NK 细胞缺乏象征 NK 细胞活化的分子 CD57 的表达。因此，脐带血来源 NK 细胞和外周血单个核细胞来源 NK 细胞相比功能较弱，但通过体外扩增和激活处理可以部分弥补这一缺陷[52,112]。通常使用磁珠分选从脐带血中分离 CD34$^+$细胞，然后在各种刺激剂的条件下扩增和分化形成 NK 细胞。目前，国际上已有大规模临床级别干细胞来源 NK 细胞生产系统，可生产出纯度为 90% 以上、扩增约 2 000 倍的 NK 细胞[113]。脐带血来源 NK 细胞的临床研究开展也较多。近年的临床研究结果如表 6-2 所示。

表6-2　基于 NK 细胞肿瘤治疗的临床研究和效果

疾病	临床试验	NK 细胞来源	NK 细胞生产方式	治疗方案	辅助治疗	临床结果	参考文献
实体瘤/肉瘤(13)[a] 白血病淋巴瘤(2)	I 期	NK-92 细胞系	IL-2 体外诱导扩增，回输前给予 10 Gy 辐照	$(1\sim10)\times10^9$ 个细胞/m^2，患者出现临床免疫应答并且没有产生抗 NK-92 的 HLA 抗体，48 小时后重复回输 1 次	治疗前使用 6-甲基氢化泼尼松和抗组织胺	没有出现回输相关不良反应或长期不良反应；1/15 疾病稳定，12/15 疾病进展，2/15 混合反应	[114]
复发或难治性多发性骨髓瘤(4)	I 期	自体移植	表达膜结合型 IL-15 和 4-1BB 因子的 K562 饲养细胞刺激的外周血单个核细胞，平均纯度为 90%	7.5×10^6 个 NK 细胞/kg，每周 1 次，回输 2 次	单独使用富利度胺或硼替佐米和来达莫司汀联合使用，每周 1 次，给药 4 次	不超过 2 级不良反应；2/4 有长期响应性(1 年以上)，2/4 疾病稳定	[115]
结肠癌(3) 食管癌(3) 胃癌(2) 直肠癌(2)	I 期	自体移植	OK432,IL-2 刺激的外周血单个核细胞，FN-CH296 诱导的 T 细胞作为饲养细胞，平均纯度为 90%	每次回输$(0.5\sim2)\times10^9$ 个 NK 细胞，每周 1 次，回输 3 次	—	不超过 3 级不良反应；无临床响应	[116]
转移性黑色素瘤(7) 肾细胞癌(1)	I / II 期	自体移植	外周血单个核细胞去除 $CD3^+$ 细胞，使用 OKT3,IL-2 活化并用自体外周血单个核细胞作为饲养细胞，平均纯度为 90%	一次性回输$(4.7\pm2.1)\times10^{10}$ 个 NK 细胞	氟达拉滨×5 次环磷酰胺×2 次 IL-2×6 次(高剂量，每 8 小时 1 次)	8/8 无临床响应	[117]
形态学上完全缓解的老年性急性髓细胞性白血病(10)	I 期	部分相合供体	$CD34^+$ 细胞诱导 NK 细胞，平均纯度为 75%	一次性回输$(3\sim30)\times10^6$ 个 NK 细胞/kg	环磷酰胺和氟达拉滨(-6 天，-3 天)对乙酰氨基酸和富马酸马斯汀(第 0 天)培非格司亭(第 8 天)	无移植物抗宿主反应和不良反应；6/10 在平均 364 天后复发，4/10 无疾病状态仍在持续	[118]

（续表）

疾病	临床试验	NK细胞来源	NK细胞生产方式	治疗方案	辅助治疗	临床结果	参考文献
复发或难治性急性髓细胞性白血病(9)	I期	半相合供体	分选的CD3⁻CD56⁺外周血NK细胞,经IL-12,IL-15,IL-18提前处理12～16小时,纯度高于90%	一次性回输(0.5～10)×10^6个细胞/kg	环磷酰胺(−5天、−4天)、氟达拉滨(−6天至−2天)、IL-2×7次(从第0天开始,每48小时1次)	无不良反应,响应率为55%,3/9完全缓解,1/9完全缓解伴随造血功能不完全恢复	[43]
复发或难治性骨髓增生异常综合征(2)急性髓细胞性白血病(6)	II期	半相合供体	分选的CD3⁻CD56⁺NK细胞,纯度高于90%	异体造血干细胞移植后平均回输10.6×10^6个NK细胞/kg	环磷酰胺(−3天、−2天)、IL-2×6次(从−1天开始,每48小时1次)	无移植物抗宿主反应,2/8(1例骨髓增生异常综合征、1例急性髓细胞白血病完全缓解)平均生存期为12.9个月	[119]
难治性急性髓细胞性白血病(15)	II期	半相合供体	去除CD3⁺CD19⁺细胞的外周血单个核细胞,经IL-2活化,平均纯度为54%	平均回输量为(2.6±1.5)×10^7个细胞/kg	环磷酰胺(−5天、−4天)、氟达拉滨(−6天至−2天)、IL-2DT(−1天、或−1天和第0天)	无急性移植物抗宿主反应,无细胞因子释放综合征,3/15完全缓解、2/15完全缓解伴随血小板不完全恢复、3/15完全缓解伴随造血功能不完全恢复,持续缓解时间为11.2个月	[120]

(续表)

疾病	临床试验	NK细胞来源	NK细胞生产方式	治疗方案	辅助治疗	临床结果	参考文献
复发多发性骨髓瘤(8)	—	半相合供体或自体	表达膜结合型IL-15和4-1BB因子的K562饲养细胞活化的外周血单个核细胞,平均纯度为78%	一次性回输(2~10)×10^7个NK细胞/kg	硼替佐米(-9天、-6天、-2天)、环磷酰胺(-7天)、地塞米松(-6天至-3天)、氟达拉滨(-6天至-2天)(硼替佐米单用或与其他3种药物联用)、IL-2×13次,(从第0天开始,每天给药)	无移植物抗宿主反应和严重的不良反应。1例部分缓解、1例疾病进展减缓、5例疾病进展	[121]
高危急性髓细胞性白血病(7)	I期	半相合供体	分选的CD56^+外周血单个核细胞,经CTV-1细胞刺激	一次性回输(1~10)×10^6个NK细胞/kg	氟达拉滨(-4天至-2天)、全身辐照2 Gy(-1天)	无移植物抗宿主反应。3/7完全缓解。3/7部分缓解。平均生存期为400天	[122]
急性髓细胞性白血病分子水平检测复发(2)形态学上完全缓解(6)	I期	半相合供体	分选的CD3^- CD56^+外周血单个核细胞,经PHA,IL-2活化,健康供体混合的外周血单个核细胞作为饲养细胞,平均纯度为93.5%	一次性回输2.74×10^6个NK细胞/kg	氟达拉滨(-7天至-3天)、环磷酰胺(-2天)、IL-2×6次(每周3次)	无NK细胞相关不良反应,无移植物抗宿主反应。1/5完全缓解、4/5无受益。2/2完全缓解。3/6完全缓解并持续18个月以上,3/6复发	[123]

（续表）

疾病	临床试验	NK细胞来源	NK细胞生产方式	治疗方案	辅助治疗	临床结果	参考文献
完全缓解的儿童急性髓细胞性白血病(10)	Ⅱ期	半相合供体	分选的CD3⁻CD56⁺外周血单个核细胞	平均回输量为2.9×10^7个NK细胞/kg	环磷酰胺(−7天)氟达拉滨(−6天至−2天)IL−2×6次(从−1天开始，每48小时1次)	有限的非血液学不良反应，无移植物抗宿主反应 2年无病生存率为100%	[124]
多发性骨髓瘤(5) 霍奇金淋巴瘤(2) 非霍奇金淋巴瘤(6)	Ⅰ期	半相合供体	去除CD3⁺细胞的外周血单个核细胞，CD3⁻CD56⁺细胞纯度高于20%	异体造血干细胞移植后大约90天开始治疗，细胞输量为(1~20)×10^5个细胞/m²	提前给予来那度胺	不超过3级不良反应，无移植物抗宿主反应和骨髓抑制 6/13复发 7/13缓解	[125]
复发或难治性CD20⁺非霍奇金淋巴瘤(6)	未知	半相合供体	去除CD3⁺细胞的外周血单个核细胞经IL−2活化，平均纯度为43%	平均回输量为(2.1±1.9)×10^7个NK细胞/kg	环磷酰胺(−6天)氟达拉滨(−6天至−2天)利妥昔单抗(−8天，−1天，+6天，+15天)IL−2×6次(从第0天开始，每48小时1次)	无移植物抗宿主反应 不超过3级不良反应 2/6完全缓解，2/6部分缓解，2/6无响应	[126]
经异体造血干细胞移植的儿童难治性实体瘤(7)	Ⅰ/Ⅱ期	半相合供体	CD3⁻CD56⁺外周血NK细胞经IL−15刺激，纯度高于90%	异体造血干细胞移植后30天开始治疗，平均回输量为11.3×10^6个细胞/kg，回输1次或2次	—	无不良反应 3例部分缓解，1例疾病稳定	[127]

（续表）

疾病	临床试验	NK 细胞来源	NK 细胞生产方式	治疗方案	辅助治疗	临床结果	参考文献
淋巴瘤 (2) 晚期实体瘤 (15)	I 期	随机供体	去除 CD3+ 细胞的外周血单个核细胞，以自体外周血单个核细胞作为饲养细胞，经 OKT3 和 IL-2 刺激扩增，平均纯度高于 98%	回输量为 (1~30)×10^6 个细胞/kg，每周回输 1 次，回输 3 次	化疗	33% 出现剂量限制不良反应 8/17 疾病稳定，9/17 疾病进展 疾病稳定的平均无进展生存期为 4 个月	[128]
复发性卵巢癌 (14) 乳腺癌 (6)	II 期	半相合供体	去除 CD3+ 细胞的外周血单个核细胞，经 IL-2 刺激，NK 细胞的平均纯度为 33%	平均回输量为 2.15×10^7 个 NK 细胞/kg	环磷酰胺 (-5 天、-4 天) 氟达拉滨 (-6 天至 -2 天) 其中 7 例患者经 200 cGy 全身辐照 (-1 天) IL-2×6 次 (从第 0 天开始，每周 3 次)	4/20 部分缓解 (全部为卵巢癌) 12/20 疾病稳定 (8 例卵巢癌、4 例乳腺癌) 3/20 疾病进展 (1 例卵巢癌、2 例乳腺癌)	[129]
晚期非小细胞肺癌 (15)	I 期	半相合供体	分选的 CD56+ 外周血单个核细胞，经 IL-5 和氢化可的松刺激，平均纯度为 97%	平均回输量为 4.15×10^6 个 NK 细胞/kg，回输 2~4 次	提前给予类固醇和 (或)H1 抑制剂	无不良反应，无移植物抗宿主反应 2/15 部分缓解，6/15 疾病稳定，7/15 疾病进展 平均总生存期为 15 个月	[130]

注：a. 括号内数字表示研究发表的 NK 细胞回输治疗该疾病病例数。IL-2DT，IL-2 diphtheria toxin，是一种由白喉毒素的氨基酸序列和 IL-2 的氨基酸序列重组的融合蛋白；CTV-1，一种白血病肿瘤细胞系，用于替代饲养细胞诱导信号刺激 NK 细胞增殖。

使用胚胎干细胞和诱导的多能干细胞生产 NK 细胞的通常步骤为,分选 CD34$^+$ 细胞,再使用细胞因子或饲养细胞诱导分化形成 NK 细胞。目前,Kaufman 研究小组建立了一种无须分选、无须饲养细胞的胚胎干细胞生产 NK 细胞系统。他们通过旋转胚状体(spin embryoid body)系统得到造血前体细胞。培养 11 天后,将这些旋转胚状体转移到含有 IL-3、IL-15、IL-7、干细胞因子(SCF)和 Flt3L 的 NK 细胞培养体系中培养 28 天。使用这种无饲养细胞的培养系统生产出的 NK 细胞,与使用鼠胚胎干细胞系 EL08-1D2 作为饲养细胞生产出的 NK 细胞没有差异[131,132]。同时,该研究小组已经在上述技术的基础上建立了临床级的胚胎干细胞或多能干细胞来源的 NK 细胞生产线。而且,Kaufman 研究小组还将 Denman 等研究人员构建的表达膜结合 IL-21 的饲养细胞应用于胚胎干细胞或多能干细胞来源 NK 细胞的后续扩增,能使 NK 细胞按照对数级增殖并维持长达 2 个月[132,133]。

2)NK 细胞系

目前,有多种 NK 细胞系,如 KHYG-1、NK-92、NKL、NKG 和 YT。它们都是由恶性病变的 NK 细胞克隆建立而来的。NK 细胞系的应用,解决了细胞来源、冻存和体外扩增等难题。在临床前研究中,NK-92 细胞系表现出对肿瘤细胞的高度细胞毒性作用。因此,目前,NK-92 细胞系是唯一被美国 FDA 批准进行临床研究的细胞系。然而,其在肿瘤治疗的临床研究中却表现出较低的应答和治疗效果。NKG 和 NKL 细胞系与 NK-92 细胞系非常相似,在临床前研究中都表现出对肿瘤细胞的细胞毒性作用,然而还没有开展临床试验。使用 NK 细胞系进行肿瘤免疫治疗的瓶颈在于 NK 细胞系在体内的持续存在性以及在大多数 NK 细胞系中 CD16 表达缺乏。NK 细胞系 CD16 表达缺乏的情况可以通过 CD16 转基因改善。尽管细胞系在体内的持续性会因对细胞系的辐照而缩短,但辐照对 NK 细胞的迁移和增殖都不会产生负面影响[25,37,134,135]。

3)外周血单个核细胞来源 NK 细胞

虽然 NK 细胞仅占外周血单个核细胞(PBMC)的 10% 左右,但由于外周血来源广泛、采集便利,外周血来源 NK 细胞也被广泛用于肿瘤免疫治疗研究中。外周血来源 NK 细胞相比于干细胞来源 NK 细胞,经过了体内正常发育的过程。因此,其 KIR 分子表达正常,但某些肿瘤患者体内的 NK 细胞,由于受到免疫抑制环境的影响,部分功能受到影响。外周血单个核细胞来源 NK 细胞可通过患者自体或异体获得。外周血来源 NK 细胞可通过分离得到,常用的方法为 CD3$^-$ 分选和 CD56$^+$ 分选。通过从外周血中去除 CD3$^-$ 细胞富集 NK 细胞,通常可使 NK 细胞的纯度达到约 20%。通过从外周血中分选 CD56$^+$ 细胞富集 NK 细胞,得到的产物中 NK 细胞的纯度可达到约 95%,另有一部分 NK T 细胞存在。当使用 CD3$^-$ 分选联合 CD56$^+$ 分选时,所得到的 NK 细胞纯度可达到约 99%[37,136-138]。对于临床大量的细胞需求,目前借助 CliniMACS 仪器,每次采集最多可得到 10^8 个以上的 NK 细胞[38,139,140]。由于 NK 细胞仅占外周血单个核细胞的 10% 左右,多数纯化得到的 NK 细胞仍需要进行体外扩增。虽然纯化后的 NK 细胞能够达到较好的纯度,但 NK 细胞的扩增需要来自其他免疫细胞如单核细胞等的信号。因此,可将未纯化的 PBMC 直接进行体外扩增和活化。目前的研究结果显示该方法也能够得到较高纯度和较高扩增数量的 NK 细胞。NK 细胞的体外扩增通常使用细胞因子、抗体、饲养细胞或多种刺激因子组合的方案。早期 NK 细胞扩增大多使用单一细胞因子如 IL-2、IL-15 等,但所得细胞的扩增倍数有限(10~20 倍),同时 NK 细胞的功能激活并不强,并且这些细胞因子处理后的 NK 细胞在接触到靶细胞或血管内皮细胞时容易凋亡[138, 141]。因此,后续研究人员开发出利用饲养细胞进行体外 NK 细胞扩增和活化的方法。多种原代细胞或基因修饰的细胞都被证实能够作为饲养细胞,包括 PBMC、EB 病毒转化的类淋巴母细胞细胞系、经基因修饰表达膜结合 IL-15、IL-21 或 CD137 配体的 K562 细胞。使用饲养细胞大大提高了体外 NK 细胞的扩增效率,再联合细胞因子的使用,2~3 周就能够达到最大约40 000 倍的 NK 细胞扩增[138,142]。在临床前研究中这些 NK 细胞都被证实具有较好的细胞毒性,然而临床研究结果却差异较大(见表 6-2)[143]。一部分原因可能与 NK 细胞体外扩增活化的方案不同导致最终所产生的细胞产品不同有关。

6.3 NK 细胞精准免疫治疗

NK 细胞对肿瘤细胞的识别是泛特异性的。因此,NK 细胞的精准免疫治疗策略在于增强 NK 细胞的肿瘤靶向性。研究表明,借助肿瘤相关抗原或肿瘤特异性抗原,能显著增强 NK 细胞的肿瘤靶向性。

6.3.1 精准治疗的靶标及策略

借助肿瘤相关抗原或肿瘤特异性抗原,一方面,可以通过双特异性或三特异性抗体,增强 NK 细胞的肿瘤靶向性;另一方面,可以通过基因修饰的方法,在 NK 细胞中表达嵌合抗原受体(CAR)(见图 6-8)。双特异性或三特异性抗体或杀伤连接器以及相应的多价聚合体,可显著增强 NK 细胞的肿瘤靶向性(详见 6.2.2)。另一种方法则是通过基因修饰的方法,即 CAR-NK 细胞增强 NK 细胞的肿瘤靶向性。外周血来源 NK 细胞、干细胞来源 NK 细胞以及 NK 细胞系都可以作为基因修饰的载体。CAR 主要由胞外段、跨膜段和胞内激活域构成。胞外段用来识别肿瘤相关抗原,胞内段用于激活 NK 细胞功能。目前,针对不同肿瘤,已经设计了不同的 CAR 胞内段用于临床前或临床研究。与 CAR-T 细胞相比,CAR-NK 细胞具有以下优势。第一,NK 细胞来源包括自体和异体,异体 NK 细胞已经被证实在体内不会引起 GVHD 反应;第二,NK 细胞在体内的持续性有限,不会形成克隆性增殖,因此也不会在治疗中产生杀伤

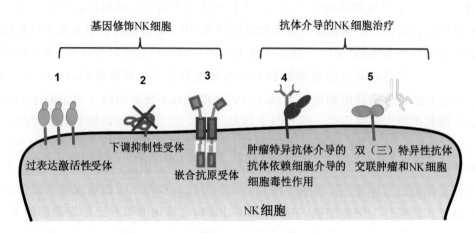

图 6-8 基因修饰 NK 细胞及其精准治疗策略

（图片修改自参考文献[34]）

相关的细胞因子风暴；第三，异体 NK 细胞的可用性，是生产"即用型"产品的理想备选[144]。

6.3.2 精准治疗的实践应用

目前，CAR-NK 细胞的效果验证大多在体外及相关疾病动物模型进行，虽然部分已申请进入临床研究，但目前还没有相关临床研究结果。目前，CAR 的设计有很多种，胞外段靶向包括 CD19、CD20、CD33、SLAMP7、CD138、HER2/neu 等。胞内激活结构域除了常规的 CD3ζ、CD28ζ、第二代和第三代 CAR 外，还增加了 CD137、2B-4 等，能更好地激活 NK 细胞的功能。基因修饰除了可用于增强 NK 细胞的肿瘤靶向性，还可用于增强 NK 细胞的增殖和维持其在体内的持久性。相关研究结果的总结如表 6-3 所示。

表 6-3 表达 CAR 的原代 NK 细胞相关临床研究

靶 点	胞内信号分子	NK 细胞	适 应 证	效 果
NKG2D 配体	DAP10	外周血来源 NK 细胞	表达 NKG2D 分子的肿瘤	对 REH、MOLT4、CEM-C7、U-2OS、MG-36、HOS、DU145、PC-3、RH36 细胞具有杀伤能力
GD2	CD244、CD3ζ	患者或健康人外周血来源 NK 细胞	神经母细胞瘤	使对自体肿瘤细胞耐受的 NK 细胞重新获得杀伤能力

（续表）

靶　点	胞内信号分子	NK 细胞	适　应　证	效　　果
GD2	CD3ζ	NK-92	神经母细胞瘤 黑色素瘤 乳腺癌	Kelly 细胞杀伤率为 58%，效靶比为 5∶1 LAN-1 细胞杀伤率为 70%，效靶比为 6.3∶1 SK-Mel23 细胞杀伤率为 92%，效靶比为 10∶1 SK-BR3 细胞杀伤率为 40%，效靶比为 10∶1
CD19	CD3δ	NK-92	B 系急性淋巴细胞白血病、慢性淋巴细胞白血病	比 CD19 单抗治疗效果更强
CD19	CD137、CD3ζ	外周血来源NK 细胞	B 系急性淋巴细胞白血病、慢性淋巴细胞白血病	OP-1 细胞杀伤率大于 80%，效靶比为 2∶1 Raji 细胞杀伤率大于 80%，效靶比为 2∶1 Ramos 细胞杀伤率大于 70%，效靶比为 2∶1 380 细胞杀伤率大于 70%，效靶比为 2∶1 RS4∶11 细胞杀伤率大于 70%，效靶比为 2∶1
CD20	CD3ζ	NK-92	B 系急性淋巴细胞白血病、慢性淋巴细胞白血病	比 CD20 单抗治疗效果更强 SUP-B15、TMD-8 细胞杀伤率大于 70%，效靶比为 2.5∶1 Raji、DOHH-2 细胞杀伤率大于 60%，效靶比为 10∶1
CD20	CD137、CD3ζ	外周血来源NK 细胞	B 系急性淋巴细胞白血病、慢性淋巴细胞白血病	Raji-2R 细胞杀伤率大于 40%，效靶比为 10∶1 Raji-4RH 细胞杀伤率大于 35%，效靶比为 10∶1
SLAMF7	CD28、CD3ζ	NK-92	多发性骨髓瘤	IM9 细胞杀伤率约为 100%，效靶比为 20∶1 L363 细胞杀伤率为 80%，效靶比为 20∶1 较 NK-92 具有更高的原代骨髓瘤细胞杀伤效果
CD138	CD3ζ	NK-92	多发性骨髓瘤	RPMI8266 细胞杀伤率为 56%，效靶比为 10∶1 H929 细胞杀伤率为 63%，效靶比为 10∶1 U266 细胞杀伤率为 91.5%，效靶比为 10∶1 较 NK-92 具有更高的原代骨髓瘤细胞杀伤效果

（续表）

靶 点	胞内信号分子	NK 细胞	适 应 证	效 果
CEA	CD3ζ	YT	结直肠癌	靶细胞杀伤效率为 85%～95%，效靶比为 15∶1
GPA7	CD3ζ	NK-92	黑色素瘤	Malme 细胞杀伤率为 70%，效靶比为 9∶1 MEL-624 细胞杀伤率为 65%，效靶比为 9∶1 B16-AAD 细胞杀伤率为 50%，效靶比为 9∶1 对原发或转移性黑色素瘤细胞能有效杀伤（细胞杀伤率为 55%～75%，效靶比为 9∶1）
EpCAM	CD28、CD3ζ	NK-92、NKL	乳腺癌	K562 细胞杀伤率为 77%，效靶比为 5∶1 MDA-MB468 细胞杀伤率为 61%，效靶比为 5∶1 MDA-MB453 细胞杀伤率为 64%，效靶比为 5∶1
HER2	CD28、CD3ζ	外周血来源 NK 细胞	乳腺癌、卵巢癌	NK 细胞分泌高水平 IFN-γ，对 HER2+ 细胞有更高的脱颗粒能力
HER2	CD3ζ 或 CD28、CD3ζ CD137、CD3ζ	NK-92	乳腺癌	表达第二代 CAR 的细胞具有更高的杀伤能力 MDA-MB453 细胞杀伤率为 55%，效靶比为 5∶1
EBNA3C	CD137、CD3ζ	NK-92	EB 病毒阳性 T 细胞淋巴瘤	增强的肿瘤细胞杀伤能力
EGFR	CD28、CD3ζ	NK-92 外周血来源 NK 细胞	乳腺癌	MDA-MB-231 细胞杀伤率大于 50%，效靶比为 10∶1 MCF-7 细胞杀伤率大于 35%，效靶比为 10∶1

注：DAP10，DNAX-activating protein 10，DNAX 激活蛋白 10；CEA，carcinoembryonic antigen，癌胚抗原；GPA7，gp100/ HLA-A2-specific antibody，gp100/ HLA-A2 特异抗体；EpCAM，epithelial cell adhesion molecule，上皮细胞黏附分子；EBNA，Epstein-Barr virus nuclear antigen，EB 病毒核抗原；EGFR，epidermal growth factor receptor，表皮生长因子受体（表中数据来自参考文献[145]）

6.4 NK 细胞免疫治疗的临床应用和疗效

目前，国内外有大量 NK 细胞治疗恶性肿瘤的临床研究项目在开展，涉及造血系统恶性肿瘤、淋巴瘤、实体瘤等。NK 细胞制备技术的阶段性发展和细胞来源的多样性，以及所用细胞制剂在细胞成分、功能、剂量等方面的显著差异，导致抗肿瘤临床研究的疗效有差异。

6.4.1 造血系统肿瘤

早期研究发现，在造血系统肿瘤中，当缺失一个或多个 KIR 配体时，经非相关造血干细胞移植治疗后肿瘤的复发率大大降低[146]。研究人员进而发现，在造血干细胞移植后来自 HLA 不匹配供体的 NK 细胞，在移植物抗白血病作用中起重要作用[145,147]。尽管造血系统肿瘤患者的 NK 细胞表现出细胞成熟和功能激活受损，但经过体外活化的自体 NK 细胞也显示出增强的细胞毒性，可抑制肿瘤发展[148,149]。目前，自体和异体 NK 细胞在肿瘤免疫治疗的临床研究中都有使用。由于不同处理体系所生产的 NK 细胞在功能上有差异，造血系统肿瘤的 NK 细胞治疗效果也各异。近年来的研究结果如表 6-3 所示。

6.4.2 黑色素瘤

黑色素瘤是一种高转移性的恶性肿瘤。近年来，使用体外扩增和活化的肿瘤浸润 T 细胞进行治疗，应答率比黑色素瘤的常规治疗有显著提高（约为 50%）[150]。然而，60%～80% 原位黑色素瘤细胞的 HLA 分子表达降低或缺失，这直接影响了黑色素瘤细胞被 $CD8^+$ T 细胞识别[151]。因为 NK 细胞识别肿瘤细胞的一种机制就是依赖于细胞表达的 HLA 分子，细胞丢失 HLA 的表达，更容易被 NK 细胞识别从而激活 NK 细胞的杀伤功能。尽管黑色素瘤细胞有一系列的机制用于逃避 NK 细胞的免疫监视，如通过产生前列腺素 E2 和吲哚胺 2,3-双加氧酶抑制 NK 细胞的功能、降低其激活性受体的表达及自身 NK 细胞激活性受体配体的表达等，但研究表明在病灶缩小患者病灶中的浸润 NK 细胞数量比无应答患者病灶中的数量高，研究人员同时发现 NK 细胞表面 NKp46 的表达与Ⅳ期黑色素瘤患者的生存时间成正相关[152,153]。因此，NK 细胞被认为是杀伤黑色素瘤细胞的有力候选细胞。近期，基于 NK 细胞的黑色素瘤临床研究如表 6-3 所示。

6.4.3 实体瘤

已有部分临床研究使用 NK 细胞进行实体瘤的治疗，如乳腺癌、卵巢癌、非小细胞肺癌、结直肠癌和神经胶质瘤。14 名卵巢癌和 6 名乳腺癌患者接受了异体半相合 NK 细胞回输治疗，尽管 1 周后在患者血液中仍然能够检测到供体细胞的存在，但治疗效果却较差[129]。16 名非小细胞肺癌患者接受异体体外扩增活化的 NK 细胞回输治疗，只有 2 名患者有部分应答[130]。目前，基于 NK 细胞的实体瘤治疗研究尚未有较好的研究结果。其可能的原因在于 NK 细胞在体内增殖不足、NK 细胞不能较好地在肿瘤部位定位以及复杂的肿瘤微环境对 NK 细胞的功能抑制。部分临床研究结果如表 6-3 所示。

6.5　NK 细胞免疫治疗面临的挑战

基于 NK 细胞具有的 MHC 非限制性、泛特异性识别和杀伤靶细胞及快速应答的特点，以及其与 T 细胞在特性上具有互补和协同作用，NK 细胞在肿瘤免疫治疗的应用中被寄予越来越多的关注和期待。但由于 NK 细胞的体外扩增培养技术仍不成熟、DNA 转染效率低等技术瓶颈，NK 细胞的临床应用和治疗方案等仍远远落后于 T 细胞。这些技术瓶颈亟待解决和突破。

6.5.1　NK 细胞体外扩增与激活

临床 NK 细胞的过继回输治疗需要相对大量的细胞产品。因此，NK 细胞的体外扩增与功能激活成为细胞治疗的基础。虽然基于饲养细胞的 NK 细胞体外扩增能够达到平均上万倍的扩增，但饲养细胞的使用又给后续的细胞回输增加了新的风险。尽管饲养细胞都经过致死剂量的放射性同位素辐照处理，但仍然需要进行一系列的检测，包括监测饲养细胞的生长速率、检测生产成品中是否存在活的饲养细胞等[37]。这些步骤增加了生产的复杂程度，同时也增加了生产成本。因此，近年来无饲养细胞的 NK 细胞体外扩增体系成为研究的热点。无饲养细胞的生产体系通常使用细胞因子加各种刺激因子组合。Deng 等研究人员使用 700 IU/ml 重组人 IL-2、0.01 KE/ml OK432（KE 为 OK432 药物的临床计量单位，1 KE 相当于干燥菌体量 0.1 mg）、CD16 抗体和 10% 热失活的人血浆对未纯化的外周血单个核细胞进行体外扩增，在 2～3 周内可使 NK 细胞扩增上千倍，扩增后 NK 细胞的纯度约为 70%[154]。这种扩增方法排除了使用饲养细胞的风险，更适合临床应用。但该方法在细胞扩增倍数以及产品纯度方面都有待进一步提升。此外，Rizwan Romee 研究组在体外使用细胞因子 IL-12、IL-15 和 IL-18 联合处理 NK 细胞 12～16 小时，所得到的 NK 细胞在体内具有很好的细胞毒性，同时其体内存活时间能够延长至数周[43]。这种生产方法耗时短，操作简单，但需要提前进行细胞纯化，并且所得到的细胞产品数量有限。因此，NK 细胞的体外扩增仍有待进一步的优化。

除了扩增后细胞的数量，扩增后细胞的功能也是关系临床治疗的关键因素。研究表明，使用饲养细胞扩增后的 NK 细胞表现出功能耗竭、易凋亡、寿命短的特点，即 NK 细胞的衰老。研究人员通过向 NK 细胞内转入端粒酶逆转录酶基因，成功地逆转了这一现象[155]。因此，如何在扩增细胞的同时避免细胞的功能耗竭，是 NK 细胞体外生产的挑战。

6.5.2 NK 细胞体内增殖与存活

尽管体外扩增得到足够数量的 NK 细胞对临床治疗的开展至关重要,但 NK 细胞在体内的增殖、存活时间也会影响临床治疗的效果[67,156,157]。Miller 研究组发现,肿瘤患者在接受 NK 细胞回输治疗前接受低剂量的免疫抑制化疗处理,能够使供者的 NK 细胞在其体内较好地扩增,近 30% 预后不良的 AML 患者能够达到完全清除恶变细胞的效果,虽然在后期仍然有复发。进而在治疗前增加全身的放射性同位素辐照,能够得到更高的 NK 细胞体内扩增率,而且体内 NK 细胞扩增率较高的患者也有更高的白血病细胞清除率[158]。Bachanova 等研究人员发现,对 NK 细胞回输治疗应答较好的 B 细胞非霍奇金淋巴瘤患者在治疗早期体内的 NK 细胞存活都较持久[126]。此外,AML 患者在治疗前清除体内调节性 T 细胞,能够显著改善 NK 细胞的体内扩增,同时显著提高完全清除率[120]。用 IL-12、IL-15 联合 IL-18 处理 NK 细胞约 12 小时,尽管体外处理并没有扩增 NK 细胞,但这些细胞在体内表现出较好的持久性和增殖能力,并且用其治疗复发或难治性 AML 可产生约 50% 的应答率[43]。NK 细胞体内增殖与治疗效果的直接相关性有待进一步研究,并且临床使用 NK 细胞治疗的方案也有待进一步优化。通过促进 NK 细胞体内增殖和存活,可以改善治疗效果。

6.5.3 自体 NK 细胞和异体 NK 细胞治疗的疗效与安全性

目前,关于自体或者异体来源 NK 细胞的免疫治疗都有相关临床研究正在进行。自体来源 NK 细胞经体外处理回输的安全性较高,然而其对肿瘤的抑制作用有限[116,159]。Dudley 等[117]研究发现,将 4×10^{10} 个 NK 细胞回输到转移性黑色素瘤或肾细胞癌患者体内,在 1 周甚至更长的时间内可以发现在患者循环血液中存在高水平的 NK 细胞,然而却没有显著的肿瘤抑制效果。同样,Sakamoto 等[160]研究人员建立了一种新的体外扩增方法,使用 OK432、IL-2 和 FN-CH296 诱导的 T 细胞进行 NK 细胞扩增,能够产生纯度约为 90%、平均扩增倍数约为 4 720 倍的 NK 细胞。然而,将这些细胞回输给消化道肿瘤患者后,并没有看到临床应答。自体来源 NK 细胞发挥作用受两方面因素影响:一方面容易受到来自肿瘤细胞的自身 HLA 分子的抑制;另一方面,患者体内的 NK 细胞存在生长和功能障碍[149,161-163]。因此,单纯使用自体 NK 细胞进行治疗的效果并不乐观。目前,自体 NK 细胞治疗与其他肿瘤治疗手段联合应用是研究的热点。

由于自体 NK 细胞的限制性,异体 NK 细胞被逐渐开发用于 NK 细胞治疗。一方面,异体 NK 细胞来自健康的供体,在非免疫抑制的环境下发育,经过完整的"教育"过程,功能健全[164]。另一方面,异体 NK 细胞避免了肿瘤细胞表达自体 HLA 分子并引起免疫抑制的影响,能够较好地发挥细胞毒性。然而,异体 NK 细胞的使用有引起移植物抗宿主病的风险。针对这种风险，也有研究进行了验证。Miller 研究小组，首次对未进行骨髓移植的血液系统恶性肿瘤患者进行了异体半相合 NK 细胞回输试验。他们通过清除外周血单个核细胞中的 CD3[+] 细胞获得 NK 细胞，再使用高剂量 IL-2 处理过夜，然后回输到接受过免疫抑制化疗处理的患者体内。结果显示，NK 细胞在患者体内持续扩增，且与治疗效果有显著的相关性，并且没有 GVHD[158]。同样，Fehniger 研究小组也证实，使用异体半相合 NK 细胞进行 AML 治疗，并没有引起 GVHD，并且由于经过细胞因子联合处理，NK 细胞具有较强的细胞毒性，在临床研究中取得较好的治疗效果[43]。到目前为止，在使用异体 NK 细胞回输治疗的研究中，大部分都没有发生严重的 GVHD，并且异体 NK 细胞回输治疗在血液病、神经母细胞瘤等肿瘤中也取得了较常规治疗更好的效果[43,118,123,124,158,165]（见表 6-3）。因此，异体 NK 细胞回输治疗的临床研究和应用有待进一步开发。

6.5.4　CAR-NK 细胞的设计与技术瓶颈

CAR 的设计目前已经经历了三代的发展，其主要的设计区别在于胞内段。第一代 CAR 胞内仅有一个 CD3ζ 作为信号传递结构域，没有共刺激结构域。第二代 CAR 在胞内增加了一个共刺激结构域，第三代 CAR 在胞内包含两个共刺激结构域[31,113,166,167]。NK 细胞的胞内信号结构域也用作 CAR 的胞内结构域，用于增强 NK 细胞的激活，如 DAP12、2B4、CD137 分别与 CD3ζ、CD28 组合作为 CAR 的胞内结构域。体外的研究表明，这些 CAR-NK 细胞对相应的靶细胞，甚至 NK 细胞杀伤耐受的细胞都有显著增强的细胞毒性[168-174]。其中，由于 DAP12-CAR 具有单一的免疫受体酪氨酸激活基序，它第一次被报道能够像基于 CD3ζ 的 CAR 一样启动下游信号。

CAR 的胞外段主要是针对不同肿瘤的抗原进行设计。研究人员在 CAR-NK 细胞的胞外段设计上也开发了新的策略，即针对 NK 细胞激活性受体配体的 CAR。NKG2D 的配体在多种肿瘤细胞或病毒感染细胞表面的表达都被上调。因此，NKG2D-CAR 能够识别约 90% 的人类肿瘤，同时也能够识别免疫抑制细胞如调节性 T 细胞、骨髓来源的抑制性细胞。研究人员将 NKG2D/CD3ζ-CAR 与 DAP10 共表达，结果显示对包括急性淋巴细胞白血病、骨肉瘤、前列腺癌等在内的肿瘤细胞 CAR-NK 细胞都具有很好的细胞毒性。但 NKG2D 的配体在某些生理条件下如炎症等都会被诱导表达。因此，可能导致 CAR-NK 细胞的脱靶效应[144,175]。

由于 NK 细胞具有抗病毒感染的防御机制，CAR-NK 细胞的技术瓶颈主要在于基因的导入。Sutlu 等研究人员通过靶向 NK 细胞内抗病毒防御机制的方法，使用靶向 TBK1/IKKe 复合物的抑制剂将病毒转染的效率提高了约 3.8 倍[176]。此外，电穿孔技术也被用于 NK 细胞的基因导入。Li 等研究人员使用非病毒的方法进行 NK 细胞转基因，能够达到 80%～90% 的转染效率[177]。该研究组还建立了基于流动电穿孔的系统，可用于大量细胞的电穿孔,为临床应用提供了支持[178]。然而,NK 细胞转染后的存活率、电转化法对功能的影响,以及如何优化基因导入的系统仍然是 CAR-NK 细胞面临的挑战。

6.5.5　联合治疗加强 NK 细胞肿瘤免疫治疗效果

尽管上述提到的各种靶向 NK 细胞的免疫治疗策略都展现出一定的前景,但单独使用 NK 细胞进行肿瘤免疫治疗的长期效果仍然不佳。从患者受益最大化的角度考虑,靶向 NK 细胞、靶向肿瘤细胞以及靶向肿瘤微环境的策略应该联合进行。目前,已有的研究表明,细胞因子与靶向肿瘤相关抗原抗体的联合使用,能最大限度地增加 NK 细胞的细胞毒性。例如,IL-18 通过 Fc 受体能够增强 NK 细胞分泌 IFN-γ 的能力[60]。此外,免疫检查点抑制剂、靶向 NK 细胞激活性受体的抗体或增强 NK 细胞毒性的药物可以与肿瘤特异性抗体结合,以显著提高治疗效果[78, 179, 180]。此外,NK 细胞免疫治疗也可以与常规肿瘤治疗方法联合应用。目前,NK 细胞过继回输治疗与放疗、化疗相结合已被广泛应用在临床研究中。放疗和化疗可以为供体 NK 细胞在体内的扩增和整合提供空间[43, 156, 158]。化疗还能够诱导肿瘤细胞对免疫细胞的敏感性[181]。此外,NK 细胞回输治疗还可以作为常规肿瘤治疗的辅助手段。Dolstra 研究组发现,经常规治疗达到完全缓解的老年 AML 患者,辅助 NK 细胞回输治疗可显著延长无病生存期至 1 年以上[118]。在一项儿童 AML 患者的临床研究中也发现,辅助 NK 细胞回输治疗可 100% 延长患者的无病生存期至 2 年。在接受常规肿瘤治疗后,肿瘤负荷和整体免疫抑制通常都有较大程度的缓解,同时辅助 NK 细胞免疫治疗能进一步抑制残余肿瘤细胞的发展,降低复发转移率。然而,针对不同疾病、不同患者,临床采取不同治疗手段的组合方案、治疗顺序、治疗强度和频率等是开发组合疗法面临的挑战。

6.6　小结与展望

肿瘤免疫治疗已成为继手术、放疗和化疗之后的第 4 类肿瘤治疗方法,是近年来应用研究和临床医学实践的最前沿研究领域。NK 细胞由于具有 MHC 非限制性和泛特异性的肿瘤识别特点,在肿瘤免疫治疗中展现出巨大的应用潜力。由于 NK 细胞免疫治疗的临床研究起步较晚,且经历了长期的生产工艺及临床应用方案优化过程,目前关于 NK 细胞免疫治疗并未有明确定论。不同体外制备工艺所得 NK 细胞产品的特性仍有较大差异,提示采用现代技术制备的 NK 细胞治疗效果仍存在巨大的提升空间。此外,利用 CAR 技术和双特异性或三特异性抗体增强肿瘤细胞靶向性,可提高 NK 细胞在肿瘤精准治疗中的应用潜力。但如何筛选更适合 NK 细胞的 CAR 设计,CAR-NK 细胞在临床应用中的安全性和有效性,都有待大量临床研究验证。同时,NK 细胞泛特异性识别肿瘤的特点,使其与其他免疫细胞尤其是 T 细胞在抗肿瘤功能和优势上可以互补,提示 NK 细胞免疫治疗与其他疗法联合应用具有更大的潜力,是提高肿瘤治疗效果的可行途径。

参考文献

［1］Vivier E, Tomasello E, Baratin M, et al. Functions of natural killer cells[J]. Nat Immunol, 2008, 9(5): 503-510.

［2］Guillerey C, Huntington N D, Smyth M J. Targeting natural killer cells in cancer immunotherapy [J]. Nat Immunol, 2016, 17(9): 1025-1036.

［3］Robinson M W, Harmon C, O'Farrelly C. Liver immunology and its role in inflammation and homeostasis[J]. Cell Mol Immunol, 2016, 13(3): 267-276.

［4］Freud A G, Yu J, Caligiuri M A. Human natural killer cell development in secondary lymphoid tissues[J]. Semin Immunol, 2014, 26(2): 132-137.

［5］Peng H, Jiang X, Chen Y, et al. Liver-resident NK cells confer adaptive immunity in skin-contact inflammation[J]. J Clin Invest, 2013, 123(4): 1444-1456.

［6］Sharma R, Das A. Organ-specific phenotypic and functional features of NK cells in humans[J]. Immunol Res, 2014, 58(1): 125-131.

［7］Peng H, Wisse E, Tian Z. Liver natural killer cells: subsets and roles in liver immunity[J]. Cell Mol Immunol, 2016, 13(3): 328-336.

［8］Shuai Z, Leung M W, He X, et al. Adaptive immunity in the liver[J]. Cell Mol Immunol, 2016, 13(3): 354-368.

［9］Geiger T L, Sun J C. Development and maturation of natural killer cells[J]. Curr Opin Immunol, 2016, 39: 82-89.

［10］Chan C J, Smyth M J, Martinet L. Molecular mechanisms of natural killer cell activation in response to cellular stress[J]. Cell Death Differ, 2014, 21(1): 5-14.

［11］Martinet L, Smyth M J. Balancing natural killer cell activation through paired receptors[J]. Nat Rev Immunol, 2015, 15(4): 243-254.

［12］Sun C, Sun H, Zhang C, et al. NK cell receptor imbalance and NK cell dysfunction in HBV infection and hepatocellular carcinoma[J]. Cell Mol Immunol, 2015, 12(3): 292-302.

［13］Xiong P, Sang H-W, Zhu M. Critical roles of co-activation receptor DNAX accessory molecule-1 in natural killer cell immunity[J]. Immunology, 2015, 146(3): 369-378.

［14］Chester C, Fritsch K, Kohrt H E. Natural killer cell immunomodulation: targeting activating, inhibitory, and co-stimulatory receptor signaling for cancer immunotherapy[J]. Front Immunol, 2015, 6: 601.

［15］Beziat V, Hilton H G, Norman P J, et al. Deciphering the killer-cell immunoglobulin-like receptor system at super-resolution for natural killer and T-cell biology[J]. Immunology, 2017, 150(3): 248-264.

［16］Romero D. Immunotherapy: PD-1 says goodbye, Tim-3 says hello[J]. Nat Rev Clin Oncol, 2016, 13(4): 202-203.

［17］Dougall W C, Kurtulus S, Smyth M J, et al. TIGIT and CD96: new checkpoint receptor targets for cancer immunotherapy[J]. Immunol Rev, 2017, 276(1): 112-120.

[18] Gerosa F, Baldani-Guerra B, Nisii C, et al. Reciprocal activating interaction between natural killer cells and dendritic cells[J]. J Exp Med, 2002, 195(3): 327-333.

[19] Moretta A. Natural killer cells and dendritic cells: rendezvous in abused tissues[J]. Nat Rev Immunol, 2002, 2(12): 957-964.

[20] Piccioli D, Sbrana S, Melandri E, et al. Contact-dependent stimulation and inhibition of dendritic cells by natural killer cells[J]. J Exp Med, 2002, 195(3): 335-341.

[21] Lucas M, Schachterle W, Oberle K, et al. Dendritic cells prime natural killer cells by transpresenting interleukin 15[J]. Immunity, 2007, 26(4): 503-517.

[22] Mattiola I, Pesant M, Tentorio P F, et al. Priming of human resting NK cells by autologous M1 macrophages via the engagement of IL-1 beta, IFN-beta, and IL-15 pathways[J]. J Immunol, 2015, 195(6): 2818-2828.

[23] Bellora F, Castriconi R, Dondero A, et al. Human NK cells and NK receptors[J]. Immunol Lett, 2014, 161(2): 168-173.

[24] Hallett W H, Murphy W J. Positive and negative regulation of natural killer cells: therapeutic implications[J]. Semin Cancer Biol, 2006, 16(5): 367-382.

[25] Davis Z B, Felices M, Verneris M R, et al. Natural killer cell adoptive transfer therapy exploiting the first line of defense against cancer[J]. Cancer J, 2015, 21(6): 486-491.

[26] Li Z, Li D, Tsun A, et al. FOXP3(+) regulatory T cells and their functional regulation[J]. Cell Mol Immunol, 2015, 12(5): 558-565.

[27] Zhang S, Ke X, Zeng S, et al. Analysis of CD8(+) Treg cells in patients with ovarian cancer: a possible mechanism for immune impairment[J]. Cell Mol Immunol, 2015, 12(5): 580-591.

[28] Bottino C, Dondero A, Bellora F, et al. Natural killer cells and neuroblastoma: tumor recognition, escape mechanisms, and possible novel immunotherapeutic approaches[J]. Front Immunol, 2014, 5: 56.

[29] Tarazona R, Duran E, Solana R. Natural killer cell recognition of melanoma: new clues for a more effective immunotherapy[J]. Front Immunol, 2016, 6: 649.

[30] Baggio L, Laureano Á M, Silla L M, et al. Natural killer cell adoptive immunotherapy: Coming of age[J]. Clin Immunol, 2017, 177: 3-11.

[31] Carotta S. Targeting NK cells for anticancer immunotherapy: clinical and preclinical approaches [J]. Front Immunol, 2016, 7: 152.

[32] Vivier E, Ugolini S, Blaise D, et al. Targeting natural killer cells and natural killer T cells in cancer[J]. Nat Rev Immunol, 2012, 12(4): 239-252.

[33] Sungur C M, Murphy W J. Positive and negative regulation by NK cells in cancer[J]. Crit Rev Oncog, 2014, 19(1-2): 57-66.

[34] Dahlberg C I, Sarhan D, Chrobok M, et al. Natural killer cell-based therapies targeting cancer: possible strategies to gain and sustain anti-tumor activity[J]. Front Immunol, 2015, 6: 605.

[35] Vego H, Sand K L, Høglund R A, et al. Monomethyl fumarate augments NK cell lysis of tumor cells through degranulation and the upregulation of NKp46 and CD107a[J]. Cell Mol Immunol, 2016, 13(1): 57-64.

[36] Shimasaki N, Coustan-Smith E, Kamiya T, et al. Expanded and armed natural killer cells for cancer treatment[J]. Cytotherapy, 2016, 18(11): 1422-1434.

[37] Rezvani K, Rouce R H. The application of natural killer cell immunotherapy for the treatment of

cancer[J]. Front Immunol, 2015, 6: 578.

[38] Berg M, Lundqvist A, Mccoy P Jr, et al. Clinical-grade ex vivo-expanded human natural killer cells up-regulate activating receptors and death receptor ligands and have enhanced cytolytic activity against tumor cells[J]. Cytotherapy, 2009, 11(3): 341-355.

[39] Zhu Y, Huang B, Shi J. Fas ligand and lytic granule differentially control cytotoxic dynamics of natural killer cell against cancer target[J]. Oncotarget, 2016, 7(30): 47163-47172.

[40] Knorr D A, Bachanova V, Verneris M R, et al. Clinical utility of natural killer cells in cancer therapy and transplantation[J]. Semin Immunol, 2014, 26(2): 161-172.

[41] Min-Oo G, Bezman N A, Madera S, et al. Proapoptotic Bim regulates antigen-specific NK cell contraction and the generation of the memory NK cell pool after cytomegalovirus infection[J]. J Exp Med, 2014, 211(7): 1289-1296.

[42] Fehniger T A, Cooper M A. Harnessing NK cell memory for cancer immunotherapy[J]. Trends Immunol, 2016, 37(12): 877-888.

[43] Romee R, Rosario M, Berrien-Elliott M M, et al. Cytokine-induced memory-like natural killer cells exhibit enhanced responses against myeloid leukemia[J]. Sci Transl Med, 2016, 8 (357): 357ra123.

[44] Levin A M, Bates D L, Ring A M, et al. Exploiting a natural conformational switch to engineer an interleukin-2 'superkine'[J]. Nature, 2012, 484(7395): 529-533.

[45] Ghasemi R, Lazear E, Wang X, et al. Selective targeting of IL-2 to NKG2D bearing cells for improved immunotherapy[J]. Nat Commun, 2016, 7: 12878.

[46] Miller J S, Verneris M R, Curtsinger J, et al. A phase I study of intravenous NCI IL-15 to enhance adoptively transferred NK cells uncovers defects in CD16 triggered IFN gamma production and competition between donor NK and recipient T cells[J]. Blood, 2015, 126(23): 566.

[47] Conlon K C, Lugli E, Welles H C, et al. Redistribution, hyperproliferation, activation of natural killer cells and CD8 T cells, and cytokine production during first-in-human clinical trial of recombinant human interleukin-15 in patients with cancer[J]. J Clin Oncol, 2015, 33(1): 74-82.

[48] Felices M, Chu S, Kodal B, et al. IL-15 super-agonist (ALT-803) enhances natural killer (NK) cell function against ovarian cancer[J]. Gynecol Oncol, 2017, 145(3):453-461.

[49] Rosario M, Liu B, Kong L, et al. The IL-15-based ALT-803 complex enhances FcγRIIIa-triggered NK cell responses and in vivo clearance of B cell lymphomas[J]. Clin Cancer Res, 2016, 22(3): 596-608.

[50] Han K-P, Zhu X, Liu B, et al. IL-15:IL-15 receptor alpha superagonist complex: High-level co-expression in recombinant mammalian cells, purification and characterization[J]. Cytokine, 2011, 56(3): 804-810.

[51] Floros T, Tarhini A A. Anticancer cytokines: biology and clinical effects of interferon-α2, interleukin (IL)-2, IL-15, IL-21, and IL-12[J]. Semin Oncol, 2015, 42(4): 539-548.

[52] Lehmann D, Spanholtz J, Sturtzel C, et al. IL-12 directs further maturation of ex vivo differentiated NK cells with improved therapeutic potential[J]. PLoS One, 2014, 9(1): e87131.

[53] Trudeau C, Cotreau M M, Stonis L, et al. A single administration of recombinant human interleukin-12 is associated with increased expression levels of interferon-gamma and signal transducer and activator of transcription in healthy subjects[J]. J Clin Pharmacol, 2005, 45(6): 649-658.

[54] Gollob J A, Veenstra K G, Parker R A, et al. Phase I trial of concurrent twice-weekly

recombinant human interleukin-12 plus low-dose IL-2 in patients with melanoma or renal cell carcinoma[J]. J Clin Oncol, 2003, 21(13): 2564-2573.

[55] Gollob J A, Mier J W, Veenstra K, et al. Phase I trial of twice-weekly intravenous interleukin 12 in patients with metastatic renal cell cancer or malignant melanoma: Ability to maintain IFN-gamma induction is associated with clinical response[J]. Clin Cancer Res, 2000, 6(5): 1678-1692.

[56] Gokhale M S, Vainstein V, Tom J, et al. Single low-dose rHuIL-12 safely triggers multilineage hematopoietic and immune-mediated effects[J]. Exp Hematol Oncol, 2014, 3(1): 11.

[57] Fallon J, Tighe R, Kradjian G, et al. The immunocytokine NHS-IL12 as a potential cancer therapeutic[J]. Oncotarget, 2014, 5(7): 1869-1884.

[58] Ju B, Li D, Ji X, et al. Interleukin-21 administration leads to enhanced antigen-specific T cell responses and natural killer cells in HIV-1 vaccinated mice[J]. Cell Immunol, 2016, 303: 55-65.

[59] Li Q, Ye L-J, Ren H-L, et al. Multiple effects of IL-21 on human NK cells in ex vivo expansion [J]. Immunobiology, 2015, 220(7): 876-888.

[60] Srivastava S, Pelloso D, Feng H, et al. Effects of interleukin-18 on natural killer cells: costimulation of activation through Fc receptors for immunoglobulin [J]. Cancer Immunol Immunother, 2013, 62(6): 1073-1082.

[61] Hodge D L, Subleski J J, Reynolds D A, et al. The proinflammatory cytokine interleukin-18 alters multiple signaling pathways to inhibit natural killer cell death[J]. J Interferon Cytokine Res, 2006, 26(10): 706-718.

[62] Nielsen C M, Wolf A S, Goodier M R, et al. Synergy between common γ chain family cytokines and IL-18 potentiates innate and adaptive pathways of NK cell activation[J]. Front Immunol, 2016, 7: 101.

[63] Agaugue S, Marcenaro E, Ferranti B, et al. Human natural killer cells exposed to IL-2, IL-125 IL-18, or IL-4 differently modulate priming of naive T cells by monocyte-derived dendritic cells [J]. Blood, 2008, 112(5): 1776-1783.

[64] French A R, Holroyd E B, Yang L, et al. IL-18 acts synergistically with IL-15 in stimulating natural killer cell proliferation[J]. Cytokine, 2006, 35(5-6): 229-234.

[65] Chrul S, Polakowska E, Szadkowska A, et al. Influence of interleukin IL-2 and IL-12+IL-18 on surface expression of immunoglobulin-like receptors KIR2DL1, KIR2DL2, and KIR3DL2 in natural killer cells[J]. Mediators Inflamm, 2006, 2006(4): 46957.

[66] Kellner C, Günther A, Humpe A, et al. Enhancing natural killer cell-mediated lysis of lymphoma cells by combining therapeutic antibodies with CD20-specific immunoligands engaging NKG2D or NKp30[J]. Oncoimmunology, 2016, 5(1): e1058459.

[67] Childs R W, Carlsten M. Therapeutic approaches to enhance natural killer cell cytotoxicity against cancer: the force awakens[J]. Nat Rev Drug Discov, 2015, 14(7): 487-498.

[68] Miller J S. Therapeutic applications: natural killer cells in the clinic[J]. Hematology Am Soc Hematol Educ Program, 2013, 2013: 247-253.

[69] Koerner S P, Andre M C, Leibold J S, et al. An Fc-optimized CD133 antibody for induction of NK cell reactivity against myeloid leukemia[J]. Leukemia, 2017, 31(2): 459-469.

[70] Vasu S, He S, Cheney C, et al. Decitabine enhances anti-CD33 monoclonal antibody BI 836858-mediated natural killer ADCC against AML blasts[J]. Blood, 2016, 127(23): 2879-2889.

[71] Ochoa M C, Minute L, Rodriguez I, et al. Antibody-dependent cell cytotoxicity: immunotherapy

strategies enhancing effector NK cells[J]. Immunol Cell Biol, 2017, 95(4): 347-355.

[72] Giuliani E, Vassena L, Cerboni C, et al. Release of soluble ligands for the activating NKG2D receptor: one more immune evasion strategy evolved by HIV-1[J]. Curr Drug Targets, 2016, 17 (1): 54-64.

[73] Allez M, Skolnick B E, Wisniewska-Jarosinska M, et al. Anti-NKG2D monoclonal antibody (NNC0142-0002) in active Crohn's disease: a randomised controlled trial[J]. Gut, 2017, 66(11): 1918-1925.

[74] Pawlick R, Gala-Lopez B, Pepper A R, et al. The combination of anti-NKG2D and CTLA-4 Ig therapy prolongs islet allograft survival in a murine model[J]. Am J Transplant, 2014, 14(10): 2367-2374.

[75] Kjellev S, Haase C, Lundsgaard D, et al. Anti-NKG2D monoclonal antibody therapy attenuates chronic experimental colitis[J]. Inflamm Res, 2007, 56: S351.

[76] Sanmamed M F, Pastor F, Rodriguez A, et al. Agonists of co-stimulation in cancer immunotherapy directed against CD137, OX40, GITR, CD27, CD28, and ICOS[J]. Semin Oncol, 2015, 42(4): 640-655.

[77] Pardoll D M. The blockade of immune checkpoints in cancer immunotherapy[J]. Nat Rev Cancer, 2012, 12(4): 252-264.

[78] Kohrt H E, Houot R, Weiskopf K, et al. Stimulation of natural killer cells with a CD137-specific antibody enhances trastuzumab efficacy in xenotransplant models of breast cancer[J]. J Clin Invest, 2012, 122(3): 1066-1075.

[79] Wei S-M, Fei J-X, Tao F, et al. Anti-CD27 antibody potentiates antitumor effect of dendritic cell-based vaccine in prostate cancer-bearing mice[J]. Int Surg, 2015, 100(1): 155-163.

[80] Sukumaran S, Kim J M, Huseni M, et al. Pre-clinical and translational pharmacology, pharmacokinetics and pharmacodynamics for a humanized anti-OX40 antibody MOXR0916, a T-cell agonist in the treatment of solid tumors[J]. Eur J Cancer, 2014, 50: 71.

[81] Prell R, Halpern W, Beyer J, et al. Nonclinical safety assessment of a humanized anti-OX40 agonist antibody, MOXR0916[J]. Eur J Cancer, 2014, 50(suppl 6): 136.

[82] Tabrizifard M. An integrated pharmacology approach for preclinical development of agonistic anti-GITR antibody MK-4166: Application of a mechanistic PK/PD model for implementation of a safe first-in-human (FIH) dosing strategy[J]. Eur J Cancer, 2016, 69: S102.

[83] Miska J, Rashidi A, Chang A L, et al. Anti-GITR therapy promotes immunity against malignant glioma in a murine model[J]. Cancer Immunol Immunother, 2016, 65(12): 1555-1567.

[84] Vey N, Bourhis J, Dombret H, et al. A phase I study of the anti-natural killer inhibitory receptor (KIR) monoclonal antibody (1-7F9, IPH2101) in elderly patients with acute myeloid leukemia (AML)[J]. J Clin Oncol, 2009, 27(15_suppl): 3015.

[85] Romagne F, Andre P, Spee P, et al. Preclinical characterization of 1-7F9, a novel human anti-KIR receptor therapeutic antibody that augments natural killer-mediated killing of tumor cells[J]. Blood, 2009, 114(13): 2667-2677.

[86] Wagtmann N, Andre P, Zahn S, et al. Anti-KIR(1-7F9): A fully human monoclonal antibody (mAb) that blocks KIR2DL1,-2 and-3, promoting natural killer (NK) cell-mediated lysis of tumor cells in vitro and in vivo[J]. Blood, 2007, 110(11): 179A.

[87] Korde N, Carlsten M, Lee M-J, et al. A phase II trial of pan-KIR2D blockade with IPH2101 in smoldering multiple myeloma[J]. Haematologica, 2014, 99(6): E81-E83.

［88］Felices M, Miller J S. Targeting KIR blockade in multiple myeloma: trouble in checkpoint paradise［J］. Clin Cancer Res, 2016, 22(21): 5161-5163.

［89］Ruggeri L, Urbani E, Andre P, et al. Effects of anti-NKG2A antibody administration on leukemia and normal hematopoietic cells［J］. Haematologica, 2016, 101(5): 626-633.

［90］Nielsen N, Galsgaard E D, Ahern D, et al. Blocking the inhibitory CD94/NKG2A NK cell receptor with a novel anti-NKG2A mab enhances the susceptibility of rheumatoid arthritis fibroblast-like synoviocytes (FLS) to NK cell-mediated cytotoxicity［J］. Ann Rheum Dis, 2012, 71: 316.3-316.

［91］Alifrangis L, Andre P, Pascal V, et al. Affinity and potency of the anti-NKG2A mab NNC141-0100: implications for mabel and dosing in the first-in-man trial in rheumatoid arthritis［J］. Ann Rheu Dis, 2012, 71(Suppl 3): 191.

［92］Pesce S, Greppi M, Tabellini G, et al. Identification of a subset of human natural killer cells expressing high levels of programmed death 1: A phenotypic and functional characterization［J］. J Allergy Clin Immunol, 2017, 139(1): 335-346. e3.

［93］Della Chiesa M, Pesce S, Muccio L, et al. Features of memory-like and PD-1(+) human NK cell subsets［J］. Front Immunol, 2016, 7: 351.

［94］Yang Z-Z, Grote D M, Ziesmer S C, et al. IL-12 upregulates Tim-3 expression and induces T cell exhaustion in patients with follicular B cell non-Hodgkin lymphoma［J］. J Clin Invest, 2012, 122(4): 1271-1282.

［95］Ngiow S F, Teng M W L, Smyth M J. Prospects for TIM3-targeted antitumor immunotherapy［J］. Cancer Res, 2011, 71(21): 6567-6571.

［96］Gleason M K, Lenvik T R, Mccullar V, et al. Tim-3 is an inducible human natural killer cell receptor that enhances interferon gamma production in response to galectin-9［J］. Blood, 2012, 119(13): 3064-3072.

［97］Gallois A, Silva I, Osman I, et al. Reversal of natural killer cell exhaustion by Tim-3 blockade［J］. Oncoimmunology, 2015, 3(12): e946365.

［98］da Silva I P, Gallois A, Jimenez-Baranda S, et al. Reversal of NK-cell exhaustion in advanced melanoma by Tim-3 blockade［J］. Cancer Immunol Res, 2014, 2(5): 410-422.

［99］Bi J, Zhang Q, Liang D, et al. T-cell Ig and ITIM domain regulates natural killer cell activation in murine acute viral hepatitis［J］. Hepatology, 2014, 59(5): 1715-1725.

［100］Delconte R B, Kolesnik T B, Dagley L F, et al. CIS is a potent checkpoint in NK cell-mediated tumor immunity［J］. Nat Immunol, 2016, 17(7): 816-824.

［101］Gleason M K, Ross J A, Warlick E D, et al. CD16×CD33 bispecific killer cell engager (BiKE) activates NK cells against primary MDS and MDSC CD33(+) targets［J］. Blood, 2014, 123(19): 3016-3026.

［102］Wiernik A, Foley B, Zhang B, et al. Targeting natural killer cells to acute myeloid leukemia in vitro with a CD16×33 bispecific killer cell engager and ADAM17 inhibition［J］. Clin Cancer Res, 2013, 19(14): 3844-3855.

［103］Chen S, Li J, Li Q, et al. Bispecific antibodies in cancer immunotherapy［J］. Hum Vaccin Immunother, 2016, 12(10): 2491-2500.

［104］Schmohl J U, Gleason M K, Dougherty P R, et al. Heterodimeric bispecific single chain variable fragments (scFv) killer engagers (BiKEs) enhance NK-cell activity against CD133+ colorectal cancer cells［J］. Targeted Oncol, 2016, 11(3): 353-361.

[105] Marschner J P，Treder M，Kohrt H E，et al. AFM13，a novel bispecific（CD30×CD16A）tetravalent antibody（TandAb（R））specifically engaging NK-cells to fight Hodgkin lymphoma（HL）[J]. Oncol Res Treat，2016，39：28.

[106] Wu J，Fu J，Zhang M，et al. AFM13：a first-in-class tetravalent bispecific anti-CD30/CD16A antibody for NK cell-mediated immunotherapy[J]. J Hematol Oncol，2015，8：96.

[107] Rothe A，Sasse S，Topp M S，et al. A phase 1 study of the bispecific anti－CD30/CD16A antibody construct AFM13 in patients with relapsed or refractory Hodgkin lymphoma[J]. Blood，2015，125(26)：4024-4031.

[108] Reusch U，Burkhardt C，Fucek I，et al. A novel tetravalent bispecific TandAb（CD30/CD16A）efficiently recruits NK cells for the lysis of CD30$^+$ tumor cells[J]. MAbs，2014，6(3)：728-739.

[109] Vallera D A，Felices M，McElmurry R，et al. IL15 trispecific killer engagers（TriKE）make natural killer cells specific to CD33$^+$ targets while also inducing persistence，in vivo expansion，and enhanced function[J]. Clin Cancer Res，2016，22(14)：3440-3450.

[110] Schmohl J U，Felices M，Taras E，et al. Enhanced ADCC and NK cell activation of an anticarcinoma bispecific antibody by genetic insertion of a modified IL－15 cross-linker[J]. Mol Ther，2016，24(7)：1312-1322.

[111] Schmohl J U，Felices M，Miller J S，et al. Improvement in ADCC and NK cell activation of an anti-carcinoma bispecific antibody by genetic insertion of IL－15 as a cross-linker[J]. Oncol Res Treat，2016，39：280.

[112] Xing D，Ramsay A G，Gribben J G，et al. Cord blood natural killer cells exhibit impaired lytic immunological synapse formation that is reversed with IL-2 exvivo expansion[J]. J Immunother，2010，33(7)：684-696.

[113] Pittari G，Filippini P，Gentilcore G，et al. Revving up natural killer cells and cytokine-induced killer cells against hematological malignancies[J]. Front Immunol，2015，6：230.

[114] Tonn T，Schwabe D，Klingemann H G，et al. Treatment of patients with advanced cancer with the natural killer cell line NK-92[J]. Cytotherapy，2013，15(12)：1563-1570.

[115] Leivas A，Perez-Martinez A，Jesús Blanchard M，et al. Novel treatment strategy with autologous activated and expanded natural killer cells plus anti-myeloma drugs for multiple myeloma[J]. Oncoimmunology，2016，5(12)：e1250051.

[116] Parkhurst M，Riley J，Dudley M，et al. Adoptive transfer of autologous natural killer cells leads to high levels of circulating natural killer cells but does not mediate tumor regression[J]. Clin Cancer Res，2011，17(19)：6287-6297.

[117] Dudley M E，Wunderlich J R，Yang J C，et al. Adoptive cell transfer therapy following non-myeloablative but lymphodepleting chemotherapy for the treatment of patients with refractory metastatic melanoma[J]. J Clin Oncol，2005，23(10)：2346-2357.

[118] Dolstra H，Roeven M W H，Spanholtz J，et al. Successful transfer of umbilical cord blood CD34$^+$ hematopoietic stem and progenitor-derived NK cells in older acute myeloid leukemia patients[J]. Clin Cancer Res，2017，23(15)：4107-4118.

[119] Shaffer B C，Le Luduec J B，Forlenza C，et al. Phase Ⅱ study of haploidentical natural killer cell infusion for treatment of relapsed or persistent myeloid malignancies following allogeneic hematopoietic cell transplantation[J]. Biol Blood Marrow Transplant，2016，22(4)：705-709.

[120] Bachanova V，Cooley S，Defor T E，et al. Clearance of acute myeloid leukemia by haploidentical natural killer cells is improved using IL-2 diphtheria toxin fusion protein[J]. Blood，2014，123

(25)：3855-3863.

[121] Szmania S，Lapteva N，Garg T，et al. Ex vivo-expanded natural killer cells demonstrate robust proliferation in vivo in high-risk relapsed multiple myeloma patients[J]. J Immunother，2015，38 (1)：24-36.

[122] Kottaridis P D，North J，Tsirogianni M，et al. Two-stage priming of allogeneic natural killer cells for the treatment of patients with acute myeloid leukemia：A phase Ⅰ trial[J]. PLoS One，2015，10(6)：e0123416.

[123] Curti A，Ruggeri L，D'addio A，et al. Successful transfer of alloreactive haploidentical KIR ligand-mismatched natural killer cells after infusion in elderly high risk acute myeloid leukemia patients[J]. Blood，2011，118(12)：3273-3279.

[124] Rubnitz J E，Inaba H，Ribeiro R C，et al. NKAML：a pilot study to determine the safety and feasibility of haploidentical natural killer cell transplantation in childhood acute myeloid leukemia [J]. J Clin Oncol，2010，28(6)：955-959.

[125] Klingemann H，Grodman C，Cutler E，et al. Autologous stem cell transplant recipients tolerate haploidentical related-donor natural killer cell-enriched infusions[J]. Transfusion，2013，53(2)：412-418；quiz 411.

[126] Bachanova V，Burns L J，McKenna D H，et al. Allogeneic natural killer cells for refractory lymphoma[J]. Cancer Immunol Immunother，2010，59(11)：1739-1744.

[127] Perez-Martinez A，Fernandez L，Valentin J，et al. A phase Ⅰ/Ⅱ trial of interleukin-15-stimulated natural killer cell infusion after haplo-identical stem cell transplantation for pediatric refractory solid tumors[J]. Cytotherapy，2015，17(11)：1594-1603.

[128] Yang Y，Lim O，Kim T M，et al. Phase Ⅰ study of random healthy donor-derived allogeneic natural killer cell therapy in patients with malignant lymphoma or advanced solid tumors[J]. Cancer Immunol Res，2016，4(3)：215-224.

[129] Geller M A，Cooley S，Judson P L，et al. A phase Ⅱ study of allogeneic natural killer cell therapy to treat patients with recurrent ovarian and breast cancer[J]. Cytotherapy，2011，13(1)：98-107.

[130] Iliopoulou E G，Kountourakis P，Karamouzis M V，et al. A phase Ⅰ trial of adoptive transfer of allogeneic natural killer cells in patients with advanced non-small cell lung cancer[J]. Cancer Immunol Immunother，2010，59(12)：1781-1789.

[131] Bock A M，Knorr D，Kaufman D S. Development，expansion，and in vivo monitoring of human NK cells from human embryonic stem cells (hESCs) and induced pluripotent stem cells (iPSCs) [J]. J Vis Exp，2013，(74)：e50337.

[132] Knorr D A，Ni Z，Hermanson D，et al. Clinical-scale derivation of natural killer cells from human pluripotent stem cells for cancer therapy[J]. Stem Cells Transl Med，2013，2(4)：274-283.

[133] Hermanson D L，Bendzick L，Pribyl L，et al. Induced pluripotent stem cell-derived natural killer cells for treatment of ovarian cancer[J]. Stem Cells，2016，34(1)：93-101.

[134] Ljunggren H G，Malmberg K J. Prospects for the use of NK cells in immunotherapy of human cancer[J]. Nat Rev Immunol，2007，7(5)：329-339.

[135] Davies J O J，Stringaris K，Barrett A J，et al. Opportunities and limitations of natural killer cells as adoptive therapy for malignant disease[J]. Cytotherapy，2014，16(11)：1453-1466.

[136] Cheng M，Chen Y，Xiao W，et al. NK cell-based immunotherapy for malignant diseases[J]. Cell

Mol Immunol, 2013, 10(3): 230-252.

[137] Knorr D A, Bachanova V, Verneris M R, et al. Clinical utility of natural killer cells in cancer therapy and transplantation[J]. Semin Immunol, 2014, 26(2): 161-172.

[138] Childs R W, Berg M. Bringing natural killer cells to the clinic: ex vivo manipulation[J]. Hematology Am Soc Hematol Educ Program, 2013, 2013(1): 234-246.

[139] Lapteva N, Durett A G, Sun J, et al. Large-scale ex vivo expansion and characterization of natural killer cells for clinical applications[J]. Cytotherapy, 2012, 14(9): 1131-1143.

[140] Sutlu T, Stellan B, Gilljam M, et al. Clinical-grade, large-scale, feeder-free expansion of highly active human natural killer cells for adoptive immunotherapy using an automated bioreactor[J]. Cytotherapy, 2010, 12(8): 1044-1055.

[141] Rodella L, Zamai L, Rezzani R, et al. Interleukin 2 and interleukin 15 differentially predispose natural killer cells to apoptosis mediated by endothelial and tumour cells[J]. Br J Haematol, 2001, 115(2): 442-450.

[142] Koepsell S A, Miller J S, Mckenna D H. Natural killer cells: a review of manufacturing and clinical utility[J]. Transfusion, 2013, 53(2): 404-410.

[143] Fang F, Xiao W, Tian Z. NK cell-based immunotherapy for cancer[J]. Semin Immunol, 2017, 31: 37-54.

[144] Rezvani K, Rouce R, Liu E, et al. Engineering natural killer cells for cancer immunotherapy[J]. Mol Ther, 2017, 25(8): 1769-1781.

[145] De Angelis C, Mancusi A, Ruggeri L, et al. Expansion of CD56-negative, CD16-positive, KIR-expressing natural killer cells after T cell-depleted haploidentical hematopoietic stem cell transplantation[J]. Acta Haematol, 2011, 126(1): 13-20.

[146] Miller J S, Cooley S, Parham P, et al. Missing KIR ligands are associated with less relapse and increased graft-versus-host disease (GVHD) following unrelated donor allogeneic HCT[J]. Blood, 2007, 109(11): 5058-5061.

[147] Nguyen S, Béziat V, Roos-Weil D, et al. Role of natural killer cells in hematopoietic stem cell transplantation: myth or reality[J]. J Innate Immun, 2011, 3(4): 383-394.

[148] Alici E, Sutlu T, Boejrkstrand B, et al. Autologous antitumor activity by NK cells expanded from myeloma patients using GMP-compliant components [J]. Blood, 2008, 111 (6): 3155-3162.

[149] Morvan M, David G, Sébille V, et al. Autologous and allogeneic HLA KIR ligand environments and activating KIR control KIR NK-cell functions [J]. Eur J Immunol, 2008, 38 (12): 3474-3486.

[150] Raaijmakers M I G, Rozati S, Goldinger S M, et al. Melanoma immunotherapy: historical precedents, recent successes and future prospects[J]. Immunotherapy, 2013, 5(2): 169-182.

[151] Kageshita T, Wang Z, Calorini L, et al. Selective loss of human leukocyte class I allospecificities and staining of melanoma cells by monoclonal antibodies recognizing monomorphic determinants of class I human leukocyte antigens[J]. Cancer Res, 1993, 53(14): 3349-3354.

[152] Fregni G, Messaoudene M, Fourmentraux-Neves E, et al. Phenotypic and functional characteristics of blood natural killer cells from melanoma patients at different clinical stages[J]. PLoS One, 2013, 8(10): e76928.

[153] Pietra G, Manzini C, Rivara S, et al. Melanoma cells inhibit natural killer cell function by modulating the expression of activating receptors and cytolytic activity[J]. Cancer Res, 2012, 72

(6): 1407-1415.

[154] Deng X, Terunuma H, Nieda M, et al. Synergistic cytotoxicity of ex vivo expanded natural killer cells in combination with monoclonal antibody drugs against cancer cells [J]. Int Immunopharmacol, 2012, 14(4): 593-605.

[155] Fujisaki H, Kakuda H, Imai C, et al. Replicative potential of human natural killer cells[J]. Br J Haematol, 2009, 145(5): 606-613.

[156] Miller J S. Therapeutic applications: natural killer cells in the clinic[J]. Hematology Am Soc Hematol Educ Program, 2013, 2013: 247-253.

[157] Cerwenka A, Lanier L L. Natural killer cell memory in infection, inflammation and cancer[J]. Nat Rev Immunol, 2016, 16(2): 112-123.

[158] Miller J S, Soignier Y, Panoskaltsis-Mortari A, et al. Successful adoptive transfer and in vivo expansion of human haploidentical NK cells in patients with cancer[J]. Blood, 2005, 105(8): 3051-3057.

[159] Ishikawa E, Tsuboi K, Saijo K, et al. Autologous natural killer cell therapy for human recurrent malignant glioma[J]. Anticancer Res, 2004, 24(3b): 1861-1871.

[160] Sakamoto N, Ishikawa T, Kokura S, et al. Phase I clinical trial of autologous NK cell therapy using novel expansion method in patients with advanced digestive cancer[J]. J Transl Med, 2015, 13: 277.

[161] Carrega P, Pezzino G, Queirolo P, et al. Susceptibility of human melanoma cells to autologous natural killer (NK) cell killing: HLA-related effector mechanisms and role of unlicensed NK cells [J]. PLoS One, 2009, 4(12): e8132.

[162] Horowitz A, Strauss-Albee D M, Leipold M, et al. Genetic and environmental determinants of human NK cell diversity revealed by mass cytometry [J]. Sci Transl Med, 2013, 5 (208): 208ra145.

[163] Marcenaro S, Gallo F, Martini S, et al. Analysis of natural killer-cell function in familial hemophagocytic lymphohistiocytosis (FHL): defective CD107a surface expression heralds Munc13-4 defect and discriminates between genetic subtypes of the disease[J]. Blood, 2006, 108 (7): 2316-2323.

[164] Krneta T, Gillgrass A, Chew M, et al. The breast tumor microenvironment alters the phenotype and function of natural killer cells[J]. Cell Mol Immunol, 2016, 13(5): 628-639.

[165] Veluchamy J P, Heeren A M, Spanholtz J, et al. High-efficiency lysis of cervical cancer by allogeneic NK cells derived from umbilical cord progenitors is independent of HLA status[J]. Cancer Immunol Immunother, 2017, 66(1): 51-61.

[166] Klingemann H. Are natural killer cells superior CAR drivers[J]. Oncoimmunology, 2014, 3: e28147.

[167] Glienke W, Esser R, Priesner C, et al. Advantages and applications of CAR-expressing natural killer cells[J]. Front Pharmacol, 2015, 6: 21.

[168] Chu Y, Hochberg J, Yahr A, et al. Targeting CD20$^+$ aggressive B-cell non-Hodgkin lymphoma by anti-CD20 CAR mRNA-modified expanded natural killer cells in vitro and in NSG mice[J]. Cancer Immunol Res, 2015, 3(4): 333-344.

[169] Romanski A, Uherek C, Bug G, et al. CD19-CAR engineered NK-92 cells are sufficient to overcome NK cell resistance in B-cell malignancies[J]. J Cell Mol Med, 2016, 20 (7): 1287-1294.

［170］Jiang H，Zhang W，Shang P，et al. Transfection of chimeric anti-CD 138 gene enhances natural killer cell activation and killing of multiple myeloma cells［J］. Mol Oncol，2014，8(2)：297-310.

［171］Chu J，Deng Y，Benson D M，et al. CS1-specific chimeric antigen receptor (CAR)-engineered natural killer cells enhance in vitro and in vivo antitumor activity against human multiple myeloma ［J］. Leukemia，2014，28(4)：917-927.

［172］Schirrmann T，Pecher G. Specific targeting of CD33(+) leukemia cells by a natural killer cell line modified with a chimeric receptor［J］. Leuk Res，2005，29(3)：301-306.

［173］Esser R，Muller T，Stefes D，et al. NK cells engineered to express a GD2-specific antigen receptor display built-in ADCC-like activity against tumour cells of neuroectodermal origin［J］. J Cell Mol Med，2012，16(3)：569-581.

［174］Kruschinski A，Moosmann A，Poschke I，et al. Engineering antigen-specific primary human NK cells against HER-2 positive carcinomas［J］. Proc Natl Acad Sci U S A，2008，105(45)：17481-17486.

［175］Chang Y H，Connolly J，Shimasaki N，et al. A chimeric receptor with NKG2D specificity enhances natural killer cell activation and killing of tumor cells［J］. Cancer Res，2013，73(6)：1777-1786.

［176］Sutlu T，Nyström S，Gilljam M，et al. Inhibition of intracellular antiviral defense mechanisms augments lentiviral transduction of human natural killer cells：implications for gene therapy［J］. Hum Gene Ther，2012，23(10)：1090-1100.

［177］Li L，Liu L N，Feller S，et al. Expression of chimeric antigen receptors in natural killer cells with a regulatory-compliant non-viral method［J］. Cancer Gene Ther，2010，17(3)：147-154.

［178］Li L，Allen C，Shivakumar R，et al. Large volume flow electroporation of mRNA：clinical scale process［J］. Methods Mol Biol，2013，969：127-138.

［179］Sanborn R E，Pishvain M J，Callahan M K，et al. Phase Ⅰ results from the combination of an immune-activating anti-CD27 antibody (varlilumab) in combination with PD-1 blockade (nivolumab)：activation across multiple immune pathways without untoward immune-related adverse events［J］. Cancer Res，2016，76(14).

［180］Mentlik James A，Cohen A D，Campbell K S. Combination immune therapies to enhance anti-tumor responses by NK cells［J］. Front Immunol，2013，4：481.

［181］Fine J H，Chen P，Mesci A，et al. Chemotherapy-induced genotoxic stress promotes sensitivity to natural killer cell cytotoxicity by enabling missing-self recognition［J］. Cancer Res，2010，70(18)：7102-7113.

7 免疫细胞产品体外制备技术及质量管理

随着基础免疫学研究、相关技术及学科的不断发展,最近几十年,免疫细胞体外制备技术取得了快速发展,越来越趋于成熟。非特异性免疫细胞、特异性免疫细胞以及基因修饰的特异性免疫细胞培养体系,使细胞体外扩增在质量和数量方面都得到了显著提升。通过体外几天到几个月不等的细胞培养,可以获得百倍、千倍以上的细胞数量增长,能够满足实验室研发及临床对细胞数量的需求;但同一种细胞类型通过不同培养体系培养出的免疫细胞在细胞亚群分布和功能上存在很大的差异,这些差异可能会对免疫细胞体内外存活的持久性、杀伤活性、临床应用的安全性和有效性等产生较大的影响,需要不断优化培养体系以获得更多年轻、杀伤活性高、均一性好、记忆 T 细胞比例高的免疫细胞;而过继性细胞免疫治疗越来越多的临床研究及临床应用需求也对免疫细胞体外制备过程的质量管理水平提出更高的要求,以确保患者使用安全有效。笔者所在单位在这些方面做了一些探索,研究构建了各种免疫细胞体外培养体系,同时建立了符合药品 GMP 的质量管理体系,希望以此为基础为计划开展免疫细胞治疗或者准备拓展新型免疫细胞治疗研究的同行提供一些技术操作层面的参考和帮助。

7.1 免疫细胞体外制备的基本技术

免疫细胞制备的原材料一般来源于外周血,也有部分来源于肿瘤组织[肿瘤浸润淋巴细胞(TIL)]、脐带血;有非特异性体外激活扩增体系,也有特异性体外激活扩增体系;有天然 T 细胞的制备体系,也有基因修饰 T 细胞的制备体系;制备过程一般涉及免疫细胞的分离、分选,活化,转染,扩增,收集等基本技术。下面将结合上海细胞治疗集团细胞生产中心的实践,重点介绍免疫细胞体外制备的基本技术。

7.1.1 免疫细胞的体外分离、分选技术

外周血采集白细胞、血细胞分离机单采白细胞是免疫细胞制备常用的细胞采集方

法。通过这两种采集方法除了可获得目标免疫细胞以外,还常混有大量的红细胞、中性粒细胞、血小板等其他成分。这些成分对细胞制备过程会产生一定的影响,需要通过多种方法对目标细胞进行进一步的分离、纯化,以获得高质量的目标细胞产品。目前,应用比较成熟的分离技术主要针对以下几个参数进行纯化:① 细胞密度;② 细胞大小;③ 抗体对细胞表面抗原表位的亲和力。基于细胞密度的分离方法对技术水平要求相对较低并且成本低,基于后 2 个参数的分离方法则需要配合专门的设备,在成本方面有较高的要求。若能结合多个参数对细胞进行分离,可获得更高纯度的目标细胞。下面重点阐述基于细胞密度的分离方法[1,2]。

1)密度梯度离心分离法

密度梯度离心法分离细胞需要离心设备配合密度梯度分离介质来完成。密度梯度分离介质是密度为 1.077 g/ml 的密度梯度分离液 Ficoll。外周血单个核细胞(PBMC)通过 Ficoll 进行密度梯度离心后,目标细胞沉降于 Ficoll 中与自身密度相同的密度平衡点,而与其他细胞分开。具体过程如下。

(1)外周血全血预处理:使用四联血袋采集外周血,采集完成后,将四联血袋离心(2 515 g 室温离心 10 min,升降速调至最大);离心后,血袋中从上至下依次为:血浆层、白膜层、红细胞层。使用分浆夹将中间白膜层(白细胞层)细胞分出,与生理盐水 1∶1 进行倍比稀释,混匀均分至 50 ml 离心管中。

(2)单采白细胞预处理:取出单采白细胞,与生理盐水 1∶1 进行倍比稀释,混匀均分至 50 ml 离心管中。

(3)取新的 50 ml 离心管,每支加入 15 ml Ficoll,随后将步骤(1)或者步骤(2)中获得的混匀细胞缓慢、匀速加入含有 15 ml Ficoll 的离心管中,离心(800 g 室温离心 20 min,升降速调至最小)。

(4)离心后,细胞分为 4 层,由上向下依次为血浆生理盐水混合层、PBMC 层、Ficoll 层、红细胞层。用移液管弃去血浆生理盐水混合液至白膜层上方 5 cm 处,用移液管缓慢吸尽 PBMC 层至预先加入 15 ml 生理盐水的 50 ml 离心管中,加生理盐水至 50 ml,1 500 r/min 室温离心 8 min。

(5)弃上清,用 50 ml 生理盐水重悬,1 200 r/min 室温离心 5 min。

(6)弃上清,用 50 ml 生理盐水重悬,1 000 r/min 室温离心 5 min。

(7)弃上清,用 20 ml 培养液重悬沉淀细胞(PBMC)备用。

2)磁珠抗体分选法

磁珠抗体分选法的基本原理主要是利用偶联在磁珠上的抗体与细胞表面的抗原特异性结合,在外加磁场的作用下使结合磁珠的细胞滞留在磁场中,从而达到正性或负性筛选细胞(阳性或阴性细胞分选)的目的。该分离方法不需要大型的分选设备,易操作,而且耗时短,无菌,具有分离细胞活性好、纯度高和细胞得率高的优点。但是,阳性筛选的细胞往往有磁珠抗体结合在细胞表面,很多磁珠抗体会对后续需要继续培养的细胞的生长或功能造成影响,磁珠抗体的残留也是临床级别的细胞培养需要考虑的问题。其他因素,如设备、试剂盒、解离磁珠或抗体本身的成本等也是影响因素。

3) 流式细胞分选法

流式细胞分选法的基本原理同磁珠抗体分选法,但需要专门的分选设备,耗时长,成本高,且操作开放,对操作人员专业程度要求较高。分离的细胞往往需要继续培养,并且分选操作过程需要特别注意尽量缩短操作时间,以保证细胞活性和保持无菌等。分选后细胞上的荧光素是否会影响细胞的培养、荧光素的残留也是临床级别的细胞培养需要考虑的问题。

上述免疫细胞分离方法的优缺点及应用如表7-1所示。

表7-1　基于细胞密度的免疫细胞分离方法的优缺点及应用

方法类型	优　　点	缺　　点	方法应用
密度梯度离心分离法	(1) 设备简单,操作简便易行; (2) 成本低; (3) 纯度和得率较高; (4) 对细胞无毒	(1) 因分离的不同细胞密度接近,分离后细胞常混有单核细胞、红细胞、血小板、粒细胞等,需要增加贴壁黏附步骤去除单核细胞,增加离心、裂红等方法去除血小板和红细胞等; (2) 吸取白膜层时,得率和纯度需要平衡	是分离外周血单个核细胞最常用的方法,利用单次差速密度梯度离心的原理
磁珠抗体分选法	(1) 设备简单,操作方便; (2) 得率和纯度较高; (3) 分离过程耗时较短	(1) 利用磁场磁性吸附原理,机械力容易对细胞造成损伤,影响其生物活性,不利于后续培养; (2) 纯度和得率对磁珠抗体的质量要求较高; (3) 需要特定的细胞靶标及对应的磁珠抗体; (4) 磁珠结合导致细胞活化; (5) 对于磁珠大小、降解时间、残留去除等均要求较高; (6) 磁珠抗体成本较高; (7) 商品化磁珠抗体供货渠道有限	(1) 可选择正选或负选的方法用于包括免疫细胞在内的各种细胞的分离或去除; (2) 可应用于科研或临床
流式细胞分选法	(1) 自动化、准确、快速,分离细胞纯度高,不影响细胞活性; (2) 分离的同时可进行细胞定量或多参数分析; (3) 细胞混合群中目标细胞含量少时也能够精确、快速地分选	(1) 成本较高,需要专门的分选抗体和分选流式细胞仪; (2) 目标细胞含量较低时分离耗时较长	通过流式细胞分选法获得各种细胞如免疫细胞、干细胞、肿瘤细胞等,后续再进行细胞、基因、信号转导等层面的研究

7.1.2　免疫细胞的体外基因修饰技术

常用的免疫细胞体外基因修饰技术包括脂质体转染、慢病毒转染、基于 PB 转座子的非病毒基因修饰系统[3]。

1）脂质体转染

脂质体转染多用于普通细胞系的瞬时转染,其不足之处在于使用的转染试剂对细胞有毒性,转染效果在不同的细胞类型存在较大的差异。

2）慢病毒转染

慢病毒转染是指通过慢病毒载体将外源基因片段整合到目标细胞 DNA 并使目标细胞持久性表达目标基因的一种转染技术。其优势在于对分裂期或非分裂期的多种细胞类型均具有感染能力,可以整合大的外源基因片段,免疫原性低。其不足之处在于病毒感染后基因整合具有随机性,相对较低的病毒滴度难于满足细胞临床应用级别的转染效率,以及病毒在体内有恢复复制能力的风险。

3）基于 PB 转座子的非病毒基因修饰系统

基于 PB 转座子的非病毒基因修饰系统通过 PB 转座酶将外源基因片段整合到目标细胞基因组并使其持久表达。其优势在于工艺简单、成本低、表达量高、对插入基因大小的限制性小、安全性高等。与病毒系统可直接感染目标细胞不同,基于 PB 转座子的非病毒基因修饰系统需要借助电穿孔技术实现对目标细胞的转染。电穿孔转染是指通过脉冲电流在细胞膜上快速地打孔并在电解质环境中使目的外源质粒进入胞内的转染技术。该技术的优点是转染效率高,除外源基因外无其他物质引入,临床应用更安全、更高效。

上述免疫细胞体外基因修饰技术的优缺点及应用如表 7-2 所示。

表 7-2　免疫细胞体外基因修饰技术的优缺点及应用

技术类型	优　　点	缺　　点	方法应用
脂质体转染	适用性广,转染效率高,重复性好	（1）成本高; （2）不同细胞类型的转染效果差异大; （3）不良反应大,不利于临床细胞制备及应用	适用于瞬时转染细胞进行短时间基因表达
慢病毒转染	转染效率高,适用于多种细胞类型	（1）成本高; （2）需要多种质粒进行病毒制备包装,工序复杂; （3）携带基因大小会影响转染后基因表达的效果; （4）可复制性病毒在临床使用上存在安全隐患	可瞬时或稳定转染多种细胞类型

（续表）

技术类型	优　点	缺　点	方法应用
基于非病毒载体的电转染	操作简单,自动化程度高	(1) 需要特定的电穿孔设备和电穿孔转染试剂盒; (2) 细胞和核酸用量大,核酸质量要求高; (3) 细胞损伤较大; (4) 需根据不同细胞类型进行电穿孔条件摸索	所有细胞适用

7.1.3　免疫细胞的体外扩增技术

免疫细胞的体外扩增技术操作方案如下[4,5]。

（1）第 0 天使用 T 细胞活化抗体/蛋白质包被细胞培养板。

（2）第 1 天弃除包被液,清洗包被板,之后将分离获得的目标细胞加入包被板,并置于细胞培养箱($37℃$,5% CO_2)中培养。

（3）第 3 天在显微镜下观察细胞状态是否正常,补加培养液和细胞因子。

（4）第 4 天在显微镜下观察细胞状态是否正常,根据具体情况确定换板(6 孔板)、扩板、转瓶或转袋操作。

① 换板:

（a）轻柔吹打样本细胞及 6 孔板底部,使成团细胞分散、贴壁细胞脱落;

（b）将吹打好的细胞用 10 ml 移液管从原 6 孔板转移到新的 6 孔板中,补加细胞因子。

② 扩板:

（a）轻柔吹打样本细胞及 6 孔板底部,使成团细胞分散、贴壁细胞脱落;

（b）将吹打好的细胞用 10 ml 移液管转移到同一 50 ml 离心管内,并按照 3 ml/孔的量加入最终扩增总孔数所需体积的新鲜培养基,混匀;

（c）将上述 50 ml 离心管中的细胞悬液按照 3 ml/孔分装到新的 6 孔板中,添加细胞因子。

③ 转瓶:

（a）轻柔吹打样本细胞及 6 孔板底部,使成团细胞分散、贴壁细胞脱落;

（b）将吹打好的细胞用 10 ml 移液管转移到同一 50 ml 离心管内后一次性全部倒入一个 T175 培养瓶中;在 6 孔板中加入新鲜培养液清洗底部残留细胞,并将细胞洗液转移到 T175 培养瓶中;最后加入新鲜培养液至转瓶体积。

④ 转袋:

（a）取 T610 细胞培养袋贴好样本标签,并将其袋口与放在专用加液架上的 50 ml 注射器管口连接好备用;

（b）轻柔吹打样本细胞及 6 孔板底部，使成团细胞分散、贴壁细胞脱落；

（c）将吹打好的细胞用 10 ml 移液管转移到同一 50 ml 离心管内，然后一次性全部转移到 T610 培养袋中；

（d）在 6 孔板中加入新鲜培养液清洗底部残留细胞，并将细胞洗液转移到 T610 细胞培养袋中，最后加入新鲜培养液至培养袋体积。

（5）第 6 天从细胞培养箱（37℃，5% CO_2）中取出样本细胞，在显微镜下观察细胞状态并根据细胞的生长情况判断此次需添加培养液的量，之后根据加液后的总体积添加一定剂量的细胞因子并放置于培养箱（37℃，5% CO_2）中培养。

（6）第 8 天从细胞培养箱（37℃，5% CO_2）中取出样本细胞，在显微镜下观察细胞状态并根据细胞生长情况判断此次需添加培养液的量并根据预先判断好的补液体积加入细胞培养液，之后根据加液后的总体积添加一定剂量的细胞因子并放置于培养箱（37℃，5% CO_2）中培养。

（7）第 10 天重复第 8 天操作。

（8）第 12 天重复第 8 天操作。

（9）第 14 天重复第 8 天操作，并按照规定的送检操作流程对细胞取样进行需氧、厌氧培养及安全性和有效性检测。

（10）第 15 天取样进行内毒素、真菌葡聚糖、细菌和真菌涂片等安全性检测。

7.1.4 免疫细胞的终产品收集技术

1）细胞收集前的准备

（1）取 5 ml 人血白蛋白并将其加入 500 ml 生理盐水中，配制成 1% 的白蛋白生理盐水洗液，分装待用。

（2）用 5 ml 注射器抽取 2 ml 杜氏磷酸盐缓冲液（D-PBS）并将其加入 2×10⁶ IU/支的 IL-2 粉末中，充分溶解后摇匀待用。

（3）取若干根医用棉签浸入碘伏中待用。

2）细胞收集

（1）收集细胞的镜检：用注射器取待回输样品到培养皿中进行镜检，确保待收集细胞无异常。

（2）将细胞混悬液转移至离心瓶/离心管中。

（3）培养袋培养细胞的转移：镜检无异常时，将培养袋倒置挂在生物安全柜内壁的挂钩上，将止血钳夹在距培养袋进、出液管出口处 10 cm 左右的位置；拧开管盖后用浸过碘伏的棉签从近口端向远口端单方向擦拭消毒，重复 3 次；将消毒后的进、出液管前端伸入标记相应患者姓名的离心瓶/离心管中，松开止血钳，将细胞培养袋中的细胞混悬液全部转移至离心瓶/离心管中；细胞培养袋进出液管需通过无菌热合机封口（5 cm

左右)用于留样,放置于4℃冰箱。

(4) 培养瓶培养细胞的转移:镜检无异常时,用5 ml注射器取样3 ml,贴好标签后放置于4℃冰箱备用。标签信息包括患者姓名、袋次、取样日期。取样后将瓶中细胞混悬液全部转移至离心瓶/离心管中。

(5) 将离心瓶/离心管放入离心机中,1 500 r/min离心5 min,弃上清。

(6) 细胞洗涤:将上述步骤离心瓶中收集的细胞沉淀用已经准备好的1% ALB生理盐水洗液洗涤2次,将含细胞的洗液全部转移至离心管中,继续加入1% ALB生理盐水洗液至40 ml后取200~500 μl细胞悬液至EP管中计数备用。再次加入1% ALB生理盐水至50 ml,1 500 r/min离心5 min,弃上清。细胞第二次洗涤,加入50 ml 1% ALB生理盐水洗液重悬后,1 500 r/min离心5 min,弃上清。

(7) 用终产品保存液重悬细胞(加入3 ml 1% ALB),混匀后用2 ml注射器取样1 ml至1.5 ml EP管中,置于-20℃留样保存;同时取样进行质量控制;其他部分装入终产品袋中,并使用热合机封口,供回输使用。

7.2　常见免疫细胞产品的体外制备及质量标准

不同类型免疫细胞产品在细胞亚群分布、细胞活化程度、抗肿瘤能力等方面存在显著不同,这与免疫细胞产品的体外扩增体系组成密切相关。通过对免疫细胞体外扩增体系组成的研究调整,可影响免疫细胞产品的类型及功能。下面结合上海细胞治疗集团细胞生产中心的实践经验,对常见免疫细胞产品的体外制备情况及相应质量标准进行简要介绍。

7.2.1　天然免疫细胞

1) NK细胞[6-14]

(1) 外周血单个核细胞的采集与分离。

① 采集:用血细胞分离机采集患者自身的外周血单个核细胞(PBMC)50~100 ml;

② 分离:用淋巴细胞分离液通过密度梯度离心法进一步纯化获得PBMC;

③ 洗涤:用无血清培养液洗涤2次,获得纯度在90%以上的PBMC。

(2) NK细胞的培养及鉴定。

① 第-1天用NK活化抗体/蛋白质包被培养板,平放、静置、避光,4℃过夜。

② 第0天入板:将从外周血分离得到的PBMC用无血清淋巴细胞培养液重悬并调整密度为(1~2)×10⁶个细胞/ml,之后接种于包被处理的培养瓶中,同时添加自体灭活血浆和NK活化试剂进行刺激培养。

③ 第3天补液:进行细胞计数,根据计数结果添加活化培养基及自体灭活血浆,并

调整密度为$(1\sim2)\times10^6$个细胞/ml,于细胞培养箱($37℃$,5% CO_2)中孵育。

④ 第5天补液:根据细胞增殖生长、颜色变化情况添加活化培养基和自体灭活血浆,于细胞培养箱($37℃$,5% CO_2)中孵育。

⑤ 第7天转袋:根据细胞增殖生长、颜色变化情况添加活化培养基和自体灭活血浆,置于培养袋中于细胞培养箱($37℃$,5% CO_2)中孵育。

⑥ 第9天补液:根据细胞增殖生长、颜色变化情况添加扩增培养基,置于培养袋中于细胞培养箱($37℃$,5% CO_2)中孵育。

⑦ 第11天补液:根据细胞增殖生长、颜色变化情况添加扩增培养基,置于培养袋中于细胞培养箱($37℃$,5% CO_2)中孵育。

⑧ 第13天补液:根据细胞增殖生长、颜色变化情况添加扩增培养基,置于培养袋中于细胞培养箱($37℃$,5% CO_2)中孵育。

(3)细胞检测。

培养至第14天左右,取少量细胞样品进行细胞计数、细胞活性检测、细胞表型检测、细菌培养、真菌培养、支原体检测及内毒素检测。

(4)细胞收集。

① 收集:将质检合格的细胞悬液收集至无菌离心瓶中,1500 r/min离心5 min,收集细胞。

② 洗涤:用生理盐水清洗2次,并重复离心(1500 r/min离心5 min)。

③ 重悬:用含有1%人血清白蛋白的生理盐水重新悬浮细胞。

(5)NK细胞质量控制(见表7-3)。

表7-3 NK细胞质量控制标准

检 定 项 目	检 定 方 法	检 定 标 准
表型鉴定	流式细胞术	$CD3^-CD56^+$细胞百分比不低于50%
细胞数量/细胞存活率	台盼蓝染色法	每袋细胞数应不低于标示值,存活率应不低于90%
细胞形态	镜检	细胞透明度高,多为圆形
细胞杀伤活性	LDH法	细胞杀伤率不低于30%
无菌检查	培养法	应为阴性
无热原检查	鲎试剂法	低于限值(参考《中国药典》)
支原体检查	PCR法	应为阴性
外观	肉眼观察	应为白色均匀悬浊液,无明显沉淀、无异物
最低装量	最低装量检测法	应为(100 ± 10)ml/袋

注:LDH,乳酸脱氢酶

2）DC-CTL 细胞[15-23]

DC 是机体内功能最强、唯一能活化静息 T 细胞的专职抗原提呈细胞,DC 将抗原信息呈递给 T 细胞、启动 T 细胞的抗原特异性免疫作用。因此,DC 是启动、调控和维持免疫应答的中心环节。DC 与 T 细胞共培养可诱导产生抗原特异性 CTL,靶向杀伤肿瘤细胞。

（1）DC。

① 细胞采集：通过血细胞分离机采集白细胞或通过人工静脉采集外周血（50～100 ml）。

② 细胞预处理：使用淋巴细胞分离液 Ficoll 对获得的细胞进行密度梯度离心,获得 PBMC,进行细胞计数。

③ 细胞接种：根据细胞计数结果,使用一定体积的细胞培养液重悬获得的 PBMC,使细胞密度为 $(2\sim4)\times10^6$ 个细胞/ml；根据体积将重悬细胞移至细胞培养板或细胞培养瓶中,于细胞培养箱（37℃,5% CO_2）中静置 2 小时。

④ 细胞贴壁：2 小时后轻轻晃动细胞培养板或细胞培养瓶中的细胞,将未贴壁细胞移出,同时用细胞培养液清洗细胞培养板或细胞培养瓶 1 次；移出的未贴壁细胞将用于 CIK 细胞或 T 细胞的培养；贴壁细胞将用于 DC 的培养。

⑤ 细胞培养：

（a）第 0 天,向上述步骤贴壁细胞中加入 DC 活化因子,并置于细胞培养箱（37℃,5% CO_2）中进行细胞培养。

（b）第 4 天,补加 DC 活化因子,置于细胞培养箱（37℃,5% CO_2）中进行细胞培养。

（c）第 6 天,向培养板中加入肿瘤抗原,置于细胞培养箱（37℃,5% CO_2）中进行细胞培养。

（d）第 7 天,向培养板中加入 DC 促成熟因子,置于细胞培养箱（37℃,5% CO_2）中进行细胞培养。

（e）第 8 天,取样对 DC 进行成熟度及其他质量检测,检测合格的 DC 可收获作为 DC 疫苗也可以用于同 T 细胞共培养获得肿瘤抗原特异性 T 细胞；收集 DC,按照 $(2\sim4)\times10^6$ 个细胞/份于液氮中存储备用（方法详见 7.1）。

注意事项：为达到最佳培养效果,长期保存时建议将试剂放置于−20℃,避免反复冻融。

（2）CTL。

① DC-CTL 共培养：

（a）第 0 天,准备 1 份成熟的 DC；复苏 T 细胞；按照 1∶50～1∶20 的细胞数量比将成熟 DC 与复苏的 T 细胞共培养,之后加入 CTL 培养液 1,使细胞密度约为 1×10^6 个细胞/ml,置于细胞培养箱(37℃,5% CO_2)中进行细胞培养。

(b) 第 3 天,准备 1.5 份成熟的 DC,0.5 倍体积(第 0 天使用 CTL 培养液 1)的 CTL 培养液 1 重悬后,加入上述步骤的 DC-CTL 中,置于细胞培养箱(37℃,5% CO_2)中进行细胞培养。

(c) 第 6 天,准备 2 份成熟的 DC,1 倍体积(第 3 天加入 CTL 培养液 1 后的总体积)CTL 培养液 1 重悬后,加入上述步骤的 DC-CTL 中,置于细胞培养箱(37℃,5% CO_2)中进行细胞培养。

(d) 第 9 天,收集 DC-CTL 用于大量扩增。

② CTL 扩增:

(a) 第 0 天,包被瓶清洗:将 CTL 活化包被液从包被板中取出,加入 D-PBS 清洗 1 次,再加入无血清淋巴细胞培养液清洗 1 次,备用(注意:细胞放入前再将瓶中的无血清淋巴细胞培养液移除);收集上述步骤中获得的 DC-CTL 细胞,使用 CTL 培养液 2 重悬细胞并放入已清洗包被瓶中,40 ml/瓶,置于细胞培养箱(37℃,5% CO_2)中进行细胞培养。

(b) 第 3 天,尽量不移动培养瓶,视培养液颜色补加 CTL 培养液 2,10~40 ml/瓶,并置于细胞培养箱(37℃,5% CO_2)中进行细胞培养。

(c) 第 4 天,转袋培养,按照体积比 1∶8~1∶4 的比例向培养袋中补加 CTL 培养液 2,并置于细胞培养箱(37℃,5% CO_2)中进行细胞培养。

(d) 第 7~14 天,视细胞生长情况补加 CTL 培养液 2,并置于细胞培养箱(37℃,5% CO_2)中进行细胞培养。

③ 细胞收集:离心收集细胞(详见 7.1)。

注意事项:为达到最佳培养效果,DC-CTL 细胞大量扩增的第 0 天到第 3 天,尽量不要移动细胞培养板。

(3) DC-CTL 细胞质量控制(见表 7-4)。

表 7-4　DC-CTL 细胞质量控制标准

检 定 项 目	检 定 方 法	检 定 标 准
DC 细胞表型鉴定	流式细胞术	$CD83^+$、$CD86^+$、$CD80^+$ 细胞的比例均不低于 70%
CTL 细胞表型鉴定	流式细胞术	$CD3^+$ 细胞的比例不低于 90% $CD3^+CD8^+$ 细胞的比例不低于 50% IFN-γ、TNF-α 阳性细胞的比例不低于 50%
细胞数量/细胞存活率	台盼蓝染色法	每袋细胞数应不低于标示值,存活率应不低于 90%

(续表)

检 定 项 目	检 定 方 法	检 定 标 准
细胞形态	镜检	细胞透明度高,多为圆形
细胞杀伤活性	LDH 法	细胞杀伤率不低于 30%
无菌检查	培养法	应为阴性
无热原检查	鲎试剂法	低于限值(参考《中国药典》)
支原体检查	PCR 法	应为阴性
外观	肉眼观察	应为白色均匀悬浊液,无明显沉淀、无异物
最低装量	最低装量检测法	应为(100±10) ml/袋

注: LDH,乳酸脱氢酶

3) TIL[24-28]

TIL 高表达趋化因子受体,容易趋化至肿瘤部位,能够靶向杀伤肿瘤,是非常好的抗肿瘤免疫细胞来源。

(1) 准备工作。

① TIL 培养液 1:适用于 TIL 大量扩增阶段。准备大量扩增 TIL 的前 1 天,将 200 μl 溶液 L1-1 加入 20 ml 溶液 L1-2 中,混匀,之后平均放入 2 个 T75 细胞培养瓶中,使培养瓶底面积均匀处于包被液中,10 ml/瓶,4℃避光平放,静置过夜。

② TIL 培养液 2:使用前,将溶液 L2 按照 20 μl/ml 的用量加入无血清淋巴细胞培养液中,配制成 TIL 培养液 2。

③ TIL 培养液 3:使用前,将溶液 L3 按照 20 μl/ml 的用量加入无血清淋巴细胞培养液中,配制成 TIL 培养液 3。

④ TIL 培养液 4:使用前,将溶液 L4 按照 20 μl/ml 的用量加入无血清淋巴细胞培养液中,配制成 TIL 培养液 4。

(2) 操作步骤。

通过手术或者穿刺获得肿瘤组织。

(a) 组织提取和处理:在无菌条件下,将手术切除的样本立即置于装有溶液 L0-1 的样本保存管中,随后立即送往处理实验室;细胞生产中心接收组织后,将样本取出置于无菌的平皿中,使用无菌手术刀去除周边坏死组织和脂肪组织,并用溶液 L0-2 清洗组织 3 次,去除血迹,一般穿刺标本为 25 ml/次,手术标本为 40 ml/次;清洗后,加入适量溶液 L0-2 浸没标本,用已灭菌的剪刀和镊子将组织剪切成 1~2 mm³ 的组织块。

（b）细胞接种：将上述组织块以 2～3 块/孔转移至 24 孔板中，加入 1.5 ml/孔 TIL 培养液 2，于细胞培养箱（37℃，5% CO_2）中进行细胞培养。

（c）TIL 的分离：

第 1～4 天，观察 TIL 克隆的长出情况；

第 4 或者第 5 天，根据细胞生长的具体情况使用 TIL 培养液 2 半量换液，并置于细胞培养箱（37℃，5% CO_2）中进行细胞培养；

第 7～20 天，根据细胞生长的具体情况，每隔 1 天使用 TIL 培养液 2 半量换液，并置于细胞培养箱（37℃，5% CO_2）中进行细胞培养。

（d）TIL 竖瓶培养：

上述步骤中当超过 5 孔的单孔细胞汇合度达到 75%～90%、细胞总量约为 $2×10^6$ 个细胞/ml 时将细胞取出，加入 200 ml TIL 培养液 3 重悬细胞并放入 T175 培养瓶中，竖直放置，并置于细胞培养箱（37℃，5% CO_2）中进行细胞培养；

第 3～7 天，每隔 1 天观察细胞扩增情况，视细胞数量确定培养瓶平放的时间；

第 7 天，细胞密度高于 $2×10^6$ 个细胞/ml 时，细胞可用于冻存、基因修饰或者继续扩增。

（e）TIL 大量扩增：

第 0 天，包被瓶清洗：将 TIL 培养液 1 从包被板中移出，加入 D-PBS 清洗 1 次，再加入无血清淋巴细胞培养液清洗 1 次，备用（注意：细胞放入前再将瓶中无血清淋巴细胞培养液移除）；

收集上述步骤中获得的 TIL 细胞，按照 $1×10^6$ 个细胞/ml 使用 TIL 培养液 4 重悬细胞并放入已清洗包被瓶中，40 ml/瓶，置于细胞培养箱（37℃，5% CO_2）中进行细胞培养；

第 3 天，尽量不移动培养瓶，视培养液颜色补加 10～40 ml/瓶 TIL 培养液 4，并置于细胞培养箱（37℃，5% CO_2）中进行细胞培养；

第 4 天，转袋培养，按照体积比 1∶8～1∶4 的比例向培养袋中补加 TIL 培养液 4，并置于细胞培养箱（37℃，5% CO_2）中进行细胞培养；

第 7～14 天，视细胞生长情况补加 TIL 培养液 4，并置于细胞培养箱（37℃，5% CO_2）中进行细胞培养；

（f）细胞收集：离心收集细胞（详见 7.1）。

注意事项：为达到最佳培养效果，TIL 细胞大量扩增的第 0～3 天，尽量不要移动细胞培养板。

（g）TIL 的质量控制（见表 7-5）。

表 7-5 TIL 的质量控制标准

检 定 项 目	检 定 方 法	检 定 标 准
TIL 的表型鉴定	流式细胞术	CD3+ 细胞的比例不低于 95% CD3+ CD8+ 细胞的比例不低于 50% IFN-γ、TNF-α 阳性细胞的比例不低于 50%
细胞数量/细胞存活率	台盼蓝染色法	每袋细胞数应不低于标示值,存活率应不低于 90%
细胞形态	镜检	小克隆状生长,细胞透明度高,多为圆形,无大克隆
细胞杀伤活性	LDH 法	细胞杀伤率不低于 30%
无菌检查	培养法	应为阴性
无热原检查	鲎试剂法	低于限值(参考《中国药典》)
支原体检查	PCR 法	应为阴性
外观	肉眼观察	应为白色均匀悬浊液,无明显沉淀、无异物
最低装量	最低装量检测法	应为(100±10) ml/袋

7.2.2 基因修饰免疫细胞

基因修饰免疫细胞的操作方案[29-41]如下。

1) 准备工作

(1) CAR-T 活化液:适用于 CAR-T 大量扩增阶段。准备大量扩增 CAR-T 细胞的前 1 天,将 200 μl 溶液 R0-1 加入 20 ml 溶液 R0-2 中,混匀,平均放入 2 个 T75 细胞培养瓶中,使培养瓶底面积均匀处于包被液中,10 ml/瓶,4℃避光平放,静置过夜。

(2) CAR-T 活化培养瓶预处理:活化前 0.5 小时,将 CAR-T 活化液处理过的 T75 细胞培养瓶中的 CAR-T 活化液移除,用 PBS 清洗 2 次备用;

(3) CAR-T 培养液 1:使用前,将溶液 R1 按照 20 μl/ml 的用量加入无血清淋巴细胞培养液中配制成 CAR-T 培养液 1。

(4) CAR-T 培养液 2:使用前,将溶液 R2 按照 20 μl/ml 的用量加入无血清淋巴细胞培养液中配制成 CAR-T 培养液 2。

2) 操作步骤

(1) T 细胞分离。

① 细胞采集:通过血细胞分离机采集白细胞或通过人工静脉采集外周血(50~100 ml)。

② 细胞预处理:使用淋巴细胞分离液 Ficoll 对步骤①获得的细胞进行密度梯度离

心,获得 PBMC 并进行细胞计数。

③ 细胞纯化:使用贴壁法或者磁珠分选法提纯 T 细胞。

(2) 基因修饰(非病毒载体-电穿孔转染模式)。

① 预混:根据患者的免疫组织化学检测结果选择溶液 R4 的类型,确定电穿孔转染方案;根据电穿孔转染方案提前 1 天准备相对应的电穿孔转染溶液及质粒,在掌上离心机上离心;将溶液 R3-2 加入溶液 R3-1 中混匀(5 孔 520 μl,4 孔 420 μl)。在混匀后的溶液 R3 中加入溶液 R4 并标记为电转复合液 R5,混匀,4℃放置,第 2 天进行电穿孔转染时使用。

② 电穿孔转染的操作流程:收集纯化后待电穿孔转染的细胞并计数,1 500 r/min 离心 5 min;弃上清,按照$(5\sim10)\times10^6$ 个细胞每个 EP 管的细胞量用生理盐水重悬细胞后,转移至无菌的 EP 管中,1 500 r/min 离心 5 min;离心后,尽可能吸净上清,加入电转复合液 R5;混匀后,将细胞悬液转移至无菌电转杯中,使用 U-014 程序进行电转操作;电转结束后,将细胞悬液转移至 37℃ 预热的无血清淋巴细胞培养基中,混匀后静置于细胞培养箱(37℃,5% CO_2)中;4~6 小时后将细胞悬液混匀,转移至预处理后的 CAR-T 细胞活化培养瓶中,加入 CAR-T 培养液 1 混匀后静置于细胞培养箱(37℃,5% CO_2)中培养。

③ CAR-T 细胞扩增培养:

(a) 第 3~4 天,观察 CAR-T 细胞的增殖情况,加入 CAR-T 培养液 2,放大培养。

(b) 第 5~18 天,观察细胞增殖情况,每隔 1 天补充 CAR-T 培养液 2,直至收集。

④ CAR-T 细胞的收集、储存:质检合格后,离心收集细胞(详见 7.1);加入制剂辅料后,于液氮中保存。

⑤ CAR-T 细胞质量控制(见表 7-6)。

表 7-6　CAR-T 细胞质量控制标准

检 定 项 目	检 定 方 法	检 定 标 准
转染效率	流式细胞术	不低于 20%
CAR-T 比例	流式细胞术	不低于 30%
细胞表型检测	流式细胞术	CD3、CD8、CD45RO、CCR7、CD62L、IFN-γ、TNF-α
细胞数量/细胞存活率	台盼蓝染色法	每袋细胞数应不低于标示值,存活率应不低于 90%
细胞形态	镜检	细胞透明度高,多为圆形
无菌试验	血培养	应为阴性
无热原检查	鲎试剂法	低于限值(参考《中国药典》)

（续表）

检 定 项 目	检 定 方 法	检 定 标 准
支原体检查	PCR 法	应为阴性
外观	肉眼观察	应为白色均匀悬浊液,无明显沉淀、无异物
最低装量	最低装量检测法	应为(100±10)ml/袋

7.3　免疫细胞产品的质量管理体系

免疫细胞治疗产品越来越多地应用于临床研究,用于肿瘤患者的治疗。免疫细胞治疗产品的非终端灭菌的无菌制品属性以及个体化产品属性对免疫细胞体外制备过程中如何避免污染、交叉污染、混淆及其他差错提出了更高的要求,一方面需要通过对终端产品进行质量检测确保使用安全,另一方面需要建立质量管理体系对整个免疫细胞体外制备过程进行严格的质量控制[42,43]。

目前,国内外药物生产均以生产质量管理规范（good manufacturing practice, GMP)作为质量保证的指导原则,GMP 对生产涉及的人、设施、设备、原辅料、生产过程、检测系统等都提出了严格的要求以确保产品质量。本节重点参考了 2010 年版药品GMP 指南和中国医药生物技术协会 2016 年版《免疫细胞制剂制备质量管理自律规范》,从免疫细胞体外制备技术的角度,按照 GMP 的规范将其中关键内容介绍如下。

整体而言,洁净车间、设施与设备是细胞产品生产的硬件条件,应为细胞产品的生产提供优良的环境。物料是生产细胞产品的基础物质,其质量好坏决定了细胞产品的质量水平。人是细胞产品生产中最大的污染源,在整个生产过程中人员会直接或间接地与细胞产品接触,是细胞产品发生质量变化的重要因素。人员卫生管理是保证细胞产品质量的必要条件。

7.3.1　洁净车间

洁净车间的合理设计和实施是规避生产质量风险及环境、健康与安全(EHS)风险最基本、最重要的前提,包含合适的空间设计、合理的物流设计、恰当的隔离设计以及合适的建筑装修材料的使用。细胞产品生产所在场所的地面、路面及周围环境、运输等不应对产品的生产造成污染。

（1）细胞产品制备场所的设计与建设应遵循物理隔离的建筑设计原则。以细胞产品的安全为核心,应能最大限度地避免污染、交叉污染、混淆和差错,同时确保人员工作环境的安全无害。细胞产品制备场所的面积应满足机构开展细胞产品制备各项工作的需要[43]。

（2）细胞产品制备场所分为洁净区与非洁净区。洁净区各功能区包括细胞制备区、细胞储存区、质控区等，其中质控区独立于制备区。非洁净区包括办公室、资料档案室、物料储存室、气体储存室等[43]；应合理设计行政区、生活区和辅助区等的总体布局，不应与洁净区有交叉，不得对生产区有不良影响。

（3）细胞产品制备场所应遵循人流通道和物流通道分开的原则。更衣间及缓冲室的静态级别应与其相应的洁净区级别相同，必要时可将进入和离开洁净区的更衣间分开设置。

（4）洁净区应当根据制备流程及相应的洁净度级别要求合理设计、布局及使用。洁净区应以温湿度、微粒、微生物、压差为主要控制参数。静态洁净度达到不低于 C 级背景下的 A 级。质控区及其空调系统应单独设立，洁净度级别应与制备区要求一致[43]。

（5）洁净区应当设置防尘、防止昆虫和其他动物进入的设施。洁净室（区）的门、窗及安全门应当密闭，洁净室（区）的门应当向洁净度高的方向开启[43]。

（6）医疗废弃物应有独立的放置场所。其处理应按照《医疗废弃物处置管理条例》的要求执行。感染性样本与非感染性样本的处理及制备场所应在独立的物理空间。感染性样本制备间建议采用正压送风过滤后外排，不再回流循环；或者采用负压制备室。污物传递直接通向污物灭菌室。非临床研究用细胞不得与临床用免疫细胞产品共用制备间及相关设备[43]。

（7）细胞产品制备场所应设置门禁，防止未授权人员进入。

7.3.2 设备

设备是细胞产品生产中物料投入转化成产品的工具或者载体，设备的管理是全过程、全方位的，包括从选型采购到安装，从验证、使用到清洁、维修与保养等。

（1）设备的选型、安装、改造和维护必须符合预定用途，且应不至于对细胞产品产生不良影响。应尽可能降低产生污染、交叉污染、混淆和差错的风险，并置于适当的地点以便于操作、清洁、维护，以及必要时进行的消毒或灭菌[43]。

（2）应建立设备采购、安装、使用、清洁、维护维修、校准等操作程序，并保存相关记录。经改造或者重大维修的设备应进行再确认，符合要求后方可用于制备。最近工作期间的记录应置于各相关设备附近供查阅[43]。

（3）应当按照操作规程和校准计划定期对设备和检验用衡器、量具、仪表、记录和控制设备以及仪器进行校准和检查，并保存相关记录。校准的量程范围应涵盖实际制备和检验的使用范围[43]。

（4）感染性样本与非感染性样本的处理及制备所使用的设备不应交叉使用[43]。

（5）设备操作人员需要先接受岗位培训，然后才能正确使用设备，使用时应及时填写记录，并进行及时有效的清洁，防止污染与交叉污染，以保证细胞产品的质量。

7.3.3 物料

要保证细胞产品的质量，需从生产细胞产品的基础物质——原料开始控制。在遵循 GMP 要求的基础上，生产企业根据自身的条件和特点，制定与企业实际情况和发展阶段相适应的体系，以便更有效地实施，保证产品生产安全。对物料的基本要求如下[42]：

（1）细胞产品制备所用的物料是指制备及检测过程中所使用的试剂耗材以及与细胞产品直接接触的包装材料及外包装材料。

（2）细胞产品制备所用的物料应符合相应的质量标准。进口物料应符合国家相关的进口管理规定。

（3）应建立物料的操作规程。确保物料的正确标识、接收、检验、储存、发放及使用（见图 7-1），防止污染、交叉污染、混淆和差错。

（4）物料接收应准确记录。记录包括交货单和包装容器上所注的物料的名称、机构内部所用物料名称和（或）代码、接收日期、供应商和生产商（如不同）的名称、供应商和生产商（如不同）的批号、接收总量和包装容器数量、接收后机构指定的批号或流水号及有关说明（如包装情况等）。

（5）物料的外包装应有标签，并注明规定的信息，必要时还应进行清洁，发现外包装破损或其他可能影响物料质量的情况应向质量管理部门报告，并进行调查和记录[43]。

（6）物料应根据其性质和储存要求有序分批储存和周转。发放及发运应符合先进先出和近效期先出的原则。

（7）应当明确各类物料的仓储环境和控制要求，并定期监测，提供环境监测的记录。仓储现场的环境监测设施应当定期计量、校准。

（8）使用计算机化仓储管理的，应有相应的操作规程，防止因系统故障、停机等特殊情况造成物料和产品的混淆和差错。使用完全计算机化仓储管理系统进行的，物料等相关信息可不必以书面可读的方式标出。

（9）机构应建立物料的质量标准，并检验和放行。对生物活性的试剂，机构应有相应的措施确定有效期和保存条件，并在有效期内使用，及建立相应验证试剂有效性的程序。

（10）物料供应商确定及变更时应当对其提供的物料和样品进行质量检测和评估，并经质量管理部门批准后方可采购接收。

（11）机构自制的试剂（如血浆、抗原等），应建立质量标准、编号及批号，编制操作规

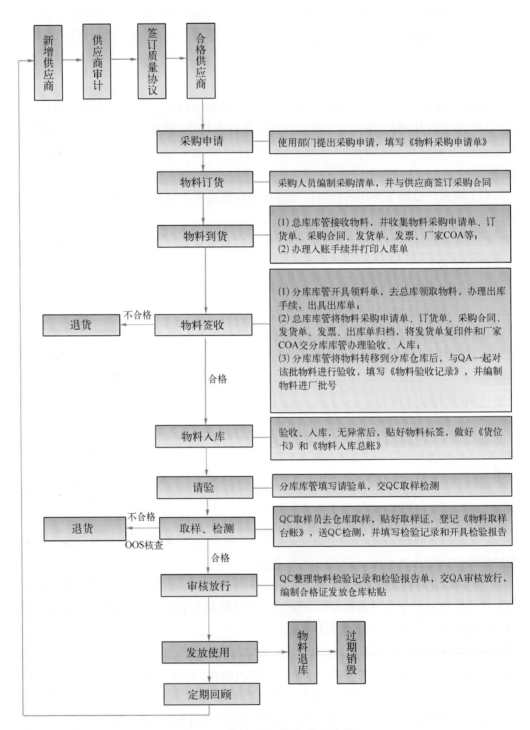

图 7-1　物料采购、接收、检验流程

COA,产品分析报告;OOS,超出检验标准;QA,质量保证;QC,质量控制

程、制备记录,并经检验合格后使用,每种物料均应当编制唯一的编号。

（12）培养基的要求。

① 免疫细胞体外扩增培养应避免使用异种、异体血清或者血浆。所有成分应明确并符合无菌、低内毒素的质量标准。

② 若培养基中含有人的血液成分,如白蛋白等,应明确其来源、批号、质量检定合格报告,并尽量采用国家已批准的可临床应用产品。如上述成分未获得国家临床应用批准,应参照国家对应产品质控要点,提供质量标准,并对每批产品提供详尽的质量检定报告。

③ 培养基禁用内酰胺类抗生素,同时应尽量避免使用其他类型的抗生素。

7.3.4 人员卫生

在免疫细胞生产过程中,人员是细胞生产的首要条件,每一个环节都离不开人,人员的素质对质量体系有重要影响。人员的健康状况对细胞产品的质量和安全也存在隐患。员工在工作现场的个人卫生如不能有效控制,会对所生产的细胞产品带来较大污染。要遵守以下原则[43]：

（1）所有人员都应当接受卫生要求的培训,机构应当建立人员卫生操作规程,最大限度地降低人员对细胞产品生产造成污染的风险。

（2）人员卫生操作规程应当包括与健康、卫生习惯及人员着装相关的内容。生产区和质量控制区的人员应当正确理解相关的人员卫生操作规程。机构应当采取措施确保人员卫生操作规程的执行。

（3）机构应当对人员健康进行管理,并建立健康档案。直接接触细胞产品的生产人员上岗前应当接受健康检查,以后每年至少进行一次健康检查。

（4）机构应当采取适当措施,避免体表有伤口、患有传染病或其他可能污染细胞产品疾病的人员从事直接接触细胞产品的生产。

（5）参观人员和未经培训的人员不得进入生产区和质量控制区,由于特殊情况确需进入的,应当事先对个人卫生、更衣等事项进行指导。

（6）任何进入生产区的人员均应当按照规定更衣。工作服的选材、式样及穿戴方式应当与所从事的工作和空气洁净度级别要求相适应。

（7）进入洁净生产区的人员不得化妆和佩戴饰物。

（8）生产区、仓储区应当禁止吸烟和饮食,禁止存放食品、饮料、香烟和个人用药品等非生产用物品。

（9）操作人员应当避免裸手直接接触细胞产品、与细胞产品直接接触的包装材料和设备表面。

7.4 小结与展望

本章对免疫细胞体外制备的基本技术、常见免疫细胞产品的体外制备技术以及相应产品的质量标准进行了系统介绍,从非特异性天然免疫细胞、特异性天然免疫细胞到特异性基因修饰的免疫细胞进行了系统介绍,希望为读者全面了解并应用免疫细胞体外制备技术提供一定的参考。

近年来,随着肿瘤免疫疗法连续取得突破性进展,免疫细胞治疗产品越来越多地进入临床研究或者临床应用阶段,其质量也受到更为严格的监管。美国按照药品监管的模式,于 2017 年,连续批准 2 个免疫细胞治疗药品上市;中国国家药品监督管理局也于 2017 年年底发布《细胞治疗产品研究与评价技术指导原则》,以 CAR-T 为代表的细胞治疗产品,要按照药品的监管标准启动注册临床试验申请;免疫细胞治疗产品按照药品方式监管,对免疫细胞产品的体外制备过程提出很大的挑战和更高的要求,同时也使产品的质量得到更大程度的保障。首先,免疫细胞产品作为非终端灭菌制品,对免疫细胞体外制备过程的无菌控制提出了很高的要求,密闭生产系统是保障;其次,免疫细胞产品作为自体制剂,每一个样本就是一批,这与传统药品一批产品可以用于多人治疗不同,需要生产耗材全部为一次性耗材,成本比较高;再次,细胞是一个活的药物,生产过程需要实时监控,对质量控制也提出更高的要求,自动化是非常重要的方向,免疫细胞体外制备需要向全密闭、一次性、全自动、精确控制、数据化方向发展,以匹配药品生产带来的挑战。产品质量是药品安全性和疗效的核心保障,笔者相信免疫细胞产品体外制备生产的药品化监管一定会极大推动免疫细胞治疗产品的规范化应用,为更多的患者带来益处。

参考文献

[1] Böyum A. Isolation of mononuclear cells and granulocytes from human blood. Isolation of monuclear cells by one centrifugation, and of granulocytes by combining centrifugation and sedimentation at 1 g[J]. Scand J Clin Lab Invest Suppl, 1968, 97: 77-89.

[2] Grievink H W, Luisman T, Kluft C, et al. Comparison of three isolation techniques for human peripheral blood mononuclear cells: Cell recovery and viability, population composition, and cell functionality[J]. Biopreserv Biobank, 2016, 14(5): 410-415.

[3] Maurisse R, De Semir D, Emamekhoo H, et al. Comparative transfection of DNA into primary and transformed mammalian cells from different lineages[J]. BMC Biotechnol, 2010, 10: 9.

[4] Riccione K, Suryadevara C M, Snyder D, et al. Generation of CAR T cells for adoptive therapy in the context of glioblastoma standard of care[J]. J Vis Exp, 2015(96): 52397.

[5] Dudley M E, Yang J C, Sherry R, et al. Adoptive cell therapy for patients with metastatic

melanoma：evaluation of intensive myeloablative chemoradiation preparative regimens[J]. J Clin Oncol，2008，26(32)：5233-5239.

[6] Trinchieri G. Biology of natural killer cells[J]. Adv Immunol，1989，47：187-376.

[7] Vivier E，Nunes J A，Vely F. Natural killer cell signaling pathways[J]. Science，2004，306(5701)：1517-1519.

[8] Hart O M，Athie-Morales V，O'connor G M，et al. TLR7/8-mediated activation of human NK cells results in accessory cell-dependent IFN-gamma production[J]. J Immunol，2005，175(3)：1636-1642.

[9] Jamieson A M，Isnard P，Dorfman J R，et al. Turnover and proliferation of NK cells in steady state and lymphopenic conditions[J]. J Immunol，2004，172(2)：864-870.

[10] Fehniger T A，Cooper M A，Nuovo G J，et al. CD56 bright natural killer cells are present in human lymph nodes and are activated by T cell-derived IL-2：a potential new link between adaptive and innate immunity[J]. Blood，2003，101(8)：3052-3057.

[11] Mandal A，Viswanathan C. Natural killer cells：In health and disease[J]. Hematol Oncol Stem Cell Ther，2015，8(2)：47-55.

[12] Vivier E，Tomasello E，Baratin M，et al. Functions of natural killer cells[J]. Nat Immunol，2008，9(5)：503-510.

[13] Escudier B，Farace F，Angevin E，et al. Immunotherapy with interleukin－2（IL2）and lymphokine-activated natural killer cells：improvement of clinical responses in metastatic renal cell carcinoma patients previously treated with IL2[J]. Eur J Cancer，1994，30A(8)：1078-1083.

[14] Goldfarb R H，Ohashi M，Brunson K W，et al. Augmentation of IL-2 activated natural killer cell adoptive immunotherapy with cyclophosphamide[J]. Anticancer Res，1998，18(3A)：1441-1446.

[15] Gillis S，Smith K A. Long term culture of tumour-specific cytotoxic T cells[J]. Nature，1977，268(5616)：154-156.

[16] Ben-Sasson S Z，Paul W E，Shevach E M，et al. In vitro selection and extended culture of antigen-specific T lymphocytes. I. Description of selection culture procedure and initial characterization of selected cells[J]. J Exp Med，1975，142(1)：90-105.

[17] Kasakura S，Lowenstein L. A factor stimulating DNA synthesis derived from the medium of leukocyte cultures[J]. Nature，1965，208(5012)：794-795.

[18] Lin Y，Gallardo H F，Ku G Y，et al. Optimization and validation of a robust human T-cell culture method for monitoring phenotypic and polyfunctional antigen-specific CD4 and CD8 T-cell responses[J]. Cytotherapy，2009，11(7)：912-922.

[19] Jager E，Karbach J，Gnjatic S，et al. Recombinant vaccinia/fowlpox NY-ESO-1 vaccines induce both humoral and cellular NY-ESO-1-specific immune responses in cancer patients[J]. Proc Natl Acad Sci U S A，2006，103(39)：14453-14458.

[20] Foster A E，Leen A M，Lee T，et al. Autologous designer antigen-presenting cells by gene modification of T lymphocyte blasts with IL-7 and IL-12[J]. J Immunother，2007，30(5)：506-516.

[21] Melenhorst J J，Solomon S R，Shenoy A，et al. Robust expansion of viral antigen-specific CD4$^+$ and CD8$^+$ T cells for adoptive T cell therapy using gene-modified activated T cells as antigen presenting cells[J]. J Immunother，2006，29(4)：436-443；discussion 365-436.

[22] Yuan J，Gnjatic S，Li H，et al. CTLA-4 blockade enhances polyfunctional NY-ESO-1 specific T cell responses in metastatic melanoma patients with clinical benefit[J]. Proc Natl Acad Sci U S A，

2008, 105(51): 20410-20415.

[23] Sallusto F, Geginat J, Lanzavecchia A. Central memory and effector memory T cell subsets: function, generation, and maintenance[J]. Annu Rev Immunol, 2004, 22: 745-763.

[24] Dudley M E, Gross C A, Langhan M M, et al. CD8+ enriched "young" tumor infiltrating lymphocytes can mediate regression of metastatic melanoma[J]. Clin Cancer Res, 2010, 16(24): 6122-6131.

[25] Tran K Q, Zhou J, Durflinger K H, et al. Minimally cultured tumor-infiltrating lymphocytes display optimal characteristics for adoptive cell therapy[J]. J Immunother, 2008, 31(8): 742-751.

[26] Prieto P A, Durflinger K H, Wunderlich J R, et al. Enrichment of CD8+ cells from melanoma tumor-infiltrating lymphocyte cultures reveals tumor reactivity for use in adoptive cell therapy[J]. J Immunother, 2010, 33(5): 547-556.

[27] Dudley M E, Wunderlich J R, Shelton T E, et al. Generation of tumor-infiltrating lymphocyte cultures for use in adoptive transfer therapy for melanoma patients[J]. J Immunother, 2003, 26(4): 332-342.

[28] Yannelli J R, Hyatt C, Mcconnell S, et al. Growth of tumor-infiltrating lymphocytes from human solid cancers: summary of a 5-year experience[J]. Int J Cancer, 1996, 65(4): 413-421.

[29] Lu T L, Pugach O, Somerville R, et al. A rapid cell expansion process for production of engineered autologous CAR - T cell therapies[J]. Hum Gene Ther Methods, 2016, 27(6): 209-218.

[30] Wang X, Rivière I. Clinical manufacturing of CAR T cells: foundation of a promising therapy[J]. Mol Ther Oncolytics, 2016, 3: 16015.

[31] Levine B L, Miskin J, Wonnacott K, et al. Global manufacturing of CAR T cell therapy[J]. Mol Ther Methods Clin Dev, 2016, 4: 92-101.

[32] Stroncek D F, Fellowes V, Pham C, et al. Counter-flow elutriation of clinical peripheral blood mononuclear cell concentrates for the production of dendritic and T cell therapies[J]. J Transl Med, 2014, 12: 241.

[33] Yousuff C M, Ho E T W, Ismail H K, et al. Microfluidic platform for cell isolation and manipulation based on cell properties[J]. Micromachines, 2017, 8(1): 15.

[34] Huang L R, Cox E C, Austin R H, et al. Continuous particle separation through deterministic lateral displacement[J]. Science, 2004, 304(5673): 987-990.

[35] Gargett T, Brown M P. Different cytokine and stimulation conditions influence the expansion and immune phenotype of third-generation chimeric antigen receptor T cells specific for tumor antigen GD2[J]. Cytotherapy, 2015, 17(4): 487-495.

[36] Kaartinen T, Luostarinen A, Maliniemi P, et al. Low interleukin - 2 concentration favors generation of early memory T cells over effector phenotypes during chimeric antigen receptor T-cell expansion[J]. Cytotherapy, 2017, 19(6): 689-702.

[37] Gomez-Eerland R, Nuijen B, Heemskerk B, et al. Manufacture of gene-modified human T-cells with a memory stem/central memory phenotype[J]. Hum Gene Ther Methods, 2014, 25(5): 277-287.

[38] Hinrichs C S, Spolski R, Paulos C M, et al. IL-2 and IL-21 confer opposing differentiation programs to CD8+ T cells for adoptive immunotherapy[J]. Blood, 2008, 111(11): 5326-5333.

[39] Xu Y, Zhang M, Ramos C A, et al. Closely related T-memory stem cells correlate with in vivo

expansion of CAR. CD19-T cells and are preserved by IL-7 and IL-15[J]. Blood，2014，123(24)：3750-3759.

[40] Gargett T，Yu W，Dotti G，et al. GD2-specific CAR T cells undergo potent activation and deletion following antigen encounter but can be protected from activation-induced cell death by PD-1 blockade[J]. Mol Ther，2016，24(6)：1135-1149.

[41] Mock U，Nickolay L，Philip B，et al. Automated manufacturing of chimeric antigen receptor T cells for adoptive immunotherapy using CliniMACS prodigy[J]. Cytotherapy，2016，18(8)：1002-1011.

[42] 免疫细胞制剂制备质量管理自律规范[EB/OL]. http：//www. cmba. org. cn/common/index. aspxnodeid=153&page=ContentPage&contentid=3369. htm.

[43] 药品生产质量管理规范(2010 年修订)(卫生部令第 79 号)[EB/OL]. http：//www. nmpa. gov. cn/WS04/CL2077/300569_3. html.

8

共刺激因子和免疫检查点

细胞免疫反应的发生依赖对异常抗原的摄取、提呈、识别和杀伤反应，并受免疫共刺激因子和免疫检查点的调控。近来的研究已经清楚表明，免疫细胞表面的共刺激因子和免疫检查点是决定其功能的重要因素。肿瘤细胞通过表达或分泌与抑制性免疫检查点受体结合的配体，使免疫细胞无应答而发生逃逸、增殖和传播。到目前为止，已发现的共刺激因子受体有 6 种，分别是 CD28、CD40、ICOS、HVEM、OX40 和 4-1BB，免疫检查点受体有 5 种，分别是 PD-1、CTLA-4、LAG-3、Tim-3 和 TIGIT。靶向 CTLA-4、PD-1 和 PD-L1 的抗体抑制剂可解除 T 细胞抑制、产生免疫增强反应，并且已经在治疗多种复发、转移或难治性肿瘤中获得较好效果。值得注意的是，免疫检查点抑制剂也会引起一定的不良反应。了解免疫相关不良事件发生的机制、采取适当的应对措施对提高免疫检查点抑制剂的疗效是非常重要的。本章对共刺激因子和免疫检查点的分类、作用机制及其抑制剂的临床应用进行了系统介绍。

8.1 共刺激因子和免疫检查点概述

通常，T 细胞的激活主要依靠两种信号途径。一是通过 T 细胞受体（T cell receptor，TCR）。抗原提呈细胞（antigen presenting cell，APC）将外来异常蛋白加工后与主要组织相容性复合体（MHC）结合，提呈在细胞表面并与 T 细胞结合。具有抗原提呈功能的细胞有树突状细胞（dendritic cell，DC）、B 细胞、巨噬细胞。二是通过 T 细胞表面共刺激因子。来自 APC 表面的共刺激因子相应配体与 T 细胞表面的共刺激因子受体相互作用。静止性 T 细胞表面长期表达共刺激因子受体 CD28，它与 APC 上的共刺激因子配体 B7 家族蛋白 CD80（B7-1）/CD86（B7-2）相结合，以增强免疫反应[1,2]。其他的共刺激因子受体还包括 ICOS、HVEM 及 OX40 等。为了防止机体发生过度免疫反应或自身免疫病，免疫细胞表面还存在一些免疫抑制性受体，如

CTLA-4、PD-1 等(见图 8-1)。

维持免疫稳态是宿主生存的关键。过度或失去控制的针对病原体和自身抗原的免疫反应,会引起组织炎症性损伤和自身免疫病。防治这种情况发生的关键是通过共刺激和共抑制信号调节免疫反应发生的范围和程度。这些信号蛋白称为免疫检查点(immune checkpoint)。研究发现,肿瘤细胞恰恰利用了这种免疫抑制的机制,通过表达特异性配体蛋白结合这些抑制性受体,抑制 T 细胞识别及杀伤肿瘤细胞。因此,阻断配体蛋白与抑制性检查点的结合、重启 T 细胞对肿瘤细胞的杀伤作用已成为临床上治疗肿瘤的一个重要途径。

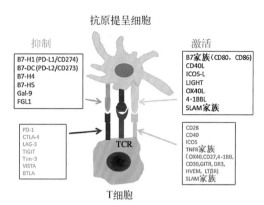

图 8-1　共刺激因子和免疫检查点正向或负向调节免疫功能

灰色为抑制性免疫检查点分子,红色为共刺激因子。上面为配体,下面为受体

8.2　共刺激因子和免疫检查点的分类和作用机制

共刺激因子主要参与免疫细胞的激活,免疫检查点主要参与免疫细胞的抑制,它们都有受体和与之作用的配体。到目前为止,已经证实的共刺激因子受体包括 CD28、CD40、ICOS、HVEM、OX40 和 4-1BB 等;激活性免疫检查点配体包括 B7-1(CD80)、B7-1(CD86)、CD40L、ICOS-L、LIGHT、OX40L 和 4-1BBL 等。免疫检查点受体包括 PD-1、CTLA-4、LAG-3、Tim-3 和 TIGIT 等;免疫检查点配体包括 B7-H1(PD-L1/CD274)、B7-DC(PD-L2/CD273)、半乳凝素(galectin,Gal)-9、B7-H4 和 B7-H5 等(见图 8-1)。

8.2.1　共刺激因子

下面将详细阐述共刺激因子受体及其配体的发现和信号转导途径。

1) CD28

(1) CD28 的发现和配体。

CD28 是在早期研究 T 细胞如何识别抗原并被激活的机制时发现的,当时研究人员发现 TCR 与相关抗原的识别不足以充分激活 T 细胞和产生足够的 IL-2。CD28 信号虽然对 T 细胞激活不产生直接影响,但是在 CD28 存在的情况下,可极大地促进 TCR 介导的 T 细胞激活反应和 IL-2 的分泌[3]。因此,CD28 是 T 细胞表面上一个重要的共刺激激活因子,参与细胞内的一系列生物化学反应,包括特定的磷酸化、转录信号通路、新陈代谢、细胞因子和趋化因子的产生、T 细胞的分化等。

CD28 在大约 80% 的 CD4$^+$ T 细胞和 50% 的 CD8$^+$ T 细胞上表达,但在其他细胞上也有表达,包括骨髓基质细胞、浆细胞、中性粒细胞及嗜酸性粒细胞。CD28 的功能性研究主要集中在 T 细胞上,在其他细胞上的功能还不是很清楚。人源 CD28 的分子量是 4.4×10^4,由 220 个氨基酸组成,以糖基化和同源二聚体的形式存在于细胞膜表面。当 CD28 作为共刺激因子被发现后,许多 CD28 的同源蛋白质也相继被发现,这些蛋白质统称为 CD28 家族蛋白质。这个家族蛋白质在结构上有一些共同的特征,包括氨基端有"V"形免疫球蛋白超家族(immunoglobulin superfamily,IgSF)结构域,连接着一个跨膜结构域及羧基端的胞质尾区。这些 CD28 家族蛋白质的羧基端胞质尾区通常都含有高度保守的酪氨酸相关结构序列,用来介导 CD28 与其他蛋白质的作用和信号转导。

CD28 有 CD80 和 CD86 两个配体,它们能与 CD28"V"形结构域中的 MYPPPY 结构序列相互作用。这两个配体在功能和结构上有一定差别:CD80 主要以二聚体的形式存在于细胞膜上,而 CD86 则以单体的形式存在。CD86 在 APC 上持续表达,当后者被刺激后,CD86 的表达量迅速升高。相反,CD80 激活和表达量升高发生的时间比 CD86 晚。因此,CD86 在起始免疫反应中可能比 CD80 更重要。有趣的是,CD80 和 CD86 基础量的表达有助于维持一定数量的 Treg 细胞,以阻止自体免疫反应的发生[4]。此外,CD28 的两个配体还能以相同的方式与 CD28 的同源蛋白质 CTLA-4 结合,而 CTLA-4 是很重要的免疫抑制分子(详见 8.2.2)。

(2) CD28 的信号转导途径。

CD28 的信号转导途径主要是通过胞质尾区磷酸化实现的。这些胞质尾区有高度保守的酪氨酸相关结构序列,能与不同的蛋白质相互作用而启动信号转导。首先,这些酪氨酸结构序列可以通过 TCR 或者 CD28 刺激被激活和磷酸化,进而促使 CD28 与包含 SH2 结构序列的蛋白质相互作用。CD28 胞质尾区有富含脯氨酸序列,可与含 SH3 结构序列的蛋白质作用。其中,最重要的两个结构序列是 YMNM 和 PYAP,后者与多种激酶和连接蛋白相互作用。除此之外,CD28 胞质尾区还有其他的磷酸化和泛素化位点,但是具体功能还不清楚。

CD28 上 YMNM 和 PYAP 结构序列的功能可能存在一部分重合。目前,关于 YMNM 结构序列是否影响 IL-2 分泌说法不一。但 YMNM 的突变的确阻碍了 CD28 与 PI3K 的结合,抑制了 CD28 介导的下游分子磷酸化。有的报道认为 YMNM 的突变对于 IL-2 分泌没有影响或者影响很小,有的报道则认为其阻碍了 IL-2 的分泌。相反,PYAP 的突变显著抑制了糖原合成酶激酶 3(GSK3)和蛋白激酶 C(PKC)的磷酸化,这使 CD28 介导的 IL-2 的产生明显减少并且影响 T 细胞的功能[5]。有趣的是,将这两个结构序列同时突变,CD28 信号也没有完全被抑制。这说明还有其他的信号结构序列存在。不过这也可能与生长因子受体结合蛋白 2(GRB2)有关。因为有研究证明,突变 YMNM 中的酪氨酸并不能阻碍其与 GRB2 的结合。PYAP 结构序列可以介导磷酸化后的 CD28 与淋巴细胞特异性蛋白酪氨酸激酶（lymphocyte-specific protein tyrosine kinase，Lck）作用，从而使磷酸肌醇依赖性蛋白激酶 1（PDK1）磷酸化。后者又使 PKC 激活并磷酸化。PKC 是 CD28 信号转导途径中的一个重要信号分子，可以介导 NF-κB、AP-1、NFAT 的激活，促使 IL-2 基因转录，增强 IL-2 蛋白的分泌[6]。CD28 也可以和连接蛋白 GRB2、GRB2 相关连接蛋白（GADS）相互作用，激活 NFAT 或 NF-κB[7]。

除了磷酸化，CD28 还可以通过免疫突触对 T 细胞进行调控。在 T 细胞被激活的过程中，一些特定的蛋白质会有秩序的、以特定的结构集聚在 T 细胞膜表面的特定位置，形成免疫突触。CD28 参与了免疫突触早期蛋白质间的相互作用，主要调节 PKC 在 T 细胞上的分布情况[8]。

CD28 可以通过影响肌动蛋白骨架影响 TCR 信号转导途径。研究表明，肌动蛋白骨架的改变对于下游 TCR 信号是必不可少的。CD28 主要通过 GRB2 招募 Vav1 调控肌动蛋白骨架。首先，鸟苷酸交换因子 Vav1 会激活很多 Rho GTP 酶，这些 GTP 酶是 T 细胞中肌动蛋白骨架的主要调控因子。其次，Vav1 还可以与踝蛋白（talin）和黏着斑蛋白（vinculin）持久结合。后两种蛋白质可以作用于肌动蛋白骨架，使其锚定在细胞膜表面[9]。CD28 的羧基端富含脯氨酸序列，可以与 PIP5K 和 Vav1 结合，催化生成 PIP2。PIP2 可以激活多种肌动蛋白调节因子。CD28 的 PYAP 结构序列通过与细丝蛋白 A（filamin A）作用定位在细胞膜脂肪微区域并招募 Rac 和 Rho GTP 酶到 Vav1。近期，也有研究证明，调控肌动蛋白脱帽的 Rltpr 和 CapZIP 对于 CD28 的共激活信号转导途径也很重要。综上，肌动蛋白骨架的调节在 CD28 介导的共激活信号转导途径中有非常关键的作用。

此外，CD28 信号还可以通过调控 T 细胞中的转录影响 T 细胞的功能。首先，CD28 共刺激信号可促使 IL-2 和 Bcl-xL 表达。这两种蛋白质都可以促使 T 细胞存活。其次，CD28 共刺激因子对于 T 细胞中多种细胞因子 mRNA 的稳定也有积极的作用。再次，CD28 通过影响基因的选择性剪接影响基因表达。虽然研究表明 CD28 对于 T 细胞中基因的表达量没有直接作用，但是 CD28 在静息性 T 细胞中被激活，会促使基因选择性剪接而呈现多样化。基因的不同剪接会赋予表达的蛋白质不同的作用。在这一过程中，hnRNPLL 是一个关键因子。它是 T 细胞中基因剪接的调控子，而且它的表达直接受 CD28 信号调控。复次，CD28 可以通过影响基因的表观遗传影响基因的表达[10]。例如，CD28 信号使 IL-2 启动子的组蛋白乙酰化以及胞嘧啶甲基化丢失，使核小体移位并使转录因子与 IL-2 结合。最后，CD28 信号能调控 NF-κB 家族蛋白 c-Rel 的糖基化来影响其转录和表达。c-Rel 对于 IL-2 的高表达非常重要。此外，在 CD28 信号激活后，即使在没有 TCR 信号存在的情况下，Vav1 交换因子的精氨酸甲基化在短时间内也会迅速上升。

2) ICOS

（1）ICOS 的配体和功能。

ICOS 最早在 1999 年被发现,它是除 CD28 和 CTLA-4 外被发现的第 3 个 CD28 家族蛋白质。在功能上,ICOS 和 CD28 一样是共刺激因子,促使 T 细胞增殖和分泌淋巴因子。但与 CD28 持续在 T 细胞上表达不同,ICOS 在 T 细胞激活后被诱导表达[11]。目前发现的 ICOS 配体只有一个,即 ICOS-L。它主要表达在专职抗原提呈细胞表面,包括 B 细胞、巨噬细胞及 DC,也有一部分表达在某些内皮细胞和肺上皮细胞表面。

因为 ICOS 是 CD28 的同源蛋白质,所以最早期进行的 ICOS 研究集中在其对 T 细胞的影响。ICOS 缺陷型 T 细胞表现为增殖失调,而且给小鼠抗原刺激后,ICOS 缺陷型小鼠的淋巴结比正常小鼠的淋巴结小,提示 ICOS 的缺失会抑制淋巴细胞增殖[12]。这种由 ICOS 引起的增殖差异在加入弗氏完全佐剂(Freund's complete adjuvant,FCA)后就会消失。研究表明,ICOS 对于 IL-2 的表达并没有直接影响,但是会诱导 IL-10 的表达。ICOS 对于 Th1 型和 Th2 型免疫反应也发挥重要作用。根据感染源不同,ICOS 会调节 Th 细胞的增殖和分化,从而对 Th1 型和 Th2 型免疫反应有增强或者抑制的作用。

ICOS 对于 $CD4^+$ T 细胞在二级淋巴组织中分化成为 Tfh 细胞的过程起到了关键的作用。Tfh 细胞的主要功能是促使表达有高亲和力抗体的 B 细胞分化,最终产生对抗原有高亲和力的抗体。Tfh 细胞表面的标志蛋白有 CD4、Bcl6、CXC 趋化因子受体 5（CXC-chemokine receptor 5,CXCR5）、PD-1 和 IL-21。IL-21 可以帮助 Tfh 细胞促进淋巴结生发中心(germinal center,GC)反应,Bcl6 可以使早期 Tfh 细胞上调某些分子的表达量,促使 Tfh 细胞成熟。研究发现 ICOS 主要表达在富含 $CD4^+$ T 细胞的生发中心[13]。用抗体阻断 ICOS-L 或者 ICOS 会导致表达 CXCR5 和 Bcl6 的 $CD4^+$ T 细胞数量减少,说明 ICOS 可以加强 T 细胞上 CXCR5 的表达从而影响 Tfh 细胞的诱导分化。此外,T 细胞与 B 细胞的相互关系对于 Tfh 细胞分化以及 GC 反应至关重要。B 细胞缺失型小鼠在早期可以正常生成 Tfh 细胞,但在被感染后的第四天 Tfh 细胞的数量比对照组明显减少,这说明表达 ICOS-L 的 B 细胞对 Tfh 细胞的存活和维持也有重要作用[14]。而且表达 ICOS-L 的 B 细胞也可以促使 T 细胞分泌 IL-21。除了对 $CD4^+$ T 细胞的分化有调控作用,ICOS 也可以影响 $CD4^+$ 记忆 T 细胞的产生。当给小鼠加入 ICOS 抗体或者敲出 ICOS 时,该小鼠产生的效应 $CD4^+$ 记忆 T 细胞数量减少。同样,有 ICOS 缺陷的患者比健康人拥有更少的循环 $CD4^+$ 记忆 T 细胞。

（2）ICOS 的信号转导途径。

那么 ICOS 和 CD28 到底有什么关系呢? 虽然 ICOS 与 CD28 同源且都为共刺激因子,但是两个信号转导途径的作用不完全相同。ICOS 不能与 CD28 的配体 CD80/CD86 相互作用,也没有 CD28 与其配体作用的位点——MYPPPY 结构序列。早期的实验研究发现,CD28 和 ICOS 的下游信号转导途径不一样,但有关联。例如,两者都会招募

PI3K 并生成 PIP3,后者有利于 Akt 的激活,从而促使 T 细胞增殖和存活。但是,ICOS 信号转导途径所引起的 PIP3 升高和 Akt 的磷酸化程度比 CD28 的作用更强。ICOS 和 CD28 都是通过 YXXM 结构序列招募 PI3K 的两个亚基 p50 和 p85,p50 比 p85 的激酶活性高。有趣的是,ICOS 的 YEFM 结构序列对 p50 的亲和力比 CD28 的 YXXM 结构序列更高[15]。另一项实验发现,ICOS 通过 p85 调节 Tfh 细胞的命运,且不依赖 CD28。ICOS 和 CD28 的差异还表现在,前者所引起的 MAPK 信号转导途径比后者要弱。而且 ICOS 的胞质尾区包含一个 CD28 没有的信号结构序列 Iprox。这个信号结构序列负责招募 TBK1,它是 NF-κB 激酶抑制剂,而在 CD28 介导的信号转导途径中并没有观察到 TBK1 的招募。综上,CD28 和 ICOS 信号转导途径的差别表现在它们对下游 PI3K 和 MAPK 信号以及招募 TBK1 的作用不同。

ICOS 调控 Tfh 细胞分化的具体机制还不是很清楚,但 PI3K 信号在其中起到了关键的作用。当小鼠携带不能与 PI3K 相互作用的 ICOS 时,突变小鼠由免疫原刺激所产生的 Tfh 细胞数量明显减少,而且不能分泌针对抗原的高亲和力抗体[15]。一项体外研究表明,PI3K 也可以促进 IL-4 和 IL-12 的分泌。当 ICOS 与 PI3K 的亚基 p85 相互作用时,后者可以使一种分泌型钙结合磷蛋白——骨桥蛋白(osteopontin,OPN)移位到细胞核位置。OPN 可以通过抑制 Bcl6 的泛素化维持其稳定性,继而保护 Tfh 细胞。ICOS 还可以通过它的 Iprox 结构序列调控 Tfh 细胞的功能。突变 Iprox 结构序列会使小鼠在被感染的后期出现生发中心 B 细胞特异性抗体的产生异常[16]。Iprox 结构域可以介导 ICOS 与 TBK1 的相互作用。TBK1 在先天性免疫中可以诱导 I 型干扰素产生,但它在 GC Tfh 细胞分化中的作用还不是很清楚。介导 Tfh 细胞分化的另一个关键分子是 Foxo1。ICOS 通过抑制 Foxo1 下调转录因子 Klf2,后者是 CXCR5 表达的抑制剂。因此,在 Tfh 细胞分化的早期,ICOS 会通过调控 Foxo1 使 CD4⁺ T 细胞产生 CXCR5 并启动 Tfh 细胞的分化。

3) 信号淋巴细胞激活分子家族

(1) 信号淋巴细胞激活分子家族蛋白的功能。

信号淋巴细胞激活分子(signaling lymphocytic activation molecule,SLAM)家族共有 6 个成员,包括 SLAM(CD150)、CD84、LY9、2B4(CD244)、LY108(NTB-A)和 CD2 样细胞毒性细胞活化受体(CD2-like receptor activating cytotoxic cell,CRACC)(CD319)。这些家族蛋白质都有一个 IgV-IgC 序列,除了 Ly9 有两个重复的 IgV-IgC 序列。所有 SLAM 家族蛋白的胞质尾端都含有一个或多个免疫受体酪氨酸启动基序(immunoreceptor tyrosine-based switch motif,ITSM)结构序列(见图 8-2)。SLAM 家族蛋白对调节免疫细胞功能有重要作用,在多种细胞上表达,包括 NK 细胞、B 细胞、T 细胞等。有趣的是,除了 2B4 受体的配体为 CD48 以外,SLAM 家族其他蛋白质的受体-配体结合都是与其自身蛋白相互作用,如 SLAM-SLAM 或 2B4-CD48[17]。SLAM

家族蛋白与各种自身免疫病有关,如类风湿关节炎与过量表达的 SLAM 有关,系统性红斑狼疮与过量产生的 CRACC 有关。

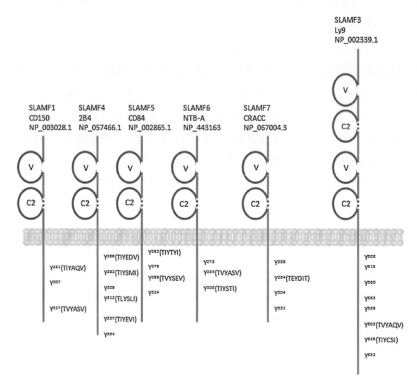

图 8-2　SLAM 家族蛋白的结构

(图片修改自参考文献[18])

在 CD8$^+$ T 细胞上表达的 SLAM、LY108、2B4 为激活型受体,其中 SLAM 能够促使 TCR 介导的 IFN-γ 释放增加和细胞毒性增加,2B4-CD48 能够促使 CD8$^+$ T 细胞增殖和 IL-2 分泌。然而,在 CD4$^+$ T 细胞上表达的 SLAM 和 LY108 则表现为共抑制受体,能够抑制 IFN-γ 和 IL-4 的分泌,但不受 IL-2 影响[19]。CD84、LY108、LY9 在 Tfh 细胞表面过量表达,主要介导体液免疫反应。其中,CD84 和 LY108 也在生发中心的 B 细胞上高度表达,CD84 缺陷的小鼠会表现为 T-B 细胞黏附受损以及生发中心发育受阻等。

NK 细胞上表达的 SLAM 家族蛋白有 2B4、LY108、CRACC 和部分 LY9。在静息状态的 NK 细胞上,2B4 与其配体的结合并不能影响 NK 细胞的活性[20]。但是在激活的 NK 细胞上,2B4 信号转导途径可以增强 NK 细胞的细胞毒性和细胞因子的释放。因此,2B4 很可能是 NK 细胞上的一个共激活因子,需要与其他激活因子共同发挥激活作用。LY108 和 CRACC 在 NK 细胞上的作用与 2B4 类似,也是作为一个共刺激因子受体。

在 NK 细胞上表达的 2B4 同时也表现出抑制作用。2B4 表达缺陷小鼠的 NK 细胞对表达 CD48 的靶细胞有更强的细胞毒性,产生更多的 IFN-γ。同时,2B4-CD84 介导的同源 NK 细胞相互交流对于其获得细胞毒性杀伤功能也很重要。2B4 引起相反作用的可能原因如下:① 2B4 存在不同的亚型;② 细胞膜表面的 2B4 和胞内连接蛋白 SLAM 相关蛋白(SLAM-associated protein,SAP)的相对表达量不同会引发不同的信号转导,当 SAP 的表达量低时,2B4 可以与其他含 SH2 蛋白相互作用,反之,当 SAP 表达量高时,则 2B4 与之结合。

(2) SLAM 家族蛋白的信号转导途径。

SLAM 家族蛋白的一个最主要特征就是可以通过 ITSM 招募 SAP。SAP 蛋白主要由一个 SH2 结构域组成,它是介导 SLAM 家族蛋白信号转导途径的一个很关键的连接蛋白。SAP 可以通过与其他包含 SH2 结构域的蛋白质竞争调节 SLAM 信号转导途径,也可以通过阻止 SLAM 与蛋白质酪氨酸磷酸酶 SHP-1 或 SHP-2 相结合,阻止 SHP-1 或 SHP-2 对 TCR 介导的信号转导途径的抑制作用[15]。SAP 也可以招募 Src 家族酪氨酸激酶 Fyn,并形成 SLAM-SAP-Fyn 复合体,Fyn 进一步通过磷酸化将信号转导给下游分子。但是 Fyn 介导的信号转导只发生在 SLAM、LY108 和 2B4 信号转导途径中,在其他 SLAM 家族蛋白中并不起作用[21]。一些研究还显示,SLAM 信号转导途径还可能通过 SAP 招募其他酪氨酸激酶,包括 Lck、Lyn 和 Fgr。因此,SLAM 中的 SAP 主要通过两种机制调节免疫反应,一是作为 SH2 蛋白的竞争者,二是作为连接蛋白招募下游分子。SLAM-SAP 下游有多种不同的信号转导途径,通过哪种途径起作用取决于不同的细胞类型和不同的蛋白质受体。在胸腺细胞和 T 细胞上的 SLAM-SAP-Fyn 途径被激活后,下游的 SHIP、DOK1/2、Ras-GAP 都被招募而激活[22]。在 CD4+ T 细胞上,SLAM-SAP 的激活直接作用于 PKC 和 APC 的作用位点,调控 Bcl-10 的磷酸化、NF-κB 的激活,并且此过程不需要 Fyn 的参与。

SLAM 家族蛋白的另一个重要连接蛋白是尤因肉瘤相关转录本(Ewing sarcoma associated transcript,EAT-2),它与 SAP 有大约 50% 的同源序列。EAT-2 也是通过 ITSM 结构序列被招募到 SLAM 受体蛋白质的作用位点,但是与 SAP 的结合位点不同,所以 SLAM 家族蛋白可以同时与 SAP 和 EAT-2 相互作用[21]。对 CRACC 信号转导途径的研究表明,EAT-2 信号转导途径可以同时招募 Src 激酶和 PLC 来传递信号。

近些年,在靶向 SLAM 家族蛋白的研究中靶向 CRACC 的抗体埃罗妥珠单抗(elotuzumab)被研究最多。埃罗妥珠单抗主要用于联合其他药物如来那度胺(lenalidomide)、地塞米松(dexamethasone)治疗难治或复发的多发性骨髓瘤。尽管Ⅲ期临床试验的效果不太理想,但是埃罗妥珠单抗的不良反应很小,这使 SLAM 家族蛋白中其他蛋白质被用于靶点治疗成为可能[23]。

4) 肿瘤坏死因子受体家族

肿瘤坏死因子受体(tumor necrosis factor receptor,TNFR)家族蛋白大多是Ⅰ型

跨膜蛋白,胞外区域包含 1~4 个富含半胱氨酸结构域(CRD)。TNFR 共包含 8 个共激活受体,即 4-1BB(CD137)、OX40、CD27、CD30、GITR、DR3、疱疹病毒入膜介导分子(herpes virus entry mediator,HVEM)和淋巴毒素 β 受体(lymphotoxin β receptor,LTβR)。这些受体在 T 细胞激活后表达量都增加,他们的配体受 APC 诱导表达。TNFR-TNFRL 总是与 TCR-CD3 相互协同,发挥共激活作用。当 T 细胞被激活时,这些共激活受体以三聚体形式与三个对应的配体相结合,进一步招募胞内的连接蛋白——肿瘤坏死因子受体相关因子(TRAF)(见图 8-3)[24]。TRAF 可以激活下游不同的信号分子,包括 NF-κB、JNK、MAPK、AP1、ERK 和 NFAT。但是具体这些不同的共激活受体如何与不同的 TRAF 相互作用并激活下游的信号转导分子,以及这些不同受体所引起的信号转导途径和免疫反应的具体差异目前还不是很明确[25]。

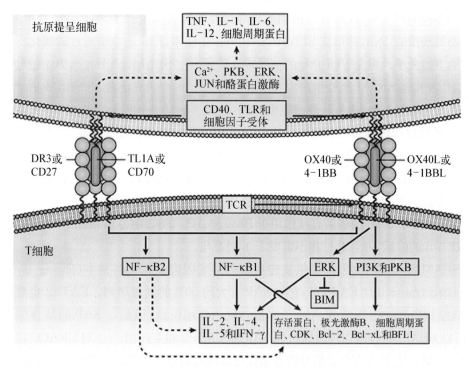

图 8-3 TNF-TNFR 家族蛋白的分子信号转导途径

(图片修改自参考文献[24])

(1)OX40、4-1BB 和 CD27。

共刺激受体 OX40、4-1BB 和 CD27 对 T 细胞的调控非常相似,主要包括两个方面:① 调控从静息性 T 细胞分化为效应 T 细胞或记忆 T 细胞的效率[26];② 直接通过促进细胞因子的释放增强 T 细胞的功能。连接蛋白 TRAF 能与 NF-κB 抑制剂形成复合物,从而使 NF-κB 信号通路被激活。众所周知,NF-κB 信号通路对细胞存活有重要作用。在辅助性 CD4$^+$ T 细胞和效应 CD8$^+$ T 细胞表面表达的 OX40、4-1BB、CD27 可以增强抗凋亡因子的表达,包括 Bcl-2、Bcl-xL 和 BFL1,从而促进 T 细胞存活。OX40 和 4-1BB 也可以通过激活 AKT 促使细胞移动,4-1BB 的下游信号转导途径可以通过激活 ERK 抑制促凋亡因子 BIM 的表达,OX40 和 CD27 很可能也可以利用相关机制[25]。一方面,OX40 和 4-1BB 信号会下调 FOXP3 和 IL-10 的表达,从而诱导调节性 T 细胞转化为效应 T 细胞或辅助性 T 细胞。另一方面,OX40 和 4-1BB 信号转导途径可以增强细胞周期蛋白的表达和活性。其他下游的信号转导分子,包括 JNK、AP1、p38、ERK 和 NFAT,可以促进细胞因子 IL-2、IL-4、IL-5 和 IFN-γ 的分泌,从而提高免疫反应。另外,TNFR 信号转导途径也可以促进细胞因子受体的表达,如 IL-2 受体等,增强免疫反应。

许多研究已证明,OX40 的表达量与自身免疫病有关,包括系统性红斑狼疮、自身免疫性关节炎等。近期有研究报道,OX40 过量表达与肥胖相关性脂肪组织炎症和胰岛素抵抗有直接关系[27]。另外,OX40 作为一种激活 T 细胞效应的激活分子,其单抗激动剂也被用于与其他免疫疗法联合治疗肿瘤并显示出良好的治疗效果。一项 I 期临床试验结果显示,靶向 OX40 的单抗 KHK4083 对银屑病患者有一定的疗效[28]。

相对于 OX40,目前对 4-1BB 和 CD27 的研究较少。但是由于后两者都已被证明能够有效地共激活效应 T 细胞的杀伤功能,目前已经被用于临床抗肿瘤治疗研究[29,30]。联合 4-1BB 和 CD27 等激动剂为 CAR-T 细胞治疗实体瘤提供了可能,目前正在进行的相关临床试验是 4-1BB 与 PD-1 抗体联合治疗晚期实体瘤。

(2) 糖皮质激素诱导肿瘤坏死因子受体相关蛋白。

糖皮质激素诱导肿瘤坏死因子受体相关蛋白(GITR)又称为 TNFRSF18 或者 CD357,它主要表达在激活的效应 T 细胞和几乎所有亚型的调节性 T 细胞(Treg cell)上。GITR 与它的配体 GITRL 启动的信号转导途径可以促进 CD4$^+$ T 细胞和 CD8$^+$ T 细胞的增殖与细胞因子的释放[31,32],并调控 Treg 细胞的增殖和分化,同时引起 IL-10 分泌。GITR 对效应 T 细胞和 Treg 细胞的不同调控以及对免疫反应所产生的效果与细胞所处的环境似乎有很大关系。在 Treg 细胞成熟的过程中,GITR、OX40 和 TNFR2 共同发挥作用,使 Treg 前体细胞对低剂量的 IL-2 也非常敏感,并促使其成熟。GITR 也可以促使 Treg 细胞扩增,但它对效应 T 细胞的刺激作用稍弱[33]。GITR 还有另外一条不依赖 TCR-CD3 的信号转导途径,对 Treg 细胞有抑制作用,同时使效应 T 细胞更能抵抗 Treg 细胞的抑制,进而发挥效应 T 细胞的功能,但这种作用似乎是瞬时的。

GITR 表达量增高与多种自身免疫病有直接关系,这也许是因为 GITR 对 Treg 细胞的调控失调,从而导致免疫反应增强的缘故[34]。另外,在许多人类实体瘤中,GITR 在 TIL 和 Treg 细胞中高表达,比健康人的表达量高 4~10 倍。临床上靶向 GITR 的抗体激动剂

MK-4166 已被证明可以降低 Treg 细胞对效应 T 细胞的抑制能力,并刺激抗肿瘤反应,已被联合应用于肿瘤治疗中[35]。

(3) 疱疹病毒入膜介导分子。

疱疹病毒入膜介导分子(HVEM)又称为 TNFRSF14,它的胞外区有 4 个 CRD(CRD1~CRD4),可以与 HVEM 的配体相互作用,包括 T 细胞免疫球蛋白和 ITIM 结构域(T cell immunoglobulin and ITIM domain,LIGHT)、B 和 T 细胞衰减因子(B and T lymphocyte attenuator,BTLA)、CD160、LTβR 和单纯疱疹病毒 1 糖蛋白 D(herpes simplex virus 1 glycoprotein D,HSV1gD)。其中,LIGHT 和 LTβR 以竞争方式与 CRD2、CRD3 相互结合,BTLA、CD160、HSV1gD 与 CRD1 竞争性结合[36]。因此,HVEM 能够与 BTLA 和 LIGHT 同时相互作用。HVEM 与 BTLA/CD160 传递共抑制信号,与 LIGH T/LTβR 结合起共激活作用。

HVEM 表达在几乎所有器官组织和细胞类型中。相反,HVEM 的两个激活型受体 LIGHT 和 LTβR 主要表达在激活的 T 细胞、B 细胞和 DC 上[36]。LIGHT(TNFSF14)是 Ⅱ 型跨膜蛋白,在羧基端有一个 TNF 同源结构域(TNF homology domain,THD)可形成同源三聚体,能与 HVEM 和 LTβR 两个受体作用。LIGHT 在胞内还有两种不同的亚型:一种分布在细胞质内,没有跨膜区;另一种有跨膜区,是被修饰的可溶性胞外 LIGHT。人体内的 LIGHT 还可以与第三个受体 DcR3/TR6 (TNFRF6B)相结合[37]。LTβR 没有跨膜区,它可以形成同源三聚体 LTβR$_3$ 与 HVEM 微弱地结合,具体功能不详。LTβR$_3$ 还可以与另外两个受体 TNFR1 和 TNFR2 相结合(见图 8-4)[38]。

HVEM/LIGHT 对 T 细胞、B 细胞、DC 都有共激活作用。HVEM 在静息性 T 细胞上高表达,在 T 细胞被激活的早期表达量短暂下降然后又升高。LIGHT 是 HVEM 的共激活性配体,在激活的 T 细胞上表达量增加。LIGHT 与 HVEM 的结合可以促使 T 细胞增殖和 IFN-γ 释放。HVEM 在静息性 B 细胞和记忆 B 细胞中表达量也很高,但是在激活的 B 细胞中表达量较低,而 LIGHT 表达在激活的 B 细胞上。LIGHT 与 HVEM 的结合也可以促使 B 细胞增殖以及抗体产生[36]。在 DC 上表达的 HVEM 与在激活 T 细胞上表达的 LIGHT 结合也可以促使 DC 成熟,增强 DC 的活性。有趣的是,HVEM 和 LIGHT 在同一细胞上的表达量呈负相关关系,这可能是为了减弱同种细胞中两种蛋白质的相互作用,进而有利于不同细胞间的相互作用。HVEM 的信号转导主要是通过胞质区的 PXQT 和 IPEEGD 结构序列招募连接蛋白 TREF-2 和 TRAF-5,后两者能够激活 NF-κB 和 JNK 信号转导途径以及提高一些能够调控细胞增殖、存活、细胞因子释放的基因转录水平[36]。虽然 HVEM 信号转导途径有共激活作用,但是 HVEM 缺陷小鼠表现为过度激活的淋巴细胞反应,这主要是因为 HVEM 的主导功能是与 CD160/BTLA 结合产生共抑制作用。

HVEM 通过与双向刺激的受体结合,产生正向或负向的免疫刺激,这对于调节免疫功能的平衡是很重要的。LIGHT 功能失调主要引起共激活途径失活,包括 T 细胞的活性尤

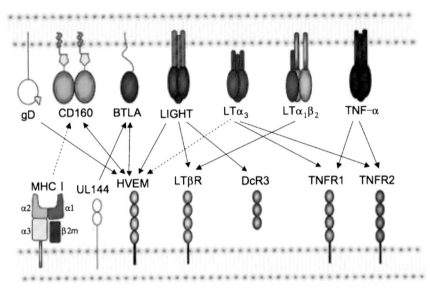

图 8-4　HVEM 配体的复杂结合类型

CD160、BTLA 和 LIGHT 竞争性地作用于由 T 细胞表达的 HVEM 的糖蛋白 D，LTα₃ 与 HVEM 结合，CD160 与传统或非传统的 MHC I 类分子弱结合。另外，LIGHT 与 LTαR 和 DcR3 结合，LTα₃ 和 TNF-α 均与 TNFR1 和 TNFR2 结合，而 LTα₃ 也可与 HVEM 结合。进一步来说，LTα 能与 LTβ 结合，形成 LTα₁β₂ 异型三聚体，后者可结合 LTβR。虚线表示弱结合，箭头表示信号转导的方向(图片修改自参考文献[36])

其是 CTL 的活性减弱。在 T 细胞上过量表达 LIGHT 时，小鼠会出现严重的炎症反应且更容易得自身免疫病[39]。另外，由于 LIGHT 还可以与 LTβR 结合，HVEM/LIGHT/LTβR 信号转导途径的平衡对于移植所引起的免疫排斥反应也有重要调控作用。

（4）淋巴毒素 β 受体。

淋巴毒素 β 受体(LTβR)与 HVEM 类似，表达在多种细胞上，包括造血基质细胞、非造血基质细胞、单核细胞、DC、上皮细胞。它的结构与 HVEM 也类似，包括一个胞外区、跨膜区、胞内区。胞外含有 4 个 CRD，能与两个配体 LIGHT 和 LTα₁β₂ 相互作用。LTα₁β₂ 是由 1 个 LTα 和 2 个 LTβ 组成的异种三聚体。LIGHT 和 LTα₁β₂ 主要表达在造血基质细胞，如激活的 T 细胞、B 细胞、DC。LTβ 还表达在发育中的毛囊上[40]。LTβR 主要通过连接蛋白 TRAF2/TRAF3/TRAF5 激活 NF-κB 和 AP1 信号转导途径而发挥作用。

LTβR 信号转导途径对于胸腺 T 细胞的发育以及促炎性细胞因子的分泌有重要调控作用。LTβR 缺陷小鼠缺少淋巴结，说明 LTβR 对于二级淋巴结构包括淋巴结和脾脏的形成有重要作用[41]。LTβR 缺陷小鼠的脾白髓结构也发生变化，使 T 细胞和 B 细胞区不能很好地分离，进而影响免疫功能的发挥。此外，LTβR 还可以调控促炎性细胞因子和黏附分子，这些黏附分子可以促使更多的配体与受体细胞结合，从而增强 LTβR 信号。LTβR 配体 LTα 缺陷和 LTα、LTβ 同时缺陷的小鼠有慢性胰岛炎症和三级淋巴组织或异位淋巴组织的产生。体内三级淋巴组织的出现常常与炎症、自身免疫病、肿瘤和传染病有关。

胸腺上皮内的 LTβR 对产生自身免疫耐受和调控 T 细胞存活、分化、选择和迁移成熟也有重要作用。LTβR 缺陷小鼠体内胸腺髓质上皮细胞(mTEC)的祖细胞(Cld3,4^{hi}SSEA-1$^+$)数量会大量减少,从而减少了 mTEC 的数量[42]。而 mTEC 是调节 T 细胞发育的重要场所。同样,另一项研究报道,LTβR 的信号可以调控胸腺中 T 细胞的转运以及介导放射性损伤胸腺中 T 细胞的再生[43]。

关于 LIGHT 配体如何在同一细胞中调控 HVEM 和 LTβR 两条受体介导的信号转导途径,目前具体的机制还不清楚。但是相关研究表明,在同一细胞中,LTβR 的信号会被 HVEM 的信号削弱[44]。当 HVEM/LIGHT 和 LTβR/LIGHT 两条信号转导途径都被阻断时,小鼠的移植物抗宿主反应中的免疫排斥反应减弱,所以 LIGHT 可能是一个降低移植中免疫排斥反应的潜在靶点。

(5)死亡结构域受体 3。

死亡结构域受体 3(death domain receptor 3,DR3)又称为 TNF 受体 SF25 (TNF receptor superfamily member 25,TNFRSF25),它是 TNFR 家族中的一员,与 TNFR1 的同源性最高。与其他 TNFR 家族蛋白一样,DR3 在多种细胞上表达。相反,DR3 的配体——肿瘤坏死因子样配体 1A(tumor necrosis factor-like ligand 1A,TL1A,也称为 TFNSF15)的表达受到很强的调控,在正常组织中表达量很低;在促炎性细胞因子的作用下,能够大量和瞬时表达。TL1A-DR3 信号转导途径可以促进多种细胞因子释放,促进 T 细胞扩增以及控制 Treg 细胞的平衡。其主要作用在自身免疫病或者易感组织的炎症部位,尤其是作用于发生过敏性免疫应答反应的肺和胃肠道部位[45]。

在信号转导方面,与其他 TNFR 不同的是,DR3 的胞质区有死亡域(death domain),用于招募 TNF 受体相关死亡结构域蛋白(TNFR-associated death domain protein,TRADD),继而招募 TRAF2 蛋白和受体作用蛋白(receptor-interacting protein,RIP),从而激活 MAKP 信号转导途径和 NF-κB 信号转导途径。小鼠实验证明在 T 细胞激活和增殖过程中,与其他 TNFR 信号转导途径相比,DR3 信号的发生晚于其他 TNFR[45]。最初的研究发现,TL1A-DR3 的功能是促进 T 细胞增殖。TL1A-DR3 依赖 IL-2 和 STAT5 促使释放 IL-9 的 T 细胞增殖分化,导致 IL-9 依赖性的炎症反应,如过敏性肺炎。后来研究发现,TL1A-DR3 也可以作用于 NK 细胞,促使 IFN-γ 的产生和出现细胞毒性作用。在 DC 上表达 TL1A 可以促使 CD4$^+$ T 细胞分化生成 Th17 细胞。在 DC 上表达 TL1A 还可以调节 Treg 细胞的生成。

TL1A-DR3 对于自身免疫病引起的炎症,如类风湿关节炎、肺和胃肠道的炎症反应、哮喘等有重要的调控作用。其主要的作用就是促使效应 T 细胞在炎症部位扩增。在类风湿关节炎患者的血清中可以检测到 TL1A 的水平升高。给关节炎患者每天注射

TL1A会加重病情的发展，导致骨质破坏和变性。同时，在病情发展前，通过阻断TL1A-DR3的相互作用，可降低关节肿胀、滑液白细胞浸润和骨侵蚀[46]。在对卵清蛋白超敏感小鼠模型中，阻断TL1A-DR3或DR3缺陷会导致在对卵清蛋白过敏的反应中，T细胞数量减少，相应的促炎性细胞因子减少，NK T细胞数量减少，从而降低自身免疫反应[45]。在炎性肠道疾病中，TL1A和DR3在肠道组织中的表达量上升，尤其是在T细胞介导的大肠炎中，靶向TL1A并阻断其功能，可以降低炎症反应。相反，TL1A-DR3信号转导途径也被证明可以通过调节黏膜平衡促使肠道损伤修复。

5）B7家族

B7属于免疫球蛋白超家族成员，这些蛋白质在结构上都包含IgV区和IgC区，在调节免疫反应方面具有重要作用。最早被发现的B7家族蛋白质是CD28/CTLA-4的两个配体B7-1(CD80)和B7-2(CD86)，CD28信号转导途径在T细胞被激活的第二条信号途径中发挥重要作用。之后，另外两个B7家族蛋白B7-H1和B7-DC也被发现，它们是免疫抑制受体PD-1的配体，也称为PD-L1和PD-L2。PD-1途径是一条重要的免疫抑制信号转导途径，并在临床上用于抗肿瘤治疗。免疫共激活分子ICOS的配体蛋白ICOS-L(B7-H2)也属于B7家族，ICOS信号转导途径对肿瘤的免疫逃逸起到重要作用。这些都证明B7家族蛋白在激活和抑制免疫反应的过程中发挥重要作用。通过生物信息学方法，新的B7家族蛋白被陆续发现，包括B7-H3、B7-H4和B7-H5。其中B7-H3既表现有激活作用，同时也表现有抑制作用，B7-H4和B7-H5表现有抑制作用。

B7-H3在很多生物体内表达，在进化上高度保守。鼠源B7-H3包含一个IgV结构序列和一个IgC结构序列，一个跨膜区和一个胞质尾区；而人源B7-H3除了表达IgV-IgC(2IgB7-H3)外，还表达另外一种亚型，包含IgV-IgC-IgV-IgC结构序列(4IgB7-H3)。这两个亚型在免疫反应中似乎有不同的功能。B7-H3的胞质尾区很短，暂时没有发现信号序列[47]。B7-H3在人体组织中广泛表达，但是都维持在较低的表达水平。B7-H3在一些肿瘤细胞膜上高表达，在DC、T细胞和单核细胞被刺激的情况下，可被诱导表达。虽然B7-H3的受体尚未确定，但是研究表明B7-H3对T细胞和NK细胞都有一定的调控作用，说明T细胞和NK细胞上有B7-H3的相应受体。研究还发现，B7-H3在肿瘤组织的表达水平受到了miR-29的调节，敲除miR-29会升高B7-H3蛋白的表达水平，反之亦然[48]。

B7-H3对T细胞的作用如下。最早研究发现，B7-H3的表达可以诱导人$CD4^+$ T细胞和$CD8^+$ T细胞的产生，促使T细胞分泌IFN-γ和产生细胞毒性T细胞(CTL)[49]。之后的小鼠实验也都证明，B7-H3有促进免疫反应和显著抗肿瘤的作用。表达B7-H3也可以延长结肠癌小鼠的存活周期。在不表达B7-H3的小鼠肥大细胞瘤中转染B7-H3，会使$CD8^+$ CTL数量增多，且肿瘤发生明显退化。这些实验证明B7-

H3 对免疫反应有促进作用。相反,也有多项研究证明 B7-H3 对 T 细胞的免疫反应有抑制作用。B7-H3 缺陷型小鼠易患严重的呼吸道疾病,在患有自发免疫缺陷的小鼠中去除 B7-H3 会导致疾病变得更严重。B7-H3 主要调控 Th1 细胞介导的免疫反应,但对 Th2 细胞没有作用。加入 B7-H3 抗体阻断 B7-H3 信号转导途径,可使小鼠的 T 细胞反应增强,CD4$^+$ T 细胞数量增多。B7-H3 激活剂会降低 NFAT、AP-1 和 NF-κB 转录因子的作用。B7-H3 缺陷小鼠会抑制 T 细胞增殖和效应细胞因子 IL-2 释放。同样,另一组实验也证明 B7-H3 是一个免疫抑制分子[50]。

B7-H3 对 T 细胞介导的免疫反应表现出不同作用的原因可能有以下几个方面。① 亚型不同。研究表明人体 B7-H3 有 2IgB7-H3 和 4IgB7-H3 两种亚型,他们对 T 细胞反应分别有激活和抑制的功能。在 CD3-TCR 存在的情况下,2IgB7-H3 促进 T 细胞增殖,促进 IFN-γ 和 IL-2 的表达;而 4IgB7-H3 会抑制 T 细胞增殖和减少细胞因子产生[51]。② 由于不同 B7-H3 受体的存在,B7-H3 具备了不同的生理功能。③ 其他共抑制或者共激活因子的存在影响了 B7-H3 的功能。

除了对 T 细胞的作用,4IgB7-H3 也会抑制 NK 细胞的活性,降低 NK 细胞的功能。加入 4IgB7-H3 抗体阻止 4IgB7-H3 的活性后,可增强 NK 细胞介导的靶细胞杀伤作用,这说明在 NK 细胞上也许存在 4IgB7-H3 的受体。肿瘤细胞很可能通过表达 4IgB7-H3,与 NK 细胞上的相应受体相互作用,进而抑制 NK 细胞对肿瘤细胞的杀伤[52]。

6) CD226

CD226 也称为 DNAX 辅助分子 1(DNAX accessory molecule-1,DNAM-1),是一个分子量为 6.5×10^4、包含 318 个氨基酸的跨膜糖蛋白,包含两个免疫球蛋白样结构域。CD226 主要表达在一部分 NK 细胞、活化的 T 细胞、血小板、炎症性单核细胞亚群[53]。CD226 与配体 CD112(连接蛋白-2)和 CD155(PVR)结合后,能够增强 T 细胞和 NK 细胞对肿瘤细胞的细胞毒性杀伤作用,并损伤 T 细胞分泌细胞因子的能力。

CD226 与先天性和获得性免疫都有关系,其表达量的降低与免疫调控降低有关[54]。当 CD226 信号转导途径被抗体抑制后,外周血中 IL-10 的表达增强,促使 CD4$^+$IL-10$^+$ T 细胞分化,从而减弱了 T 细胞效应[55]。CD226 还有调控细胞黏附的功能,其 322 位的酪氨酸基团磷酸化起重要作用。此外,CD226 有一个相似的蛋白质 CD96,该蛋白质的具体功能还不清楚。已知 CD96 缺陷小鼠表现为过度的炎症反应,且对于癌变有较强的抑制作用。因此,CD96 有可能是负向调节免疫细胞的因子[56]。

皮肤 T 细胞淋巴瘤患者的血清中可溶性 CD226 表达量升高,并通过 CD155 杀伤肿瘤。胰腺癌患者中 NK 细胞上 CD226 和 CD96 水平下降伴随肿瘤变大以及淋巴结转移。因此,NK 细胞上低水平的 CD226 和 CD96 可导致肿瘤逃避免疫监视[57]。

研究证明,CD226 与多种自身免疫病有关。CD8+ T 细胞上 CD226 表达量的增高会导致系统性硬化病(一种自身免疫病)中细胞因子分泌增加,内皮细胞受损严重[58]。CD226 缺陷小鼠的系统性硬化病发病率与严重程度都低于正常小鼠。多发性硬化病患者中 NK 细胞和 Treg 细胞上的 CD226 表达水平显著降低,从而降低了对免疫反应的抑制。

8.2.2　抑制性免疫检查点

抑制性免疫检查点受体包括 PD-1、CTLA-4、LAG-3、TIGIT、Tim-3、VISTA 和 BTLA 及其对应的配体包括 B7-H1(PD-L1/CD274)、B7-DC(PD-L2/CD273)、CD80/CD86、Gal-9、B7-H4 和 B7-H5 等。

1) 抑制性免疫检查点受体

(1) PD-1。

① PD-1 的功能。

对 PD-1 最早的研究是在 1992 年 Ishida 等发现在小鼠 T 杂交瘤细胞诱导凋亡过程中 PD-1 被诱导表达。他们利用 cDNA 消减杂交技术(subtractive hybridization technique)将编码 PD-1 的基因序列分离出来[59]。在正常的组织中,PD-1 仅在胸腺中少量表达。但是在激活的 T 细胞、B 细胞和髓样细胞中,PD-1 被诱导大量表达。PD-1 是一个重要的负向调节免疫反应的淋巴细胞表面受体,可以抑制淋巴细胞的增殖分化以及相关细胞因子的释放。PD-1 缺陷型小鼠 C57BL(B6)成年后会出现典型的自身免疫病——狼疮样促增殖性关节炎和肾小球炎;PD-1 缺陷型 BALB/c 小鼠会出现自发性抗体导致的一种典型的自身免疫病——扩张型心肌病(dilated cardiomyopathy)[60]。

肿瘤细胞和骨髓瘤细胞主要通过表达 PD-1 配体抑制 T 细胞的活性,也抑制 CTL 和 Th1 细胞的功能[61]。PD-1 有两个配体:PD-L1 和 PD-L2。PD-L1 由 CD274 编码而成,是一种典型的跨膜蛋白,分子量为 4×10^4。PD-L1 与 PD-1 结合可抑制 TCR 介导的淋巴细胞增殖和细胞因子分泌,抑制 CD28/CD3 刺激反应。PD-L1 通常少量表达在人体正常的巨噬细胞上,但是大量表达在肺癌、卵巢癌、结肠癌和黑色素瘤中。肿瘤表达的 PD-L1 与 PD-1 结合可引起 T 细胞凋亡,使肿瘤逃避免疫监视,进而促进肿瘤生长[62]。PD-1 在激活的效应 T 细胞中表达增强,加入 PD-L1 后可促进效应 T 细胞增殖,抑制 IL-2 产生,对 CD8+ T 细胞的抑制作用比对 CD4+ T 细胞更强。PD-L2 是在 2001 年被发现的。PD-L2 在 DC、活化的巨噬细胞和肿瘤细胞中特异性高表达,正常组织的 APC 也可被诱导表达。

PD-L2 和 PD-L1 同样抑制 TCR 介导的淋巴细胞增殖和细胞因子释放,但是 PD-L1 和 PD-L2 的作用机制并不完全相同[63]。抑制 PD-L1-PD-1 途径可减少 TGF-β 和视黄酸的表达,从而使 DC 激活静息性 T 细胞并使其转变为 Foxp3+ Treg 细胞,这样就可减少效应 T 细胞的转化,但可增强 Treg 细胞的诱导和转化。PD-L2-PD-1 没有类似功能。

② PD-1 信号转导途径。

PD-1 信号转导途径抑制淋巴细胞免疫反应的机制如下:PD-1 的胞外区有一个 IgV 样结构域,胞质区含有一个 ITIM 抑制序列和一个 ITSM 启动序列(immunoreceptor tyrosine-based switch motif)。在淋巴细胞激活状态下,PD-1 的 ITSM 发生磷酸化,继而招募含 Src 同源 2 结构域蛋白酪氨酸磷酸酶 2(Src homology 2 domain-containing protein tyrosine phosphatase-2,SHP-2)并使其磷酸化。激活 B 细胞受体后,磷酸化的 SHP-2 导致下游多种信号转导分子包括 Ig、Syk 去磷酸化而失去信号转导功能。最后导致下游分子信号转导途径 PLC2、PI3K 和 ERK1/ERK2 失活。PLC2 失活会抑制 B 细胞中钙离子动员,ERK1/ERK2 途径与 B 细胞的增殖和分化有密切的关系[64]。激活 TCR 后,ZAP70/CD3ζ 信号复合体会被磷酸化,PD-1/SHP-2 也可以通过 ZAP70/CD3ζ 信号复合体的去磷酸化阻断 TCR 的信号转导。

此外,PD-1/SHP-2 也会使 PKCθ 去磷酸化而失活,而后者是控制 T 细胞释放 IL-2 的关键因子[65]。PD-1 还通过多种机制使 T 细胞阻滞在 G1 期,从而影响 T 细胞的增殖分化。SKP2 是细胞周期中的一个关键信号转导分子。PD-1 可通过 MEK-ERK 和 PI3K-Akt 两种信号转导途径抑制 SKP2 基因的表达。PD-1 同时也会抑制转录因子 Smad3 的活性。

PD-1 也可以通过影响 T 细胞代谢程序影响其功能。静息性 T 细胞分化成为效应 T 细胞的过程往往伴随着糖酵解。PD-1 能阻碍 T 细胞吸收利用葡萄糖、支链氨基酸、谷氨酸盐,但同时可提高脂肪酸氧化水平,从而提高了 T 细胞利用游离脂肪酸产生能量的效率[66]。

PD-1 在激活 T 细胞中的表达受到多种因素调节。一方面,在激活的 T 细胞中,启动子 NFATc1 与 PD-1 基因 Pdcd1 的一些调控原件结合,可增强 Pdcd1 的转录水平和蛋白质的表达。将结合的区域突变后,PD-1 的表达量便不会随着 T 细胞的激活而上升[67]。另一方面,在饥饿 T 细胞里,IFN-γ 可以通过调控原件干扰素反应因子 9(IFN-responsive factor 9,IRF9)结合到 Pdcd1。Pdcd1 基因的上游是去甲基化的,这导致饥饿 CD8+ T 细胞表面大量表达 PD-1[68]。饥饿 T 细胞表面也表达脱中胚蛋白(eomesodermin),该过程受 FoxO1 控制。FoxO1 也能通过结合 Pdcd1 提高 PD-1 的表达。

(2) CTLA-4。

① CTLA-4 的功能:

CTLA-4 是从 1995 年开始被研究的。CTLA-4 属于 CD28 家族蛋白,能与 B7 家族蛋白结合。由于 CTLA-4 在结构上与 CD28 相似,在激活的 T 细胞中,相对于 CD28/

CD80(CD86)共刺激信号转导途径,CTLA-4 与 CD80/CD86 的亲和力比 CD28 高出 10 倍。CTLA-4 的晶体结构研究表明,CD28 家族蛋白与 B7 家族蛋白的结合方式更有利于 CTLA-4 与 CD80 结合,而不是 CD28 与 CD80 结合[69]。因此,CTLA-4 是一个负向的免疫调节分子,它能够抑制 CD28 介导的 T 细胞共刺激激活途径和 T 细胞免疫反应。CTLA-4 缺陷型小鼠易在早期出现恶性淋巴组织增生并伴有致死性的多器官组织损伤,其 T 细胞免疫反应非常强烈。

CTLA-4 还有另一个同源蛋白 sCTLA-4,后者没有跨膜域。sCTLA-4 主要表达在 Treg 细胞上,与表达在 Treg 细胞上的 CTLA-4 一样,其主要作用是抑制过多的 T 细胞免疫反应[70]。在激活的 T 细胞上表达的 CTLA-4 可限制自身免疫反应和组织损伤。

② CTLA-4 信号转导途径:

CTLA-4 调节免疫反应的机制如下。CTLA-4 在胞质区有两个高度保守的酪氨酸区域 YVKM 和 YFIP。YVKM 结构序列和 CTLA-4 的分布位置有密切关系:没有被磷酸化的 YVKM 和介导细胞内吞的连接蛋白 AP-2 结合,使 CTLA-4 从细胞膜表面被内吞到膜内;磷酸化的 CTLA-4 不与 AP-2 结合,在膜表面的表达量增加,并且可能与 SHP-1/2 形成复合体,使 TCR 信号的下游分子去磷酸化。对于 YFIP,目前还没有发现它与其他蛋白质相互作用。CTLA-4 通过与 TCRζ 结合和在 T 细胞激活后抑制酪氨酸磷酸化抑制 TCR 信号转导[71]。另外一种机制是 CTLA-4 可以通过抑制 TCR 和 CD28,诱导 CD25 的表达,而引起 T 细胞的死亡[72]。

小鼠黑色素瘤的实验表明,CTLA-4 抑制剂能够抑制 Treg 细胞的功能,增强效应 T 细胞的作用[73]。研究人员研发出的伊匹单抗(ipilimumab)能特异性识别 CTLA-4,用于肿瘤的临床治疗,并且许多临床前期研究都已证实这一作用。除了具有促进共刺激因子的作用外,靶向 CTLA-4 的抗体还能够清除体内肿瘤微环境中的 Treg 细胞。肿瘤微环境中的 Treg 细胞能够抑制肿瘤抗原特异性的 T 细胞的免疫反应,并且其表面表达大量的 CTLA-4 蛋白,因此这一靶向抗体能够有效激活肿瘤微环境中的 T 细胞免疫反应,从而增强机体对肿瘤细胞的清除能力。

(3) LAG-3。

① LAG-3 的功能:

LAG-3 最早是在 1990 年被发现的,它在激活的 CD4+ T 细胞、CD8+ T 细胞中被诱导表达,也在一些中性杀伤性 NK 细胞中表达[74]。LAG-3 有 4 个胞外免疫球蛋白样结构域,与 CD4 高度相似,IL-2 和 IL-12 激活 T 细胞可上调 LAG-3 的表达。另外,LAG-3 也表达在 Treg 细胞并参与其抑制作用。通过细胞间黏附实验,研究人员发现 LAG-3 可与 MHC Ⅱ类分子结合,但是 LAG3 单抗并不能阻断 MHC Ⅱ类分子,并且仍能激活 T 细胞的抗肿瘤活性[75]。最近,陈列平等证实类纤维蛋白原蛋白 1

(fibrinogen-like protein 1，FGL1)是 LAG-3 的主要功能性配体[76]。LAG-3 缺陷小鼠和 LAG3 抗体研究表明，LAG3 负调控 CD8$^+$ T 细胞和 CD4$^+$ T 细胞的增殖、激活、效应功能和稳态。LAG-3 缺陷小鼠的效应 T 细胞在受到相应刺激后细胞周期变慢，免疫反应增强，伴有细胞因子、记忆 T 细胞增多和脾肿大[77]。

LAG-3 除了表达在效应 CD4$^+$ T 细胞，也在调节性 CD4$^+$ T 细胞表达并发挥作用。LAG-3 在中性 Treg 细胞(nTreg)和诱导后的 CD4$^+$ FOXP3$^+$ T 细胞(iTreg)的表面都表达，且表达量比激活的效应 CD4$^+$ T 细胞高[78]。LAG-3 的失活会导致淋巴器官内的效应 T 细胞数量大量增加，同时还会导致其他淋巴细胞，包括 B 细胞、巨噬细胞、DC 的表达量紊乱。因此，LAG-3 是负向调节淋巴细胞动态平衡的分子。LAG-3 对 T 细胞稳态的调节能力，一方面直接源于 LAG-3 自身的信号转导途径，另一方面源于间接通过调节 Treg 细胞影响效应 T 细胞。LAG-3 的表达和 Treg 细胞的抑制功能直接相关。当 Treg 细胞上的 LAG-3 被抑制时，Treg 细胞的功能也被阻断；在不表达 LAG-3 的 CD4$^+$ Treg 细胞上异位表达 LAG-3 时，Treg 细胞便具有了抑制能力。

B6.SJL 系小鼠缺失 LAG-3 可引起自身免疫病和特异性抗原的免疫耐受失调。另一项实验结果显示，在自发型的抗原免疫耐受实验中，表达 LAG-3 的 Treg 细胞与其他一些免疫抑制分子会被诱导产生。这也提示 LAG-3 很有可能通过与其他免疫抑制受体联合作用抑制效应 T 细胞的免疫反应。

② LAG-3 的信号转导途径：

LAG-3 对效应 T 细胞和 Treg 细胞的抑制机制与 CD3 有很大关系，但是具体的下游分子机制还不是很清楚。LAG-3 在细胞质基质一侧的结构非常特别，与其他已知的 T 细胞表面受体都不一样。第一个区域有色氨酸磷酸化位点，第二个区域有 KIEELE 结构序列，第三个区域有谷氨酸-脯氨酸(glutamic acid-proline，EP)重复序列。KIEELE 对于 LAG-3 在 CD4$^+$ T 细胞中发挥作用是必须的[79]。

（4）T 细胞免疫球蛋白和免疫受体酪氨酸抑制基序结构域蛋白。

① T 细胞免疫球蛋白和免疫受体酪氨酸抑制基序结构域蛋白的功能：

T 细胞免疫球蛋白和免疫受体酪氨酸抑制基序结构域蛋白(T cell immunoglobulin and ITIM domain protein，TIGIT)最早是通过生物信息学方法被发现并研究的，它属于 CD28 家族成员。TIGIT 的胞质外区包含一个免疫球蛋白可变区(IgV)和一个跨膜区，胞质内区包含一个免疫球蛋白尾部酪氨酸(immunoglobulin tail tyrosine，ITT)类似结构序列和一个 ITIM 区。TIGIT 在激活的 T 细胞、记忆 T 细胞、Treg 细胞、NK 细胞和 Tfh 细胞上表达[80]。TIGIT 有两个配体，一个配体是 CD155(也称为 PVR 或 NECL5)，另一个配体是 CD112(也称为 PVRL2 或 Nectin-2)。TIGIT 对 CD155 的亲和力要远大于 CD112，但 TIGIT-CD112 对免疫反应的作用还不是很清楚。已知 CD155 大量表达在 DC、成纤维细胞、内皮细胞和一些肿瘤上皮细胞的表面。

TIGIT 对 T 细胞和 NK 细胞都有负向调节作用。除了 TIGIT,CD155 还有其他受体,包括 CD226 和 CD96。它们就像 CD80/CD86-CD28/CTLA-4 复合体一样,对 T 细胞的功能存在正、负调节机制。CD226-CD155 对 T 细胞的能力起到正向促进作用,CD96-CD155 和 TIGIT-CD155 对 T 细胞的能力起到负向抑制作用。CD155 会优先与 TIGIT 结合,从而抑制 CD226 的激活途径[80]。此外,CD155 也可以直接和 CD226 结合,抑制 CD226 发生同源二聚化,从而抑制 CD226 对 T 细胞的激活途径。TIGIT 对 NK 细胞、细胞因子诱导的杀伤细胞(cytokine-induced killer cell, CIK cell)的毒性和分泌 IFN-γ 有抑制作用,就像所有其他 T 细胞表面负调节因子一样,TIGIT 需要 ITIM 的帮助才能实现此功能。

TIGIT 对 T 细胞的抑制作用还可以间接通过调节 DC 实现的。TIGIT 与 DC 上的受体 CD155 结合后会促使后者磷酸化,激活 ERK 信号转导途径,抑制 IL-12 释放,促使 IL-10 释放,从而抑制 T 细胞的功能[81]。蛋白质晶体实验研究表明,TIGIT 和 CD155 会结合形成异源四聚体,TIGIT/TIGIT 首先在细胞膜表面形成同源二聚体,然后再分别与一个 CD155 蛋白相结合。这种细胞表面受体的四聚体形式有利于激活 DC 上 CD155 的信号转导途径。

② TIGIT 信号转导途径:

TIGIT 的功能区域主要是胞质内的一个 ITIM 和一个类 ITT 结构序列。鼠源 ITIM 和类 ITT 结构序列对 TIGIT 抑制功能的重要性是同等的,仅突变其中任何一个酪氨酸都不能影响 TIGIT 的功能,只有将两个酪氨酸都突变才会阻止 TIGIT 对 NK 细胞的调控作用[82]。相反,人 TIGIT 只需要突变 ITIM 中的一个酪氨酸 Y231 或者类 ITT 结构序列中一个酪氨酸 Y225 就足以阻碍其对 NK 细胞的作用[80]。

TIGIT/CD155 信号对 NK 细胞的抑制作用主要是通过与含 SH2 的肌醇磷脂酶 1(SH2-containing inositolphosphatase 1, SHIP1)相关的 3 种机制实现的。第一种是,TIGIT 与 CD155 的结合促使 TIGIT 被 Fyn 和 Lck 信号转导途径磷酸化。磷酸化的 TIGIT 招募 SHIP1、PI3K 和 MAPK,最终抑制下游分子的激活和信号转导。第二种是,Y225 发生磷酸化的 TIGIT 可以与 β-阻抑蛋白 2 结合,继而促进招募 SHIP1。SHIP1 妨碍了肿瘤坏死因子受体相关因子 6(TNF receptor-associated factor 6,TRAF6)的自我泛素化,进而阻碍了 NF-κB 激活,最终导致 NK 细胞分泌的 IFN-γ 减少[83]。第三种是,磷酸化的 TIGIT 也可以通过招募 Grb2 及 SHIP2,抑制 NK 细胞的细胞毒性[84]。

最初的研究认为 TIGIT 对 T 细胞的调控是通过调控 DC 间接完成的。但是,后来的研究证明 TIGIT 对 T 细胞功能也有直接的抑制作用。TIGIT 可以抑制 T 细胞本身的 TCR 复合体,如 TCR、CD3 以及 TCR 核心调控原件 PLC[85]。同时,TIGIT 也可以通过抗凋亡因子上调 IL-2、IL-7、IL-15 的分泌,从而促使 T 细胞存活。因此,TIGIT

有助于 T 细胞数量的维持,并抑制 T 细胞的激活等相关功能。

(5) Tim-3。

① Tim-3 的功能:

Tim-3 最早是在 2002 年发现的,选择性表达在分泌 IFN-γ 的 CD4$^+$ Th1 细胞和 CD8$^+$ 细胞毒性 T 细胞细胞膜表面[86]。Tim-3 也在 Treg 细胞和先天性免疫细胞如 DC、NK 细胞、单核巨噬细胞表面表达。Tim-3 的发现也促进了 Tim 家族基因的发现,人和小鼠中都有这类基因表达,而且这类基因位点的重复序列通常与免疫相关疾病有关,如哮喘、过敏和过敏性皮炎。小鼠中有 8 个 *Tim* 基因表达,但是人类只含有其中 3 个。

最早的研究报告称,Tim-3 是 I 型免疫反应的负调节因子。Tim-3 抗体可以使系统性硬化病变得严重[86]。之后的 Tim-3 缺陷小鼠和抗体抑制的野生型小鼠实验证明,Tim-3 是特异性抗原的免疫耐受所需要的,抗体的加入导致自身免疫病发展。随后,研究人员发现 Gal-9 是 Tim-3 的配体,Gal-9 与 Tim-3 结合会诱导 Th1 细胞死亡以及系统性硬化病症状减轻[87]。

除了 Gal-9,Tim-3 还有其他配体,其中很多都和固有免疫有关。其中磷脂酰丝氨酸(phosphatidyl serine, PtdSer)还可以和 Tim-1、Tim-3、Tim-4 都结合。Tim-3 与 PtdSer 结合也与细胞吞噬、凋亡及 DC 抗原提呈有关,但吞噬与 T 细胞功能没有直接关系,因为后者是非吞噬性的[88]。

另外一个 Tim-3 配体是高迁移率族蛋白 B1(high-mobility group protein B1, HMGB1)[89]。HMGB1 和 DNA 聚合物与晚期糖基化终末产物(advanced glycation end products, AGE)和 Toll 样受体家族结合,引起先天性免疫细胞激活并释放促炎性细胞因子。因此,Tim-3 和 HMGB 结合可以抑制先天性免疫反应。

Ceacam-1 后来也被证明是 Tim-3 的配体。Ceacam-1 和 Tim-3 的结合可以通过免疫共沉淀技术证实。两种蛋白质在免疫耐受的 CD4$^+$ T 细胞和失调或耗竭的 CD8$^+$ T 细胞表面均表达。更重要的是,在没有 Ceacam-1 存在的情况下,Tim-3 的负调节功能会受到阻碍,这说明 Ceacam-1 对于 Tim-3 的功能发挥必不可少。有趣的是,Tim-3 和 Ceacam-1 蛋白能以顺式或者反式方式相互结合。顺式结合增强了 Tim-3 在细胞膜表面的稳定性,同时反式和顺式结合都促进了 Tim-3 的抑制功能[90]。不同配体对 Tim-3 的功能具体有什么不同的调控作用还需要进一步的实验证明。

② Tim-3 的信号转导途径:

Tim-3 不像其他抑制性免疫检查点包含抑制信号结构序列,它的胞外端有 5 个高度保守的酪氨酸基团。其中 Y256 和 Y263 可以被 Src 激酶和白细胞介素诱导 T 细胞激酶(interleukin inducible T cell kinase, ITK)磷酸化,促使 Tim-3 与 Src 家族的酪氨酸激酶 Fyn、p85、PI3K 连接蛋白、淋巴细胞特异性酪氨酸蛋白激酶(lymphocyte-specific protein tyrosine kinase，Lck)相互作用[91]。当 Tim-3 与 Bat3 结合时，能阻止 Tim-3 与含有 SH2 位点的其他配体结合，进而招募有催化活性的 Lck。这种 Bat3/Tim-3/Lck 复合体能有效地维持甚至促进 T 细胞的激活。Bat3 会保护 Th1 细胞免于 Gal-9 介导的细胞死亡，促进 T 细胞增殖和促炎性细胞因子产生，因此 Bat3 是 Tim-3 信号转导途径的抑制剂[91]。当 Tim-3 与配体结合后，Y256 和 Y263 会被磷酸化，阻碍了 Tim-3 与 Bat3 结合，这样有利于含有 SH2 位点的 Src 与 Tim-3 结合，从而调控 TCR 信号。有意思的是，Fyn 与 Tim-3 的结合和 Bat3 与 Tim-3 的结合发生在同一位点，而且 Bat3 缺失会导致 TCR 的去磷酸化和降解[91]。因此，Tim-3 对 T 细胞的抑制作用很有可能受到 Bat3 和 Fyn 的正、负双向调节。

综上，Tim-3 的胞质尾区可以和 TCR 上多种成分蛋白质相互作用。Bat-3 与 Tim-3 和 Fyn 与 Tim-3 相互作用的比重对于 Tim-3 的功能有重要影响，也对阐明 Tim-3 对效应 T 细胞的功能至关重要。

（6）VISTA。

T 细胞活化的 V 结构域免疫球蛋白抑制剂[V-domain immunoglobulin(Ig)-containing suppressor of T cell activation，VISTA)也称为 PD-1H、DD1α、c10orf 54、Gi24、Dies1 和 SISP1，最初是由美国达特茅斯医学院微生物和免疫学系的 Randolph J. Noelle 教授团队和耶鲁大学医学院免疫学系的陈列平教授团队在 2011 年报道的。VISTA 是 I 型跨膜蛋白，由一个单一氨基端 IgV 结构域、一个有约 30 个氨基酸的杆状结构(杆区)、一个跨膜结构域和一个有 95 个氨基酸的胞内尾区组成。它的全部分子与 CD28、CTLA-4 相似，与 PD-1 序列高度一致。VISTA 在染色体上的定位与 CD28/CTLA-4/ICOS 不同，它的基因位于 10 号染色体，周围没有免疫球蛋白超家族成员。VISTA 属于 B7 家族，在 B7 成员中最保守，有 76% 的基因序列在小鼠和人之间是一致的，31% 的基因序列在小鼠和斑马鱼之间是非平行性一致的，胞内尾区基因序列中 90.6% 在小鼠和人之间是完全一致的。相对来说，人与小鼠 PD-1 在羧基端尾区的基因序列仅有 59% 是一致的(见图 8-5)[92,93]。

VISTA 的 IgV 结构域与 PD-L1 高度同源，具有公认的二硫键相连 B 片层和 F 片层，特别是有 4 个不变的半胱氨酸(3 个在 IgV 结构域，1 个在杆区)。在保守的胞内尾区，VISTA 与 CD28 和 CTLA-4 结构相似，但不具备传统的 ITIM/ITAM 结构。除了其他 B7 家族的共刺激因子受体分子外，VISTA 还有保守的 SH2 结合区，能与 STAT 蛋白结合，位于胞内尾区中部。此外，VISTA 还有 3 个 SH3 结合区(CD28 有 2 个，CTLA-4 有 1 个)。虽然 VISTA 的结合对象还不清楚，但许多研究表明 VISTA 具有作为配体(对于抗原提呈细胞)和受体(对于 T 细胞)的双重作用。

VISTA 有两个重要的生物学作用，这两个作用与 CTLA-4 和调节性 T 细胞激活有关。多个实验室报道，VISTA-Ig 能抑制静止性 T 细胞激活。这个作用是由公认的表

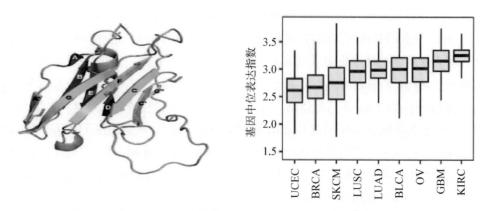

图 8-5　小鼠 VISTA 蛋白结构图和人 VISTA 在不同肿瘤类型中的表达

UCEC,子宫内膜癌;BRCA,乳腺浸润癌;SKCM,皮肤黑色素瘤;LUSC,肺鳞状细胞癌;LUAD,肺腺癌;
BLCA,膀胱尿路上皮癌;OV,卵巢浆液性囊腺癌;GBM,多形性胶质母细胞瘤;KIRC,肾乳头状细胞癌
(图片修改自参考文献[92,93])

达在静止性 T 细胞的 VISTA 反作用引起的。可能的原因是在一天内激活的 $CD4^+$ T 细胞表面 VISTA 的表达达到高峰后迅速下降。这一现象在另外一项实验中也得到证明,在防止移植物抗宿主病(GVHD)的第 3 天使用 VISTA 抗体结果没有产生作用。在一项小鼠 CT26 结肠癌实验中,用 VISTA 抗体和 PD-L1 抗体能延缓肿瘤生长,比单独用药能延长小鼠生存期,并促进来自淋巴结的 $CD8^+$ T 细胞分泌 IFN-γ、TNF-α 和颗粒酶 $B^{[94]}$。而在另一项小鼠鳞状细胞癌实验中,单独使用 VISTA 抗体,或联合 PD-1 抗体对肿瘤生长都没有明显清除作用,但抑制 VISTA 都能明显增加 $CD8^+$ T 细胞的活力[95]。

骨髓来源的抑制性细胞(MDSC)已经被认为能在多种小鼠模型和人类肿瘤包括结肠癌、乳腺癌、黑色素瘤、胰腺癌中扩增,抑制 T 细胞激活,导致肿瘤生长,其作用包括影响营养代谢、打断 TCR 信号转导、阻止 T 细胞移动,并利用 PD-L1/PD-1 信号转导途径抑制 T 细胞。VISTA 在 MDSC 上高表达。VISTA 抗体的作用似乎并不与 PD-L1/PD-1 信号转导途径重叠,CTLA-4 抗体和 PD-L1 抗体分别降低 Treg 细胞的活动和增加 T 细胞的活力。VISTA 抗体有可能具有独立的功能,如增加效应细胞的功能。进一步研究 VISTA 对 MDSC 扩增或抑制功能的影响,可望为治疗肿瘤提供新的特异靶点。

目前,有 1 项临床 I 期试验应用 VISTA 单抗(CI-8993,NCT04475523)治疗晚期恶性实体瘤,另有 1 项已完成的临床 I 期试验研究小分子靶向 VISTA 和 PD-L1/PD-L2 药物对淋巴瘤的作用(CA-170;NCT02812875),尚无试验结果报道。近期,德国克瑞斯汀奥布雷切大学(Christian-Albrechts-University)报道了胃癌与 VISTA 的关系[96]。在 464 例胃癌组织样本和 14 例肝转移胃癌样本中发现在胃癌组织样本中有 VISTA 表达者占 8.8%(41/464),在肝转移胃癌样本中有 VISTA 表达者占 14.3%

(2/14),提示 VISTA 表达与肿瘤部位、EB 病毒感染、*KRAS* 和 *PI3KCA* 基因突变以及 PD-L1 表达有关。

（7）B 和 T 细胞衰减因子。

B 和 T 细胞衰减因子(BTLA)是 2003 年霍华德·休斯(Howard Hughes)医学研究院病理和免疫学系肯尼斯·墨非(Kenneth M. Murphy)教授团队发现的[97]。BTLA 是含有免疫球蛋白结构域(IgV)的糖蛋白,其胞质部分含有 2 个 ITIM 结构域。BTLA 表达在淋巴系细胞和粒系细胞,主要为外周血 B 细胞和浆细胞样 DC,在初始 T 细胞和 CD11c+ DC 几乎不表达,但在 T 细胞激活后表达并存于 Th1 细胞上而不存在于 Th2 细胞上。作用于 BTLA 可引起酪氨酸磷酸化,减少 IL-2 产生。敲除 BTLA 基因的 T 细胞增殖能力增强。缺失 BTLA 小鼠可增加特异抗体反应和对实验性自身免疫性脑脊髓炎的敏感。B7x 是 B7 的外周同源体,也是 BTLA 的配体。BTLA 是继 CTLA-4 和 PD-1 之后发现的第三个抑制性受体[98]。

BTLA 与 TNFR 成员疱疹病毒入膜介导蛋白(*Herpes* virus entry mediator, HVEM)作用,产生了 2.8 Å 的晶体结构。BTLA 与 HVEM 的氨基端半胱氨酸富集区形成一个独特的结构。BTLA 的外部结构域是一个单体,BTLA 和 HVEM 按 1∶1 形成复合体[99]。BTLA 和 HVEM 双缺陷小鼠感染单核细胞增多性李斯特杆菌可引起效应和记忆 CD8+ T 细胞明显下降。早期阻断 BTLA-HVEM 相互作用可显著降低抗原特异性 CD8+ T 细胞的数量。HVEM 在 CD8+ T 细胞上的表达及 BTLA 在其他非 CD8+ T 细胞上的表达都是必需的[100]。

T 细胞在常态下激活是依靠 CD11c+ DC,后者不表达 BTLA 且 CD5 表达较低。当 HVEM 与 BTLA 相互作用,通过上调 CD5 促进 Foxp3 在 T 细胞中的表达,促使 Treg 细胞形成。BTLA+ DEC205+ CD8+ CD11c+ DC 能通过 HVEM 有效地协助外周 Treg 细胞的 HVEM 与 BTLA 相互作用[101]。在自身和耐受性抗原作用下 CD5 在胸腺和外周血 T 细胞中升高,调控 T 细胞的发育。CD5 通过阻断 mTOR 的活性,促进 Treg 细胞形成。

BTLA 和 PD-1 上调限制了 NY-ESO-1 特异性 CD8+ T 细胞在黑色素瘤的扩增和功能[102]。与对照组小鼠相比,BTLA−/− 小鼠感染鼠肝炎病毒株-3(MHV-3)后可引起纤维蛋白原样蛋白 2(FGL2)产生、肝和脾损伤,小鼠死亡率明显下降。这是由于感染 MHV-3 的巨噬细胞发生了 TRAIL 依赖的凋亡,而早期巨噬细胞减少降低了 TNF-α 和 FGL2 的水平与病毒滴度。进一步阻断 BTLA 可保护野生型小鼠对抗由病毒引起的暴发性病毒性肝炎。

在肝癌组织样本中发现,BTLA 和 PD-1 在 CD4+ T 细胞中的表达明显升高,超过 85％的 BTLA+ CD4+ T 细胞有 PD-1 表达(占 CD4+ T 细胞的 50％),并且 BTLA 和 PD-1 的水平与晚期肝细胞癌(HCC)有关。阻断 PD-1 可以恢复 BTLA+ PD-1+ CD4+ T 细胞产生 IFN-γ/TNF-α 的功能[103],这说明 BTLA 信号转导途径参与抑制 CD4+ T

细胞的功能。BTLA 与 HVEM 在胃癌中的阳性率分别为 74.3%(101/136)和 89.0%(121/136),BTLA 和 HVEM 高表达与胃癌的淋巴结转移、总体生存期及组织分级有统计学意义。

研究人员检测了 211 例胆囊癌(GBC)、21 例慢性胆囊炎(CC)和 11 例黄色肉芽肿胆囊炎(XGC)样本发现,与 CC 和 XGC 相比,BTLA$^+$/CD8$^+$ T 细胞的密度比例在 GBC 中明显升高,并且与生存期短有关[104]。

此外,研究还表明,在外周血 γδT 细胞亚群中 BTLA 在静止性 Vγ9Vδ2T 细胞有高表达,与 T 细胞分化呈负相关。用抗体阻断 BTLA 与 HVEM 的相互作用可增强 Vγ9Vδ2T 细胞受体的信号转导,而 BTLA 与 HVEM 相互作用可引起细胞 S 期部分停滞,使磷酸化抗原介导的细胞增殖水平下降。上述结果提示,BTLA-HVEM 相互作用可能调控 T 细胞分化[105]。

2) 抑制性免疫检查点配体

(1) B7 家族。

① B7-H1(PD-L1/CD274):

B7-H1 是 1999 年由陈列平团队克隆出来的[106]。其胞内结构域与 B7-1 和 B7-2 有很多同源性,与 B7-1 的氨基酸一致性为 20%,与 B7-2 的氨基酸一致性为 15%。但其胞外结构域与 B7-1 和 B7-2 差异较大。B7-H1 基因编码的公认的 I 型跨膜蛋白由 290 个氨基酸组成,包括 IgV 和 IgC 类似结构域、疏水跨膜结构域和由 30 个氨基酸组成的胞内尾区。有 4 个半胱氨酸明显参与形成 IgV 区和 IgC 区的二硫键形成。B7-H1 的 mRNA 检测显示 B7-H1 基因在心肌、骨骼肌、胎盘和肺组织表达丰富,在胸腺、脾、肾和肝组织表达较弱。在脑、结肠、小肠组织和 PBMC 中未测到 B7-H1 基因表达。在 B7-1 和 B7-2 的氨基酸序列 SQDXXXELY 与 CD28 和 CTLA-4 结合,但 B7-H1 不含有该序列。2000 年,研究人员证实 B7-H1 为 PD-1 的配体,因此 B7-H1 又称为 PD-L1。PD-L1 作用于 PD-1 可抑制 T 细胞受体介导的 T 细胞增殖和细胞因子分泌,抑制 CD28 引起的激活效应。进一步研究发现,PD-L1 在多种肿瘤细胞中表达,在肿瘤相关的抗原提呈细胞中高表达,包括被干扰素激活的人外周血单个核细胞、肿瘤微环境中的 DC、肿瘤淋巴结中的 DC、巨噬细胞、成纤维细胞和 T 细胞。

② B7-H2(PD-L2):

通过在基因库中寻找,研究人员发现小鼠 DC 中一段 cDNA 编码的多肽有 38% 的氨基酸与 mPD-L1 的序列一致,将其命名为 mPD-L2。研究人员用 mPD-L2 的表达序列进一步确定了人的同源表达序列标签(expressed sequence tag, EST),并从人胎盘 cDNA 库中获得了 PD-L2 的 cDNA 全长序列。人与鼠的 PD-L2 有 70% 的氨基酸相同。同样,人与鼠的 PD-L1 有 69% 的氨基酸相似。在 B7 家族中,B7-1、B7-2、ICOS-L、PD-L1 和 PD-L2 有 21%~27% 的氨基酸相同。这些 B7 家族成员在结构组成上也相似,都有信号转导区、IgV 和 IgC 类似区、跨膜结构域和胞内区。相对于 PD-L2 的胞内尾区,PD-L1 的胞内区在人和鼠中都比较保守。PD-L1 和 PD-L2 基因都定位于人类染色体 9p24.2 区。

③ B7-H4:

B7-H4 是另一个通过生物信息学方法被发现的 B7 家族蛋白质,也称为 B7x 或 B7-S1。它包含 1 个 IgV 结构序列和 1 个 IgC 结构序列、7 个糖基化位点、1 个跨膜结构域以及 1 个信号结构序列。B7-H4 在正常组织中表达量很少,但在一些肿瘤细胞系上表达异常。B7-H4 缺陷型小鼠具有较强的抗感染能力,其 CD4+ T 细胞和 CD8+ T 细胞的活性更强[107]。在自身免疫性脑脊髓炎小鼠模型中,相对于对照组,阻断 B7-H3 信号转导途径会导致小鼠的自身免疫病加重[108]。这说明 B7-H3 是一个免疫负调节分子,但其受体还不明确。此外,MDSC 也表达 B7-H4 的受体,这个受体与 B7-H4 的亲和性高于激活 T 细胞上的 B7-H4 受体,这说明这两种细胞很有可能表达两种不同的 B7-H4 受体。

B7-H4 对 T 细胞的免疫调控为 IL-2 依赖型。JunB 是调控 IL-2 转录的转录因子,B7-H4 可以通过降低 JunB 的表达实现对 IL-2 分泌的抑制,从而使 T 细胞增殖受阻。重新加入 IL-2 可以逆转 B7-H4 对 T 细胞增殖的抑制作用。B7-H4 还可以抑制静息性 T 细胞分化成为 Th1 细胞和 Th17 细胞的过程,促进 IL-10 的分泌和 Treg 细胞的形成,对 T 细胞免疫反应进行负调节。B7-H4 的表达也受 IL-6 的调控,IL-6 可以介导 STAT3 磷酸化途径,而后者是调控 B7-H4 转录的转录因子。此外,B7-H4 可抑制 TCR/CD28 介导的信号转导途径的激活过程,包括 MAP 激酶、ERK、p38、JNK 及 AKT 激酶磷酸化[109]。

(2)半乳凝素-9。

Gal 是一组能与 N—或 O—糖链的 β-半乳糖苷特异结合的凝集素。因其依赖二硫键保持结构稳定与碳水化合物结合,因此也称为 S 型凝集素。它们由 *LGALS* 基因编码。在哺乳类已发现 15 种 Gal。目前只有 Gal-1、Gal-2、Gal-3、Gal-4、Gal-7、Gal-8、Gal-9、Gal-10、Gal-12、Gal-13 存在于人类,Gal-5、Gal-6 存在于啮齿动物,而 Gal-11、Gal-14、Gal-15 仅见于绵羊和山羊。Gal 家族成员也在其他生物中被发现,如鸟、两栖动物、鱼、线虫、海绵动物和一些真菌。这些蛋白质不与膜结合,是溶解性蛋白质,具有胞内和胞外功能。

在结构上,哺乳类的 Gal 分为 3 类。第一类是单体型,可通过非共价键形成同源二聚体,如 Gal-1、Gal-2、Gal-5、Gal-7、Gal-10、Gal-11、Gal-13、Gal-14、Gal-15。第二类是嵌合型,主要为 Gal-3。由羧基端的糖类识别结构域和一个延长的 $120 \sim 160$ 个氨基酸的氨基端组成。第三类是串联重复型或二价型,由两个同源糖类识别结构域通过一个短的序列相连接,如 Gal-4、Gal-6、Gal-9、Gal-12。Gal-9 的首次发现是用自体血清从来自霍奇金淋巴瘤患者脾脏 cDNA 文库中筛选出来的[110]。*LGALS9* 编码的 Gal-9

不含有信号肽或跨膜结构域,作为胞内蛋白质并不进入传统的内质网-高尔基体分泌途径,Gal-9 如何从细胞出来尚不清楚。研究表明,Gal-9 能通过 Ca^{2+}-钙蛋白酶-胱天蛋白酶(caspase)-1 凋亡诱导途径,引起胸腺细胞和 T 细胞死亡。缺乏 Gal-9 的小鼠抗病毒反应增强,并出现加重的自身免疫病,而重组 Gal-9 蛋白能减轻其自身免疫反应。在 Tim-3 非依赖情况下 Gal-9 分别抑制 Th17 细胞和促进 Treg 细胞发育,也通过激活巨噬细胞表面的 β-葡聚糖受体 DC 相关性 C 型植物血凝素-1(dectin-1)促进胰腺癌和腹膜免疫耐受,提示 Gal-9 的免疫抑制作用也发生在不依赖 Tim-3 的情况。

(3) 类纤维蛋白原蛋白 1。

FGL1 又称为 hepassocin,是一种具有有丝分裂活性的肝细胞分泌性蛋白质,为两个二硫键连接的同源二聚体,分子量约为 6.8×10^4。在结构上 FGL1 与血管生成素样蛋白(angiopoietin-like protein, ANGPTL)相似,氨基端含有信号识别多肽、螺旋盘绕结构域,羧基端含有类纤维蛋白结构域和多个半胱氨酸位点,以及 4 个类免疫球蛋白的胞外结构域(D1~D4)。FGL1 主要在肝脏中表达,但在肝损伤时它在棕色脂肪和白色脂肪中也有少量表达[111]。还有报道显示它在胰腺中有表达。肝损伤时 FGL1 表达增高,加入重组 FGL1 可促进胸腺嘧啶的摄取[112],降低毒素引起的暴发性肝衰竭所致死亡[113]。FGL1 基因敲除小鼠体重增加,出现高血糖症[111],并且在二乙基亚硝胺诱导下肝细胞癌的发生率比正常对照组高 2 倍[114]。

2019 年初,《细胞》杂志报道 FGL1 是抑制性免疫检查点 LAG-3 的主要配体。研究发现,FGL1 是不依赖 MHC Ⅱ型亲和性的 LAG-3 配体,其类纤维蛋白结构域负责与 LAG-3 的结合,而不是螺旋盘绕结构域;其膜外结构域 D1 和 D2 参与 FGL1 与 LAG-3 的相互作用。通过 LAG-3,FGL1 可抑制抗原介导的 T 细胞反应;近 40% 的 *Fgl1* 基因缺失小鼠产生皮炎,5/8 的雌性小鼠抗自身抗体升高;利用 RNA 干扰(RNAi)干扰 *Fgl1* 基因表达可促进小鼠 T 细胞抗肿瘤免疫反应;并且发现,人类肝癌、胰腺癌、肺癌、前列腺癌、黑色素瘤及结直肠癌中 *Fgl1* mRNA 升高,特别是非小细胞肺癌;血浆高浓度 FGL1 的非小细胞肺癌患者,用 PD-1 抗体治疗的预后比较差[76]。

8.3　免疫检查点抑制剂的研究和临床应用

8.3.1　免疫检查点抑制剂概述

随着对免疫检查点分子机制的深入了解,相应的临床肿瘤治疗技术发展也非常迅速。其中,应用最广泛的就是 CTLA-4 和 PD-1 这两条途径。靶向 CTLA-4 和 PD-1/PD-L1 的单抗因为能够有效地缓解黑色素瘤、非小细胞肺癌和肾细胞癌等多种肿瘤的症状而闻名。目前,已经有 10 种不同的单抗药物上市,其中 7 种被美国 FDA 批准,3 种被中国国家药品监督管理局批准(见表 8-1)。伊匹单抗(ipilimumab)是第一种被批准上市的CTLA-4单抗药物,该药目前已经获批应用于晚期黑色素瘤及中、低分化晚期肾细胞癌(临床试验注册名为Checkmate214)的治疗。PD-1/PD-L1的靶点具有相对较小的不良反应,并且多种肿瘤对针对该靶点的药物都有反应,目前已有5种药物被批准上市。此外,研究PD-1/PD-L1对其他肿瘤包括乳腺癌、前列腺癌、胃癌等治疗的临床试验也正在开展。PD-1/PD-L1研究在国外的成功极大促进了它在中国的发展。目前,国内有6家企业正在或即将开展临床试验,其中包括8种不同药物对5种以上不同种类肿瘤的治疗研究(见表8-2)。

表8-1 被美国和中国药监部门批准上市的免疫检查点抑制剂药物

靶 点	药 物	抗体种类	公 司	疾 病	时 间
			被美国 FDA 批准上市的免疫检查点抑制剂药物		
CTLA-4	伊匹单抗(Yervoy)	人源 IgG1	百时美施贵宝	黑色素瘤	2011 年 3 月 25 日
				肾细胞癌	2018 年 4 月 16 日
PD-1	纳武单抗(Opdivo)	人源 IgG4	百时美施贵宝	黑色素瘤	2014 年 12 月 12 日
				鳞状非小细胞肺癌	2015 年 3 月 4 日
				黑色素瘤(联合伊匹单抗)	2015 年 10 月 1 日
				非鳞状非小细胞肺癌	2015 年 10 月 9 日
				肾细胞癌	2015 年 11 月 23 日
				经典型霍奇金淋巴瘤	2016 年 5 月 17 日
				黑色素瘤、非小细胞肺癌、肾细胞癌(每 2 周静脉注射 240 mg)	2016 年 9 月 13 日
				头颈部肿瘤	2016 年 11 月 20 日
				尿路上皮癌	2017 年 2 月 2 日
				肝细胞癌	2017 年 9 月 22 日
				微卫星高度不稳定性或错配修复缺陷转移性结直肠癌	2017 年 8 月 1 日
	派姆单抗(Keytruda)	人源 IgG4	默克	黑色素瘤	2014 年 9 月 4 日
				头颈鳞状细胞癌	2016 年 8 月 5 日
				PD-L1 高表达非小细胞肺癌	2016 年 10 月 24 日
				经典型霍奇金淋巴瘤	2017 年 3 月 15 日
				非小细胞肺癌	2017 年 5 月 10 日
				微卫星高度不稳定性和错配修复缺陷实体瘤	2017 年 5 月 23 日

（续表）

靶 点	药 物	抗体种类	公 司	疾 病	时 间
PD-1	派姆单抗（Keytruda）	人源 IgG4	默克	尿路上皮癌	2017 年 5 月 18 日
				复发或转移性宫颈癌	2018 年 6 月 12 日
				晚期胃癌或者晚期胃或胃食管结合部腺癌	2017 年 9 月 22 日
				复发或难治性纵隔大 B 细胞淋巴瘤	2018 年 6 月 13 日
PD-L1	阿利库单抗（Bavencio）	人源 IgG1	默沙东/辉瑞	皮肤神经内分泌癌	2017 年 5 月 23 日
				尿路上皮癌	2017 年 5 月 9 日
	度伐利尤单抗（Imfinzi）	人源 IgG4	阿斯利康	膀胱癌	2017 年 5 月 1 日
				Ⅲ期非小细胞肺癌	2018 年 2 月 16 日
	阿特珠单抗（Tecentriq）	人源 IgG1	罗氏	膀胱癌	2017 年 4 月 17 日
				非小细胞肺癌	2016 年 10 月 18 日
				尿路上皮癌	2016 年 5 月 18 日
被中国国家药品监督管理局批准上市的免疫检查点抑制剂药物					
PD-1	特瑞普利单抗（拓益）	重组全人源单抗	上海君实生物和苏州众合生物	黑色素瘤	2018 年 12 月 17 日
	信迪利单抗（达伯舒）	重组全人源单抗	信达生物	霍奇金淋巴瘤	2018 年 12 月 28 日
	卡瑞利珠单抗（艾瑞卡）	人源单抗	（恒瑞医药）苏州盛迪亚	霍奇金淋巴瘤	2019 年 5 月 31 日
				肝癌	2020 年 3 月 4 日
				肺癌、食管癌	2020 年 6 月 19 日

（表中数据来自 https:// www. fda. gov; https:// www. nmpa. gov. cn）

表 8-2　中国目前正在或即将开展的 PD-1/PD-L1 药物临床试验

靶 点	药 物	公 司	疾 病	进 展
PD-1	JS001	君实生物	晚期胃腺癌	临床Ⅰb/Ⅱ期
		君实生物	食管鳞状细胞癌	
		君实生物	鼻咽癌	
		君实生物	头颈部鳞状细胞癌	
	SHR-1210	恒瑞	非小细胞肺癌和食管癌	临床Ⅲ期
	BGB-A317	百济神州	实体瘤	已受理
	IBI308	信达生物	食管癌	临床Ⅲ期
		信达生物	实体瘤	临床Ⅰ期
PD-L1	CS1001（WBP3155）	基石药业	肿瘤	已受理
	SHR-1316	恒瑞	恶性肿瘤	临床Ⅲ期
	JS003	君实生物	肿瘤	临床前
	KN035	思路迪/康宁杰瑞	实体瘤	临床Ⅰ期

8.3.2 免疫检查点抑制剂在黑色素瘤治疗中的应用进展

1) CTLA-4 抗体

伊匹单抗于 2011 年 3 月被美国 FDA 批准用于治疗晚期黑色素瘤,也是第一种被批准的免疫检查点抑制剂药物。而后在 2011 年,两项关于伊匹单抗的Ⅲ期临床试验开展(见表 8-3)。第一项试验(NCT00324155)是对比氮烯唑胺(DTIC)联合或不联合 10 mg/kg 伊匹单抗对晚期黑色素瘤的治疗效果。试验结果显示,联合使用 DTIC 与伊匹单抗在总生存期(11.2 个月与 9.1 个月)、1 年存活率(47.3% 与 36.3%)、2 年存活率(28.5% 与 17.9%)、3 年存活率(20.8% 与 12.2%)方面明显优于单独使用 DTIC(见表 8-3)[115]。第二项试验(NCT00094653)是对比 gp100 肽疫苗、伊匹单抗或联合疗法对临床晚期黑色素瘤的治疗效果。伊匹单抗与 gp100 肽疫苗治疗临床晚期黑色素瘤的 1 年存活率分别为 46% 与 24%,2 年存活率分别为 22% 与 14%,总生存期(overall survival,OS)分别为 10.1 个月与 6.4 个月,客观反应率分别为 10.9% 与 1.5%。这项试验证明,伊匹单抗是一种比 gp100 肽疫苗更有效的疗法,前者要优于后者(见表 8-3)[116]。另一项临床试验更进一步证明,伊匹单抗作为治疗黑色素瘤药物可以有效地延长患者的存活率。这项试验不考虑患者的伊匹单抗使用剂量和是否使用过其他疗法,分析了被伊匹单抗治疗过的 1 861 例黑色素瘤晚期患者的存活率。结果显示,存活曲线的平台期开始于 3 年左右,而且最长的存活期可延长至 10 年[117]。2017 年 7 月 24 日,美国 FDA 基于一项包括 33 名受试者的安全性研究,将伊匹单抗的适应证扩展至 12 岁及 12 岁以上的青少年[118]。所以,靶向 CTLA-4 的抑制剂在治疗黑色素瘤方面展现出光明的前景。然而,随之而来的是 CTLA-4 抑制剂所引起的免疫相关不良事件(immune-related adverse events,irAE)问题。调查显示,在所有开展伊匹单抗治疗的临床试验中,表现为 3 级和 4 级不良反应的患者比例达到 20%～30%。结合使用全身糖皮质激素或者其他免疫抑制剂可能更有助于患者的治疗[119]。

表 8-3　CTLA-4 单抗和 PD-1 单抗对黑色素瘤治疗的主要Ⅲ期临床数据

靶　点	临床批号	研究人群	治疗组	结　果	参考文献
CTLA-4 抗体	NCT00324155	没有治疗史的转移性黑色素瘤	伊匹单抗＋氮烯唑胺与氮烯唑胺	总生存期(11.2 个月与 9.1 个月),1 年存活率(47.3% 与 36.3%),2 年存活率(28.5% 与 17.9%),3 年存活率(20.8% 与 12.2%),3～4 级不良反应(56.3% 与 27.5%)	[115]

（续表）

靶　点	临床批号	研究人群	治疗组	结　果	参考文献
CTLA-4抗体	NCT00094653	有治疗史的转移性黑色素瘤	伊匹单抗＋gp100、伊匹单抗与gp100	总生存期（10.0个月、10.1个月与6.4个月）3～4级不良反应率[10%～15%（伊匹单抗组）与3%]	[116]
	NCT00257205	没有治疗史的转移性黑色素瘤	替西木单抗与化疗	中位总生存期（12.6个月与10.7个月），3年存活率（21%与17%），客观缓解率（10.7%与9.8%）	[120]
PD-1抗体	NCT01866319（KEYNOTE-006）	晚期黑色素瘤患者	派姆单抗（10mg/kg/2周）、派姆单抗（10mg/kg/3周）与伊匹单抗（3mg/kg/3周）	6个月无进展生存率（47.3%、46.4%与26.5%），12个月存活率（74.1%、68.4%与58.2%），客观缓解率（33.7%、32.9%与11.9%）3～5级不良反应（13.3%、10.1%与19.9%）	[121]
	NCT01721772（CheckMate066）	没有治疗史的转移性黑色素瘤，没有 BRAF 基因突变	纳武单抗与氮烯唑胺	1年存活率（72.9%与42.1%），中位无进展生存期（5.1个月与2.2个月），客观缓解率（40%与13.9%），3～4级不良反应（11.7%与17.6%）	[122]
	NCT01721746（CheckMate037）	经伊匹单抗和BRAF抑制剂治疗病情进展的晚期黑色素瘤	纳武单抗与ICC（氮烯唑胺或紫杉醇＋卡铂）	客观缓解率（31.7%与10.6%），3～4级不良反应（5%与9%）	[123]
	NCT01844505（CheckMate067）	没有治疗史的转移性黑色素瘤	纳武单抗＋伊匹单抗、纳武单抗与伊匹单抗	客观缓解率（57.6%、43.7%与19%），中位无进展生存期（11.5个月、6.9个月与2.9个月），3～4级不良反应（55.0%、16.3%与27.3%）	[124]

（续表）

靶　点	临床批号	研究人群	治疗组	结　果	参考文献
PD-1抗体	NCT02388906（CheckMate 238）	Ⅲc 期或Ⅳ期恶性黑色素瘤切除术后辅助治疗	纳武单抗与伊匹单抗	18 个月无复发生存率[66.4%（95% *CI*：61.8%～70.6%）与52.7%（95% *CI*：47.8%～57.4%）]	[125]

注：ICC，研究者选择化疗方案

另一种靶向 CTLA-4 的药物是替西木单抗（tremelimumab），它在早期的临床试验中也展现出很好的治疗前景，并支撑了一项关于替西木单抗Ⅲ期临床研究（NCT00257205）的开展。这项研究招募了 655 例未接受过治疗的晚期黑色素瘤患者，并对比了替西木单抗和标准化疗（达卡巴嗪或替莫唑胺）的治疗效果。然而，由于两组试验的中位总生存期（12.6 个月与10.7 个月）并没有显示出显著性差异，这项研究以失败告终。但是替西木单抗所带来的长达36 个月的持续缓解时间是非常惊人的，患者 1 年以上的存活率为 50%以上（见表 8-3）[120]。

2）PD-1/PD-L1 抗体

派姆单抗是人源化的 IgG4 抗体。早期的临床研究结果表明，派姆单抗是一个很有潜力的药物。对伊匹单抗不响应的患者依旧可以用派姆单抗[126]。之后，一项Ⅱ期临床试验研究了派姆单抗和化疗对于使用伊匹单抗无效的黑色素瘤患者的疗效。结果显示，在派姆单抗治疗组中 6 个月无进展生存患者的比例为 34%～38%，而在化疗组中这一比例为16%[127]。一项Ⅲ期临床试验（NCT01866319）研究了派姆单抗和伊匹单抗的作用，结果显示派姆单抗给药方式不同的两组 1 年存活率分别是 74%和 68%，相对来说，伊匹单抗组的1 年存活率是 58%。同样，派姆单抗组患者使用高剂量药物的不良反应率也比伊匹单抗组低[121]。2014 年 9 月 4 日，美国 FDA 批准派姆单抗用于治疗晚期黑色素瘤，以每 3 周1 次，每次 2 mg/kg 的剂量给药，按照这个剂量给药所产生的客观反应率是 33%。

纳武单抗，也称为 BMS-936558/ONO-4538，是人源化 IgG4 单抗。初步的研究结果显示，纳武单抗抗肿瘤效果良好，且不良反应小。重要的是，肿瘤患者对纳武单抗是否有响应，与患者是否表达 PD-L1 有很大关系[128]。Ⅱ期临床试验结果显示，纳武单抗对晚期黑色素瘤患者有很好的治疗效果。107 例患者接受药物治疗后，客观反应率为36%。患者的平均存活期是 16.8 个月，1 年存活率和 2 年存活率分别是 62%和43%[129]。之后，基于两项临床数据，美国 FDA 于 2014 年 12 月 22 日批准纳武单抗用于治疗晚期黑色素瘤。Ⅲ期临床试验（NCT01721772）对比了纳武单抗和氮烯唑胺对于没有 *BRAF* 基因突变转移性黑色素瘤患者的治疗效果，结果发现纳武单抗有更好的1 年存活率（73%与 42%）、更高的反应率（40%与 14%）和更小的不良反应率（12%与

18%）。PD-L1 阳性肿瘤患者和 PD-L1 阴性肿瘤患者对纳武单抗的反应率分别是53%和33%（见表 8-3）[122]。

另一项临床试验（NCT01721746）针对有 *BRAF* 基因突变的晚期黑色素瘤患者且经 BRAF 抑制剂和伊匹单抗治疗效果不佳者，对比了纳武单抗和化疗对该群体患者的治疗效果。患者对纳武单抗有较高的反应率（32%与11%），平均响应持续时间也更长。该研究还发现，PD-L1 阳性肿瘤患者对纳武单抗的反应率是 44%，PD-L1 阴性肿瘤患者对纳武单抗的反应率是 20%[123]。临床数据（NCT01844505）表明，对于晚期黑色素瘤患者，纳武单抗比伊匹单抗的疗效更好，总体客观反应率分别为 43.7%与19%，中位无进展生存期（progression-free survival，PFS）分别为 6.9 个月与 2.9 个月，不良反应率分别为 16.3%与27.3%。PD-1/PD-L1 抗体在晚期黑色素瘤和恶性黑色素瘤术后辅助治疗中都取得了显著疗效。2017 年 12 月 20 日，基于临床试验（CheckMate238）的研究结果，在平行比较了纳武单抗与伊匹单抗后，美国 FDA 批准纳武单抗用于Ⅲc 期或Ⅳ期黑色素瘤术后辅助治疗。纳武单抗治疗与伊匹单抗治疗相比，减少了 35%的肿瘤复发风险[风险比（hazard ratio，HR）：0.65；95% *CI*：0.53～0.80；*P* <0.000 1][125]。

在 2011 年伊匹单抗被批准以前，使用化疗方法治疗的晚期黑色素瘤患者的 5 年存活率是 5%～10%。免疫抑制剂的发现及其在黑色素瘤治疗史上的应用具有里程碑意义。多项临床试验结果已经表明，已经上市的两种 PD-1 抗体派姆单抗和纳武单抗，相比于 CTLA-4 抗体伊匹单抗都表现出较高的反应率和更低的不良反应。如果说 CTLA-4 抑制剂 CTLA-4 抗体开启了免疫检查点抑制剂治疗肿瘤的时代，那么靶向抗 PD-1/PD-L1 的抗体则进一步增加了人们对免疫检查点单抗的信心。

8.3.3 免疫检查点抑制剂在肺癌治疗中的应用进展

1) PD-1 抗体

纳武单抗是靶向 PD-1 的人源 IgG4 单抗。最早的两项Ⅰ期临床试验初步探究了不同剂量纳武单抗的安全性及其对 129 例非小细胞肺癌患者的治疗作用。结果显示，3 mg/kg 的给药剂量对所有非小细胞肺癌患者的治疗反应率是 24%[130]。这个结果促使后来两项Ⅲ期临床试验开展（见表 8-4）。第一项临床试验对比了纳武单抗和多烯紫杉醇对化疗中没有好转的晚期鳞状细胞非小细胞肺癌患者的治疗效果（CheckMate-017）。结果显示，纳武单抗组的中位总生存期更长（9.2 个月与 6.0 个月），1 年存活率更高（42%与24%），反应率更高（20%与9%），发生 3 级或 4 级不良反应患者的比例明显比多烯紫杉醇组低（7%与55%）。该研究结果还显示，临床预后与肿瘤患者是否表达 PD-L1 不相关（见表 8-4）[131]。另一项临床试验用相同的设计（CheckMate-057）对化疗没有好转的非鳞状细胞非小细胞肺癌患者进行了研究。结果显示，纳武单抗组患者的平均生存期较长（12.2 个月与 9.4 个月），1 年存活率更高（51%与39%），反应率更高（19%与

表 8-4 PD-1/PD-L1 抗体治疗非小细胞肺癌的Ⅲ期临床试验

靶 点	临床批号	研究人群	治疗组	结 果	参考文献
PD-1	NCT01642004（CheckMate 017）	化疗中没有好转的晚期鳞状非小细胞肺癌患者	纳武单抗与多烯紫杉醇	中位总生存期为 9.2 个月与 6.0 个月总 反 应 率 为 20% 与 9%1 年存活率为 42% 与 24%	[131]
	NCT01673867（CheckMate 057）	化疗中没有好转的晚期非鳞状非小细胞肺癌患者	纳武单抗与多烯紫杉醇	中位总生存期为 12.2 个月与 9.4 个月总 反 应 率 为 19% 与 12%1 年存活率为 51% 与 39%3～4 级不良反应率为 10% 与 54%	[132]
	NCT02041533（CheckMate 026）	晚期或复发 PD-L1$^+$ 非 小 细 胞肺癌	纳武单抗与化疗	失败无进展生存期为 4.2 个月（纳武单抗）与 5.9 月（化疗，HR 为 1.15，95% CI 为 0.91～1.45，$P=$ 0.25）	[133]
	CheckMate 227	未经化疗的晚期或复发非小细胞肺癌	纳武单抗、纳武单抗＋伊匹单抗、纳武单抗＋含铂双药化疗与含铂双药化疗	TMB≥10 个突变/Mb 组患者中，1 年无进展生存率为 43% 与 13%，HR 0.58，97.5% CI 为 0.41～0.81，$P=0.0002$	[134]
	NCT01905657（KEYNOTE-010）	PD-L1 阳性非小细胞肺癌	派姆单抗与多烯紫杉醇	两组中位总生存期分别为 10.4/12.7 个月与 8.5 个月(PD-L1 表达从小于 1% 到 50%)；中位总生存期为 14.9/17.3 个月与 8.2个月(PD-L1 表达大于 50%)；总反应率为 18% 与 8%；3～4 级不良反应率为 13%/16% 与 35%	[135]

（续表）

靶点	临床批号	研究人群	治疗组	结　果	参考文献
PD-1	KEYNOTE-042	PD-L1 阳性晚期或转移性非小细胞肺癌	派姆单抗与化疗	TPS≥50%（中位总生存期为 20.0 个月与 12.2 个月，*HR* 为 0.69，95% *CI* 为 0.56～0.85，*P* = 0.000 3） TPS≥20%（中位总生存期为 17.7 个月与 13.0 个月，*HR* 为 0.77，95% *CI* 为 0.64～0.92，*P* = 0.002 0） TPS≥1%（中位总生存期为 16.7 个月与 12.1 个月，*HR* 为 0.81，95% *CI* 为 0.71～0.93，*P* = 0.001 8）	ASCO, 2018, LAB4
	NCT02578680（KEYNOTE-189）	未经治疗的Ⅳ期非鳞状非小细胞肺癌，无 *EGFR* 或 *ALK* 基因改变	派姆单抗＋培美曲塞＋卡铂与安慰剂＋培美曲塞＋卡铂	无进展生存期为 8.8 个月与 4.9 个月（*HR* 为 0.52，95% *CI* 为 0.43～0.64，*P* < 0.000 01） 总生存期尚未到时间（NR）与 11.3 个月（*HR* 为 0.49，95% *CI* 为 0.38～0.64，*P* < 0.000 01）	[136]
	NCT02775435（KEYNOTE-407）	未经治疗的Ⅳ期鳞状非小细胞肺癌，无 *EGFR* 或 *ALK* 基因改变	派姆单抗＋紫杉醇＋卡铂与安慰剂＋紫杉醇＋卡铂	总反应率为 58.4% 与 35.0%（*P*=0.000 4）	ASCO, 2018, abs105
PD-L1	NCT02008227	有治疗史的非小细胞肺癌	阿特珠单抗与多烯紫杉醇	中位总生存期为 15.7 个月与 10.3 个月（PD-L1 大于或等于 1%）； 中位总生存期为 12.6 个月与 8.9 个月（PD-L1 小于 1%）； 3～4 级不良反应率为 15% 与 43%	[137]

（续表）

靶　点	临床批号	研究人群	治疗组	结　果	参考文献
PD-L1	NCT02367794（IMpower-131）	晚期鳞状非小细胞肺癌	阿特珠单抗＋紫杉醇＋卡铂、阿特珠单抗＋纳米紫杉醇＋卡铂与纳米紫杉醇＋卡铂	中位无进展生存期为6.3个月（阿特珠单抗＋纳米紫杉醇＋卡铂）与5.6个月（纳米紫杉醇＋卡铂），HR为0.71（95％CI为0.60～0.85，$P=0.0001$），其中 PD-L1 高表达组获益最多（中位无进展生存期为10.1个月与5.5个月，HR为0.44，95％CI为0.27～0.71）	ASCO，2018，LAB9000

注：TMB，肿瘤突变负荷

12％），发生3级或4级不良反应的患者比例明显比多烯紫杉醇组低（10％与54％），而且表达 PD-L1 的患者比不表达 PD-L1 的患者反应率更高（37％与11％）[132]。在2015年3月，纳武单抗被美国 FDA 批准用于治疗晚期鳞状非小细胞肺癌，而后在2015年10月9日纳武单抗又被批准用于治疗所有在铂类为基础的化疗中病情有恶化的非小细胞肺癌。

　　第二种靶向 PD-1 的药物是派姆单抗，该药于2015年被美国 FDA 批准用于治疗 PD-L1 阳性转移性非小细胞肺癌。该药获准是基于一项探测派姆单抗不同剂量的临床试验，同时获批的还有用于检测 PD-L1 表达的免疫组织化学（immunohistochemistry，IHC）方法。大型多臂 I 期临床试验（KEYNOTE-001）探索了派姆单抗作为一线或多线治疗药物的剂量、安全性，甚至疗效和 PD-L1 的表达情况。初步研究结果显示，PD-L1 的肿瘤比例评分（tumor proportion score，TPS）不小于50％的初治非小细胞肺癌患者（$n=27$）的总反应率达到58％，24个月总存活率达到61％，且安全性可控[137]。随着样本量的扩大，最终在495个非小细胞肺癌患者中，19％的患者对派姆单抗有响应，中位总生存期是12个月。而在所有 PD-L1 表达量大于50％的患者中反应率为45％；PD-L1 表达量为1％～49％患者的反应率为16.5％；PD-L1 表达量小于1％患者的反应率为10.7％。而两种不同剂量派姆单抗的治疗效果没有明显差异[138]。继之，一项 II/III 期多中心、随机对照、开放标签的临床研究（NCT01905657，KEYNOTE-010）招募 PD-L1 表达量至少为1％的患者，对比2 mg/kg 派姆单抗、10 mg/kg 派姆单抗及多烯紫杉醇（75 mg/m²）的疗效，研究派姆单抗和多烯紫杉醇的疗效差异（见表8-4）。结果显示,中位无进展生存期虽然没有明显差别,但该研究已经达到它的主要研究终点:2 mg/kg 派姆单抗组、10 mg/kg 派姆单抗组和多烯紫杉醇组患者的中位总生存期分别是 10.4 个月、12.7 个月和 8.5 个月(HR 为 0.71,95%CI 为 0.58～0.88,$P=$ 0.000 8),证实派姆单抗较化疗可以明显改善经治 PD-L1 阳性的非小细胞肺癌患者的总生存期。而在 PD-L1 表达超过 50% 时,派姆单抗表现出更好的总生存期(14.9 个月、17.3 个月和 8.2 个月)[135]。基于上述研究,2014 年启动了一项随机、开放的 Ⅲ 期临床研究——KEYNOTE-024,探索该药作为晚期非小细胞肺癌一线治疗药物的效果,受试者主要为 PD-L1 TPS 不小于 50%,$EGFR$、ALK 基因为野生型的患者。2016 年,在 ESMO 年会上研究人员首次公布了该研究结果。结果显示,派姆单抗治疗与化疗相比,无进展生存期延长了近 4 个月(10.3 个月与 6.0 个月,HR 为 0.50,$P<0.001$)。2017 年,ASCO 进一步更新了无进展生存期和总生存期的结果,直接颠覆了近 50 年来化疗在晚期非小细胞肺癌治疗中的传统地位。基于该项研究数据,美国 FDA 批准了派姆单抗用于 PD-L1 高表达(大于 50%)晚期非小细胞肺癌患者的一线治疗[140]。为进一步扩大免疫治疗在一线治疗中的适用人群,KEYNOTE-042 研究应运而生。KEYNOTE-042 为一项随机、开放、Ⅲ 期临床研究,主要纳入 PD-L1 阳性(大于等于 1%)的非小细胞肺癌患者,前瞻性地按照 PD-L1 的表达分组(1%～19% 组、20%～49% 组以及大于等于 50% 组),1∶1 随机入组单药派姆单抗组(637 例)或者化疗组(紫杉醇＋卡铂或培美曲塞＋卡铂,637 例)。结果显示,在晚期非小细胞肺癌中,PD-L1 TPS≥1% 并且没有驱动基因的患者,随机接受派姆单抗治疗或对照组的化疗,无论是 PD-L1 表达大于等于 50%(中位总生存期为 20.0 个月与 12.2 个月,HR 为 0.69,95%CI 为 0.56～0.85,$P=0.000$ 3)还是 PD-L1 表达大于等于 20%(中位总生存期为 17.7 个月与 13.0 个月,HR 为 0.77,95%CI 为 0.64～0.92,$P=0.002$ 0)或是 PD-L1 表达大于等于 1%(中位总生存期为 16.7 个月与 12.1 个月,HR 为 0.81,95%CI 为 0.71～0.93,$P=$ 0.001 8),总生存期均显示出统计学差异(ASCO,2018)。

不过,与 KEYNOTE-042 设计基本相同的 Checkmate-026 却在 Ⅲ 期临床研究中受挫。对比两个结果不难看出,PD-L1 表达水平与免疫治疗效果及预后相关,而如何寻找敏感预测因子筛选免疫治疗适应人群,仍是目前免疫治疗临床应用过程中亟待解决的问题之一。而 PD-1 抑制剂一线治疗非小细胞肺癌若要超越铂类为基础的传统治疗,未来可能有两个方向:筛选敏感人群单独治疗,或者联合化疗。PD-1 抑制剂单独治疗必须基于存在敏感的免疫治疗预测因子或靶点的患者,而联合化疗或其他免疫制剂增效仍需进一步的大样本数据研究。关于联合治疗部分,目前研究已经初见端倪。2018 年 ASCO 年会报道,KEYNOTE-407 研究结果显示,化疗联合派姆单抗可以显著延长患者的总生存期(HR 为 0.64,$P=0.008$),化疗联合派姆单抗组的中位总生存期达到 15.9 个月,较对照组延长了 4.6 个月。而两组的无进展生存期和总反应率也存在显著差异，化疗联合派姆单抗组和单纯化疗组的总反应率分别为 58.4% 和 35.0%（$P=0.0004$）。同时亚组分析显示，无论患者的 PD-L1 表达水平如何，化疗联合派姆单抗组的治疗效果均显著优于单纯化疗组（ASCO，2018，Abs105）。

2）PD-L1 抗体

阿特珠单抗是靶向 PD-L1 的人源单抗。近期，一项相关 Ⅲ 期临床试验招募了 1 225 例非小细胞肺癌患者，并对比了阿特珠单抗和多烯紫杉醇的疗效（见表 8-4）。结果显示，阿特珠单抗表现出较长的总生存期，并且不受 PD-L1 在肿瘤细胞表面是否表达影响。PD-L1 表达患者的中位总生存期是 15.7 个月与 10.3 个月；PD-L1 不表达或检测不到表达患者的总生存期是 12.6 个月与 8.9 个月。与多烯紫杉醇相比，阿特珠单抗所带来的 3 级或 4 级药物不良反应也相对较低（15% 与 43%）。此外，阿特珠单抗对于鳞状非小细胞肺癌和非鳞状非小细胞肺癌的治疗效果相差不多[137]。根据这项试验，美国 FDA 于 2016 年 10 月 18 日批准阿特珠单抗用于治疗在铂类化疗中病情有进展的非小细胞肺癌。靶向 PD-L1 的抗体还有度伐鲁单抗和阿利库单抗，目前都在开展早期临床试验。

在阿特珠单抗联合治疗中，IMpower131 临床试验结果显示，在晚期肺鳞状细胞癌中化疗基础上增加阿特珠单抗一线治疗转移性肺鳞状细胞癌，无进展生存期得以延长，中位无进展生存期为 6.3 个月与 5.6 个月，HR 为 0.71（95%CI 为 0.60～0.85，$P=0.0001$）。PD-L1 表达高的患者获益最多（中位无进展生存期为 10.1 个月与 5.5 个月，HR 为 0.44，95%CI 为 0.27～0.71）。

8.3.4 免疫检查点抑制剂在其他肿瘤治疗中的应用进展

1）PD-1/PD-L1 抗体在其他肿瘤治疗中的应用

除了黑色素瘤和肺癌，PD-1/PD-L1 抗体在其他肿瘤治疗中也表现优异。特别是在 2017 年 5 月 23 日，FDA 首次批准了基于特定基因背景而非依照肿瘤来源的抗癌药物——抗 PD-1 派姆单抗，用于治疗带有微卫星高度不稳定性和错配修复缺陷（mismatch repair deficient，dMMR）变异的所有实体瘤患者。这开启了 PD-1/PD-L1 药物用作广谱抗癌制剂的先例。微卫星高度不稳定性和 dMMR 在结直肠癌中比较常见，约 5% 的转移性结直肠癌患者有微卫星高度不稳定性和 dMMR。该项适应证研究包含 5 项临床试验，共纳入 149 例携带微卫星高度不稳定性和 dMMR 的患者，其中 90 例为结直肠癌患者，其余 59 例患有 14 种不同种类的肿瘤。总反应率为 39.6%，其中结直肠癌患者的总反应率为 36%，其他肿瘤患者的总反应率为 46%。总存活时间超过 6 个月的患者比例达 76%。

纳武单抗已被 FDA 批准用于肾细胞癌的治疗。在一项早期的剂量探测 Ⅰ 期临床试验中，纳武单抗显示出对肾细胞癌的治疗作用，总反应率为 27%[128]。后来，一项 Ⅲ 期临床试验证明纳武单抗比依维莫司有更长的中位生存期(25.0 个月与 19.6 月)和更高的总反应率(25%与 5%)[141]。2018 年 4 月 16 日，基于 CheckMate214(NCT02231749)的临床试验结果，美国 FDA 批准伊匹单抗联合纳武单抗用于未经治疗的中低分化肾细胞癌。该研究共入组 847 例患者，结果显示，与舒尼替尼治疗组相比(422 例)，免疫治疗和化疗联合应用组患者(425 例)的总生存期及客观缓解率均明显延长。在联合治疗组，中位总生存期尚未观察到；而在舒尼替尼治疗组，中位总生存期为 25.9 个月(HR 为 0.63,95%CI 为 0.44~0.89,$P<0.0001$)。联合治疗组的总反应率为 41.6%(95%CI 为 36.9%~46.5%)；而舒尼替尼治疗组的总反应率为 26.5%(95%CI 为 22.4%~31%,$P<0.0001$)[142]。另一种可以用 PD-1 抗体有效治疗的疾病是经典型霍奇金淋巴瘤，派姆单抗和纳武单抗都已经被批准用于该肿瘤的治疗。根据Ⅰ期临床试验结果，这两种药物在经典型霍奇金淋巴瘤患者中的反应率分别是 64%和 87%[143,144]。经典型霍奇金淋巴瘤对 PD-1 抗体有高的反应率也许与其有异常高表达量的 PD-1 受体有关。PD-1/PD-L1 抗体对于膀胱上皮癌和头颈部肿瘤的治疗也比较有效。移行上皮癌患者对阿特珠单抗的总反应率是 26%，PD-L1 表达阳性患者的总反应率为 43%[145]。纳武单抗已经被批准用于头颈部肿瘤的治疗，度伐鲁单抗和派姆单抗的临床Ⅰ期试验也显示出较好的总反应率。另外，针对 PD-1/PD-L1 抗体对其他疾病的治疗，目前也有许多临床试验正在进行(见表 8-5)。

表 8-5 PD-1/PD-L1 抗体在其他肿瘤治疗中的临床进展

肿瘤类型	药 物	临床进展	入组人数	实 验 结 果
肾细胞癌	纳武单抗	Ⅲ期	821	与依维莫司治疗相比，中位总生存期为 25.0 个月与 19.6 个月，总反应率为 25%与 5%[141]
	纳武单抗＋伊匹单抗	Ⅲ期	847	纳武单抗＋伊匹单抗与舒尼替尼治疗相比，总反应率为 41.6%与 26.5%，中位总生存期在联合治疗组尚未观察到，在舒尼替尼治疗组为 25.9 个月[142]
经典型霍奇金淋巴瘤	纳武单抗	Ⅰ期	23	总反应率为 87%，24 周无进展生存率为 86%[144]
	派姆单抗	Ⅰ期	31	总反应率为 64%，52 周无进展生存率为 46%[143]
头颈部肿瘤	度伐鲁单抗	Ⅰ/Ⅱ期	62	总反应率为 12%[146]
	派姆单抗	Ⅰ期	104	总反应率为 18%[147]
	纳武单抗	Ⅲ期	361	纳武单抗与标准化疗方法相比，中位总生存期为 7.5 个月与 5.1 个月，总反应率为 13.3%与 5.8%[148]

（续表）

肿瘤类型	药　物	临床进展	入组人数	实　验　结　果
膀胱上皮癌	阿特珠单抗	Ⅱ期	310	总反应率为 26%（全部患者）或 43%（PD-L1 阳性患者）[145]
	派姆单抗	Ⅰ期	33	总反应率为 25%（全部患者）或 38%（PD-L1 阳性患者）[149]
梅克尔细胞癌	派姆单抗	Ⅱ期	25	总反应率为 56%，6 个月总存活率为 67%[150]
卵巢癌	纳武单抗	Ⅱ期	20	总反应率为 15%，中位总生存期为 20 个月[151]
	阿维鲁单抗	Ⅰ期	124	总反应率为 10%
乳腺癌	阿特珠单抗	Ⅰ期	27	总反应率为 12%[152]
	派姆单抗	Ⅰ期	25	总反应率为 19%（PD-L1 阳性患者）[153]
胃癌	派姆单抗	Ⅰ期	39	总反应率为 31%[154]
滤泡性淋巴瘤	纳武单抗	Ⅰ期	10	总反应率为 40%[155]
弥漫性大 B 细胞淋巴瘤	纳武单抗	Ⅰ期	11	总反应率为 36%[155]
蕈样肉芽肿	纳武单抗	Ⅰ期	13	总反应率为 15%[155]
外周 T 细胞淋巴瘤	纳武单抗	Ⅰ期	5	总反应率为 40%[155]
子宫内膜癌	派姆单抗	Ⅰ期	24	总反应率为 12.5%（PD-L1 阳性患者）
宫颈癌	派姆单抗	Ⅰ期	24	总反应率为 12.5%（PD-L1 阳性患者）
食管癌	派姆单抗	Ⅰ期	23	总反应率为 30%（PD-L1 阳性患者）[156]
甲状腺癌	派姆单抗	Ⅰ期	22	总反应率为 9.1%，1 年存活率为 89.9%
肝细胞癌	纳武单抗	Ⅰ/Ⅱ期	91	总反应率为 9%，6 个月存活率为 69%

（表中部分数据来自参考文献[157]）

　　免疫治疗在晚期胃癌治疗中的应用目前也取得了一定进展。2017 年的 ASCO 会议报道了 KEYNOTE-059 临床试验的结果。KEYNOTE-059 队列 1 纳入 259 例年龄不小于 18 岁、复发性可测量或者转移性胃或胃食管结合部癌并接受过至少 2 种化疗方案的患者，结果显示在 PD-L1 阳性患者中三线接受派姆单抗治疗患者的总反应率为 22.7%，而在 PD-L1 阴性患者中该总反应率仅为 8.6%[158]。以此为依据，美国 FDA 批准派姆单抗用于 PD-L1 阳性晚期胃癌三线治疗。

在肝细胞癌中,既往经索拉菲尼治疗的肝细胞癌患者在接受纳武单抗治疗后 14.3% 达到肿瘤客观缓解(95%CI 为 9.2%～20.8%,22/154),反应持续的中位时间为 17 个月(95%CI 为 6～24 个月)。50% 的患者达到疾病稳定。所有亚组的总疾病控制率为 68%[159]。

2) 其他靶点抗体的研究

CD40 是一个表达在肿瘤细胞表面、调节体液免疫和细胞免疫的重要分子。CD40 受体通常表达在激活的 T 细胞表面。CD40/CD40L 被证明有调节 Treg 细胞和激活肿瘤中 CLT 的作用[160]。CP-870,893(辉瑞)是一个 IgG2 单抗,靶向 CD40。Ⅰ 期临床试验结果显示,CP-870,893 的最大耐受剂量是 0.2 mg/kg,它可以有效诱导产生特异性识别黑色素瘤抗原的 T 细胞产生。在 28 例转移性黑色素瘤患者中,4 例发生了客观响应[161]。针对这一结果,正在开展进一步的临床试验。另一个靶向 CD40 的药物是达西珠单抗(dacetuzumab,SGN-40),是人源 IgG2 单抗。Ⅰ 期临床试验结果显示对于恶性淋巴瘤、急性髓细胞性白血病和多发性骨髓瘤患者,达西珠单抗的剂量可以用到 6 mg/kg 而不出现耐受[162]。达西珠单抗也被用于治疗再度恶化或难治性弥漫性大 B 细胞淋巴瘤(diffuse large B-cell lymphoma,DLBCL),总反应率为 9%。这些早期的临床试验预示达西珠单抗有一定的肿瘤治疗应用前景,也促使研究人员进行 CD40 单抗与其他免疫疗法的联合应用研究。

OX40 属于 TNF 家族,瞬时表达在激活的 $CD4^+ CD8^+$ T 细胞以及 $CD4^+ CD25^+$ Treg 细胞中。研究表明,OX40 可以促使 T 细胞扩增,细胞存活和细胞因子产生。OX40 的表达会阻碍 Treg 细胞的抑制功能[163]。OX40 在小鼠模型中展示了有效的抗肿瘤特性,而靶向 OX40 的小鼠单抗激动剂的 Ⅰ 期临床试验也已在进行中。另一个 TNF 家族靶点是 CD137,可以与 T 细胞上的 CD137 受体结合,促使 T 细胞增殖,增强 T 细胞毒性[164]。乌托米单抗(utomilumab)是 IgG2 单抗抑制剂,也已被用于联合治疗晚期实体瘤的临床试验中。

8.3.5　联合疗法的临床应用进展

1) PD-1/PD-L1 抗体联合 CTLA-4 抗体治疗

虽然 PD-1/PD-L1 抗体抑制剂对多种疾病都表现出很好的治疗效果,但作为单一的制剂,其总反应率只有 20%～50%,仍有很大一部分患者没有产生响应。因此,联合 PD-1/PD-L1 抗体抑制剂与其他抗肿瘤疗法在近期逐渐发展起来。其中,PD-1/PD-L1 抗体与 CTLA-4 抗体的联合疗法是最早被研究且发展最快的一种疗法。其他联合疗法包括 PD-1/PD-L1 抗体和放疗、化疗,以及溶瘤病毒、肿瘤疫苗、免疫系统调节剂、免疫检查点激活剂或抑制剂等。

最早被美国 FDA 批准的联合疗法是于 2015 年 10 月 1 日被批准的纳武单抗和伊匹单抗联合疗法,该疗法被批准用于治疗不能手术切除的和转移性的黑色素瘤。该批准基于Ⅲ期临床试验数据。此项试验数据显示该联合疗法具有比单一疗法更好的效果。该联合疗法比单一使用伊匹单抗有更好的反应率(60%与 11%)、更长的中位无进展生存期(8.9 个月与 4.7 个月)[165]。一项Ⅲ期临床试验对比了纳武单抗和伊匹单抗联合使用或者各自单独使用对晚期黑色素瘤的治疗效果。与两种抗体单独使用相比,联合用药的最长中位无进展生存期为 11.5 个月,最高的反应率为 57.6%。对 PD-L1 阳性患者,联合用药和纳武单抗单独使用的中位无进展生存期都为 14 个月。但对 PD-L1 阴性患者,联合用药的中位无进展生存期更长(11.2 个月与 5.3 个月)。基于这项试验,FDA 批准纳武单抗和伊匹单抗联合应用可治疗 PD-L1 阴性黑色素瘤患者[124]。同样,纳武单抗和伊匹单抗的联合疗法也被用于治疗肾细胞癌、非小细胞肺癌、卵巢癌和胸膜间皮瘤(见表 8-6)。关于纳武单抗联合伊匹单抗在中低分化肾细胞癌中的应用前文已有阐述,此处不再赘述。而两者联合在非小细胞肺癌中的应用,已经初步显示出免疫联合治疗的优势,最终结果尚待相关研究数据公布(Checkmate227)。

表 8-6　PD-1/PD-L1 抗体与其他免疫治疗的联合应用

PD-1/PD-L1 抗体	联合药物	疾病	临床批号
纳武单抗	LAG-3 抑制剂 BMS-986016	晚期黑色素瘤	NCT01968109
纳武单抗	GITR 激动剂 BMS-986156	晚期黑色素瘤	NCT02598960
派姆单抗	TLR9 激动剂 SD-101	晚期黑色素瘤	NCT02521870
派姆单抗	CD20 单抗(利妥昔单抗)	复发性滤泡性淋巴瘤	NCT02446457
纳武单抗	CD38 单抗(达雷木单抗)＋沙利度胺＋地塞米松	多发性骨髓瘤	NCT01592370
纳武单抗	CD27 单抗(法利鲁单抗)	晚期实体瘤	NCT02335918
纳武单抗	CD122 激动剂 NKTR-214	晚期实体瘤	NCT02983045
纳武单抗	MMP 9 抗体 GS-5745	晚期或复发性胃癌或胃食管交界处腺癌	NCT02864381
派姆单抗	CSF1R 抑制剂 ARRY-382	晚期黑色素瘤	NCT02880371
替西木单抗或度伐鲁单抗	OX40 激动剂 MEDI0562	晚期实体瘤	NCT02705482
派姆单抗	CD19CAR-T 细胞	复发性急性淋巴细胞白血病	NCT02374333, NCT02906371
阿特珠单抗	CD19CAR-T 细胞(KTE-C19)	弥漫性大 B 细胞淋巴瘤	NCT02926833

（续表）

PD-1/PD-L1 抗体	联合药物	疾　病	临床批号
派姆单抗	CVA21 溶瘤病毒	晚期黑色素瘤	NCT02043665
度伐鲁单抗	PVX-410 疫苗	三阴性乳腺癌	NCT02826434

注：MMP 9,基质金属蛋白酶 9;CVA21,柯萨奇病毒 A21 型

联合 PD-L1 抗体度伐鲁单抗和 CTLA-4 抗体替西木单抗的疗法目前也正在研究中。根据非小细胞肺癌患者是否表达 PD-L1,度伐鲁单抗有不同的治疗效果,且对 PD-L1 阳性患者的疗效更好(总反应率为 27% 与 5%)。因此,联合度伐鲁单抗和替西木单抗治疗非小细胞肺癌可能是一种更好的选择。目前,一项 I 期临床试验已经招募了不曾接受治疗的非小细胞肺癌患者试验度伐鲁单抗和替西木单抗的不同安全剂量。结果显示,无论患者是否表达 PD-L1,每 4 周给予患者 20 mg/kg 度伐鲁单抗加 1 mg/kg 替西木单抗比较合适,并且以此剂量为标准的 III 期临床试验正在开展[166]。另一项类似的正在进行的 III 期临床试验是,针对已经接受 2 次系统治疗的非小细胞肺癌患者,比较联合使用度伐鲁单抗和替西木单抗与单独使用度伐鲁单抗的治疗效果[167]。该联合疗法也正在用于对恶性胸膜间皮瘤治疗的研究。

2) PD-1/PD-L1 抗体联合其他治疗

多项临床试验正在进行 PD-1/PD-L1 抗体与化学药物联合治疗的研究(见表 8-7)。一项 I 期临床试验(KEYNOTE-021)主要研究派姆单抗和铂类为基础的化疗药物(卡铂和培美曲塞)对晚期非小细胞肺癌的治疗效果。结果显示,在 123 例患者中,派姆单抗与化疗药物联合疗法比单独化疗表现出更高的客观缓解率(55% 与 29%)和更长的大于 6 个月的响应率(93% 与 81%)。两组疗法所带来的 3 级以上的不良反应相差不大。根据此项试验结果,美国 FDA 于 2017 年 5 月 10 日批准派姆单抗联合卡铂和培美曲塞用于治疗无治疗史的转移性非小细胞肺癌。较大规模的 III 期临床试验也正在开展[168]。随着 KEYNOTE-189、KEYNOTE-407、IMpower-131 等一系列大型临床试验研究结果陆续公布,免疫治疗联合化疗在临床中应用的前景将会更加广阔(见表 8-7)。

表 8-7　PD-1/PD-L1 抗体与化学药物治疗的联合应用

PD-1/PD-L1 抗体	联合药物	疾　病	临床批号
派姆单抗	卡铂和吉西他滨	三阴性乳腺癌	NCT02755272
纳武单抗	泊马度胺	多发性骨髓瘤	NCT02726581

PD-1/PD-L1 抗体	联合药物	疾病	临床批号
派姆单抗	恩替诺特	晚期黑色素瘤	NCT02437136
派姆单抗	阿扎胞苷（CC-486）	转移性黑色素瘤	NCT02816021
阿特珠单抗	泊马度胺或来那度胺	多发性骨髓瘤	NCT02431208
度伐鲁单抗	R-CHOP 联合化疗	高危弥漫性大 B 细胞淋巴瘤	NCT03003520
派姆单抗	多烯紫杉醇＋泼尼松；奥拉帕尼；恩杂鲁胺	转移性前列腺癌	NCT02861573
派姆单抗	小剂量环磷酰胺	晚期软组织肉瘤与胃肠道间质瘤	NCT02406781
度伐鲁单抗＋替西木单抗	铂类化疗药物	小细胞肺癌	NCT03043872
阿特珠单抗	MEK 抑制剂考比替尼	晚期黑色素瘤	NCT01988896
派姆单抗	雷利度胺或地塞米松	多发性骨髓瘤	NCT02036502
阿特珠单抗	IDO1 抑制剂 GDC-0919	晚期实体瘤	NCT02471846
阿维鲁单抗	EGFR 抗体西妥昔单抗＋FOLFOX	结直肠癌	EudraCT No 2016-004434-26
派姆单抗	环磷酰胺	三阴性乳腺癌	NCT02768701

注：R-CHOP 是非霍奇金淋巴瘤的标准治疗方案，用(R)利妥昔单抗、(C)环磷酰胺、(H)多柔比星、(O)长春新碱、(P)泼尼松龙 5 种药联合治疗

除了 CTLA-4 抗体，其他的免疫疗法包括联合 PD-1/PD-L1 抗体和肿瘤疫苗、溶瘤病毒、多种正向或负向调节免疫细胞的靶向治疗和 CAR-T 疗法。此类临床试验超过 14 项。除此之外，有两项临床试验正在进行 PD-1/PD-L1 抗体与同期放疗、化疗和大分割立体定向照射放射疗法的联合试验，初期I期临床试验显示出较好的耐受性（见表 8-8）。

表 8-8　PD-1/PD-L1 抗体与放射治疗的联合应用

PD-1/PD-L1 抗体	联合药物	疾病	临床批号
纳武单抗	大分割立体定向照射放射疗法	复发性胶质瘤	NCT02829931
阿特珠单抗	同期放疗、化疗	晚期非小细胞肺癌	NCT02525757

8.4　免疫检查点抑制剂治疗的不良反应和处理

肿瘤免疫治疗虽然对多数肿瘤产生了明显的治疗效果，但是部分患者也出现了免

疫相关的不良反应,这是由于免疫检查点抑制剂解除免疫抑制、恢复免疫功能时引起各种自体免疫增强,称为免疫相关不良事件。回顾性分析接受纳武单抗(欧狄沃,Opdivo)治疗的 195 例非小细胞肺癌患者,免疫相关不良事件发生率为 43.6%(85/195),其中达到 3 级或 4 级不良反应的占 7.6%(13/195)。发生不良反应患者的中位无进展生存期是 5.7 个月,总生存期是 17.8 个月,而无不良反应发生的治疗组的无进展生存期是 2 个月,总生存期是 4 个月。这一结果提示免疫相关不良事件与预后改善有明显的相关性[169]。其他肿瘤的免疫检查点抑制剂治疗也表现为出现免疫相关不良事件者的疗效和生存期都明显提高[170,171]。但是免疫增强会引起各种器官的损伤,包括皮肤、结肠、肺、内分泌腺和肝脏。器官特异性、不良事件发生率和严重程度取决于不同的抑制剂种类、剂量及肿瘤类型。一般来说,CTLA-4 抗体治疗的不良反应发生率大约为 90%,而 PD-1 或 PD-L1 抗体治疗的不良反应发生率大约为 70%[172]。

8.4.1　常见免疫相关不良事件

免疫相关不良事件可发生在身体的任何组织系统,但主要集中在肺、皮肤、胃肠道、肝脏及内分泌系统。全部免疫抑制剂中最常见的免疫相关不良事件为内分泌疾病(以甲状腺功能异常如甲状腺功能减退症或甲状腺功能亢进症最多见,其次为垂体和肾上腺功能障碍)、胃肠道反应(腹泻、结肠炎和呕吐)、肺部疾病(肺炎)、皮肤反应(皮疹、瘙痒和白癜风)和肌肉骨骼系统疾病(关节痛和肌痛),乏力、发热和食欲缺乏等全身症状也较常见。

依据原发肿瘤不同及使用免疫抑制剂不同,免疫相关不良事件的发生率也不尽相同。例如,在黑色素瘤中白癜风的发生率常较高(11%),而使用 CTLA-4 抑制剂后免疫相关不良事件的发生率可能更高。1～2 级不良反应多为皮肤反应、胃肠道反应,而 3～4 级不良反应则多为肺、消化道反应。一项前瞻性研究[173]采用 Medline、EMBASE 和 COCHRANE 数据库进行文献检索,收集 2003—2015 年包含免疫检查点抑制剂(immune checkpoint inhibitors,ICI)单药治疗组的前瞻性临床研究。结果显示,与 PD-1 单抗治疗相比,经 CTLA-4 单抗治疗后 3～4 级免疫相关不良事件较多见(31% 与 10%)。各级结肠炎(OR 为 8.7,95%CI 为 5.8～12.9)、垂体炎(OR 为 6.5,95%CI 为 3.0～14.3)和皮疹(OR 为 2.0,95%CI 为 1.8～2.3)在 CTLA-4 单抗治疗中更常见;而肺炎(OR 为 6.4,95%CI 为 3.2～12.7)、甲状腺功能减退症(OR 为 4.3,95%CI 为 2.9～6.3)、关节痛(OR 为 3.5,95%CI 为 2.6～4.8)、白癜风(OR 为 3.5,95%CI 为 2.3～5.3)则更多见于 PD-1 单抗治疗中。比较 PD-1 单抗临床研究中涉及最多的 3 种肿瘤类型[黑色素瘤(2 048 例)、非小细胞肺癌(1 030 例)和肾细胞癌(573 例)]中的免疫相关不良事件,结果显示黑色素瘤患者中胃肠道及皮肤免疫相关不良事件的发生率较高,肺炎发生率较低。黑色素瘤患者与肾细胞癌患者相比更易发生关节炎和肌痛,而肾细胞癌患者中肺炎和呼吸困难发生率更高。免疫相关不良事件的发生时间多为使用CTLA-4 抑制剂或 PD-1/PD-L1 抑制剂后 3～6 个月[129,174]。常见免疫相关不良事件的发生率如图 8-6 所示。

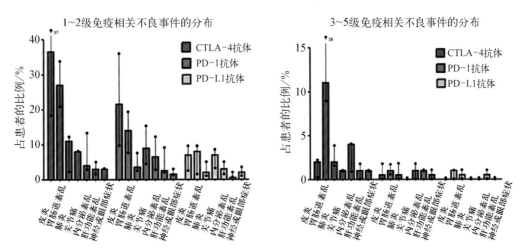

图 8-6　在使用不同免疫抑制剂情况下常见免疫相关不良事件的发生率

(图片修改自参考文献[175])

按照发病部位来分,常见的免疫相关不良事件如下:

1) 皮肤黏膜反应

除恶性黑色素瘤中常见白癜风外,皮疹也是免疫检查点抑制剂临床应用后最常见且典型的免疫相关不良事件之一[176]。伊匹单抗引起的皮疹一般在治疗 2～3 周后开始出现,其症状一般是在躯干和四肢出现网状或斑点状的浅色红斑。资料显示,在接受伊匹单抗治疗的患者中,有近 2/3 的人会出现皮疹或瘙痒的症状。白癜风一般在治疗几个月后才会出现[177]。与 CTLA-4 抑制剂相比,接受 PD-1/PD-L1 抗体治疗的患者出现皮疹等不良反应的概率较低,21% 的患者出现皮疹和瘙痒,其中 2% 的患者表现为3 或 4 级的皮疹。约有 5% 的患者在使用免疫抑制剂后会出现口腔黏膜反应,如口干。对于 1～2 级反应,可局部使用糖皮质激素或止痒药物(除外局部感染);对于 3～4 级不良反应,需系统性使用皮质类固醇激素。

2) 胃肠道反应

腹泻是患者接受免疫检查点抑制剂治疗出现的常见胃肠道反应。腹泻与结肠炎的症状非常接近,因此需要仔细区分。研究表明,在接受伊匹单抗治疗的黑色素瘤患者中,大约 30% 出现不同程度的腹泻,10% 以下属于严重(3/4 级)腹泻,只有大约 5% 的患者出现 3 或 4 级的结肠炎[178]。值得注意的是,腹泻/结肠炎一般是在免疫检查点抑制

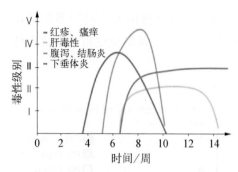

图 8-7　经免疫抑制剂治疗后患者可能出现的各种不良反应

图中依次为皮疹/瘙痒、肝脏损伤、腹泻/结肠炎、下垂体炎的表现动力学时间图(图片修改自参考文献[176])

剂治疗 6 周后才开始出现(见图 8-7)。临床需采用 CT 进行检查,以明确胃肠炎的性质及严重程度。对于 1~2 级胃肠道反应可使用布地奈德;对于较严重的胃肠道反应则需系统使用足量糖皮质激素;对激素拮抗性肠炎,若在足量使用糖皮质激素 3 天后无改善,需考虑使用 TNF-α 抑制剂英夫利昔单抗。

3) 内分泌功能紊乱

在接受 CTLA-4 抗体或 PD-1 抗体治疗的患者中,5%~10% 的患者会出现内分泌功能紊乱[128,179]。免疫相关不良事件也常常会影响脑垂体、肾上腺和甲状腺,其中自身免疫性垂体炎和甲状腺功能减退症是最常见的内分泌失调症状,在接受 CTLA-4 抑制剂的恶性黑色素瘤及肾细胞癌患者中 10%~17% 的患者会出现[179]。在一般情况下,垂体炎可以表现为乏力及头痛症状,磁共振成像(magnetic resonance imaging,MRI)表现为垂体增大及低促肾上腺皮质激素和促甲状腺激素的垂体功能生化指标等。内分泌功能紊乱的治疗主要是根据相关指标检测结果行激素替代治疗[180]。

4) 肝功能异常

免疫相关性肝炎也是免疫相关不良事件中重要的一种。接受治疗的患者出现肝炎的时期一般是治疗开始后 8~12 周(见图 8-7),但对这种不良反应的临床或影像学诊断比较困难。在 CTLA-4 抑制剂临床试验中,少于 10% 的患者会出现肝损伤表现,如天冬氨酸转氨酶(aspartate aminotransferase,AST)和丙氨酸转氨酶(alanine aminotransferase,ALT)上升[178,181]。在进行临床诊断时,需排除病毒性肝炎可能(包括甲型肝炎、乙型肝炎、丙型肝炎、戊型肝炎等)。在 PD-1 抑制剂治疗中,低于 5% 的患者出现肝炎,但 3/4 级不良反应的发生率比 CTLA-4 抑制剂治疗中低[182]。在 CT 影像学上可表现为轻度肝肿大,门静脉周围水肿,或门静脉周围淋巴结肿大。肝脏活检是最可靠的确诊方法,其病理学表现为明显的肝静脉炎症,或在汇管区胆小管周围出现类似炎性细胞浸润的原发性胆汁性肝硬化等病理表现。在治疗上主要使用皮质类固醇激素,对激素抵抗的患者考虑使用麦考酚酯或硫唑嘌呤。

5) 免疫相关性肺炎

约有 1% 使用免疫抑制剂的患者会出现免疫相关性肺炎[11,33]。免疫相关性肺炎包括肺结节病和机化性肺炎等。当患者出现肺部症状,如上呼吸道感染、咳嗽或气短,都应考虑用临床病理学和影像学 CT 的方法进行确诊。必要的话,还可通过支气管镜检查明确感染的病因。CT 表现可有磨玻璃样改变或弥漫性浸润性结节,多见于肺下叶。免疫相关性肺炎一旦发生,病情多较严重,甚至危及生命,因此临床医生应对呼吸系统症状给予足够重视。治疗方法主要为系统性使用糖皮质激素,若激素无效,考虑加用英夫利昔单抗[183]。

8.4.2 罕见免疫相关不良事件

1) 肾毒性

免疫介导的急性肾炎的发生率小于1%[184],表现为血液中肌酐升高。肾脏活检的病理分析可见急性肉芽肿性间质性肾炎和狼疮性膜性肾病的表现。纳武单抗也会引起罕见的急进性肾炎及低钠血症,这些症状可能会在治疗开始几周到1个月左右发生。

2) 神经毒性

在所有肿瘤免疫治疗患者中神经毒性的发生率很低,大约为1%。但是广泛的神经性症状与免疫检查点抑制剂治疗有关,如多发性神经病、可逆性后部脑病综合征、肠神经病变、面瘫、视神经炎、格林-巴利综合征、重症肌无力、横贯性脊髓炎、脑炎和无菌性脑炎等。

3) 心脏毒性

各种类型的心脏症状,如心衰、心肌病、心脏传导阻滞、心肌纤维化和心肌炎等可见于免疫治疗患者。美国一项多中心研究项目,对2013年11月到2017年7月发生的肿瘤免疫治疗相关心肌炎进行了研究。在麻省总医院接受肿瘤免疫治疗的964例患者中,11例发生心肌炎,其中0.5%的患者单用PD-1抗体治疗,2.4%的患者单用PD-L1抗体治疗,3.3%的患者单用CTLA-4抗体治疗,2.4%的患者用PD-1抗体和CTLA-4抗体联合治疗,1%的患者用CTLA-4抗体和PD-L1抗体联合治疗[185]。在继续观察的中位102天期间,46%的患者发生严重不良反应(16/35),其中6例发生心血管性死亡,3例发生心源性休克,4例发生心脏骤停,3例发生完全性心脏传导阻滞。

4) 胰腺毒性

免疫相关胰-酶升高也偶见于使用PD-1/PD-L1抑制剂或CTLA-4抑制剂进行治疗的患者,不过临床常见生化检查异常,而患者并无典型的胰腺炎表型[126]。

5) 眼部毒性

眼部炎症也有报道,如出现角膜炎、巩膜外层炎、结膜炎和眼葡萄膜炎。症状表现为畏光、疼痛、眼干及视线模糊,但在通常情况下出现眼部炎症的概率小于1%[186]。轻到中度葡萄膜炎一般通过局部使用糖皮质激素进行治疗。

6) 骨骼肌和风湿性炎症

约5%的患者在使用免疫抑制剂后会出现多发性关节炎或关节疼痛。而使用CTLA-4抑制剂后,部分患者出现红斑狼疮或多发性肌肉痛[187]。口服小剂量类固醇激素(0.5 mg/kg)对缓解关节症状效果良好。

7) 血液毒性

少量患者出现红细胞再生障碍性贫血、获得性血友病 A 及血小板减少的症状以及嗜中性粒细胞减少症。

8) 自身免疫病

肿瘤免疫治疗对于患有自身免疫病(如类风湿关节炎和系统性红斑狼疮)患者的安全性目前仍不清楚。在理论上,CTLA-4 和 PD-1 在维持免疫稳态中起重要作用,使用 CTLA-4 和 PD-1 抑制剂有可能加重自身免疫病的病情[188]。但也有一些症状轻微的自身免疫病患者接受伊匹单抗治疗后情况良好。所以,临床医师对患有自身免疫病的肿瘤患者需要评估治疗的利弊。

8.4.3　免疫治疗相关联合治疗的不良反应

尽管联合治疗比免疫检查点抑制剂的单独治疗有更好的作用,但其不良反应发生率也会大大增高(大约为 50%),均高于单独治疗方案的结果[189]。一项临床试验通过伊匹单抗和丝/苏氨酸激酶(RAF)抑制剂维罗非尼(vemurafenib)联合应用治疗 *BRAF* 基因突变型黑色素瘤,结果显示大量患者出现转氨酶上升和皮疹[190]。在另一项Ⅰ期临床试验中,达帕菲尼(dabrafenib)与伊匹单抗联合治疗在初期患者并没有出现不良反应,但是当达帕菲尼和曲美替尼(trametinib)联合伊匹单抗治疗后,患者出现了严重的穿孔性结肠炎[191]。因此,靶向药物和免疫检查点抑制剂联合应用需要选择合适的剂量和用药计划。

8.4.4　免疫相关不良事件的处理

1) 常见免疫相关不良事件的处理

(1) 当患者出现轻度皮疹时,外用皮质类固醇激素药膏即可。若瘙痒症状严重,可口服止痒药[盐酸羟嗪(hydroxyzine hydrochloride)或盐酸苯海拉明(diphenhydramine hydrochloride)][192]。情况严重的皮疹(3 级或 3 级以上)应口服皮质类固醇。一旦发生比较罕见的史-约综合征(Stevens-Johnson syndrome),出现多形性红斑、水泡样变甚至中毒性表皮坏死溶解,则应当立即永久性停用免疫检查点抑制剂[193]。

(2) 当患者出现轻度腹泻时,首先要排除其他病因引起的腹泻,如细菌感染。一些临床医生用美国饮食协会推荐的结肠炎饮食及抗肠蠕动剂[口服盐酸地芬诺酯(diphenoxylate hydrochloride)和硫酸阿托品(atropine sulfate),每天 4 次]来减缓症状。如果这种症状持续超过 3 天,同时排除感染的可能性,可以考虑口服或静脉注射皮质类固醇进行治疗[176]。如果静脉注射皮质类固醇[甲泼尼龙(methylprednisolone)],最多每天 2 mg/kg 分 2 次给药。若无法减轻症状,则使用剂量为 2 mg/kg 的英夫利昔单抗,每 2 周给药 1 次,可缓解症状[194]。除非诊断不明确,否则无须结肠镜检查。

（3）若出现急性垂体炎，可考虑用高剂量的皮质类固醇（每天 1 mg/kg 泼尼松）来控制病情，并且无须长期的激素替代。继发性甲状腺功能减退症可用左旋甲状腺素治疗；继发性肾上腺功能减退者可用氢化可的松（hydrocortisone）治疗，一般早上给予20 mg，晚上给予 10 mg，这些患者都需要长期补充激素[180]。急性内分泌失调的症状表现为脱水、低血压及电解质间失衡的肾上腺危象，如高钾血症和低钠血症。在这种情况下，需要静脉注射皮质类固醇并住院治疗[195]。

（4）当患者出现轻度肝炎时，应在每次治疗前进行肝脏功能检查（转氨酶和胆红素）。如果 AST 和 ALT 比治疗前升高，则可排除病毒性或其他药物因素引起的肝炎。对这种肝炎及时用皮质类固醇进行治疗非常重要并且有效。在极少数情况下 AST 和ALT 水平升高表现为激素耐受，此时每隔 12 小时进行 1 次 500 mg 霉酚酸酯治疗可以起到缓解作用[145]。

（5）对于自身免疫性肺损伤，在严重的情况下治疗方案应为每天静脉注射高剂量的甲泼尼龙（2 mg/kg）[196]。另外，可以尝试用免疫抑制剂如英夫利昔单抗、麦考酚酯或环磷酰胺在治疗前进行预处理。对使用一周激素仍无效的患者，依据 2018 年的《美国国家综合癌症网络（NCCN）指南》，需考虑使用丙种球蛋白 20 g/天，连续使用 5 天。

2）不常见免疫相关不良事件的处理

不常见的免疫相关不良事件大多数可通过皮质类固醇进行治疗。例如，对于眼部炎症一般选择外用皮质类固醇（如 1%醋酸泼尼松龙悬浮液）进行治疗，对于病情严重者（3～4 级）可以口服皮质类固醇进行治疗[197]。口服或静脉注射皮质类固醇对自身免疫性肾炎都有一定缓解作用。对于个别血液综合征患者可常规进行皮质类固醇治疗。对于无症状淀粉酶/脂肪酶上升的胰腺炎患者一般不需要进行皮质类固醇治疗，建议短暂禁食，抑制胰酶分泌，即可缓解胰腺炎症状。对有神经系统综合征的患者可通过血浆清除术和静脉注射免疫球蛋白缓解症状[198]。

3）免疫抑制导致机会性感染的处理

长时间的免疫抑制治疗会增加机会性感染的风险。近来，已经有一些关于曲霉菌肺炎（*Aspergillus* pneumonia）的报道[199]。根据《美国国家综合癌症网络（NCCN）指南》，对于接受每天 20 mg 并持续 4 周泼尼松治疗的患者，应当用等剂量的复方磺胺甲噁唑（cotrimoxazole）、阿托伐醌（atovaquone）或喷他脒（pentamidine）预防性治疗耶氏肺孢子菌肺炎（*Pneumocystis jirovecii* pneumonia）。但真菌发生的机制及预防性抗病毒或抗真菌治疗的作用尚待进一步研究。

8.5 小结与展望

免疫稳态是维持宿主生存的关键。机体对病原体以及自身抗原产生免疫反应的范围和程度依赖免疫检查点和共刺激信号的调节,这些信号包含受体及其相应配体。了解免疫检查点的状况并对其进行适当的调控已经成为临床上治疗疾病的有效策略。本章根据共刺激因子和免疫检查点的功能对其进行了分类并对目前的相关研究成果进行了简要介绍。随着研究的不断深入,人们不但会进一步了解它们的种类、结构和功能,而且更有可能找到合适的、有效的激活剂或抑制剂,用于治疗与免疫相关的疾病,保护机体健康。

免疫检查点抑制剂在肿瘤治疗中的应用正在迅速发展。针对 CTLA-4、PD-1 和 PD-L1 位点已经有 10 个单抗,用于治疗 9 种以上不同类型的肿瘤,为肿瘤患者提供了新的治疗方法和延长生命的途径。通过转基因 T 细胞表达免疫检查点抗体的分泌型 CAR-T 细胞也在进行临床前试验或临床试验。虽然这些免疫检查点抑制剂对多种疾病都表现出很好的治疗效果,但作为单一的制剂,其总反应率只有 20%～50%,仍有很大一部分患者并没有产生响应。因此,多种免疫检查点抑制剂的联合应用,以及 PD-1/PD-L1 抑制剂与其他抗肿瘤疗法如放疗、靶向治疗的联合应用将成为未来的治疗方向。相信在不久的将来,免疫检查点的临床应用将为疾病的有效治疗或治愈带来更加令人欣慰的成果。

参考文献

[1] Jenkins M K, Taylor P S, Norton S D, et al. CD28 delivers a costimulatory signal involved in antigen-specific IL-2 production by human T cells[J]. J Immunol, 1991, 147(8): 2461-2466.

[2] Mueller D L, Jenkins M K, Schwartz R H. An accessory cell-derived costimulatory signal acts independently of protein kinase C activation to allow T cell proliferation and prevent the induction of unresponsiveness[J]. J Immunol, 1989, 142(8): 2617-2628.

[3] Martin P J, Ledbetter J A, Morishita Y, et al. A 44 kilodalton cell surface homodimer regulates interleukin 2 production by activated human T lymphocytes[J]. J Immunol, 1986, 136(9): 3282-3287.

[4] Lohr J, Knoechel B, Jiang S, et al. The inhibitory function of B7 costimulators in T cell responses to foreign and self-antigens[J]. Nat Immunol, 2003, 4(7): 664-669.

[5] Dodson L F, Boomer J S, Deppong C M, et al. Targeted knock-in mice expressing mutations of CD28 reveal an essential pathway for costimulation[J]. Mol Cell Biol, 2009, 29(13): 3710-3721.

[6] Boomer J S, Green J M. An enigmatic tail of CD28 signaling[J]. Cold Spring Harb Perspect Biol, 2010, 2(8): a002436.

[7] Esensten J H, Helou Y A, Chopra G, et al. CD28 costimulation: from mechanism to therapy[J]. Immunity, 2016, 44(5): 973-988.

[8] Yokosuka T, Kobayashi W, Sakata-Sogawa K, et al. Spatiotemporal regulation of T cell costimulation by TCR-CD28 microclusters and protein kinase C theta translocation[J]. Immunity, 2008, 29(4): 589-601.

[9] Fischer K D, Tedford K, Penninger J M. Vav links antigen-receptor signaling to the actin

cytoskeleton[J]. Semin Immunol, 1998, 10(4): 317-327.

[10] Witsch E J, Peiser M, Hutloff A, et al. ICOS and CD28 reversely regulate IL-10 on re-activation of human effector T cells with mature dendritic cells [J]. Eur J Immunol, 2002, 32(9): 2680-2686.

[11] Hutloff A, Dittrich A M, Beier K C, et al. ICOS is an inducible T-cell co-stimulator structurally and functionally related to CD28[J]. Nature, 1999, 397(6716): 263-266.

[12] Dong C, Juedes A E, Temann U A, et al. ICOS co-stimulatory receptor is essential for T-cell activation and function[J]. Nature, 2001, 409(6816): 97-101.

[13] Wikenheiser D J, Stumhofer J S. ICOS co-stimulation: friend or foe[J]. Front Immunol, 2016, 7: 304.

[14] Choi Y S, Kageyama R, Eto D, et al. ICOS receptor instructs T follicular helper cell versus effector cell differentiation via induction of the transcriptional repressor Bcl6[J]. Immunity, 2011, 34(6): 932-946.

[15] Fos C, Salles A, Lang V, et al. ICOS ligation recruits the p50alpha PI3K regulatory subunit to the immunological synapse[J]. J Immunol, 2008, 181(3): 1969-1977.

[16] Pedros C, Zhang Y, Hu J K, et al. A TRAF-like motif of the inducible costimulator ICOS controls development of germinal center TFH cells via the kinase TBK1[J]. Nat Immunol, 2016, 17(7): 825-833.

[17] Chattopadhyay K, Lazar-Molnar E, Yan Q, et al. Sequence, structure, function, immunity: structural genomics of costimulation[J]. Immunol Rev, 2009, 229(1): 356-386.

[18] Sharpe A H, Freeman G J. The B7-CD28 superfamily[J]. Nat Rev Immunol, 2002, 2(2): 116-126.

[19] Cannons J L, Wu J Z, Gomez-Rodriguez J, et al. Biochemical and genetic evidence for a SAP-PKC-theta interaction contributing to IL-4 regulation[J]. J Immunol, 2010, 185(5): 2819-2827.

[20] Bryceson Y T, March M E, Ljunggren H G, et al. Synergy among receptors on resting NK cells for the activation of natural cytotoxicity and cytokine secretion [J]. Blood, 2006, 107(1): 159-166.

[21] Cannons J L, Tangye S G, Schwartzberg P L. SLAM family receptors and SAP adaptors in immunity[J]. Annu Rev Immunol, 2011, 29: 665-705.

[22] Latour S, Gish G, Helgason C D, et al. Regulation of SLAM-mediated signal transduction by SAP, the X-linked lymphoproliferative gene product[J]. Nat Immunol, 2001, 2(8): 681-690.

[23] Wu N, Veillette A. SLAM family receptors in normal immunity and immune pathologies[J]. Curr Opin Immunol, 2015, 38: 45-51.

[24] Cunninghame Graham D S, Graham R R, Manku H, et al. Polymorphism at the TNF superfamily gene TNFSF4 confers susceptibility to systemic lupus erythematosus[J]. Nat Genet, 2008, 40(1): 83-89.

[25] Croft M. The role of TNF superfamily members in T-cell function and diseases[J]. Nat Rev Immunol, 2009, 9(4): 271-285.

[26] Hendriks J, Xiao Y, Rossen J W, et al. During viral infection of the respiratory tract, CD27, 4-1BB, and OX40 collectively determine formation of CD8[+] memory T cells and their capacity for secondary expansion[J]. J Immunol, 2005, 175(3): 1665-1676.

[27] Liu B, Yu H, Sun G, et al. OX40 promotes obesity-induced adipose inflammation and insulin resistance[J]. Cell Mol Life Sci, 2017, 74(20): 3827-3840.

[28] Papp K A, Gooderham M J, Girard G, et al. Phase Ⅰ randomized study of KHK4083, an anti-OX40 monoclonal antibody, in patients with mild to moderate plaque psoriasis[J]. J Eur Acad Dermatol Venereol, 2017, 31(8): 1324-1332.

[29] Chester C, Ambulkar S, Kohrt H E. 4 - 1BB agonism: adding the accelerator to cancer immunotherapy[J]. Cancer Immunol Immunother, 2016, 65(10): 1243-1248.

[30] Ahrends T, Babala N, Xiao Y, et al. CD27 agonism plus PD-1 blockade recapitulates CD4+ T-cell help in therapeutic anticancer vaccination[J]. Cancer Res, 2016, 76(10): 2921-2931.

[31] Tone M, Tone Y, Adams E, et al. Mouse glucocorticoid-induced tumor necrosis factor receptor ligand is costimulatory for T cells[J]. Proc Natl Acad Sci U S A, 2003, 100(25): 15059-15064.

[32] Esparza E M, Arch R H. Glucocorticoid-induced TNF receptor functions as a costimulatory receptor that promotes survival in early phases of T cell activation[J]. J Immunol, 2005, 174 (12): 7869-7874.

[33] Mahmud S A, Manlove L S, Schmitz H M. Costimulation via the tumor-necrosis factor receptor superfamily couples TCR signal strength to the thymic differentiation of regulatory T cells[J]. Nat Immunol, 2014, 15(5): 473-481.

[34] Petrillo M G, Ronchetti S, Ricci E, et al. GITR+ regulatory T cells in the treatment of autoimmune diseases[J]. Autoimmun Rev, 2015, 14(2): 117-126.

[35] Liu Z, Hao X, Zhang Y, et al. Intratumoral delivery of tumor antigen-loaded DC and tumor-primed CD4+ T cells combined with agonist α-GITR mAb promotes durable CD8+ T-cell-dependent antitumor immunity[J]. Oncoimmunology, 2017, 6(6): e1315487.

[36] Cai G, Freeman G J. The CD160, BTLA, LIGHT/HVEM pathway: a bidirectional switch regulating T-cell activation[J]. Immunol Rev, 2009, 229(1): 244-258.

[37] del Rio M L, Fernandez-Renedo C, Chaloin O, et al. Immunotherapeutic targeting of LIGHT/LTβR/HVEM pathway fully recapitulates the reduced cytotoxic phenotype of LIGHT-deficient T cells[J]. MAbs, 2016, 8(3): 478-490.

[38] Del Rio M L, Lucas C L, Buhler L, et al. HVEM/LIGHT/BTLA/CD160 cosignaling pathways as targets for immune regulation[J]. J Leukoc Biol, 2010, 87(2): 223-235.

[39] Yang B, Huang Z, Feng W, et al. Correction: The expression of LIGHT was increased and the expression of HVEM and BTLA were decreased in the T cells of patients with rheumatoid arthritis [J]. PLoS One, 2017, 12(3): e0173531.

[40] Remouchamps C, Boutaffala L, Ganeff C, et al. Biology and signal transduction pathways of the Lymphotoxin-alphabeta/LTbetaR system[J]. Cytokine Growth Factor Rev, 2011, 22(5-6): 301-310.

[41] Lo J C, Basak S, James E S, et al. Coordination between NF-kappaB family members p50 and p52 is essential for mediating LTbetaR signals in the development and organization of secondary lymphoid tissues[J]. Blood, 2006, 107(3): 1048-1055.

[42] Wu W, Shi Y, Xia H, et al. Epithelial LTβR signaling controls the population size of the progenitors of medullary thymic epithelial cells in neonatal mice[J]. Sci Rep, 2017, 7: 44481.

[43] Shi Y, Wu W, Chai Q, et al. LTβR controls thymic portal endothelial cells for haematopoietic progenitor cell homing and T-cell regeneration[J]. Nat Commun, 2016, 7: 12369.

[44] Bechill J, Muller W J. Herpes virus entry mediator (HVEM) attenuates signals mediated by the lymphotoxin beta receptor (LTbetaR) in human cells stimulated by the shared ligand LIGHT[J]. Mol Immunol, 2014, 62(1): 96-103.

［45］ Meylan F, Richard A C, Siegel R M. TL1A and DR3, a TNF family ligand-receptor pair that promotes lymphocyte costimulation, mucosal hyperplasia, and autoimmune inflammation［J］. Immunol Rev, 2011, 244(1): 188-196.

［46］ Zhang J, Wang X, Fahmi H, et al. Role of TL1A in the pathogenesis of rheumatoid arthritis［J］. J Immunol, 2009, 183(8): 5350-5357.

［47］ Chapoval A I, Ni J, Lau J S, et al. B7-H3: a costimulatory molecule for T cell activation and IFN-gamma production［J］. Nat Immunol, 2001, 2(3): 269-274.

［48］ Xu H, Cheung I Y, Guo H F, et al. MicroRNA miR-29 modulates expression of immunoinhibitory molecule B7-H3: potential implications for immune based therapy of human solid tumors［J］. Cancer Res, 2009, 69(15): 6275-6281.

［49］ Chapoval A I, Ni J, Lau J S, et al. B7-H3: a costimulatory molecule for T cell activation and IFN-gamma production［J］. Nat Immunol, 2001, 2(3): 269-274.

［50］ Suh W K, Gajewska B U, Okada H, et al. The B7 family member B7-H3 preferentially down-regulates T helper type 1-mediated immune responses［J］. Nat Immunol, 2003, 4(9): 899-906.

［51］ Sun J, Fu F, Gu W, et al. Origination of new immunological functions in the costimulatory molecule B7-H3: the role of exon duplication in evolution of the immune system［J］. PLoS One, 2011, 6(9): e24751.

［52］ Castriconi R, Dondero A, Augugliaro R, et al. Identification of 4Ig-B7-H3 as a neuroblastoma-associated molecule that exerts a protective role from an NK cell-mediated lysis［J］. Proc Natl Acad Sci U S A, 2004, 101(34): 12640-12645.

［53］ Vo A V, Takenaka E, Shibuya A, et al. Expression of DNAM-1 (CD226) on inflammatory monocytes［J］. Mol Immunol, 2016, 69: 70-76.

［54］ Gross C C, Schulte-Mecklenbeck A, Rünzi A, et al. Impaired NK-mediated regulation of T-cell activity in multiple sclerosis is reconstituted by IL-2 receptor modulation［J］. Proc Natl Acad Sci U S A, 2016, 113(21): E2973-E2982.

［55］ Zhang R, Zeng H, Zhang Y, et al. CD226 ligation protects against EAE by promoting IL-10 expression via regulation of CD4$^+$ T cell differentiation［J］. Oncotarget, 2016, 7(15): 19251-19264.

［56］ Chan C J, Martinet L, Gilfillan S, et al. The receptors CD96 and CD226 oppose each other in the regulation of natural killer cell functions［J］. Nat Immunol, 2014, 15(5): 431-438.

［57］ Peng Y P, Xi C H, Zhu Y, et al. Altered expression of CD226 and CD96 on natural killer cells in patients with pancreatic cancer［J］. Oncotarget, 2016, 7(41): 66586-66594.

［58］ Ayano M, Tsukamoto H, Kohno K, et al. Increased CD226 expression on CD8$^+$ T cells is associated with upregulated cytokine production and endothelial cell injury in patients with systemic sclerosis［J］. J Immunol, 2015, 195(3): 892-900.

［59］ Ishida Y, Agata Y, Shibahara K, et al. Induced expression of PD-1, a novel member of the immunoglobulin gene superfamily, upon programmed cell death［J］. EMBO J, 1992, 11(11): 3887-3895.

［60］ Nishimura H, Okazaki T, Tanaka Y, et al. Autoimmune dilated cardiomyopathy in PD-1 receptor-deficient mice［J］. Science, 2001, 291(5502): 319-322.

［61］ Daley D, Zambirinis C P, Seifert L, et al. γδ T cells support pancreatic oncogenesis by restraining αβ T cell activation［J］. Cell, 2016, 166(6): 1485-1499. e15.

［62］ Dong H, Strome S E, Salomao D R, et al. Tumor-associated B7-H1 promotes T-cell apoptosis: a potential mechanism of immune evasion[J]. Nat Med, 2002, 8(8): 793-800.

[63] Liang S C, Greenwald R J, Latchman Y E, et al. PD-L1 and PD-L2 have distinct roles in regulating host immunity to cutaneous leishmaniasis[J]. Eur J Immunol, 2006, 36(1): 58-64.

[64] Okazaki T, Maeda A, Nishimura H, et al. PD-1 immunoreceptor inhibits B cell receptor-mediated signaling by recruiting src homology 2-domain-containing tyrosine phosphatase 2 to phosphotyrosine[J]. Proc Natl Acad Sci U S A, 2001, 98(24): 13866-13871.

[65] Sheppard K A, Fitz L J, Lee J M, et al. PD-1 inhibits T-cell receptor induced phosphorylation of the ZAP70/CD3zeta signalosome and downstream signaling to PKCtheta[J]. FEBS Lett, 2004, 574(1-3): 37-41.

[66] Patsoukis N, Bardhan K, Chatterjee P, et al. PD-1 alters T-cell metabolic reprogramming by inhibiting glycolysis and promoting lipolysis and fatty acid oxidation[J]. Nat Commun, 2015, 6: 6692.

[67] Oestreich K J, Yoon H, Ahmed R, et al. NFATc1 regulates PD-1 expression upon T cell activation[J]. J Immunol, 2008, 181(7): 4832-4839.

[68] Terawaki S, Chikuma S, Shibayama S, et al. IFN-alpha directly promotes programmed cell death-1 transcription and limits the duration of T cell-mediated immunity[J]. J Immunol, 2011, 186(5): 2772-2779.

[69] Evans E J, Esnouf R M, Manso-Sancho R, et al. Crystal structure of a soluble CD28-Fab complex[J]. Nat Immunol, 2005, 6(3): 271-279.

[70] Ward F J, Dahal L N, Wijesekera S K, et al. The soluble isoform of CTLA-4 as a regulator of T-cell responses[J]. Eur J Immunol, 2013, 43(5): 1274-1285.

[71] Lee K M, Chuang E, Griffin M, et al. Molecular basis of T cell inactivation by CTLA-4[J]. Science, 1998, 282(5397): 2263-2266.

[72] Wing K, Onishi Y, Prietomartin P, et al. CTLA-4 control over Foxp3+ regulatory T cell function[J]. Science, 2008, 322(5899): 271-275.

[73] Peggs K S, Quezada S A, Chambers C A, et al. Blockade of CTLA-4 on both effector and regulatory T cell compartments contributes to the antitumor activity of anti-CTLA-4 antibodies[J]. J Exp Med, 2009, 206(8): 1717-1725.

[74] Triebel F, Jitsukawa S, Baixeras E, et al. LAG-3, a novel lymphocyte activation gene closely related to CD4[J]. J Exp Med, 1990, 171(5): 1393-1405.

[75] Cemerski S, Zhao S, Chenard M, et al. T cell activation and anti-tumor efficacy of anti-LAG-3 antibodies is independent of LAG-3-MHC II blocking capacity[J]. J Immunother Cancer, 2015, 3 (Suppl 2): 183.

[76] Wang J, Sanmamed M F, Datar I, et al. Fibrinogen-like protein 1 is a major immune inhibitory ligand of LAG-3[J]. Cell, 2019, 176(1-2): 334-347. e12.

[77] Workman C J, Vignali D A. The CD4-related molecule, LAG-3 (CD223), regulates the expansion of activated T cells[J]. Eur J Immunol, 2003, 33(4): 970-979.

[78] Huang C T, Workman C J, Flies D, et al. Role of LAG-3 in regulatory T cells[J]. Immunity, 2004, 21(4): 503-513.

[79] Workman C J, Dugger K J, Vignali D A. Cutting edge: molecular analysis of the negative regulatory function of lymphocyte activation gene-3[J]. J Immunol, 2002, 169(10): 5392-5395.

[80] Stanietsky N, Simic H, Arapovic J, et al. The interaction of TIGIT with PVR and PVRL2 inhibits human NK cell cytotoxicity[J]. Proc Nat Acad Sci U S A, 2009, 106(42): 17858-17863.

［81］Yu X，Harden K，Gonzalez L C，et al. The surface protein TIGIT suppresses T cell activation by promoting the generation of mature immunoregulatory dendritic cells［J］. Nat Immunol，2009，10 (1)：48-57.

［82］Stanietsky N，Rovis T L，Glasner A，et al. Mouse TIGIT inhibits NK-cell cytotoxicity upon interaction with PVR［J］. Eur J Immunol，2013，43(8)：2138-2150.

［83］Li M，Xia P，Du Y，et al. T-cell immunoglobulin and ITIM domain (TIGIT) receptor/poliovirus receptor (PVR) ligand engagement suppresses interferon-gamma production of natural killer cells via beta-arrestin 2-mediated negative signaling［J］. J Biol Chem，2014，289(25)：17647-17657.

［84］Liu S，Zhang H，Li M，et al. Recruitment of Grb2 and SHIP1 by the ITT-like motif of TIGIT suppresses granule polarization and cytotoxicity of NK cells［J］. Cell Death Differ，2013，20(3)：456-464.

［85］Joller N，Hafler J P，Brynedal B，et al. Cutting edge：TIGIT has T cell-intrinsic inhibitory functions［J］. J Immunol，2011，186(3)：1338-1342.

［86］Monney L，Sabatos C A，Gaglia J L，et al. Th1-specific cell surface protein Tim-3 regulates macrophage activation and severity of an autoimmune disease［J］. Nature，2002，415(6871)：536-541.

［87］Zhu C，Anderson A C，Schubart A，et al. The Tim-3 ligand galectin-9 negatively regulates T helper type 1 immunity［J］. Nat Immunol，2005，6(12)：1245-1252.

［88］Dekruyff R H，Bu X，Ballesteros A，et al. T cell/transmembrane，Ig，and mucin-3 allelic variants differentially recognize phosphatidylserine and mediate phagocytosis of apoptotic cells［J］. J Immunol，2010，184(4)：1918-1930.

［89］Chiba S，Baghdadi M，Akiba H，et al. Tumor-infiltrating DCs suppress nucleic acid-mediated innate immune responses through interactions between the receptor Tim-3 and the alarmin HMGB1［J］. Nat Immunol，2012，13(9)：832-842.

［90］Huang Y H，Zhu C，Kondo Y，et al. Corrigendum：CEACAM1 regulates Tim-3-mediated tolerance and exhaustion［J］. Nature，2016，536(7616)：359.

［91］Rangachari M，Zhu C，Sakuishi K，et al. Bat3 promotes T cell responses and autoimmunity by repressing Tim-3-mediated cell death and exhaustion［J］. Nat Med，2012，18(9)：1394-1400.

［92］Wang L，Rubinstein R，Lines J L，et al. VISTA，a novel mouse Ig superfamily ligand that negatively regulates T cell responses［J］. J Exp Med，2011，208(3)：577-592.

［93］Liu J，Yuan Y，Chen W，et al. Immune-checkpoint proteins VISTA and PD-1 nonredundantly regulate murine T-cell responses［J］. Proc Natl Acad Sci U S A，2015，112(21)：6682-6687.

［94］Nowak E C，Lines J L，Varn F S. Immunoregulatory functions of VISTA［J］. Immunol Rev，2017，276(1)：66-79.

［95］Kondo Y，Ohno T，Nishii N，et al. Differential contribution of three immune checkpoint (VISTA，CTLA-4，PD-1) pathways to antitumor responses against squamous cell carcinoma［J］. Oral Oncol，2016，57：54-60.

［96］Böger C，Behrens H M，Krüger S，et al. The novel negative checkpoint regulator VISTA is expressed in gastric carcinoma and associated with PD-L1/PD-1：A future perspective for a combined gastric cancer therapy［J］. Oncoimmunology，2017，6(4)：e1293215.

［97］Watanabe N，Gavrieli M，Sedy J R. BTLA is a lymphocyte inhibitory receptor with similarities to CTLA-4 and PD-1［J］. Nat Immunol，2003，4(7)：670-679.

［98］Watanabe N，Gavrieli M，Sedy J R，et al. BTLA is a lymphocyte inhibitory receptor with similarities to CTLA-4 and PD-1[J]. Nat Immunol, 2003, 4(7): 670-679.

[99] Compaan D M, Gonzalez L C, Tom I, et al. Attenuating lymphocyte activity: the crystal structure of the BTLA-HVEM complex[J]. J Biol Chem, 2005, 280(47): 39553-39561.

[100] Steinberg M W, Huang Y, Wang-Zhu Y, et al. BTLA interaction with HVEM expressed on CD8 (+) T cells promotes survival and memory generation in response to a bacterial infection[J]. PLoS One, 2013, 8(10): e77992.

[101] Jones A, Bourque J, Kuehm L, et al. Immunomodulatory functions of BTLA and HVEM govern induction of extrathymic regulatory T cells and tolerance by dendritic cells[J]. Immunity, 2016, 45(5): 1066-1077.

[102] Fourcade J, Sun Z, Pagliano O, et al. CD8(+) T cells specific for tumor antigens can be rendered dysfunctional by the tumor microenvironment through upregulation of the inhibitory receptors BTLA and PD-1[J]. Cancer Res, 2012, 72(4): 887-896.

[103] Zhao Q, Huang Z L, He M, et al. BTLA identifies dysfunctional PD-1-expressing CD4+ T cells in human hepatocellular carcinoma[J]. Oncoimmunology, 2016, 5(12): e1254855.

[104] Oguro S, Ino Y, Shimada K, et al. Clinical significance of tumor-infiltrating immune cells focusing on BTLA and Cbl-b in patients with gallbladder cancer[J]. Cancer Sci, 2015, 106(12): 1750-1760.

[105] Gertner-Dardenne J, Fauriat C, Orlanducci F, et al. The co-receptor BTLA negatively regulates human Vγ9Vδ2 T-cell proliferation: a potential way of immune escape for lymphoma cells[J]. Blood, 2013, 122(6): 922-931.

[106] Dong H, Zhu G, Tamada K, et al. B7-H1, a third member of the B7 family, co-stimulates T-cell proliferation and interleukin-10 secretion[J]. Nat Med, 1999, 5(12): 1365-1369.

[107] Hofmeyer K A, Scandiuzzi L, Ghosh K, et al. Tissue-expressed B7x affects the immune response to and outcome of lethal pulmonary infection[J]. J Immunol, 2012, 189(6): 3054-3063.

[108] Prasad D V, Nguyen T, Li Z, et al. Murine B7-H3 is a negative regulator of T cells[J]. J Immunol, 2004, 173(4): 2500-2506.

[109] Wang X, Hao J, Metzger D L, et al. B7-H4 treatment of T cells inhibits ERK, JNK, p38, and AKT activation[J]. PLoS One, 2012, 7(1): e28232.

[110] Tureci O, Schmitt H, Fadle N, et al. Molecular definition of a novel human galectin which is immunogenic in patients with Hodgkin's disease[J]. J Biol Chem, 1997, 272(10): 6416-6422.

[111] Demchev V, Malana G, Vangala D, et al. Targeted deletion of fibrinogen like protein 1 reveals a novel role in energy substrate utilization[J]. PLoS One, 2013, 8(3): e58084.

[112] Hara H, Yoshimura H, Uchida S, et al. Molecular cloning and functional expression analysis of a cDNA for human hepassocin, a liver-specific protein with hepatocyte mitogenic activity[J]. Biochim Biophys Acta, 2001, 1520(1): 45-53.

[113] Li C Y, Cao C Z, Xu W X, et al. Recombinant human hepassocin stimulates proliferation of hepatocytes in vivo and improves survival in rats with fulminant hepatic failure[J]. Gut, 2010, 59 (6): 817-826.

[114] Nayeb-Hashemi H, Desai A, Demchev V, et al. Targeted disruption of fibrinogen like protein-1 accelerates hepatocellular carcinoma development[J]. Biochem Biophys Res Commun, 2015, 465 (2): 167-173.

[115] Robert C, Thomas L, Bondarenko I, et al. Ipilimumab plus dacarbazine for previously untreated

metastatic melanoma[J]. N Engl J Med，2011，364(26)：2517-2526.

[116] Hodi F S，O'day S J，Mcdermott D F，et al. Improved survival with ipilimumab in patients with metastatic melanoma[J]. N Engl J Med，2010，363(8)：711-723.

[117] Schadendorf D，Hodi F S，Robert C，et al. Pooled analysis of long-term survival data from phase Ⅱ and phase Ⅲ trials of ipilimumab in unresectable or metastatic melanoma[J]. J Clin Oncol，2015，33(17)：1889-1894.

[118] Geoerger B，Bergeron C，Gore L，et al. Phase Ⅱ study of ipilimumab in adolescents with unresectable stage Ⅲ or Ⅳ malignant melanoma[J]. Eur J Cancer，2017，86：358-363.

[119] Tarhini A. Immune-mediated adverse events associated with ipilimumab CTLA-4 blockade therapy：the underlying mechanisms and clinical management[J]. Scientifica (Cairo)，2013，2013：857519.

[120] Ribas A，Kefford R，Marshall M A，et al. Phase Ⅲ randomized clinical trial comparing tremelimumab with standard-of-care chemotherapy in patients with advanced melanoma[J]. J Clin Oncol，2013，31(5)：616-622.

[121] Robert C，Schachter J，Long G V，et al. Pembrolizumab versus ipilimumab in advanced melanoma[J]. N Engl J Med，2015，372(26)：2521-2532.

[122] Robert C，Long G V，Brady B，et al. Nivolumab in previously untreated melanoma without BRAF mutation[J]. N Engl J Med，2015，372(4)：320-330.

[123] Weber J S，D'angelo S P，Minor D，et al. Nivolumab versus chemotherapy in patients with advanced melanoma who progressed after anti-CTLA-4 treatment (CheckMate 037)：a randomised，controlled，open-label，phase 3 trial[J]. Lancet Oncol，2015，16(4)：375-384.

[124] Larkin J，Chiarion-Sileni V，Gonzalez R，et al. Combined nivolumab and ipilimumab or monotherapy in untreated melanoma[J]. N Engl J Med，2015，373(1)：23-34.

[125] Weber J，Mandala M，Del Vecchio M，et al. Adjuvant nivolumab versus ipilimumab in resected stage Ⅲ or Ⅳ melanoma[J]. N Engl J Med，2017，377(19)：1824-1835.

[126] Robert C，Ribas A，Wolchok J D，et al. Anti-programmed-death-receptor-1 treatment with pembrolizumab in ipilimumab-refractory advanced melanoma：a randomised dose-comparison cohort of a phase 1 trial[J]. Lancet，2014，384(9948)：1109-1117.

[127] Ribas A，Puzanov I，Dummer R，et al. Pembrolizumab versus investigator-choice chemotherapy for ipilimumab-refractory melanoma (KEYNOTE-002)：a randomised，controlled，phase 2 trial [J]. Lancet Oncol，2015，16(8)：908-918.

[128] Topalian S L，Hodi F S，Brahmer J R，et al. Safety，activity，and immune correlates of anti-PD-1 antibody in cancer[J]. N Engl J Med，2012，366(26)：2443-2454.

[129] Topalian S L，Sznol M，Mcdermott D F，et al. Survival，durable tumor remission，and long-term safety in patients with advanced melanoma receiving nivolumab[J]. J Clin Oncol，2014，32 (10)：1020-1030.

[130] Gettinger S N，Horn L，Gandhi L，et al. Overall survival and long-term safety of nivolumab (anti-programmed death 1 antibody，BMS-936558，ONO-4538) in patients with previously treated advanced non-small-cell lung cancer[J]. J Clin Oncol，2015，33(18)：2004-2012.

[131] Brahmer J，Reckamp K L，Baas P，et al. Nivolumab versus docetaxel in advanced squamous-cell non-small-cell lung cancer[J]. N Engl J Med，2015，373(2)：123-135.

[132] Borghaei H，Paz-Ares L，Horn L，et al. Nivolumab versus docetaxel in advanced nonsquamous non-small-cell lung cancer[J]. N Engl J Med，2015，373(17)：1627-1639.

［133］Giroux Leprieur E, Dumenil C, Julie C, et al. Immunotherapy revolutionises non-small-cell lung cancer therapy: Results, perspectives and new challenges［J］. Eur J Cancer, 2017, 78: 16-23.

［134］Hellmann M D, Ciuleanu T E, Pluzanski A, et al. Nivolumab plus ipilimumab in lung cancer with a high tumor mutational burden［J］. N Engl J Med, 2018, 378(22): 2093-2104.

［135］Herbst R S, Baas P, Kim D W, et al. Pembrolizumab versus docetaxel for previously treated, PD-L1-positive, advanced non-small-cell lung cancer (KEYNOTE-010): a randomised controlled trial［J］. Lancet, 2016, 387(10027): 1540-1550.

［136］Gandhi L, Rodriguez-Abreu D, Gadgeel S, et al. Pembrolizumab plus chemotherapy in metastatic non-small-cell lung cancer［J］. N Engl J Med, 2018, 378(22): 2078-2092.

［137］Rittmeyer A, Barlesi F, Waterkamp D, et al. Atezolizumab versus docetaxel in patients with previously treated non-small-cell lung cancer (OAK): a phase 3, open-label, multicentre randomised controlled trial［J］. Lancet, 2017, 389(10066): 255-265.

［138］Shaverdian N, Lisberg A E, Bornazyan K, et al. Previous radiotherapy and the clinical activity and toxicity of pembrolizumab in the treatment of non-small-cell lung cancer: a secondary analysis of the KEYNOTE-001 phase 1 trial［J］. Lancet Oncol, 2017, 18(7): 895-903.

［139］Garon E B, Rizvi N A, Hui R, et al. Pembrolizumab for the treatment of non-small-cell lung cancer［J］. N Engl J Med, 2015, 372(21): 2018-2028.

［140］Reck M, Rodriguez-Abreu D, Robinson A G, et al. Pembrolizumab versus chemotherapy for PD-L1-positive non-small-cell lung cancer［J］. N Engl J Med, 2016, 375(19): 1823-1833.

［141］Motzer R J, Escudier B, Mcdermott D F, et al. Nivolumab versus everolimus in advanced renal-cell carcinoma［J］. N Engl J Med, 2015, 373(19): 1803-1813.

［142］Motzer R J, Tannir N M, Mcdermott D F, et al. Nivolumab plus ipilimumab versus sunitinib in advanced renal-cell carcinoma［J］. N Engl J Med, 2018, 378(14): 1277-1290.

［143］Armand P, Shipp M A, Ribrag V, et al. Programmed death-1 blockade with pembrolizumab in patients with classical Hodgkin lymphoma after brentuximab vedotin failure［J］. J Clin Oncol, 2016, 34(31): 3733-3739.

［144］Ansell S M, Lesokhin A M, Borrello I, et al. PD-1 blockade with nivolumab in relapsed or refractory Hodgkin's lymphoma［J］. N Engl J Med, 2015, 372(4): 311-319.

［145］Rosenberg J E, Hoffman-Censits J, Powles T, et al. Atezolizumab in patients with locally advanced and metastatic urothelial carcinoma who have progressed following treatment with platinum-based chemotherapy: a single-arm, multicentre, phase 2 trial［J］. Lancet, 2016, 387(10031): 1909-1920.

［146］Segal N H, Ou S I, Balmanoukian A, et al. Safety and efficacy of durvalumab in patients with head and neck squamous cell carcinoma: results from a phase Ⅰ/Ⅱ expansion cohort ［J］. Eur J Cancer, 2019, 109: 154-161.

［147］Seiwert T Y, Burtness B, Mehra R, et al. Safety and clinical activity of pembrolizumab for treatment of recurrent or metastatic squamous cell carcinoma of the head and neck (KEYNOTE-012): an open-label, multicentre, phase 1b trial［J］. Lancet Oncol, 2016, 17(7): 956-965.

［148］Ferris R L, Blumenschein G Jr, Fayette J, et al. Nivolumab for recurrent squamous-cell carcinoma of the head and neck［J］. N Engl J Med, 2016, 375(19): 1856-1867.

［149］Plimack E R, Bellmunt J, Gupta S, et al. Safety and activity of pembrolizumab in patients with locally advanced or metastatic urothelial cancer (KEYNOTE-012): a non-randomised, open-label, phase Ⅰb study[J]. Lancet Oncol, 2017, 18(2): 212-220.

[150] Nghiem P T, Bhatia S, Lipson E J, et al. PD-1 blockade with pembrolizumab in advanced Merkel-cell carcinoma[J]. N Engl J Med, 2016, 374(26): 2542-2552.

[151] Hamanishi J, Mandai M, Ikeda T, et al. Safety and antitumor activity of anti-PD-1 antibody, nivolumab, in patients with platinum-resistant ovarian cancer[J]. J Clin Oncol, 2015, 33(34): 4015-4022.

[152] Emens L A, Braiteh F S, Cassier P, et al. Inhibition of PD-L1 by MPDL3280A leads to clinical activity in patients with metastatic triple-negative breast cancer[C]// The Thirty-Seventh Annual of CTRC-AACR San Antonio Breast Cancer Symposium, 2015.

[153] Nanda R, Chow L Q, Dees E C, et al. Pembrolizumab in patients with advanced triple-negative breast cancer: phase Ⅰb KEYNOTE-012 study[J]. J Clin Oncol, 2016, 34(21): 2460-2467.

[154] Muro K, Chung H C, Shankaran V, et al. Pembrolizumab for patients with PD-L1-positive advanced gastric cancer (KEYNOTE-012): a multicentre, open-label, phase Ⅰb trial[J]. Lancet Oncol, 2016, 17(6): 717-726.

[155] Lesokhin A M, Ansell S M, Armand P, et al. Nivolumab in patients with relapsed or refractory hematologic malignancy: preliminary results of a phase Ib study[J]. J Clin Oncol, 2016, 34(23): 2698-2704.

[156] Doi T, Piha-Pual S A, Jalal S I, et al. Safety and antitumor activity of the anti-programmed death-1 antibody pembrolizumab in patients with advanced esophageal carcinoma[J] J Clin Oncol, 2018, 36(1): 61-67.

[157] Callahan M K, Postow M A, Wolchok J D. Targeting T cell co-receptors for cancer therapy[J]. Immunity, 2016, 44(5): 1069-1078.

[158] Fuchs C S, Doi T, Jang R W, et al. Safety and efficacy of pembrolizumab monotherapy in patients with previously treated advanced gastric and gastroesophageal junction cancer: phase 2 clinical KEYNOTE-059 trial[J]. JAMA Oncol, 2018, 4(5): e180013.

[159] El-Khoueiry A B, Sangro B, Yau T, et al. Nivolumab in patients with advanced hepatocellular carcinoma (CheckMate 040): an open-label, non-comparative, phase 1/2 dose escalation and expansion trial[J]. Lancet, 2017, 389(10088): 2492-2502.

[160] van Mierlo G J D, den Boer A T, Medema J P, et al. CD40 stimulation leads to effective therapy of CD40(−) tumors through induction of strong systemic cytotoxic T lymphocyte immunity[J]. Proc Nat Acad Sci U S A, 2002, 99(8): 5561-5566.

[161] Vonderheide R H, Flaherty K T, Khalil M, et al. Clinical activity and immune modulation in cancer patients treated with CP-870,893, a novel CD40 agonist monoclonal antibody[J]. J Clin Oncol, 2007, 25(7): 876-883.

[162] Khubchandani S, Czuczman M S, Hernandez-Ilizaliturri F J. Dacetuzumab, a humanized mAb against CD40 for the treatment of hematological malignancies[J]. Curr Opin Investig Drugs, 2009, 10(6): 579-587.

[163] Redmond W L, Gough M J, Charbonneau B, et al. Defects in the acquisition of CD8 T cell effector function after priming with tumor or soluble antigen can be overcome by the addition of an OX40 agonist[J]. J Immunol, 2007, 179(11): 7244-7253.

[164] Zhang H, Snyder K M, Suhoski M M, et al. 4-1BB is superior to CD28 costimulation for generating CD8+ cytotoxic lymphocytes for adoptive immunotherapy[J]. J Immunol, 2007, 179

(7): 4910-4918.

[165] Postow M A, Chesney J, Pavlick A C, et al. Nivolumab and ipilimumab versus ipilimumab in untreated melanoma[J]. N Engl J Med, 2015, 372(21): 2006-2017.

[166] Antonia S, Goldberg S B, Balmanoukian A, et al. Safety and antitumour activity of durvalumab plus tremelimumab in non-small cell lung cancer: a multicentre, phase 1b study[J]. Lancet Oncol, 2016, 17(3): 299-308.

[167] Planchard D, Yokoi T, McCleod M J, et al. A phase Ⅲ study of durvalumab (MEDI4736) with or without tremelimumab for previously treated patients with advanced NSCLC: rationale and protocol design of the ARCTIC study[J]. Clin Lung Cancer, 2016, 17(3): 232-236. e1.

[168] Langer C J, Gadgeel S M, Borghaei H, et al. Carboplatin and pemetrexed with or without pembrolizumab for advanced, non-squamous non-small-cell lung cancer: a randomised, phase 2 cohort of the open-label KEYNOTE-021 study[J]. Lancet Oncol, 2016, 17(11): 1497-1508.

[169] Ricciuti B, Genova C, De Giglio A, et al. Impact of immune-related adverse events on survival in patients with advanced non-small cell lung cancer treated with nivolumab: long-term outcomes from a multi-institutional analysis[J]. J Cancer Res Clin Oncol, 2019, 145(2): 479-485.

[170] Rogado J, Sánchez-Torres J M, Romero-Laorden N, et al. Immune-related adverse events predict the therapeutic efficacy of anti-PD-1 antibodies in cancer patients[J]. Eur J Cancer, 2019, 109: 21-27.

[171] Okada N, Kawazoe H, Takechi K, et al. Association between immune-related adverse events and clinical efficacy in patients with melanoma treated with nivolumab: a multicenter retrospective study[J]. Clin Ther, 2019, 41(1): 59-67.

[172] Sosa A, Lopez Cadena E, Simon Olive C, et al. Clinical assessment of immune-related adverse events[J]. Ther Adv Med Oncol, 2018, 10: 1758835918764628.

[173] Khoja L, Day D, Chen T W-W, et al. Tumour- and class-specific patterns of immune-related adverse events of immune checkpoint inhibitors: a systematic review[J]. Ann Oncol, 2017, 28(10): 2377-2385.

[174] Weber J S, Dummer R, De Pril V, et al. Patterns of onset and resolution of immune-related adverse events of special interest with ipilimumab: detailed safety analysis from a phase 3 trial in patients with advanced melanoma[J]. Cancer, 2013, 119(9): 1675-1682.

[175] Michot J M, Bigenwald C, Champiat S, et al. Immune-related adverse events with immune checkpoint blockade: a comprehensive review[J]. Eur J Cancer, 2016, 54: 139-148.

[176] Weber J S, Kähler K C, Hauschild A. Management of immune-related adverse events and kinetics of response with ipilimumab[J]. J Clin Oncol, 2012, 30(21): 2691-2697.

[177] Nallapaneni N N, Mourya R, Bhatt V R, et al. Ipilimumab-induced hypophysitis and uveitis in a patient with metastatic melanoma and a history of ipilimumab-induced skin rash[J]. J Nat Compr Canc Netw, 2014, 12(8): 1077-1081.

[178] Wolchok J D, Neyns B, Linette G, et al. Ipilimumab monotherapy in patients with pretreated advanced melanoma: a randomised, double-blind, multicentre, phase 2, dose-ranging study[J]. Lancet Oncol, 2010, 11(2): 155-164.

[179] Ryder M, Callahan M, Postow M A, et al. Endocrine-related adverse events following ipilimumab in patients with advanced melanoma: a comprehensive retrospective review from a single institution[J]. Endocr Relat Cancer, 2014, 21(2): 371-381.

［180］Iwama S, De Remigis A, Callahan M K, et al. Pituitary expression of CTLA-4 mediates hypophysitis secondary to administration of CTLA-4 blocking antibody[J]. Sci Transl Med, 2014, 6(230): 230ra245.

［181］Bernardo S G, Moskalenko M, Pan M, et al. Elevated rates of transaminitis during ipilimumab therapy for metastatic melanoma[J]. Melanoma Res, 2013, 23(1): 47-54.

［182］Topalian S L, Sznol M, McDermott D F, et al. Survival, durable tumor remission, and long-term safety in patients with advanced melanoma receiving nivolumab[J]. J Clin Oncol, 2014, 32(10): 1020-1030.

［183］Nishino M, Sholl L M, Hodi F S, et al. Anti-PD-1-related pneumonitis during cancer immunotherapy[J]. N Engl J Med, 2015, 373(3): 288-290.

［184］Robert C, Schachter J, Long G V, et al. Pembrolizumab versus ipilimumab in advanced melanoma[J]. N Engl J Med, 2015, 372(26): 2521-2532.

［185］Mahmood S S, Fradley M G, Cohen J V, et al. Myocarditis in patients treated with immune checkpoint inhibitors[J]. J Am Coll Cardiol, 2018, 71(16): 1755-1764.

［186］Robinson M R, Chan C C, Yang J C, et al. Cytotoxic T lymphocyte-associated antigen 4 blockade in patients with metastatic melanoma: a new cause of uveitis[J]. J Immunother, 2004, 27(6): 478-479.

［187］Voskens C J, Goldinger S M, Loquai C, et al. The price of tumor control: an analysis of rare side effects of anti-CTLA-4 therapy in metastatic melanoma from the ipilimumab network[J]. PLoS One, 2013, 8(1): e53745.

［188］Wang H B, Shi F D, Li H, et al. Anti-CTLA-4 antibody treatment triggers determinant spreading and enhances murine myasthenia gravis[J]. J Immunol, 2001, 166(10): 6430-6436.

［189］Wolchok J D, Kluger H, Callahan M K, et al. Nivolumab plus ipilimumab in advanced melanoma[J]. N Engl J Med, 2013, 369(2): 122-133.

［190］Ribas A, Hodi F S, Callahan M, et al. Hepatotoxicity with combination of vemurafenib and ipilimumab[J]. N Engl J Med, 2013, 368(14): 1365-1366.

［191］Puzanov I, Callahan M K, Linette G P, et al. Phase 1 study of the BRAF inhibitor dabrafenib (D) with or without the MEK inhibitor trametinib (T) in combination with ipilimumab (Ipi) for V600E/K mutation-positive unresectable or metastatic melanoma (MM)[C]// Proceedings of the ASCO Annual Meeting, 2014.

［192］Momtaz P, Park V, Panageas K S, et al. Safety of infusing ipilimumab over 30 minutes[J]. J Clin Oncol, 2015, 33(30): 3454-3458.

［193］Plachouri K M, Vryzaki E, Georgiou S. Cutaneous adverse events of immune checkpoint inhibitors: a summarized overview[J]. Curr Drug Saf, 2019, 14(1): 14-20.

［194］Pages C, Gornet J M, Monsel G, et al. Ipilimumab-induced acute severe colitis treated by infliximab[J]. Melanoma Res, 2013, 23(3): 227-230.

［195］Lammert A, Schneider H, Bergmann T, et al. Hypophysitis caused by ipilimumab in cancer patients: hormone replacement or immunosuppressive therapy[J]. Exp Clin Endocrinol Diabetes, 2013, 121(10): 581-587.

［196］Nakashima K, Naito T, Omori S, et al. Organizing pneumonia induced by nivolumab in a patient with metastatic melanoma[J]. J Thorac Oncol, 2016, 11(3): 432-433.

［197］Lemech C, Arkenau H-T. Novel treatments for metastatic cutaneous melanoma and the management of emergent toxicities[J]. Clin Med Insights Oncol, 2012, 6: 53-66.

[198] Liao B，Shroff S，Kamiya-Matsuoka C，et al．Atypical neurological complications of ipilimumab therapy in patients with metastatic melanoma[J]．Neuro Oncol，2014，16(4)：589-593．

[199] Kyi C，Hellmann M D，Wolchok J D，et al．Opportunistic infections in patients treated with immunotherapy for cancer[J]．J Immunother Cancer，2014，2：19．

9 肿瘤免疫治疗的伴随诊断与疗效评估

伴随诊断是药物使用前非常重要的医学检测,特别是客观反应率不够高、不良反应大且价格昂贵的药物。目前上市的免疫治疗药物一旦产生效果会持续有效,但是价格相对较高,且整体客观反应率不够高,部分患者的不良反应大。伴随诊断可以提供哪些患者适合该药物、哪些患者不适合该药物等信息。疗效评估是对药物使用后的响应情况进行客观评价,是药物能否上市的重要标准。免疫疗法作为新兴疗法,其疗效评估方式与传统疗法相比有所不同。同时,不良反应监控也是免疫疗法评价的重要议题。本章介绍肿瘤免疫治疗的评价方式,内容涉及免疫治疗前的伴随诊断、免疫治疗后的疗效评估及不良反应的监控,这里主要介绍免疫检查点抑制剂及嵌合抗原受体 T 细胞(CAR-T cell)免疫治疗的评价。

9.1 概述

诊断、疗效评估及不良反应监控是治疗疗法的主要评价方式。什么是伴随诊断?肿瘤免疫疗法的伴随诊断有什么要求?其疗效评估相较于其他疗法有什么不同?肿瘤免疫治疗有哪些独特的不良反应?这些都是肿瘤免疫治疗评价中非常重要的问题。这里简要介绍肿瘤治疗伴随诊断的现状,肿瘤免疫疗法伴随诊断的现状与趋势,以及肿瘤免疫治疗的疗效及不良反应评估的相关内容。

9.1.1 肿瘤治疗伴随诊断的现状

美国食品药品监督管理局(Food and Drug Administration,FDA)指出,伴随诊断(companion diagnostics,CDx)通常是指用于提供临床相关药物应用安全性和有效性必要的体外医学诊断方法。也就是说,伴随诊断与治疗产品相伴相生。1998 年,乳腺癌靶向治疗药物曲妥珠单抗(商品名为赫赛汀)成为第一个具有伴随诊断试剂的药物。截至2016 年 8 月,有 16 种抗肿瘤药物的 33 个伴随诊断试剂获批(见表 9-1)。获批伴随诊断试剂的抗肿瘤药物数量(16 种)占同期抗肿瘤药物数量(167 种)的 9.6%,需要进行伴随诊断的药物整体比例很低。这主要有两个方面的原因：一是部分抗肿瘤药物具有广谱的抗肿瘤活性，不需要伴随诊断；二是获批伴随诊断的药物多为靶向药物，其他药物在伴随诊断试剂的开发上面临许多困难。

表 9-1　已获批肿瘤伴随诊断试剂盒

靶　点	药品名称	伴随诊断试剂盒名称	方　法
ALK	克唑替尼（XALKORI）	VENTANA ALK（D5F3）CDx Assay	IHC
		VYSIS ALK Break ApartFISH probe kit	FISH
BRAF	曲美替尼/达拉菲尼（Mekinist/Tafinlar）	THxID BRAF Kit	PCR
	威罗菲尼（Zelboraf）	cobas 4800 BRAF V600 mutation test	PCR
BRCA1、BRCA2	奥拉帕尼（LYNPARZA）	BRAC Analysis CDx	PCR/第一代测序
EGFR	阿法替尼（Gilotrif）	therascreen EGFR RGQ PCR Kit	PCR
	吉非替尼（IRESSA）	therascreen EGFR RGQ PCR Kit	PCR
	奥希替尼（TAGRISSO）	cobas EGFR Mutation Test v2	PCR
	埃罗替尼（Tarceva）	cobas EGFR Mutation Test v2	PCR
		cobas EGFR Mutation Test	PCR
HER2	曲妥珠单抗（Herceptin）	INFORM HER2/NEU	FISH
		PathVysion HER-2 DNA probe kit	FISH
		PATHWAY anti-HER-2/ neu（4B5）	IHC
		InSite HER2/neu kit	IHC
		SPOT-Light HER2 CISH Kit	CISH
		Bond Oracle HER2 IHC system	IHC
		HER2 CISH PharmDx Kit	CISH
		INFORM HER2 DUAL ISH DNA probe cocktail	FISH
		HERCEPTEST	IHC
	曲妥珠单抗-美坦新偶联物（KADCYLA）	HER2 FISH PharmDx Kit	FISH
	帕妥珠单抗（Perjeta）	HERCEPTEST	IHC
		HER2 FISH PharmDx Kit	FISH
KIT	甲磺酸伊马替尼（Gleevec）	LIT D816V mutation detection	PCR
		Dako C-KIT PharmDx	IHC
KRAS	西妥昔单抗（Erbitux）	cobas KRAS mutation test	PCR
		cobas KRAS mutation test	PCR
		Dako EGFR PharmDx Kit	IHC

（续表）

靶　点	药品名称	伴随诊断试剂盒名称	方　法
KRAS	帕尼单抗（Vectibix）	cobas KRAS mutation test	PCR
		cobas KRAS mutation test	PCR
		Dako EGFR PharmDx kit	IHC
p53	维奈妥拉（VENCLEXTA）	Vysis CLL FISH probe kit	FISH
PDGFRB	甲磺酸伊马替尼（Gleevec）	PDGFRB FISH for Gleevec	FISH
PD-L1	派姆单抗（KEYTRUDA）	PD-L1 IHC 22C3 pharmDx	IHC

注：*ALK*，间变性淋巴瘤激酶基因；*BRCA1*，乳腺癌 1 号基因；*BRCA2*，乳腺癌 2 号基因；*EGFR*，表皮生长因子受体基因；*HER2*，人表皮生长因子受体 2 基因；*KIT*，Ⅲ型酪氨酸激酶基因；*KRAS*，肉瘤病毒癌基因；*PDGFRB*，血小板源性生长因子受体 β 基因；*PD-L1*，程序性死亡蛋白配体-1 基因。IHC，免疫组织化学；FISH，荧光原位杂交；CISH，显色原位杂交

　　伴随诊断检测开发面临的主要困难是会极大地增加临床试验设计的复杂性，增加成本及对患者检测样本的需求。因此，在过去 18 年中（截至 2016 年），90.4% 的获批药物不进行伴随诊断检测。由于投入产出比高，药物开发更倾向的策略是在未细分指征、更低的反应率、更低的平均疾病进展和生存获益情况下就能够获得批准。不过到 2015 年，上市的具有伴随诊断试剂的药物快速增加，是当年研发肿瘤药物总数的 80% 左右。尽管在以往的肿瘤药物开发中伴随诊断检测开发相对较少，但是从Ⅰ期临床试验到最终药物获批，含有伴随诊断药物获批的概率（25%）比不含伴随诊断药物获批的概率（8.4%）大幅提高。同时，伴随诊断对于区分可能的获益患者人群意义重大，对于一些不良反应明显或费用昂贵的疗法尤为重要。

　　所有获批的伴随诊断检测均是基于常规检测技术（如 PCR、DNA 测序或免疫组织化学），获批的伴随诊断试剂都是对单一药物靶点状态进行评估，尚未有检测多个生物标志物的伴随诊断检测获批。已获批的伴随诊断检测逻辑非常明确，主要检测有无体细胞驱动基因突变即肿瘤药物靶点的存在；只有少数几种除外，如乳腺癌 1 号基因（breast cancer gene 1，*BRCA1*）和乳腺癌 2 号基因（breast cancer gene 2，*BRCA2*）突变的检测以及程序性死亡蛋白配体-1（programmed death ligand-1，PD-L1）的检测。多因素检测目前仅在预后判断上有产品获批。例如，荷兰阿姆斯特丹 Agendia 公司的MammaPrint® 检测是 70 个基因的检测，用于预测乳腺癌复发的风险。该试剂盒主要基于 302 名患者 10 年的数据结果和 5 年较大规模的验证研究开发而成。

　　近来，美国 FDA 在用药评估方面又提出了"辅助诊断"（complementary diagnostics）的概念。辅助诊断是指用生物标志物细分具有不同收益/危险患者的体外诊断试验，它可以提示适用于治疗性产品的广泛人群，但是不是接受此类治疗产品所必

需的。这是和伴随诊断的主要区别点。

9.1.2　肿瘤免疫治疗伴随诊断的现状和趋势

1）伴随诊断对免疫治疗的意义

近年来，免疫检查点抗体在临床肿瘤治疗中取得了可喜的成绩。多种药物在 2011 年后陆续获批，给难治性、复发性肿瘤治疗带来了希望。细胞毒性 T 细胞相关抗原 4（cytotoxic T lymphocyte-associated antigen 4，CTLA-4)抗体——伊匹单抗(药品名为 ipilimumab,商品名为 Yervoy)是第一个美国 FDA 批准的免疫检查点单抗,两项随机Ⅲ期临床试验证明其能够有效延长晚期黑色素瘤患者的总生存期（overall survival，OS)[1, 2]。但是回顾性研究表明，伊匹单抗的客观反应率低,仅 22％的晚期黑色素瘤患者在治疗后可存活 3 年以上[3]。随后，程序性死亡蛋白-1（programmed death-1，PD-1)抗体派姆单抗(药品名为 pembrolizumab,商品名为 Keytruda)和纳武单抗(药品名为 nivolumab,商品名为 Opdivo)被批准用于治疗晚期不可手术的黑色素瘤和非小细胞肺癌（non-small cell lung cancer，NSCLC)。其一线治疗黑色素瘤的客观反应率为 40％～45％,化疗失败的非小细胞肺癌患者的客观反应率为 20％[4-8]。纳武单抗还被美国 FDA 批准用于转移性肾细胞癌的二线治疗(客观反应率为 25％)[9]和难治性霍奇金淋巴瘤。PD-L1 抑制剂阿特珠单抗(药品名为 atezolizumab,商品名为 Tecentriq)获批用于晚期膀胱癌。PD-L1 抑制剂度伐鲁单抗(药品名为 durvalumab,商品名为 Imfinzi)和阿维鲁单抗(药品名为 avelumab,商品名为 Bavencio)在多种实体瘤和血液系统肿瘤中表现出色[10]，已被批准在晚期膀胱癌中应用。还有更多富有前景的此类 PD-1 和 PD-L1 抗体药物的临床试验正在进行中。除了单一药物，免疫联合疗法也取得了一些可喜的成绩。临床试验 CheckMate 067,比较了纳武单抗和伊匹单抗联合疗法以及两种抗体单一疗法对转移性黑色素瘤的治疗效果,证实联合疗法有更好的抗肿瘤效果。在临床试验 CheckMate 067 中,58％(181/314)的患者在联合疗法中获得客观反应,无进展生存期（progression free survival，PFS)也比单一疗法长。纳武单抗和伊匹单抗联合疗法在小细胞肺癌和肾细胞癌中也取得了较好的疗效。然而,这些免疫检查点抑制剂的客观反应率仅为 20％左右。同时,免疫检查点抑制剂疗法带来了免疫相关不良事件,如皮炎、肠炎、肝炎等,免疫联合疗法的不良反应更加严重。在临床试验 CheckMate 067 中,纳武单抗和伊匹单抗联合疗法引起的严重免疫相关不良事件(3～4 级)的发生率为 55％(172/313),而单独使用纳武单抗和伊匹单抗引起的严重免疫相关不良事件的发生率分别为 16％(51/313)和 27％(85/313)[7]。作为新药,免疫检查点抑制剂的年平均用药费用都在 15 万美元以上,而且联合治疗的费用加倍。因此,很有必要用伴随诊断筛选合适的、能接受免疫治疗的患者。

建立预测性生物标志物可以使免疫检查点抑制剂的疗效最大化。一个或多个生物标志物可以预测治疗是否有效,为医师的肿瘤治疗决策提供帮助。建立预测性生物标志物对于激进的治疗方案尤其重要。例如,纳武单抗和伊匹单抗联合使用的不良反应风险和总体反应率都很高,生物标志物可以用来区分采用单一用药还是联合用药,或者区分药物使用的优先级别,又或确定患者是否适合用药。

2) 肿瘤免疫疗法伴随诊断的开发现状

截至 2017 年 6 月,美国 FDA 已批准 4 个基于 PD-L1 表达的伴随诊断/辅助诊断试剂盒,用于临床上鉴别能够从 PD-1/PD-L1 抑制剂中获益的患者(见表 9-2)。这 4 种获批的诊断试剂盒都是通过免疫组织化学(immunohistochemistry,IHC)的方式进行检测的。除了已经获批的 PD-L1,还有一些非常有潜力的标志物可以预测免疫检查点抑制剂的疗效,如肿瘤突变负荷、错配修复情况和 TIL 情况。尽管 PD-L1 表达作为 PD-1/PD-L1 抑制剂的伴随诊断检测已获批准,可用于评估 PD-1/PD-L1 抑制剂的潜在疗效,但是该领域仍然处于萌芽阶段。在免疫组织化学实验中,由于使用不同的抗体、肿瘤类型和评分标准确定肿瘤标本 PD-L1 的表达,可能导致结果的高度不确定性。因此,要评估 PD-L1 表达作为伴随诊断指标的临床价值,还需建立 PD-L1 表达标准化的定义并优化免疫组织化学抗体和检测方法。但是在进行这些定义和方法优化上存在一些困难,其中包括 PD-L1 表达的动态性和肿瘤浸润免疫效应细胞的检测和评估。因此,有观点认为 PD-L1 表达的免疫组织化学检测离成为患者免疫阻断药物治疗的常规检测还有一定的距离。

表 9-2 获批肿瘤免疫治疗伴随诊断/辅助诊断试剂和其他方法示例

生物标志物检测	生物标志物	临 床 应 用	研究分类/证据等级
IHC,PD-L1 22C3 pharmDx	PD-L1 表达	预测 PD-1 抗体派姆单抗对 PD-L1 表达高于 50%非小细胞肺癌的治疗响应	前瞻性 Ⅲ 期临床试验 KEYNOTE-001/FDA 已批准的伴随诊断试剂盒
IHC,PD-L1 28-8 pharmDx	PD-L1 表达	预测 PD-1 抗体纳武单抗治疗非鳞状非小细胞肺癌和黑色素瘤的疗效	前瞻性-回顾性 Ⅲ 期临床试验 CheckMate-057/FDA 已批准的辅助诊断试剂盒
IHC,PD-L1 SP142	PD-L1 表达	预测 PD-L1 抗体阿特珠单抗治疗转移性尿路上皮膀胱癌的获益与风险	前瞻性-回顾性 Ⅱ 期临床试验 IMvigor-210/FDA 已批准的辅助诊断试剂盒
IHC,PD-L1 SP263	PD-L1 表达	预测 PD-L1 抗体度伐鲁单抗治疗转移性膀胱尿路上皮癌的获益与风险	前瞻性临床试验/FDA 已批准用于辅助诊断
IHC	肿瘤 T 细胞浸润、PD-L1 空间分布	预测黑色素瘤和非小细胞肺癌的抗 PD-1 治疗响应	回顾性、探索性分析

（续表）

生物标志物检测	生物标志物	临 床 应 用	研究分类/证据等级
酶联免疫斑点试验	IFN-γ	治疗后监控,肿瘤疫苗	回顾性、探索性分析
多参数流式细胞术	MDSC、Treg细胞、ICOS⁺ CD4⁺ T细胞	治疗后监控,肿瘤疫苗,预测CTLA-4抗体治疗肾细胞癌和黑色素瘤	回顾性、探索性分析,Ⅰ期和Ⅱ期临床试验
多参数流式细胞术	绝对淋巴细胞数量	预测CTLA-4抗体治疗	小样本量回顾性、机构间差异显著性分析
单细胞网络分析	AraC → cPARP AraC → CD34	预测老年急性髓细胞性白血病患者的诱导治疗响应	回顾、训练和验证性临床研究
TCR测序	有限克隆性	肿瘤浸润T细胞克隆分析,预测CTLA-4抗体和PD-1抗体治疗黑色素瘤的反应	小样本量回顾性研究
NanoString公司的nCounter基因表达系统	基因表达分析	预测PD-1抗体治疗黑色素瘤和多种实体瘤的响应	回顾、训练和测试,不同肿瘤类型中的前瞻性验证
第二代测序	肿瘤突变负荷	预测CTLA-4抗体治疗黑色素瘤和PD-1抗体治疗非小细胞肺癌的响应	小样本量回顾、训练和测试
第二代测序/表位预测	MHC Ⅰ类分子表位频率和特异性	预测CTLA-4抗体和PD-1抗体治疗黑色素瘤、非小细胞肺癌和结直肠癌的响应	小样本量回顾性研究
IHC或PCR,微卫星不稳定性分析	错配修复状态	预测PD-1抗体治疗结直肠癌的响应	Ⅱ期临床试验,小样本量

注：MDSC,骨髓来源的抑制性细胞;ICOS,诱导性免疫共刺激分子;cPARP,细胞质中的聚腺苷二磷酸核糖聚合酶;IHC,免疫组织化学

在方法上,用于肿瘤免疫治疗的伴随诊断检测将不仅仅局限于通过第二代测序或PCR方法筛选驱动突变基因。除了这些分子生物学方法筛选可能导致免疫原性的肿瘤新生抗原突变和T细胞的TCR库,也需要基于细胞的检测评价T细胞在肿瘤中的浸润情况,以及利用蛋白质表达的检测方法分析寻找可用作肿瘤疫苗的抗原或肿瘤特异性抗原,为制备靶向肿瘤的特异性单抗或双抗以及CAR-T细胞提供帮助。

肿瘤免疫治疗伴随诊断用到的主要方法有免疫组织化学检测、T细胞库测序和第二代测序等。免疫组织化学检测对于评估使用肿瘤疫苗或双特异性T细胞重定向疗法的患者响应同样十分重要。由于这两种治疗方法都依赖于肿瘤特异性蛋白质的表达,

在这两种情况下了解患者的肿瘤特异性抗原表达情况非常关键,而它们的缺失可能与对肿瘤疫苗无响应或与 T 细胞无法重定向到肿瘤有关。

由于可以将免疫反应数字化,T 细胞库测序正在成为一个重要的工具。这种方法可以用来寻找被免疫检查点抑制剂抑制前免疫应答存在的证据。具体来说,分析肿瘤样本浸润淋巴细胞的数量和浸润 T 细胞的克隆型可以提供一种被抑制的免疫反应的证据。高 T 细胞浸润及高克隆性的肿瘤(暗示之前对肿瘤的免疫反应)表明对 PD-1 阻断的响应增加,而那些低浸润、无克隆性 T 细胞扩增的肿瘤患者的响应可能很低。

第二代测序也是预估肿瘤免疫治疗疗效的一项重要技术。与第二代测序在靶向药应用不同的是,在预估免疫治疗疗效时不只是针对驱动突变的靶基因或一组靶基因进行测序,而是进行全外显子组测序(whole exome sequencing,WES)或 RNA 测序,以发现编码肿瘤新生抗原的突变。这些新生抗原大多是由细胞失去正常的 DNA 修复能力导致的随机插入突变,它们或是可用于定制肿瘤疫苗的新生抗原表位,或是响应免疫治疗的肿瘤指标。事实上,免疫原性越高的肿瘤携带的体细胞突变数量可能越高。

新型免疫疗法是伴随诊断发展的一个重大挑战。驱动突变对现在大多数的伴随诊断检测开发至关重要,而且很容易被找到,因为它们就是实际的药物靶点,并且在 II 期临床试验开始之前已经有了对驱动突变分子的简单检测。然而,对免疫疗法的反应并不是直接由驱动突变决定,而是由肿瘤细胞与免疫系统的复杂相互作用决定。

与靶向治疗相比,肿瘤免疫治疗需要有广泛的生物标志物和检测方法用于指导临床。一是因为不同免疫治疗方法的作用机制不同,如靶向激活或抑制 T 细胞受体(CTLA-4 和 PD-1)、过继性细胞免疫治疗中的 TIL、嵌合抗原受体(CAR)和 T 细胞受体(T cell receptor,TCR)修饰的 T 细胞。二是在肿瘤微环境中存在多种免疫抑制的机制。因此,与靶向药相比,免疫疗法的生物标志物更为复杂。整合多个肿瘤指标和免疫反应参数,如蛋白质表达、基因组和转录组,或能更为精确地预测临床获益情况。在候选生物标志物或新技术能够用于临床前,需要有多个步骤证明其有效性。肿瘤免疫治疗的伴随诊断也受到现有监管条例适用程度的限制,国内外有多个致力于免疫治疗伴随诊断发展的专家组正在解决新方法和旧监管条例之间的矛盾。可以预见,在不久的将来恶性肿瘤患者不仅需要检测其遗传基因的改变,还需要实时检测多种生物标志物,以评价免疫系统对肿瘤的响应。对 PD-1 或 PD-L1 阻断响应的肿瘤患者可用相应的免疫检查点抑制剂治疗,而其他很少或没有免疫细胞浸润(冷肿瘤)的肿瘤患者则可能需要新的联合免疫治疗方法去激活免疫系统,如刺激新生抗原表达、引导免疫细胞进入肿瘤、消除免疫抑制细胞以及调控肿瘤微环境。

9.1.3 肿瘤免疫治疗的疗效和不良反应评估

对于快速发展的肿瘤免疫治疗,不仅患者的疗效预测重要,而且利用诊断方法筛选最有可能获益的患者或选择最合适的治疗方案也同样至关重要；同时，也要关注治疗期间的不良反应。在疗效评价的过程中，由于免疫治疗具有特殊性，以往的临床疗效评价体系或已不能适用于免疫治疗，因而也急需建立科学的免疫治疗临床疗效评估体系。因为人们对于这些新型免疫疗法的临床经验有限，未知不良反应的发生甚至可能导致患者的死亡，所以在治疗过程中必须密切监控免疫治疗的不良反应，并建立免疫治疗不良反应的临床管理规范，这些对于免疫治疗的发展都非常重要。

免疫治疗临床疗效的客观判断十分重要。任何肿瘤治疗的一个关键步骤是客观评价，常用影像和特定的反应评价标准来监控肿瘤治疗的反应。2000 年提出的《实体瘤疗效评价标准》(*Response Evaluation Criteria in Solid Tumors*，RECIST)，是现行公认的肿瘤治疗评价标准，但是几年的临床实践表明 RECIST 不能完全正确评估免疫治疗的效果。肿瘤增大或新的病灶出现一直被认为是治疗失败的表现，然而，在多项免疫治疗研究中发现，如果用经典的评价标准，免疫治疗后表现为疾病进展，但是之后会在影像学上和临床上有反应[11,12]。因此，对于这种新的治疗方案，评估其临床疗效的标准也需要调整。经典的评价体系可能会导致错误判断，终止对有效患者的治疗，不利于免疫治疗药物的发展。

免疫检查点抑制剂治疗肿瘤疗效显著，但免疫检查点抑制剂常易引起免疫相关不良事件。CTLA-4 抗体伊匹单抗治疗会导致高达 85％～90％的患者发生免疫相关不良事件；PD-1 抗体治疗则有 70％的患者发生免疫相关不良事件。使用伊匹单抗时发生严重的、危及生命或死亡事件的频率较高(10％～40％)，而使用纳武单抗和派姆单抗时这一频率则相对较低(小于 5％)。联合使用伊匹单抗和纳武单抗会进一步增加发生严重不良反应的风险。免疫相关不良事件主要累及肠道、肝、皮肤和内分泌等组织。腹泻和肠炎(腹泻加疼痛、出血或炎症)是伊匹单抗治疗或者联合 PD-1 抗体治疗最重要的并发症，甚至可能需要重症特护病房(ICU)介入。例如，肠穿孔的案例已有发生和报道，在抢救过程中需要进行紧急评估和临床管理。从不良反应发生的时间上来看，肠道症状通常发生在治疗后 6 周。由免疫治疗导致的内分泌激素紊乱引起的非特异性症状，如疲劳、虚弱、恶心、意识错乱或头疼等，通常在治疗后的第 9 周出现。PD-1 抗体治疗导致的严重内分泌紊乱很少，发生 3 级或 4 级内分泌紊乱事件的患者在伊匹单抗治疗的患者中占 5％左右。出现低血压、心律失常、脱水、少尿、电解质失衡等症状都是需要 ICU介入的指征。目前，免疫相关不良事件还未形成成熟的管理方案，其中自体抗体检测应该成为诊断评估和随访的重要内容。在派姆单抗治疗晚期黑色素瘤的回顾性研究中，40％的出现甲状腺不良反应的患者存在可检测的针对甲状腺过氧化物酶或促甲状腺素(TSH)受体的自体抗体。在实践过程中，对于确诊或疑似有危重免疫相关不良事件的患者 ICU 人员、肿瘤学专家和器官专家需要通力合作进行管理救治。临床监测免疫相关不良事件、实验室检测免疫相关不良事件指标以及临床管理免疫相关不良事件随着免疫检查点抑制剂治疗肿瘤的广泛应用将会显得越来越重要。

作为免疫治疗的重要组成部分，CAR-T 细胞治疗肿瘤非常值得期待。其中，CD19CAR-T 细胞治疗难治性血液系统肿瘤展现出非常好的效果，对儿童和成人的复发性或难治性急性淋巴瘤治疗的完全缓解率（CRR）高达 90%。获得这种疗效的 CAR-T 细胞在体内增殖达到 100～100 000 倍，但同时在治疗过程中也可造成严重的不良反应，其中细胞因子释放综合征（cytokine release syndrome，CRS）是 CAR-T 细胞治疗常见的严重不良反应，其他 T 细胞治疗肿瘤的方案也会发生细胞因子释放综合征，如双特异性 T 细胞抗体、严重的细胞因子释放综合征甚至导致死亡。输注 CAR-T 细胞后发生细胞因子释放综合征的概率较高，但是人们对其发生机制的了解还较少。对细胞因子释放综合征的研究有助于认识和完善免疫治疗方案，有助于建立针对严重细胞因子释放综合征的治疗方案。能否预测患者发生细胞因子释放综合征的概率对 CAR-T 细胞免疫疗法的发展很重要，对不良反应的及时处理也非常重要。

对于免疫治疗而言，不良反应监控、临床管理以及科学评价临床疗效切实关系到患者的安危，也是未来免疫治疗获得广泛应用后亟待面对和解决的问题。

9.2　肿瘤免疫治疗伴随诊断的潜在标志物

到目前为止，最成功的免疫疗法是免疫检查点抑制剂和 CAR-T 细胞免疫疗法。靶向 CD19 的 CAR-T 细胞在血液系统肿瘤治疗中取得了巨大成功，应答率高达 83%。2017 年 8 月，诺华公司（Novartis）的 Kymriah™（Tisagenlecleucel）被美国 FDA 批准上市，用于治疗 25 岁以下患者的复发或难治性前体 B 细胞急性淋巴细胞白血病（acute lymphoblastic leukemia，ALL），这是全球首个获批的 CAR-T 细胞治疗产品。同年 10 月，凯特公司（Kite Pharma）的 CAR-T 细胞治疗产品 Yescarta™（Axicabtagene Ciloleucel）被 FDA 批准用于治疗成人复发或难治性大 B 细胞淋巴瘤。CAR-T 细胞疗法在实体瘤中的应用还处于临床试验阶段，还没有疗法获批上市。由于 CAR-T 细胞本身的靶向性和在血液系统肿瘤治疗中的高应答率，它对伴随诊断检测的要求比较明确，不需要太多的研究。但是对于免疫检查点单抗而言，其在大部分肿瘤治疗中的应答率仅有 20%～30%，作为新型疗法价格昂贵，亟需有效的伴随诊断。经过研究人员不懈的研究，现在已有 4 个针对抗 PD-1/PD-L1 单抗的伴随诊断/辅助诊断检测上市，均是通过免疫组织化学方法检测 PD-L1 表达。随着派姆单抗被批准用于错配修复（MMR）缺陷或微卫星不稳定性的所有实体瘤，未来基于错配修复基因等的伴随诊断检测可能也会上市。除此之外，还有许多肿瘤免疫疗法潜在的生物标志物正在临床研究中。下面具体介绍肿瘤免疫疗法伴随诊断/辅助诊断的潜在标志物，主要包括肿瘤特异性图谱、肿瘤微环境及可溶性因子如血清中的蛋白质和细胞等方面的标志物（见图 9-1）。

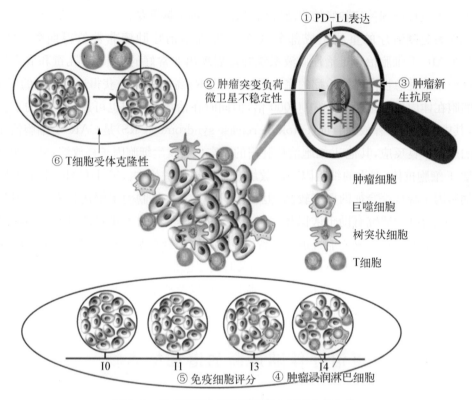

图 9-1　肿瘤免疫治疗伴随诊断中的潜在标志物

肿瘤免疫治疗伴随诊断中有多种标志物,包括肿瘤特异性图谱、肿瘤免疫微环境评估和血清中的分子和
细胞(图中未显示)。肿瘤特异性图谱包括① PD-L1 表达、② 肿瘤突变负荷及微卫星不稳定性与③ 肿瘤
新生抗原,肿瘤免疫微环境评估包括④ 肿瘤浸润淋巴细胞、⑤ 免疫细胞评分及⑥ 免疫细胞克隆性

9.2.1　肿瘤特异性图谱

不同于分子靶向药物有非常明确的治疗靶点,肿瘤免疫过程是肿瘤和免疫系统的复杂相互作用过程,肿瘤免疫过程和肿瘤本身的特性息息相关。免疫检查点单抗中最成功的是针对 PD-1/PD-L1 这对检查点的单抗,其中 PD-1 配体 PD-L1 在多种肿瘤中高表达。上调的 PD-L1 和 T 细胞上的 PD-1 结合使肿瘤细胞逃过免疫监控并顺利生长、转移。除了免疫检查点,基因组不稳定性也是肿瘤的重要特征之一,是肿瘤异质性和耐药性的根源。那些在癌变过程中发挥重要作用的"驱动突变"是分子靶向药物的主要靶点,然而,研究表明"驱动突变"和患者对免疫检查点单抗的响应没有直接的相关性。肿瘤整体的突变负荷与患者对免疫检查点单抗的响应有相关性,下面进行具体介绍。

1) PD-L1 表达水平

PD-1/PD-L1 是免疫检查点抑制剂的靶点,所以 PD-1、PD-L1 和 PD-L2 是预测PD-1/PD-L1 抑制剂疗效的首选标志物。前期的研究表明,与 PD-1 相比,肿瘤表面的

PD-L1 表达水平与患者的 PD-1/PD-L1 抗体抗肿瘤反应有更好的相关性,因此 PD-L1 的表达水平更能预测患者对 PD-1/PD-L1 抑制剂的反应[13]。PD-1 的另一个配体 PD-L2 与 PD-L1 的表达区域相似,然而研究表明 PD-L2 的表达和患者的临床反应没有太大的相关性。因此,PD-L1 的表达是 PD-1、PD-L1 和 PD-L2 三者中,预测 PD-1/PD-L1 抗体疗法疗效的最好标志物[14,15]。

多个关于纳武单抗治疗黑色素瘤、非小细胞肺癌、铂类治疗失败的前列腺癌、肾细胞癌和结直肠癌等的Ⅰ期临床试验均表明,PD-L1 表达可以预测患者的临床响应。在治疗前用免疫组织化学方法检测肿瘤表面 PD-L1 的表达,并将 PD-L1 阳性的阈值定为 5%,在这个标准下,研究者发现 PD-L1 阳性患者的治疗响应率是 36%(9/25),而 PD-L1 表达阴性的肿瘤患者对治疗无响应(0/17)[16]。FDA 已经批准 PD-L1 表达用于纳武单抗治疗非小细胞肺癌、黑色素瘤和肾细胞癌前的辅助诊断[4,5,7,9]。其他多个研究也表明 PD-L1 表达或多或少可以作为 PD-1/PD-L1 抗体疗法的预测标志物。另外,FDA 批准派姆单抗治疗前用 pharmDx 诊断试剂盒检测 PD-L1 表达。在 KEYNOTE-001 试验中,PD-L1 表达超过 50% 的转移性非小细胞肺癌患者相较于 PD-L1 表达少于 50% 的患者,响应率(response rate,RR)及中位总生存期(median overall survival,mOS)分别上调 45% 和 11%~17%[6]。整体来看,尽管 PD-L1 表达上调与 PD-1/PD-L1 抑制剂治疗的响应率提高有关,但部分 PD-L1 表达阴性患者同样对免疫检查点抑制剂治疗有响应(见表 9-3)。这限制了 PD-L1 表达成为唯一有效的标志物,因为如果仅以 PD-L1 表达作为判断标准,则可能会排除小部分可以从 PD-1/PD-L1 抑制剂获益的患者。因此,从整体来看,临床上、伦理上以及生物学和技术上的复杂性还在制约着 PD-L1 表达成为一个普遍的免疫治疗预测标志物[17]。

表 9-3 PD-L1 表达检测临床试验

项目名/ID	分期	试验方案	检测方法	阈值	PD-L1⁻ 患者反应率	PD-L1⁺ 患者反应率
纳武单抗						
NCT00441337	Ⅰ期	浓度梯度	常规免疫组织化学	阴性	0/5	3/4 (75%) 膜上
NCT00730639	Ⅰ期	不同剂量(1,3,10 mg/kg,每 2 周 1 个周期)	5H1 单抗	5%	0/17	9/25(36%)
NCT01176461	Ⅰ期	不同剂量(1,3,10 mg/kg,每 2 周 1 个周期)	常规免疫组织化学	5%	6/32(19%)	8/12(67%)

（续表）

项目名/ID	分期	试验方案	检测方法	阈值	PD-L1⁻ 患者反应率	PD-L1⁺ 患者反应率
CheckMate037	Ⅲ期	3 mg/kg 化疗，每2周1个周期	免疫组织化学(Dako)	5%	23%（95%CI：11.3%~32.2%)	43.6%（95%CI：11.3%~32.2%)
CheckMate066	Ⅲ期	3 mg/kg 化疗，每2周1个周期	免疫组织化学(Dako)	5%	33.1%（95%CI：25.2%~41.7%)	43.6%（95%CI：40.8%~64.3%)
CheckMate063	Ⅱ期	3 mg/kg 化疗，每2周1个周期	免疫组织化学(Dako)	5%	7/51(14%)	6/24(24%)
CheckMate017	Ⅲ期	3 mg/kg 多烯紫杉醇，每2周1个周期	免疫组织化学(Dako)	1%	17%（95%CI：8%~29%)	17%（95%CI：9%~29%)
				5%	15%（95%CI：8%~25%)	21%（95%CI：10%~37%)
				10%	16%（95%CI：9%~26%)	19%（95%CI：8%~26%)
CheckMate057	Ⅲ期	3 mg/kg 多烯紫杉醇，每2周1个周期	免疫组织化学(Dako)	1%	9%（95%CI：5%~16%)	31%（95%CI：23%~40%)
				5%	10%（95%CI：6%~17%)	36%（95%CI：26%~46%)
				10%	11%（95%CI：6%~17%)	37%（95%CI：27%~48%)
CheckMate025	Ⅲ期	3 mg/kg 依维莫司，每2周1个周期	免疫组织化学(Dako)	1%	总生存期为27.4个月（95%CI：21.4个月至不可估计)	总生存期为21.8个月（95%CI：16.5个月~28.1个月)
				5%	总生存期为26.4个月（95%CI：21.4个月至不可估计)	总生存期为21.9个月（95%CI：14个月至不可估计)
CheckMate026	Ⅲ期	3 mg/kg 顺铂化疗，每2周1个周期	免疫组织化学(Dako)	1%	1/6(14%)	9/32(28%)
				5%	3/20(15%)	9/26(31%)
				10%	3/26(12%)	8/20(40%)
CheckMate141	Ⅲ期	3 mg/kg 化疗，每2周1个周期	免疫组织化学(Dako)	1%	9/73(12.3%)	15/88(17%)
				5%	12/107(11.2%)	12/54(22.2%)
				10%	12/118(10.2%)	12/43(40%)

（续表）

项目名/ID	分期	试验方案	检测方法	阈值	PD-L1$^-$患者反应率	PD-L1$^+$患者反应率
派姆单抗						
KEYNOTE001	Ⅰ期	不同剂量（2、10 mg/kg，每3周1个周期；10 mg/kg，每2周1个周期）	22C3 试剂盒（默克公司）	50%	16.5%（95% CI：10%～25%）	45.2%（95% CI：33%～57%）
KEYNOTE024	Ⅲ期	200 mg 化疗，每3周1个周期	22C3 试剂盒（默克公司）	50%	NA	44.8%（95% CI：36.0%～53.0%）
阿特珠单抗						
NCT01375842	Ⅰ期	各种剂量	常规免疫组织化学	5%（在 TIL上）	1/28(4%)	4/28(14%)
NCT02108652	Ⅱ期	1 200 mg，每21天1个周期	常规免疫组织化学	5%（在 TIL上）	8%（95% CI：3%～15%）	27%（95% CI：19%～37%）
度伐鲁单抗						
NCT01693562	Ⅰ期/Ⅱ期	10 mg/kg，每2周1个周期	免疫组织化学(Ventana)	25%（在 TIL 或肿瘤上）	0/14（95% CI：0～23%）	46%（95% CI：27%～66%）

注：NA,未测；TIL,肿瘤浸润淋巴细胞

仅仅通过评价单个肿瘤样本中 PD-L1 的表达判断肿瘤患者对免疫治疗的临床获益是不足的，会受到多种因素干扰。由于 PD-L1 表达有继发性，且促炎性细胞因子也可诱导 PD-L1 的表达[13]，PD-L1 的表达是动态变化的而不是静止的。这样就产生一个问题：患者原始诊断时所取的单一肿瘤样本是否可以反映患者当下的，特别是经过多重抗肿瘤治疗之后的状态。另外，PD-L1 的表达是有区域性的，主要集中在肿瘤细胞及淋巴细胞所在的区域，因此不得不考虑由取样的局限性导致假阴性的可能性[18]。在评估免疫治疗的肾细胞癌患者样本时发现，20.8% 的患者第一次取样区域和第二次取样区域样本中的 PD-L1 表达不一致，这使得人们不得不思考肿瘤内异质性给用部分样本判断整体 PD-L1 表达的准确性带来影响[17]。由于 PD-L1 表达作为单一预测指标存在诸多问题和限制，很多研究小组在尝试自动分析多重免疫组织化学的结果来预测患者对免疫检查点抑制剂治疗的响应[19,20]。

除了这些客观因素，技术因素也对用免疫组织化学方法测定 PD-L1 表达产生重要

影响。由于不同公司生产的 PD-1/PD-L1 抑制剂选用的是不同的伴随诊断/辅助诊断试剂,检测 PD-L1 表达的免疫组织化学方法也不尽相同[21]。另外,不同的研究采用不同的阈值定义 PD-L1 阳性,没有统一的标准,这给收集大量数据评价 PD-L1 表达作为伴随诊断预测标志物的优劣或者交叉比较患者的预后带来很大的困难[22,23]。而且,PD-L1 不仅在肿瘤细胞上表达,还在肿瘤微环境的其他组分(如巨噬细胞和淋巴细胞等)中表达,PD-L1 在这些细胞中表达的意义还没有研究清楚[17]。

研究人员一直在努力攻克这些技术难题,也取得了一些成果。伴随诊断方法上市后不久,医药公司和伴随诊断公司关于将 PD-L1 表达作为抗 PD-1/PD-L1 疗法的预测标志物的使用方法已达成共识并形成初步方案。这个方案的目的是进行跨行业合作,实现不同诊断结果产生的信息的分析比较并促进上市后标准和实践准则的建立。在诊断方法被批准后的两年里,使用 3 种 PD-L1 表达诊断方法(Ventana SP263、Dako 28-8 和 22C3)进行了 81 个用派姆单抗或者纳武单抗治疗非小细胞肺癌患者样本的检测,发现用不同的检测方法有很好的一致性,高达 96%。尽管这个结果很令人振奋,但是还需要在其他肿瘤中的测试结果对此进行确认。

2) 肿瘤突变负荷、肿瘤新生抗原负荷和基因组的不稳定性

免疫疗法作为一种针对肿瘤-免疫过程的新型疗法,与之前所有疗法的作用机制都有很大不同。除了上面提到的肿瘤表面 PD-L1 的表达,肿瘤的基因组特征也和免疫过程相关。研究表明,驱动突变与免疫检查点抑制剂疗法的反应并没有太大相关性[24],而整体的肿瘤突变负荷(tumor mutational burden, TMB)与免疫检查点抑制剂的反应可能存在相关性[25,26]。检索肿瘤突变相关的数据库可以发现,不同类型的肿瘤体细胞突变不同。

多项临床研究表明,T 细胞检查点抑制剂的临床响应和肿瘤细胞的总突变负荷相关。有研究通过对伊匹单抗治疗的晚期黑色素瘤患者的全外显子组进行测序分析肿瘤突变负荷与临床结果的相关性,发现高肿瘤突变负荷和非同义突变数量多的患者有更长的总生存期[27]。同样地,两组回顾性分析派姆单抗治疗晚期非小细胞肺癌患者肿瘤突变负荷的研究发现,高非同义肿瘤突变负荷的患者有更长的中位无进展生存期,即高肿瘤突变负荷的患者有更长的持续临床获益(大于 6 个月)[26]。阿特珠单抗治疗晚期膀胱癌患者的临床 II 期试验表明,对治疗有反应患者的中位肿瘤突变负荷明显高于对治疗无反应患者,且与肿瘤基因组表达亚型和免疫细胞亚型无关[28]。但是也有例外,有些患者的肿瘤突变负荷很高但对免疫检查点抑制剂治疗没有响应,而有些患者的肿瘤突变负荷很低但对免疫检查点抑制剂治疗有响应。

目前认为,发生免疫反应的根本原因不是高非同义肿瘤突变负荷,而是高肿瘤突变负荷产生新生抗原的概率更高。T 细胞不是对已有抗原而是对由肿瘤细胞突变产生的新生抗原有响应。研究发现,这些突变大多数是"随从突变",它们可以影响免疫编辑过程并对免疫系统产生选择压力[17,29]。Rizvi 及其同事发现,对派姆单抗反应良好的患

者,新生抗原特异性 T 细胞的重激活随临床响应的增加而增加。这说明特异的新生抗原是患者对免疫疗法有响应的主要驱动力。此外,他们还发现对派姆单抗治疗有响应与烟草致癌物相关突变的分子标志物相关。高吸烟量的患者有更大的可能性对抗PD-1 疗法有响应[26]。进一步的研究发现,免疫检查点抑制剂对其他和吸烟有关的恶性肿瘤,如食管癌、头颈部鳞状细胞癌及膀胱癌等,都有治疗效果。另外,除了整体的肿瘤突变负荷或肿瘤新生抗原负荷,肿瘤内新生抗原低异质性也很重要。McGranahan 及其同事发现,对于使用派姆单抗治疗的非小细胞肺癌患者,高肿瘤突变负荷及肿瘤内低异质性的患者有持续的临床获益[30]。因此,与其说是新生抗原的数量,不如说是新生抗原的质量,对引发免疫检查点抑制剂治疗的免疫响应更重要。多项研究表明,有活性的抗原或新生抗原在序列上与微生物或病毒的抗原肽有同源性[27,31]。Birnbaum 及其同事发现,识别 MHC Ⅰ类分子和 MHC Ⅱ类分子呈递的抗原肽段的 T 细胞受体可以和数以千计的相关肽段发生交叉反应,这些肽段的核心序列一般为 4～5 个氨基酸,并且在这些肽段中很多肽段都和环境中微生物的某些基因组片段有很大的相似性[31]。同样地,Snyder 及其同事发现,在 CTLA-4 单抗治疗有响应的患者中也存在以四肽为核心的潜在的新生抗原肽段[27]。但是 Van Allen 及其同事在他们的试验中并没有发现共同的核心四肽[32,33]。近来,有研究表明,针对新生抗原设计特异性的多肽疫苗或 RNA 疫苗来治疗肿瘤,可以取得很好的疗效,这从侧面说明了新生抗原的存在。

　　肿瘤细胞中的基因突变,特别是参与 DNA 复制及错配修复的基因突变,与肿瘤免疫治疗的疗效相关。DNA 的高保真复制过程是由 DNA 聚合酶及其外切酶共同催化完成的。除了 DNA 聚合酶,错配修复蛋白在保证 DNA 的完整性上也发挥了至关重要的作用。完好的 DNA 聚合酶出现复制错误的概率为 $1/(10^4 \sim 10^5)$,但经过错配修复蛋白的作用,出现复制错误的概率降低至 $1/10^{10}$[34-36]。

　　有研究表明微卫星不稳定性的存在与免疫检查点抑制剂治疗的临床响应有很强的相关性。Le 及其同事的研究表明,错配修复蛋白失活的结直肠癌患者及其他肿瘤患者,对派姆单抗治疗有更好的临床响应[25]。同样地,研究也发现 DNA 外切酶校对结构域 *POLE* 和 *POLD* 基因存在突变的非小细胞肺癌患者对派姆单抗治疗有更好的客观临床响应。因此,临床医生或许可以通过患者的 DNA 错误修复能力判断患者是否可以接受免疫治疗[26]。2017 年 5 月,美国 FDA 批准默克公司的派姆单抗(Keytruda)用于治疗微卫星高度不稳定性/错配修复缺陷的所有实体瘤。Le 等评价了在 12 种不同类型错配修复缺陷严重的肿瘤患者中使用 PD-1 抑制剂治疗的效果,发现 53% 的患者有客观的影像学响应,21% 的患者有完全响应且反应持久,中位无进展生存期延长[37]。

　　3) 转录组标志物

　　除了基因组标志物之外,非基因组标志物也有可能成为预测免疫治疗反应的生物标志物。例如，一项转录组标志物研究就发现了一系列 PD-1 抑制剂标志物（IPRES）。该研究是针对 PD-1 单抗治疗黑色素瘤患者进行的，通过对 28 位患者的肿瘤样本进行 RNA 测序和基因聚类分析，发现 26 个转录组标签的丰富携带患者往往具有更短的生存期，这些标志物被定义为先天 PD-1 抑制剂标志物（IPRES）。另外，在癌症基因组图谱（TCGA）数据库中也发现其他肿瘤具备类似的转录组亚型，这也进一步暗示了 IPRES 在其他肿瘤类型中应用的可能[17,38]。

9.2.2 肿瘤微环境

前面反复提到的肿瘤免疫过程在本质上是肿瘤和免疫系统的相互作用，因此肿瘤免疫的特性除了和肿瘤本身的特性相关，也和肿瘤微环境中的免疫细胞和免疫调控因子等密不可分[17]。在对黑色素瘤患者的样本进行分析时发现，患者的肿瘤组织中存在两种完全不同的肿瘤微环境：一种包含更多的 T 细胞（主要为 T 细胞或炎性 T 细胞），另一种则几乎没有 T 细胞。在前一种肿瘤微环境中，大量的 T 细胞会聚集在肿瘤组织周围，同时多种细胞因子和分子的表达上调也会促进 T 细胞的募集和功能发挥，包括 T 细胞激活因子、1 型干扰素标签及 Th1 型细胞因子和趋化因子等。这样的肿瘤微环境中肿瘤也常常被称为炎症肿瘤，这些肿瘤细胞会表达大量 T 细胞检查点（PD-L1、B7H4、Tim-3、LAG-3 等），从而使肿瘤浸润效应细胞失活；同时也会伴随细胞代谢和可溶性因子的变化，如 β-联蛋白（β-catenin）的持续激活和 IDO、IL-10、VEGF 及 TGF-β 等因子的释放[39]。在后一种肿瘤微环境中，效应 T 细胞很少，取而代之的是肿瘤相关巨噬细胞（TAM）、骨髓来源的抑制性细胞（MDSC）、Th2 型细胞因子和趋化因子等免疫抑制因子。虽然肿瘤免疫微环境产生的具体机制还不清楚，但是一些肿瘤相关的可溶性蛋白质或膜蛋白可以指示这两种表型的不同。下面介绍在不同肿瘤微环境中可能可以作为伴随诊断靶标的潜在标志物。

1）肿瘤浸润淋巴细胞

在有更多 T 细胞存在的肿瘤微环境中，如有激活的效应 T 细胞浸润，患者往往可能对免疫治疗有更好的响应[39,40]。这样的效应可能与促进抗肿瘤免疫的细胞有关，如 CD8+ 细胞毒性 T 细胞、CD4+ Th1 细胞、NK 细胞以及成熟的树突状细胞（DC）等。多项研究都支持，TIL 的存在往往与更好的实体瘤预后有关系，如结直肠癌、肝细胞癌、胆囊癌、食管癌、卵巢癌、内皮细胞癌、子宫颈癌、膀胱癌、非小细胞肺癌、前列腺癌、头颈部肿瘤和乳腺癌等[41-44]。例如，在结直肠癌研究中，Galon 发现 CD3+ T 细胞及 CD8+ T 细胞的患者整体生存率显著提高[41]；在黑色素瘤研究中，CD8+ T 细胞浸润的肿瘤患者更有可能伴随 PD-L1 的高表达、改善预后并延缓脑转移[45]；另一个黑色素瘤研究表明，肿瘤浸润淋巴细胞在癌旁表达大量的 T 细胞激活因子如 CD25 或 OX40，它们和转移性黑色素瘤患者更长的生存期有关[46]；在卵巢癌研究中，CD3+ T 细胞浸润的转移性卵巢癌患者的无进展生存期及总生存期均延长[47]；在非小细胞肺癌的研究中,大量的 CD4+ T 细胞和 CD8+ T 细胞浸润是肿瘤的一个可用的预后指标[48]。

通过回顾性分析,淋巴细胞浸润与更好预后的关联也在多项结直肠癌、黑色素瘤及非小细胞肺癌等肿瘤的活检样本研究中被证实[49-51]。例如,在结直肠癌及黑色素瘤等实体瘤的研究中,淋巴结样结构异位的存在可能预示患者有更好的生存期[52]。在Ⅲ期非小细胞肺癌患者活检样本中,CD8+ 肿瘤浸润 T 细胞密度高的患者比淋巴细胞密度低的患者有更长的无进展生存期和总生存期[53]。同时,也有研究表明,T 细胞炎性肿瘤微环境的存在与 MAGE-A3 免疫治疗及高剂量 IL-2 等免疫疗法的临床获益相关[39]。因此肿瘤浸润 T 细胞的本底状态也可能可以预测免疫检查点抑制剂疗法的疗效[54]。

除此之外,免疫激活的标志物作为伴随诊断标签的研究也正在进行中。其中最有希望的是诱导性共刺激分子(ICOS)。ICOS 是 T 细胞特异性分子,它仅在 T 细胞激活后表达,属于 CD28/CTLA-4 家族成员。目前认为 ICOS 在 T 细胞存活、增殖及产生记忆等细胞过程中发挥十分重要的作用。例如,在伊匹单抗治疗膀胱癌的新辅助疗法试验中,12 位患者在肿瘤边缘和肿瘤内的 ICOS^{high}CD4+ T 细胞均增多,这可能和伊匹单抗疗法的有效临床反应有关。在用伊匹单抗或派姆单抗治疗前列腺癌、乳腺癌和间皮瘤的试验中,也观察到同样的 ICOS^{high}CD4+ T 细胞增多的现象[55-58]。在用派姆单抗治疗黑色素瘤患者的试验中,ICOS^{high}CD4+ T 细胞增加显著,符合统计学意义[59]。因此,这些 ICOS^{high}CD4+ T 细胞的含量数据可用来监控抗 CTLA-4 疗法的生物活性[29]。

除了这些支持性证据外,另一些争议性结果则让肿瘤浸润 T 细胞作为伴随诊断标志物依然存疑。例如,在一项伊匹单抗治疗转移性黑色素瘤患者的Ⅱ期临床试验中,TIL 本身的状态和临床响应(完全或部分响应及无进展生存期)并无关联。仅在伊匹单抗治疗两次后,活检样本中肿瘤浸润 T 细胞的上调与更好的临床响应相关[60]。在另一项有关黑色素瘤患者对派姆单抗治疗反应的试验中,Tumeh 及其同事通过对治疗前肿瘤样本组织内部及浸润肿瘤边缘的肿瘤浸润 T 细胞进行定量及分析 KEYNOTE-001 试验数据,发现相较于对治疗没有响应的患者,对治疗有响应患者的肿瘤内部和浸润边缘都会有更高密度的 CD8+ T 细胞,而不是 CD4+ T 细胞[23]。和上述伊匹单抗治疗转移性黑色素瘤的试验相似,在派姆单抗治疗过程中对治疗有响应的患者 CD8+ T 细胞的密度明显增加,而对治疗无响应的患者则没有明显变化[56]。在又一项用派姆单抗治疗黑色素瘤患者的研究中,相较于无响应者,有响应患者本底的 CD8+ T 细胞及 CD3+ T 细胞与 CD45RO+ T 细胞中度相关,但是在治疗结束后 CD8+ T 细胞及 CD3+ T 细胞与 CD45RO+ T 细胞显著相关。尽管这些发现都很有趣也很有意义,但是 CD8+ T 细胞的本底表达水平在对治疗有响应和无响应的患者中存在重叠现象,无法区分,这也阻碍了肿瘤浸润 T 细胞作为绝对单一的临床预测免疫疗法疗效的生物标志物[54]。

2) 免疫评分

由于免疫细胞在肿瘤内部和浸润边缘都有分布,与分析单一区域相比,分析 TIL 在肿瘤两个区域的分布更有优势,这种方法称为免疫评分(immunoscore)。免疫评分可以针对两个淋巴细胞亚群[细胞毒性 T 细胞(CD8$^+$ T 细胞)和记忆 T 细胞(CD45RO$^+$ T 细胞)]分别在肿瘤中心(core of tumor)和肿瘤浸润边缘(invasive margin)两个区域提供量化结果。CD3$^+$ 和 CD8$^+$ 在每个区域的细胞高密度记为 1 分,低密度记为 0 分。然后将 CD3$^+$ 和 CD8$^+$ 细胞分别在肿瘤核心和肿瘤浸润边缘的密度评分相加求和,得到免疫总分(0~4 分)。该方法提供了一个描述肿瘤微环境免疫细胞的方式,可以提高对结直肠癌患者生存率预测的准确性,并且为系统评价免疫细胞在肿瘤内部和边缘的浸润情况提供了理论基础。现在,该评分方法已被用作研究肿瘤分类、预测治疗响应的重要工具。

现阶段,免疫评分最主要的应用在于对结直肠癌的预后判断和预测。根据国际抗癌联盟-美国癌症联合委员会(UICC-AJCC)的肿瘤 TNM 分类系统,Mlecnik 等评估了 599 例 I 期结直肠癌患者的免疫评分,并研究了免疫评分与原发肿瘤进展及复发率的相关性。研究表明,免疫评分与无进展生存期、疾病特异性生存期和总生存期的差异显著相关,且具有调节性 T 细胞反应的患者预后较好[43]。多因素分析结果也表明,免疫评分对于结直肠癌患者的复发和生存期预测优于 AJCC 的 TNM 分类系统。Pages 等证明,免疫评分是早期结直肠癌患者肿瘤复发和生存期预测的独立预测因子,证实肿瘤部位发生免疫反应的程度与预后直接相关[61]。根据这些结果,免疫评分的价值目前正在得到国际范围临床试验的验证。

目前,研究人员也开展了将免疫评分用于预测黑色素瘤免疫治疗的研究。然而在黑色素瘤中,因为肿瘤内免疫反应复杂,免疫评分的定义本身就是一个挑战。迄今为止,对黑色素瘤免疫评分的评估已在转移性淋巴结组织样本上进行,这些淋巴结是黑色素瘤患者中最易获得的恶性肿瘤组织。免疫评分可能有助于治疗决策,特别是对肿瘤切除与淋巴结清扫后准备进行辅助性全身治疗的 III 期疾病患者有益。然而,只针对淋巴结的评估方法的有效性受到了质疑,因为淋巴结富含 CD3$^+$ 和 CD20$^+$ 淋巴细胞,并且与其他转移病灶相比,淋巴结转移有不同的免疫浸润模式。进一步的研究正在评估不同的免疫细胞亚群与恶性黑色素瘤患者对免疫检查点抑制剂疗法的响应及获益之间的关系。

作为一个亟待开发有效生物标志物的肿瘤类型,非小细胞肺癌的免疫评分应用同样颇具潜力。例如,对 536 例 I 期非小细胞肺癌患者的肿瘤组织切片进行评估发现,间质中淋巴细胞和上皮内肿瘤浸润 T 细胞 PD-1 表达阳性与更长的疾病特异性生存率相关；相反，在间质中淋巴细胞和上皮内肿瘤浸润 T 细胞 PD-1 表达阳性低与较差的疾病特异性生存率相关（HR 为 1.81，95%CI 为 1.37～2.40，$P<0.001$）。多变量分析结果也证实了间质中淋巴细胞和上皮内肿瘤浸润 T 细胞作为独立预后因子的可能性。

除了从当前研究中获得的关于免疫评分的认识外，还需要克服技术壁垒以使这个有前景的技术转化为常规的临床病理与肿瘤学实践，如开发更加强有力的软件解决方案来自动化分析肿瘤浸润淋巴细胞，加快处理和周转速度，以及能准确有效地对大量免疫细胞的密度进行定量。随着免疫评分概念不断应用于临床的各个环节，发展和维护有关免疫评分定义和方法策略的国际共识的重要性也将会增加。

3）T 细胞受体克隆

TCR 是 T 细胞表面特异性识别抗原和介导免疫应答的分子，是人类基因组中多态性最高的区域之一，决定着人的免疫系统如何适应环境的变化。T 细胞受体库的多样性（包括基因重组以及选择性表达）直接反映了机体免疫应答的状态[62]。Tumeh 及其同事在研究 TIL 与患者对派姆单抗反应的关系时，通过对治疗前后黑色素瘤患者的肿瘤组织进行测序并获得 TCR β 链可变区的所有重排方式，进一步分析了本底肿瘤浸润 T 细胞的 TCR 库是否与肿瘤特异性的免疫反应以及患者对派姆单抗的反应相关。结果发现，对派姆单抗有客观反应的 12 例患者（52%）相较于疾病进展的 11 例患者（48%），TCR β 链种类更少。另外，治疗前后的活检样本分析结果表明，相较于疾病进展组，抗 PD-1 疗法有反应组的 TCR β 链的克隆增加了 10 倍。有趣的是，TCR 的本底克隆数与 TIL 的密度没有显著的相关性，这说明一些 TIL 密度低的患者也可从抗 PD-1 疗法中获益[23]。近来，Le 等在研究错配修复缺陷严重的12 种肿瘤患者对派姆单抗的反应时，通过对有反应的患者进行功能分析，发现针对突变产生的肿瘤新生抗原肽段的特异性 T 细胞克隆在体内迅速增多[37]。当然，这一发现需要更多的临床试验进行验证[54]。

4）免疫基因表达谱

通过基因表达谱广泛评价肿瘤微环境中先天性免疫和获得性免疫的激活程度可以预测免疫检查点抑制剂疗法的临床获益。回顾性分析伊匹单抗治疗晚期黑色素瘤患者的Ⅱ期临床试验（CA184004）为这一说法提供了证据。分析发现，22 个免疫相关基因的表达发生了至少 2.5 倍的上调，包括细胞毒性 T 细胞的标志物（CD8A、颗粒酶 B、穿孔素 1）基因、Th1 型细胞因子和趋化因子基因、MHC Ⅱ类分子基因（HLA-DQA1）及其他免疫相关因子（如 NKG7、IDO1 等）基因。免疫基因表达谱在治疗前和治疗后的巨大表达差异与患者更长的总生存期有关[63]。免疫基因标签，特别是 IFN-γ 诱导产生的免疫基因标签可能成为预测 PD-1 抗体及 PD-L1 抗体治疗临床获益的生物标志物。上面提到的 PD-L1 表达数据可以支持这一说法。另外，Johnson 及其同事也发现，在进行抗 PD-1 和 PD-L1 治疗时 MHC Ⅱ类分子（HLA-DQA1）高表达的黑色素瘤患者有更好的临床反应,有更长的无进展生存期和总生存期[64]。同样地,Gibney 及其同事通过对晚期黑色素瘤患者进行的抗 PD-1 疗法回顾性分析进一步证实了干扰素诱导的免疫基因标签与免疫疗法临床获益之间的关系[54]。

5) 多色免疫组织化学

多色免疫组织化学是用免疫组织化学的方法对组织的连续切片进行染色,并利用相关软件分析评估多种分子在组织中的表达和定位情况。多色免疫组织化学可以直接评估肿瘤和肿瘤微环境中多种细胞的表型及它们的空间关系,反映肿瘤微环境中的免疫状态,这种基于多光谱分析技术的多色免疫组织化学方法有巨大的临床应用前景[54]。多色免疫组织化学和基因表达谱分析互为补充,但在一定程度上可以认为多色免疫组织化学方法优于基因表达谱分析。目前利用标准的荧光显微镜可以实现 4 种颜色和 5 种荧光染料的染色评估。在多项临床试验中采用多色免疫组织化学的方法评估结果。例如,用多光谱免疫组织化学方法分析 CD3、CD8、FoxP3、CD163 及 PD-L1 在黑色素瘤组织切片上的表达预测接受过继性细胞免疫治疗的患者是否可以成功产生 TIL。CD8$^+$ T 细胞的存在不足以成功预测 TIL 的生长,但是 CD8$^+$ T 细胞和 CD3$^+$FoxP3$^+$ 调节性 T 细胞的比例与 TIL 的成功生长密切相关($P=0.006$,阳性预测率是 91%,阴性预测率是 86%)[19]。Tumeh 及其同事在接受派姆单抗治疗的临床试验(KEYNOTE-001)中也用到了多色免疫组织化学的方法[23]。

9.2.3 血清中可溶性生物标志物

血清中的标志物具有采集方便、对患者损伤小等特点,一旦在临床上应用有很大的临床价值。因此,大多数已发表的临床研究均已经对免疫治疗中的外周血生物标志物进行回顾性分析[17]。一种合格的血清生物标志物必须满足以下条件:① 可准确重复检测;② 具有临床上的可行性;③ 价格适中;④ 在随机临床试验中可提前检测确认。血液中的潜在生物标志物可以是可溶性的因子如血清蛋白、循环肿瘤 DNA,也可以是细胞如肿瘤细胞、T 细胞亚群或其他免疫细胞亚群。血液中的因子可以是单一的,也可以包括一系列因子。

1) 可溶性分子

20 世纪 90 年代晚期,在研究高剂量 IL-2 治疗黑色素瘤和肾细胞癌时,人们第一次意识到患者血清中可溶性蛋白质的潜在作用。治疗前血清中高水平的 IL-6 和 C 反应蛋白(C-reactive protein, CRP)被认为是 IL-2 治疗失败的候选预后标志物,并且 IL-6 和 CRP 表达水平高可以预示转移性肾细胞癌患者的总生存期更短[65]。后来,一项法国多中心临床试验显示,血清 CRP 本底水平高是转移性黑色素瘤患者 IL-2 治疗失败的一个独立预测因子[66]。除了 IL-6 和 CRP,一项对晚期黑色素瘤患者的回顾性分析发现,治疗前血清中的 VEGF 和纤维连接蛋白水平与 IL-2 治疗的临床反应呈负相关。在这项临床试验中,这些蛋白质的高水平表达与临床反应不足和总生存期下降有关[67]。目前,对高剂量 IL-2 治疗的黑色素瘤患者的前瞻性研究已经完成,这将有助于确认这些标志物作为预测性生物标志物的有效性。另外,VEGF 和 CRP 水平上调与伊匹单抗治疗患者的临床效果之间及其与 IL-2 治疗患者的临床效果之间有相似的相关性。收集分析 176 例伊匹单抗治疗的黑色素瘤患者血清发现,治疗前患者血清中 VEGF 的浓度≥43 pg/ml 和患者更短的总生存期相关[68]。除了 VEGF 和 CRP 外,血清中的乳酸脱氢酶(LDH)水平也与患者的临床反应呈负相关。对 166 例接受伊匹单抗治疗的荷兰患者进行研究发现,血清中本底 LDH 含量大于正常值范围上限两倍的患者的长期临床受益受损[69]。对 64 例英国患者的研究也发现了同样的结果。Simeone 等对 95 例伊匹单抗治疗的患者进行研究还发现,血清中 LDH 和 CRP 的本底水平与伊匹单抗治疗 12 周后相比治疗后水平降低与患者的疾病控制率和生存期相关($P<0.000\ 1$)[70]。在一项由 262 例患者组成的大型回顾性研究中还发现,另一个可溶性因子 CD25(IL-2 受体的 α 链)可独立预测患者的总生存期。低水平的 CD25 与良好的预后相关,高水平的 CD25则提示伊匹单抗治疗抵抗,临床前研究表明 CD25 抑制剂可以提高 CLTA-4 单抗的抗肿瘤疗效[71]。目前还不清楚这些生物标志物是预测因素,还是仅仅是预后因素,有选择性的前瞻性试验可能有助于辨清这两者的重要区别[17]。而且,虽然这些指标通常是商业上可用的,但这些实验室评估没有考虑到目前治疗决策的临床算法,距离伴随诊断检测还有很长的一段距离。

2)体细胞

与血清中可溶性因子类似,外周血中的细胞,如 T 细胞、NK 细胞、树突状细胞、巨噬细胞和肿瘤细胞也是潜在的预测因素。

淋巴细胞可能是最常被研究的外周血中免疫反应预测因子。淋巴细胞在治疗开始时减少,随后反弹增多,是高剂量 IL-2 疗法公认的血液系统不良反应。研究发现,患者的临床反应与治疗结果和短时间内淋巴细胞增多的程度呈很强的正相关[72]。在一项研究伊匹单抗疗效的试验中,治疗过程中调节性 CD4$^+$Foxp3$^+$ T 细胞减少和淋巴细胞绝对数量(ALC)增加与患者的疾病控制率和生存期显著相关[71]。其他相关试验也报道,淋巴细胞绝对数量增加和临床受益改善相关,但一些研究数据的汇总分析表明,无论患者是否有临床获益,淋巴细胞绝对数量都增加[73]。Martens 等对 209 例患者进行研究发现,LDH 低、淋巴细胞数量相对较高、单核细胞数量、嗜酸性粒细胞数量、调节性 T 细胞数量都与预后良好相关。这一结果提示,评估多个动态细胞群可能有更好的预测作用[74]。

除了淋巴细胞,外周血中性粒细胞和单核细胞数量升高,与转移性黑色素瘤患者较短的总生存期相关;并且在一项欧洲组织进行的肿瘤治疗回顾性分析中,中性粒细胞和单核细胞数量升高作为高剂量 IL-2 治疗黑色素瘤患者的Ⅳ期临床试验中总生存期短的独立预后因子[75]。有趣的是,在最近一次回顾性分析中,中性粒细胞和单核细胞数量并不能预测 36 例伊匹单抗治疗的黑色素瘤患者的临床受益[76]。虽然早期嗜酸性粒细胞数量增加与改善的临床获益相关,但这一发现也许可以解释为一种炎症反应增加的标志物[77]。另外,MDSC 与临床获益呈显著负相关[73]。这一发现与患者接受治疗后 24 周内 MDSC 增多则预后差、本底水平低则预后改善的报道相一致[78]。最后,长期以来人们都认为,诱导性自身免疫病的存在可以预测免疫治疗的临床获益。转移性黑色素瘤与多种常见肿瘤抗原自发性抗体产生有关,包括分化抗原 gp100、酪氨酸酶、T 细胞识别的黑色素瘤抗原 1(Melan-A/MART-1),以及肿瘤-睾丸抗原家族的 MAGE-3 或纽约食管鳞状细胞癌 1(NY-ESO-1)[79]。高达 50% 表达 NY-ESO-1 的晚期黑色素瘤患者会产生自发抗体。在伊匹单抗治疗 24 周后,本底 NY-ESO-1 血清阳性或血清阴性组转化为血清阳性的患者更可能会有临床受益[80]。

9.2.4　其他标志物

随着研究的深入,人们逐渐发现,人体是个超级有机体,是人和各种微生物的共生体,微生物对人生长过程的影响是个复杂的过程。微生物可以通过多种方式改变人的抗肿瘤免疫,个人独特的微生物组可能会影响患者对免疫疗法的反应[33]。Sivan 及其同事发现将共生菌移入宿主小鼠内,可引发抗肿瘤免疫,也可以提高小鼠对免疫检查点抑制剂的响应,尽管他们认为引发抗肿瘤免疫的机制是不依赖于抗原的先天性免疫过程[81]。后来 Vétizou 及其同事的研究表明,和转入细菌特异性 T 细胞一样,将脆弱拟杆菌转入无菌鼠可诱发抗 CTLA-4 疗法响应[82]。这些研究表明微生物的个体差异可能决定其是否对免疫疗法有响应。前面的 2 篇报道都是以模式动物为研究对象,近来微生物组和免疫检查点抑制剂疗效的关联在人组织样本中得到确认。Routy 及其同事对用免疫检查点抑制剂治疗的包括肺癌、肾细胞癌在内的 249 例患者进行分析发现,因常规因素在治疗前或治疗初期使用过抗生素的 69 例患者的无进展生存期和总生存期明显短于其他没有使用抗生素的 180 例患者。分析发现,有响应组和无响应组的微生物组存在很大的差别,且用排泄物微生物移植实验证实一种称为阿克曼菌的细菌对患者对免疫检查点抑制剂的响应起到非常关键的作用[83]。同一时间,Gopalakrishanan 及其同事以接受过 PD-1 抑制剂疗法的 112 例黑色素瘤患者为研究对象进行微生物组分析发现,对 PD-1 抑制剂疗法有响应的 30 例患者和没有响应的 13 例患者的肠道微生物组明显不同,并且粪杆菌及梭状芽孢杆菌两种细菌对 PD-1 抑制剂疗法的响应起至关重要的作用[84]。两个研究组发现的影响免疫检查点抑制剂疗法响应的微生物并不相同,可能是微生物有地域差异造成的。当然,微生物组和免疫检查点抑制剂的疗效是否存在相关性还需要临床试验证实[33]。

9.3 肿瘤免疫治疗的疗效评估和不良反应监控

9.3.1 新型影像学评估标准

客观评价是任何肿瘤治疗后的关键步骤,需用影像和特定的反应作为评价标准监测肿瘤治疗的响应。肿瘤的评估有两大主要标准,WHO标准(主要基于双径测量)和《实体瘤疗效评价标准》(RECIST,主要基于单径测量);这两种标准主要针对肿瘤化疗(直接杀伤肿瘤细胞为主)。RECIST是肿瘤临床试验中最常用的抗瘤反应率和疾病控制率的评价方案。RECIST在2000年首次被提出,是基于生理解剖位置用影像度量病灶的数量和动态发展来评测响应[即完全缓解(CR),部分缓解(PR),疾病稳定(SD),疾病进展(PD)]的标准。

但是,临床实践表明RECIST不能完全正确评估免疫治疗的效果,因为在该标准中,肿瘤增大或新的病灶出现一直被认为是治疗失败的表现。然而,在多个免疫治疗研究中发现,免疫治疗会出现用经典评估方式评估为肿瘤进展,但是之后会在影像上和临床上有反应[11,12]。多项研究表明,免疫治疗展现出来的临床反应有:① 病灶快速消退,并且没有新发病灶;② 持续的疾病稳定,伴随缓慢的整体肿瘤负荷降低;③ 先出现整体肿瘤负荷增加,后产生临床疗效反应;④ 在有新发病灶的情况下也起效[85-87]。抗肿瘤反应率(response rate,RR)在非免疫疗法临床试验中是一个非常重要的疗效评价终点。然而,在免疫治疗临床试验中将其用于判断能够长期获益人群却有诸多问题。在免疫治疗过程中,患者可能会出现假性进展,表现为用传统影像学方法评估的肿瘤体积增大,即疗效评估出现延缓现象。在免疫治疗试验中生存率曲线通常有一个持续拖尾,表明有一部分患者有持续性的临床获益。

随着免疫治疗的发展,需要建立免疫相关的无进展生存期(irPFS)的评价标准。免疫相关的无进展生存期标准表现为肿瘤先增大(由于肿瘤中淋巴细胞浸润)后缩小,影像学的表现为增强CT扫描显示肿瘤体积先增大后缩小。这种评价标准的差异在免疫治疗和化疗的临床试验中是切实存在的,多项大型随机Ⅲ期临床试验比较了免疫检查点抑制剂和化疗药物的疗效,结果表明免疫治疗有明显的总生存期,但是没有无进展生存期或无进展生存期很短[4,9]。这种早期的假性进展导致对免疫治疗患者的评价标准与传统标准会有区别[85](见表9-4)。在KEYNOTE-001 Ib期临床试验中,对接受派姆单抗治疗的黑色素瘤患者,分别用了传统的RECIST v1.1和免疫相关反应标准(irRC)进行评价[88]。在这项研究中,592例患者存活超过3个月,RECIST评价显示14%的患者有疾病进展,而irRC评价则显示患者无疾病进展,因此传统方法可能会低估派姆单抗在患者中的效用。作为新的评价体系,irRC在一定程度上改进了RECIST评价系统,使其更适用于免疫治疗的疗效评价。然而,irRC本身也存在不少缺陷,因而在2013

年又发展为 irRECIST 评价系统。irRECIST 评价系统既整合了 RECIST 的检测方法，又保留了 irRC 的核心特征，这使其更为完善。随着临床研究和临床实践的发展，2017年 irRECIST 又有了新的发展，主要的变化体现在新的病灶的定义和对疾病进展的跟踪管理(见表 9-4)。

表 9-4　实体肿瘤反应评价标准与免疫相关实体肿瘤反应评价标准

	二维方法		一维方法		
方法策略	WHO(1979)	irRC(2009)	RECIST v1.1 (2009)	irRECIST (2013)	irRECIST (2017)
评估方法	长×宽(cm²)	长×宽(cm²)	长度(cm)：除淋巴结外的其他病灶 宽度(cm)：淋巴结	长度(cm)：除淋巴结外的其他病灶 宽度(cm)：淋巴结	长度(cm)：除淋巴结外的其他病灶 宽度(cm)：淋巴结
部分缓解(PR)标准	减小>50%	减小>50%	减小>30%	减小>30%	减小>30%
疾病进展(PD)标准	增大>25%、出现新的病灶、无目标疾病进展	增大>25%	增大>20%或增大>5cm、出现新的病灶、无目标疾病进展	增大>20%或增大>5cm、无目标疾病进展	增大>20%或增大>5cm、无目标疾病进展
新的病灶	定义为疾病进展	不定义为疾病进展，将其列入总体测定	定义为疾病进展	不定义为疾病进展，将其列入总体测定	不定义为疾病进展(当且仅当出现另外的新病灶或是下一次测定时新病灶明显增大，才认为是疾病进展)，单独评价不列入总体测定
是否需要再次确认疾病进展	不需要	需要连续测量评价(至少4周)	不需要	需要连续测量评价(至少4周)	滞后评价(4~8周后)

9.3.2　分子影像监测

除了标准疗效评估外，免疫疗法的疗效监测也是疗效评估中十分重要的组成部分。世界分子影像协会(World Molecular Imaging Society，WMIS)成立细胞和免疫治疗成像(imaging in cellular and immune therapies，ICIT)小组，聚焦影像技术促进免疫治疗发展。靶向特异性肿瘤抗原的分子成像，能够评估免疫治疗的早期反应，在靶向抗原的免疫治疗方案中能够帮助选择可能获益的患者。在放射性免疫疗法、免疫偶联药物或抗原特异性 T 细胞治疗中,可通过肿瘤靶向过程的可视化抗原分布预测治疗效果[89]。

近年来,在过继性细胞免疫治疗领域取得了重要进展,后续的技术改进需要监测细胞的运输、靶向性、激活和增殖。标记分子和基因报告系统(基因/探针组合)结合的非侵入性成像设备,如正电子发射体层成像(positron emission tomography,PET)仪、单光子发射计算机体层显像仪(single photon emission computed tomography,SPECT)和磁共振成像(magnetic resonance imaging,MRI)仪,显示出临床监测 T 细胞的潜能(见表 9-5)。[111]In 在肿瘤临床中有广泛的应用,主要用于监测免疫治疗回输的 TIL 和粒细胞。

表 9-5　免疫成像靶标和试剂

免疫细胞组分/功能	分子靶标	成　像　试　剂	设备	发展阶段
肿瘤/肿瘤抑制微环境	PD-L1	$[^{89}Zr]/[^{64}Co]$ PD-L1 抗体/多肽($[^{89}Zr]$MPDL3280A)	PET	临床
免疫细胞增殖	脱氧胞苷激酶	L-$[^{18}F]$FAC, -CFA	PET	临床
T 细胞激活	脱氧鸟苷激酶	$[^{18}F]$AraG	PET	临床
细胞毒性 T 细胞	CD8	$[^{89}Zr]/[^{64}Co]$ CD8 抗体($[^{89}Zr]$IAB22M2C)	PET	临床
巨噬细胞	N/A	四氧化三铁	MRI	临床
T 细胞阻抑	CTLA-4	$[^{64}Co]$CTLA-4 抗体	PET	临床前
T 细胞阻抑	PD-1	$[^{64}Co]$PD-1 抗体	PET	临床前
肿瘤相关巨噬细胞	CD47	$[^{89}Zr]$CD47 抗体	PET	临床前
中性粒细胞	CD11b/MHC Ⅱ类分子	$[^{18}F]/[^{64}Co]$CD11 抗体/MHC Ⅱ类分子抗体	PET	临床前
转基因 T 细胞	转基因 TCR	$[^{89}Zr]/[^{64}Co]$TCR 抗体	PET	临床前
T 细胞运输	CXCR4	$[^{64}Co]$AMD3100	PET	临床前
肿瘤相关巨噬细胞	B7-H3	微抗体 B7-H3	超声	临床前

注: N/A,不适用

$[^{18}F]$-氟代脱氧葡萄糖($[^{18}F]$-FDG)和$[^{18}F]$-氟代脱氧胸苷($[^{18}F]$-FLT)PET/CT作为免疫治疗评价方式存在一些挑战,如难以区分肿瘤细胞和新疗法相关的感染性或炎性过程。为了应对这个问题,多种新的放射性标记在临床前研究和临床研究中可以用于区分肿瘤组织内快速增殖的免疫细胞或其他病理情况下的各种免疫细胞。^{18}F 标记的核苷类似物,包括 1-2′-脱氧-2′-[^{18}F]氟代呋喃并呋喃糖基胞嘧啶([^{18}F]FAC)、2-氯-2′-脱氧-2′-[^{18}F]氟-9-β-D 阿拉伯呋喃糖基腺嘌呤([^{18}F]CFA)和 2′-脱氧-2′-[^{18}F]氟-9-β-D-阿拉伯呋喃糖基鸟嘌呤([^{18}F]AraG)等,与 T 细胞和其他免疫细胞的激活和增殖过程中涉及的特异性关键酶相关。这些核苷类似物已被用于 T 细胞激活过程,监控移植排斥和移植物抗宿主病(GVHD),诊断和分级自体免疫病。或许这类新的放射性示踪元素可以用于早期指示免疫治疗的不良反应,检测相关免疫细胞的功能状态。然而,此类成像方法因标记体外细胞会带来放射毒性且检测时间窗口有限(由于细胞分裂、生物性清除和放射性标记衰减等)。

一个可以直接观察免疫细胞的影像学方法是过继性细胞携带报告基因。一般来说,过继性细胞携带的报告基因不受体外放射性元素标记的影响。多项关于细胞毒性 T 细胞(cytotoxic T lymphocyte,CTL)和 CAR-T 细胞中携带报告基因(如利用萤光素酶、荧光蛋白等)以监控免疫细胞的研究已经在进行,并有相关的临床试验。报告基因成像也可以用对 T 细胞激活敏感的诱导性报告基因评估 T 细胞的功能状态。这一成像技术的突破在临床上非常有价值,因为能够监控回输免疫细胞的功能状态。但是,这一技术也有缺陷,即病毒或细菌来源的报告基因在人体中使用时会产生免疫原性。最近,有研究报道,一些人源报告系统可用于长期反复可视化(监控)过继性细胞,包括人钠碘同向转运蛋白(hNIS)、人去甲肾上腺素转运蛋白(hNET)、人生长抑素受体 2(hSSTR2)、人截短和突变线粒体胸苷激酶 2(hΔTK2,hΔTK2DM)、人脱氧胞苷激酶(hdCKDM,hdCK3M)、铁蛋白报告基因和转铁蛋白受体。其中一些报告基因有自杀基因功能,用以清除表达报告基因的免疫细胞,清除细胞采用临床获批的化疗和放疗方式(如更昔洛韦、吉西他滨等)。

另一个可以直接观察免疫细胞的影像方法是免疫-正电子发射体层成像(immuno-PET)。immuno-PET 是用抗体或抗体片段引导 PET 放射性同位素到免疫细胞,实现对免疫细胞进行计数、定位和分型。Immuno-PET 具有检测肿瘤或淋巴组织中的 T 细胞亚群,非侵入性监测 CD8^{+} T 细胞和 CD4^{+} T 细胞的动态分布的潜力。用 ^{64}Cu、^{89}Zr、^{18}F 或 ^{124}I 标记抗 CD8 全长抗体或微抗体(mini-bodies),PET 成像清晰。Immuno-PET 靶向特异,而且更为重要的是,由于缺乏 FC 功能,它不会清除 CD8^{+} T 细胞。其他目标因子包括免疫激活的树突状细胞,趋化因子配体(MHC Ⅱ类分子、IDO1)、受体(CXCR3-4、CXCL9-12 及 CCR5),以及免疫抑制的中性粒细胞和巨噬细胞(CD11b、CD47),其中免疫抑制的中性粒细胞和巨噬细胞能够降低肿瘤中的 T 细胞反应。

Immuno-PET 的原理可用于过继性细胞成像,只需改用抗原特异性 TCR 的放射性同位素标记抗体,如用 PET 和 ^{89}Zr 标记的抗 TCRmu-F(ab')$_2$ 片段及[^{64}Cu]DOTA 修饰的 cOVA-TCR 特异性单抗。抗原特异性 TCR 转基因 T 细胞可成功实现可视化。在具体的成像部位统计细胞信号,可以评估靶点标记细胞的数量。多项研究探索了 PET 信号和细胞数量的关系,以及通过不同的人源或非人源报告基因在人和小鼠 T 细胞中用 PET 检测的细胞数目下限值,现在的下限值为 10^6 个细胞/ml。这个灵敏度可以有效评估靶点的细胞转移数量,评估体内的脱靶归巢情况,有利于指导发展新型免疫治疗方案。

用放射性同位素探针标记 CD8$^+$ T 细胞或 CD4$^+$ T 细胞,再用成像技术如 PET 或单光子发射计算机体层成像(single proton emission computed tomography,SPECT)等成像。这类新的成像技术效果有限,因为在肝脏和胸腺中会有大量非特异性的信号吸收[90, 91]。^{111}I 放射性标记 PD-L1 抗体被证明对 PD-L1 有高特异性,注射后 24 小时肿瘤开始吸收信号,SPECT 图像表明肿瘤和正常组织有很好的差异性[92]。同样,用 ^{64}Cu-CTLA-4 抗体注射小鼠后,PET 扫描显示肿瘤组织大量吸收抗体信号,也表明放射性同位素标记治疗抗体可能用于监测治疗过程中的反应[93]。然而,这类技术目前还处在临床前研究阶段,还需要大量的临床试验验证其可行性。

9.3.3　T 细胞多样性

研究表明,监控肿瘤组织和外周血的 TCR 多样性能够为患者治疗的响应情况提供非常重要的证据。在派姆单抗治疗黑色素瘤患者的临床试验中,研究人员对治疗响应和疾病进展患者的肿瘤样本分别进行了 TCR 测序和克隆定量分析。T 细胞库的克隆性和 T 细胞浸润的评估结果显示,有响应的和疾病进展的患者在分类上有显著差异。治疗后进展的患者有较低的 T 细胞浸润和克隆性,对治疗有响应的患者有更多的 TCR 多样性和更高的克隆性。进一步的连续肿瘤样本分析显示,治疗有响应的患者有更多数量的显著扩增的 T 细胞克隆[23]。

另外,在一项伊匹单抗的临床研究中,用外周血单个核细胞样品监测循环免疫细胞群的种类和数量。生存期长的患者的 CD4$^+$ 细胞、CD8$^+$ 细胞以及淋巴细胞整体数量都有明显增加,表明循环免疫标志物或可作为肿瘤反应和患者疗效的监控指标。然而,这项研究是回顾性的分析研究,还需要前瞻性的验证研究[94]。

外周血 T 细胞群评价尤其是 TCR 基因测序或新生抗原反应性可能是一个很重要的预测性标志。在一项伊匹单抗治疗的初步研究中(12 例患者),外周血 TCR 库本底多样性与患者治疗效果相关。TCR 基因多样度(即含有更多不同的 V-J 重组)和均一度(均匀分布的比例)增加,临床效果显著增强(反应或疾病稳定持续不少于 9 个月)。然而,或许由于样本量少,总生存期没有显著区别[95]。

可以用自体外周血中的淋巴细胞测试其对肿瘤突变基因的响应,预测出患者对特异性新生抗原的反应性。在伊匹单抗治疗黑色素瘤和派姆单抗治疗非小细胞肺癌的研究中就使用了这种方法[26,96]。研究人员用第二代测序检测对 CTLA-4 抑制剂和 PD-1 抑制剂有响应的患者的 T 细胞对合成的预测性 HLA 限制性多肽的响应。由此,鉴定出能激发 T 细胞反应的单个多肽。统计发现,识别这些新生抗原的 T 细胞在外周血中是非常小的一群,并且随着治疗会持续增加。监测外周血中这类 T 细胞的增殖状况可以有效判断肿瘤治疗的反应情况,在体外实时监测治疗效果。然而,T 细胞多样性和克隆性监测要用到第二代测序技术,由于技术限制,该方法很难在临床常规应用。

9.3.4　淋巴细胞数值

一些回顾性的分析表明,免疫检查点单抗治疗的临床获益和生存率与外周血标志物相关。在一项伊匹单抗治疗研究中,延长的总生存期和无进展生存期与一些淋巴细胞的本底水平及比例相关,如中性粒细胞数量低(少于 7 500 个细胞/μl)、中性粒细胞和淋巴细胞比值低(小于 3)、单核细胞数量低(少于 650 个细胞/μl)、骨髓来源的抑制性细胞比例低(小于 5.1%)、调节性 T 细胞(FoxP3$^+$ T 细胞)比例高(不少于 1.5%)、淋巴细胞比例高(不少于 10.5%)和嗜酸性粒细胞数量高(不少于 50 个细胞/μl)[74,97]。伊匹单抗治疗黑色素瘤过程中的临床获益患者也伴随着淋巴细胞的动态变化,如 FoxP3$^+$ 调节性 T 细胞的浓度降低,淋巴细胞的绝对数量增加,嗜酸性粒细胞的数量增加[70,73,98]。

在一项综合了多项研究数据的回顾性分析中,派姆单抗治疗的 607 例黑色素瘤患者的嗜酸性粒细胞比例提高(不小于 1.5%)和淋巴细胞比例提高(不小于 17.5%)与总生存期延长相关[99]。在一项纳武单抗联合多肽疫苗治疗晚期黑色素瘤的 I / II 期临床试验中,治疗中调节性 T 细胞下降和抗原特异性 CD8$^+$ T 细胞(识别 NY-ESO-1 和 MART-1)本底低与患者客观反应率(OR)和疾病稳定(SD)相关[100]。

尽管监测外周血中 TCR 的克隆性和各种免疫细胞的比例及数量在免疫治疗的临床疗效监测中有非常好的应用前景,不过到目前为止该方法还没有发展成为真正的疗效监控的临床应用方法。一方面是因为缺乏数据,所以需要更多的临床数据来建立这样的方法;另一方面是因为免疫治疗本身的复杂性和个体化差异性导致监控的 TCR 基因、细胞类型和本底水平等指标缺乏统一标准或者难以制定这样的统一标准。

9.3.5　CAR-T 细胞疗法不良反应的评判和监控

免疫细胞治疗虽然取得了很大成功,但是其不良反应仍是一个困扰临床的重要问题。免疫细胞疗法中的 CAR-T 细胞治疗最近取得显著进展。2017 年,美国 FDA 就批准上市诺华公司和 Kite 公司的两个 CAR-T 细胞产品。CAR-T 细胞疗法最主要的不良反应是改造后的 T 细胞输注后造成的细胞因子释放综合征及其并发症。细胞因子释放综合征的机制为 CAR-T 细胞输注到患者体内后,CAR-T 细胞本身及体内原有的 T 细胞、B 细胞、单核细胞/巨噬细胞、树突状细胞与肿瘤特异性靶标抗原结合并被激活,从而开始增殖并引发细胞因子级联释放,激活其他相关细胞介导体内多种免疫反应,进一步对各大系统的功能造成影响,产生细胞因子释放综合征的临床症状。因此,CAR-T细胞治疗相关细胞因子释放综合征是一种复杂的病理生理学过程。细胞因子释放综合征的发生发展与体内CAR-T细胞的增殖一致,细胞因子释放综合征的发生与疾病对治疗的反应相关,发生细胞因子释放综合征者对治疗的反应率较高。近2/3接受CAR-T细胞治疗的患者会出现细胞因子释放综合征,细胞因子水平通常在细胞输注后第6~11天达到峰值,常见IFN-γ、TNF-α及IL-6水平上升。严重的CAR-T细胞治疗不良反应可能会危及患者的生命,临床上需要严密监控。因此,在CAR-T细胞疗法不断发展的同时,需要加强对不良反应检测技术的开发和发展不良反应的临床应对措施。

1) 细胞因子释放综合征的临床表现

细胞因子释放综合征的最典型临床表现为发热及低血压,首要的判断标准为持续的高热(38℃以上)。当然,并不是所有的患者都会表现为高热,还要结合其他指标进行判断。细胞因子释放综合征的临床表现多种多样,一般表现为发热、乏力、肌痛、关节痛;消化系统表现为厌食、恶心、呕吐;呼吸系统表现为呼吸急促、低氧血症;心血管系统表现为心动过速、低血压、脉压差大;凝血系统表现为低纤维蛋白原血症,D二聚体增高;肝、肾细胞表现为转氨酶升高、高胆红素血症、氮质血症;神经系统表现为头痛、谵妄、失语、幻觉、震颤、癫痫。

2) 细胞因子释放综合征的实验室诊断

除了临床表现,细胞因子释放综合征诊断的其他指标如下:

(1) 细胞因子。细胞因子释放综合征的本质是相当多数量的淋巴细胞(B细胞、T细胞、NK细胞)和(或)髓细胞(巨噬细胞、树突状细胞、单核细胞)被激活并释放多种促炎性细胞因子而引发的临床综合征,因此细胞因子水平可准确反应细胞因子释放综合征的状态。其中,IL-6、IL-10、IFN-γ及TNF-α水平上升为最常见的可检测到的指标,推荐作为常规检测项目。由于患者个体的细胞因子基础水平不同,细胞输注后细胞因子增长倍数、净增长数值或增长率比细胞因子绝对水平能更好地反映细胞因子释放综合征的严重程度。细胞因子分级如下:① Ⅰ级,IL-6较正常值升高1~20倍,其余细胞因子无明显变化;② Ⅱ级,IL-6较正常值升高20~70倍,IL-10较正常值升高1~30倍,IFN-γ较正常值升高20~70倍;③ Ⅲ级,IL-6较正常值升高70~200倍,IL-10较正常值升高30~100倍,IFN-γ较正常值升高70~100倍。

(2) CRP。CRP的检测相对细胞因子更加简便、经济,然而,由于CRP水平升高也常由感染等其他因素引起,临床医师应根据患者的其他相关生化指标及具体临床症状加以鉴别。

(3) 铁蛋白。铁蛋白在严重细胞因子释放综合征患者中也有明显升高。尽管还未证明铁蛋白水平能够预测细胞因子释放综合征的严重程度,仍可以将其作为一个简单易测的生化指标,与 CRP 一同用于反映细胞因子释放综合征的发展情况及细胞因子释放综合征对相应药物治疗的反应性。

3) 细胞因子释放综合征的并发症

细胞因子释放综合征不仅本身有危害,还可以引起其他的并发症。主要的并发症如下。① 细胞因子释放综合征并发肿瘤溶解综合征(TIS)。细胞因子释放综合征伴发肿瘤溶解综合征是由坏死肿瘤细胞崩解并有细胞因子促进细胞内成分释放所导致,包括高钾血症、高磷血症、高尿酸血症和低钙血症,以及随之而来的急性尿酸增高性肾病和急性肾功能衰竭。② 细胞因子释放综合征并发中枢神经系统异常。在排除中枢神经系统白血病、脑血管意外、中枢神经系统感染引起的其他中枢神经系统异常后,可通过脑脊液定量检测 IL-6、IFN-γ,确诊 CAR-T 细胞引起的中枢神经系统异常。儿童易发此种并发症,这与儿童血脑屏障尚未完善相关。③ 细胞因子释放综合征并发低丙种球蛋白血症和骨髓抑制。CAR-T 细胞大规模攻击 B 细胞可使 B 细胞耗竭而发生低丙种球蛋白血症。可通过免疫球蛋白治疗,恢复正常血清免疫球蛋白水平。预处理化疗及细胞因子释放综合征反应可影响骨髓造血,经粒细胞-巨噬细胞集落刺激因子(GM-CSF)可促进骨髓恢复。

4) CAR-T 细胞治疗不良反应的临床处理策略

CAR-T 细胞治疗可引起严重或致命的细胞因子释放综合征,这使人们需要更深入地去研究这些并发症,发展更详细的细胞因子释放综合征管理流程。3 级以上发烧、低血压或缺氧事件的发生分别占至今已报道的治疗患者的 80%、40% 和 15%。更多的不良反应可能会影响肾、肝、中枢神经系统、肠道和骨骼肌系统。IL-6 受体的单抗托珠单抗(tocilizumab)是重症患者采用的一种治疗方案,用以阻断炎症过程及中和中间介质。由于托珠单抗费用昂贵,有潜在的严重不良反应风险,包括感染、重新激活病毒、结核病和肝细胞毒性,使用托珠单抗治疗需严格限制于严重疾病患者。美国国家癌症研究所(NCI)推荐注射托珠单抗用于处理 CAR-T 细胞治疗相关的细胞因子释放综合征(见表 9-6)

表 9-6 NCI 推荐使用托珠单抗处理 CAR-T 细胞治疗相关细胞因子释放综合征的意见

在以下情况下,静脉注射托珠单抗 4～8 mg/kg,1 小时内最大剂量为 800 mg
(1) 超声心动图评估左心室射血分数降低小于 40%;
(2) 血清肌酐升高超过 2.5 倍;
(3) 血管加压药处理后(即使不连续给药),用去甲肾上腺素处理 48 小时(给药速度大于 2 μg/min);
(4) 血管加压药处理后,收缩压仍降低小于 90 mmHg(1 mmHg=0.133 kPa);

（续表）

在以下情况下，静脉注射托珠单抗 4～8 mg/kg，1 小时内最大剂量为 800 mg

（5）严重呼吸困难，需要机械通气；

（6）活化部分凝血活酶时间大于 2 倍正常值上限；

（7）肌酸激酶持续升高（大于 5 倍正常值上限）超过 48 小时

5) CAR-T 细胞治疗不良反应的预防策略

（1）改造 CAR-T 细胞，引入自杀基因 iCasp9。通过将人含半胱氨酸的天冬氨酸蛋白水解酶 9（caspase-9）基因融合到经过改良的人 FK506 结合蛋白上（iCasp），使其可在生物惰性小分子药物 AP1903 作用下发生二聚化而激活，继而诱导含有 iCasp9 基因的 T 细胞凋亡。引入 iCasp9 基因的 CAR-T 细胞临床前实验已在部分研究机构开展，无论是在体外实验还是体内实验中，AP1903 均可以有效诱发 CAR-T 细胞快速凋亡。自杀基因的引入，为人们提供了 CAR-T 细胞治疗更深层次的安全保障，期待其在临床试验中展现出良好的结果。

（2）检测细胞因子基因多态性。细胞因子基因多态性可影响细胞因子释放综合征的发生。2010 年，Morgan 报道了一例在抗 ERBB2CAR-T 细胞治疗过程中死亡的病例，该病例死亡后血清学检查提示其 IFN-γ、GM-CSF、TNF-α、IL-6、IL-10 在细胞输注后均有快速、显著上升，最终终极细胞因子风暴引起患者多器官衰竭导致死亡。对患者的基因检测显示，该患者 TGF-β1、IL-6、IL-10 基因的表达与相应细胞因子快速、大量释放相一致，提示了患者发生严重细胞因子释放综合征的原因。因此，治疗前对相应细胞因子基因型进行检测，可在一定程度上预测该患者是否容易出现严重细胞因子释放综合征，从而做好防范。

（3）优化预处理，降低细胞输注时的肿瘤负荷。在 CAR-T 细胞输注时肿瘤负荷越大，细胞因子释放综合征的发生率及严重程度也越大，这可能与其导致更高水平的 T 细胞激活有关。减淋巴化疗方案使用的药物常包括环磷酰胺、氟达拉滨、喷司他丁等，细胞输注前使用减淋巴化疗方案不仅可以降低细胞因子释放综合征的发生率，还有助于CAR-T 细胞在体内的增殖及持续存在，具体的化疗方案则需临床医师根据患者个体的肿瘤类型及肿瘤负荷制定。

（4）采用 CAR-T 细胞回输剂量递增。细胞因子释放综合征是由 CAR-T 细胞在体内被激活产生细胞因子引起，且 CAR-T 细胞在体内扩增可达到 1 000 倍以上。高剂量的 CAR-T 细胞输注可能会导致细胞因子释放综合征出现得更早。在连续几天进行的细胞输注过程中，一旦观察到某次输注后出现不良反应，则应根据拟定的试验方案取消下次输注或在下次输注时维持前一次的剂量不变，以避免严重的不良反应发生。

9.3.6 免疫检查点抑制剂治疗肿瘤的不良反应和临床管理

以 CTLA-4 抗体和 PD-1/PD-L1 抗体为代表的免疫检查点抑制剂大大提高了多种肿瘤的治疗效果,与此同时也伴随其特有的免疫相关不良事件(见表9-7)。整体上,CTLA-4 抗体治疗的免疫相关不良事件发生率约为 90%;PD-1/PD-L1 抗体治疗的免疫相关不良事件发生率约为 70%。通常与 CTLA-4 抗体伊匹单抗相比,PD-1 抗体如纳武单抗和派姆单抗的免疫相关不良事件发生率较低。与单个抗体治疗相比,纳武单抗和伊匹单抗联合治疗的不良反应更高。例如,在一项Ⅲ期临床试验中,应用纳武单抗和伊匹单抗单独或联合治疗晚期黑色素瘤,在纳武单抗治疗组中 16% 的患者出现 3~4级不良反应,在伊匹单抗治疗组中 27% 的患者出现 3~4 级不良反应,而联合治疗组的3~4 级不良反应发生率达到 55%。在另一项黑色素瘤Ⅲ期临床试验中也有类似情况,派姆单抗比伊匹单抗的 3~4 级不良反应发生率要低。PD-1 抑制剂单独使用时的 3~4级免疫相关不良事件在不同肿瘤和不同患者之间的差异不大,通常发生概率低于 20%,而且由此导致的治疗死亡的概率小于 2%。1~2 级不良反应主要发生在皮肤和肠道,3~4 级不良反应主要发生在消化系统。大多数免疫相关不良事件发生在 CTLA-4 抗体或 PD-1 抗体治疗开始后的 3~6 个月内,在研究中发现 CTLA-4 抗体治疗的免疫相关不良事件可能有剂量相关性,而 PD-1 抗体治疗的免疫相关不良事件没有观察到剂量相关性。不容忽视的是,免疫检查点抑制剂的不良反应存在延迟现象,甚至可能在PD-1 抗体治疗 1 年以后才表现出来,临床医生在对患者随访时需要意识到这点。

表 9-7　免疫相关不良事件

出　现　频　率	不　良　反　应
很常见(>10%)	皮疹、结肠炎[a]、瘙痒、腹泻、疲劳
常见(>1%)	肺炎、转氨酶升高、下垂体炎、贫血、甲状腺功能亢进、关节痛、甲状腺功能减退、肌痛、白癜风
少见或罕见(<1%)	肝炎、肾炎、吉兰-巴雷综合征、中性粒细胞减少症、无菌性脑膜炎、1 型糖尿病、横贯性脊髓炎、胰腺炎、重症肌无力、葡萄膜炎、视网膜色素层炎、心肌炎、血液疾病及神经系统疾病如脑炎、下垂体炎

注:[a] 为只在 CTLA-4 抗体治疗中很常见,在 PD-1/PD-L1 抗体治疗中常见

常见的免疫相关不良事件包括皮疹、肠炎、肝炎、内分泌疾病和肺炎等。美国 FDA已经制定了相应的处理方案(见表9-8),其中最主要的处理方式是使用免疫抑制剂如皮质类固醇或英夫利昔单抗等。处理后通常大部分免疫相关不良事件能够得到有效控制,而且短暂的免疫抑制处理并不会影响免疫检查点抗体的效果。免疫相关不良事件

对类固醇较为敏感，不良反应可在 6～12 周内解决。当免疫相关不良事件对类固醇不再敏感时，免疫调节因子或其他免疫抑制剂如 TNF-α 抑制剂、硫唑嘌呤和霉酚酸酯（MMF）或许对治疗免疫相关不良事件有效。TNF-α 抑制剂见效快，硫唑嘌呤和霉酚酸酯通常要在几周之后才见效。发生严重免疫相关不良事件时需要多科室、多学科的专家紧密合作，增进对免疫相关不良事件的了解和管理。类固醇使用的初始剂量参照自身免疫病的处理，但是使用时间更短，以免破坏抗肿瘤免疫活性。通常在 2～4 周的全剂量类固醇治疗后，需要在至少 1 个月内逐渐降低用量，以免免疫相关不良事件复发。在使用 1 mg/kg 或更高剂量的类固醇时，可同时预防性使用磺胺甲噁唑-甲氧苄啶（复方磺胺甲噁唑）防止感染。根据个体情况衡量利益/风险比，可以适当调整剂量使用或者暂停免疫治疗。

表 9-8 通用不良事件术语标准严重等级分类的免疫相关不良事件临床管理方案

CTCAE 等级	患者的护理类型	类固醇	其他免疫抑制药物	免疫治疗和后续方法
1	能走动	不推荐	不推荐	继续
2	能走动	局部类固醇或全身类固醇，口服 0.5～1mg/(kg·天)	不推荐	皮肤或内分泌问题，可继续治疗；其他，暂停治疗
3	住院	全身类固醇，口服或静脉注射 1～2 mg/(kg·天)，连续 3 天，随后降至 1 mg/kg	类固醇治疗 3～5 天后无症状缓解时可考虑；遵医嘱（专家会诊）	终止，根据患者的风险/获益比讨论重启治疗
4	住院、考虑重症监护	全身类固醇，静脉注射甲泼尼龙 1～2 mg/(kg·天)，连续 3 天，随后降至 1 mg/(kg·天)	类固醇治疗 3～5 天后无症状缓解，可考虑；遵医嘱（专家会诊）	永久终止

注：CTCAE, Common Terminology Criteria for Adverse Events,通用不良事件术语标准

　　尽管免疫检查点抗体通常被认为是可耐受的，但仍可能引发免疫相关不良事件，甚至是严重或不可逆转的不良反应。大多数免疫相关不良事件用类固醇处理是有效的，关键是开始时用足剂量，随后逐渐减少至停用。然而，一些免疫相关不良事件（如内分泌紊乱）或许是持久的，但是能够用激素替代疗法控制。重要的是，一些用免疫检查点抗体治疗获得长期收益甚至治愈的患者，需要密切观测治疗后几年才发生的免疫相关不良事件。因为 CTLA-4 抗体和 PD-1 抗体的长期安全性还未得到完整评估，密切、仔细随访生存的患者是非常必要的。目前用免疫检查点抗体治疗自体免疫病患者是否安

全还不清楚,这部分患者通常被排除在临床试验之外。

总体而言,目前最需要重视的是平衡好免疫检查点抗体治疗的不良反应风险和疗效获益。免疫检查点抗体对身体的长期影响需要在未来的研究中列为重点,同时针对免疫相关不良事件采取的类固醇注射对抗肿瘤效果的潜在损害也需要进一步研究。未来的生物和辅助药物基因组学研究需要通过建立患者的免疫特征(如多样性或 HLA 状态)预测免疫相关不良事件的发生可能。

9.4 小结与展望

免疫治疗作为新兴的肿瘤治疗方式,其评价方式的发展也处于起步阶段。但可以看到,免疫评估方式的进展十分迅速,在短短几年时间内伴随诊断领域就有 4 个伴随诊断/辅助诊断获批;在疗效评估方式上,有 3 个针对免疫疗法的实体瘤评价标准出台及多种疗效追踪的尝试;在不良反应上无论是对不良反应的监控还是应对策略都有了一定的积累。在快速发展的同时,也能看到不少的问题。第一,对于伴随诊断而言,任何标志物包括现在批准上市的伴随诊断检测,都不可避免地出现标志物阴性患者也可能有效的例子,这点和靶向药差异很大。另外,因为免疫治疗的机制复杂,为开发伴随诊断提供了很多思路,但也带来了很多障碍,如单一标志物很难代表实际的情况。第二,对于疗效评估而言,评价标准的建立虽然解决了没有标准的困境,但执行起来要比其他标准困难复杂得多,且疗效的追踪技术进展缓慢。第三,免疫疗法的不良反应呈现多样化,给临床跟踪管理带来新的挑战。这些问题出现的主要原因是对肿瘤和免疫关系的研究还不够透彻,另外就是新兴疗法缺乏数据及经验的积累。所有这些问题的解决都需要借助对肿瘤免疫作用机制的研究和一些科学合理设计的前瞻性临床试验。

参考文献

[1] Hodi F S, O'day S J, Mcdermott D F, et al. Improved survival with ipilimumab in patients with metastatic melanoma[J]. N Engl J Med, 2010, 363(8): 711-723.

[2] Robert C, Thomas L, Bondarenko I, et al. Ipilimumab plus dacarbazine for previously untreated metastatic melanoma[J]. N Engl J Med, 2011, 364(26): 2517-2526.

[3] Schadendorf D, Hodi F S, Robert C, et al. Pooled analysis of long-term survival data from phase II and phase III trials of ipilimumab in unresectable or metastatic melanoma[J]. J Clin Oncol, 2015, 33(17): 1889-1894.

[4] Borghaei H, Paz-Ares L, Horn L, et al. Nivolumab versus docetaxel in advanced nonsquamous non-small-cell lung cancer[J]. N Engl J Med, 2015, 373(17): 1627-1639.

[5] Brahmer J, Reckamp K L, Baas P, et al. Nivolumab versus docetaxel in advanced squamous-cell non-small-cell lung cancer[J]. N Engl J Med, 2015, 373(2): 123-135.

［6］Garon E B，Rizvi N A，Hui R，et al. Pembrolizumab for the treatment of non-small-cell lung cancer［J］. N Engl J Med，2015，372(21)：2018-2028.

［7］Larkin J，Chiarion-Sileni V，Gonzalez R，et al. Combined nivolumab and ipilimumab or monotherapy in untreated melanoma［J］. N Engl J Med，2015，373(1)：23-34.

［8］Robert C，Long G V，Brady B，et al. Nivolumab in previously untreated melanoma without BRAF mutation［J］. N Engl J Med，2015，372(4)：320-330.

［9］Motzer R J，Escudier B，Mcdermott D F，et al. Nivolumab versus everolimus in advanced renal-cell carcinoma［J］. N Engl J Med，2015，373(19)：1803-1813.

［10］Homet Moreno B，Ribas A. Anti-programmed cell death protein-1/ligand-1 therapy in different cancers［J］. Br J Cancer，2015，112(9)：1421-1427.

［11］Hamid O，Robert C，Daud A，et al. Safety and tumor responses with lambrolizumab (anti-PD-1) in melanoma［J］. N Engl J Med，2013，369(2)：134-144.

［12］Li X D，Ji M，Zheng X，et al. Evaluation of tumor response to cytokine-induced killer cells therapy in malignant solid tumors［J］. J Transl Med，2014，12：215.

［13］Taube J M，Young G D，Mcmiller T L，et al. Differential expression of immune-regulatory genes associated with PD-L1 display in melanoma：implications for PD-1 pathway blockade［J］. Clin Cancer Res，2015，21(17)：3969-3976.

［14］Herbst R S，Soria J C，Kowanetz M，et al. Predictive correlates of response to the anti-PD-L1 antibody MPDL3280A in cancer patients［J］. Nature，2014，515(7528)：563-567.

［15］Taube J M，Klein A，Brahmer J R，et al. Association of PD-1，PD-1 ligands，and other features of the tumor immune microenvironment with response to anti-PD-1 therapy［J］. Clin Cancer Res，2014，20(19)：5064-5074.

［16］Topalian S L，Hodi F S，Brahmer J R，et al. Safety，activity，and immune correlates of anti-PD-1 antibody in cancer［J］. N Engl J Med，2012，366(26)：2443-2454.

［17］Lim J S，Sundar R，Chenard-Poirier M，et al. Emerging biomarkers for PD-1 pathway cancer therapy［J］. Biomark Med，2017，11(1)：53-67.

［18］Taube J M，Anders R A，Young G D，et al. Colocalization of inflammatory response with B7-H1 expression in human melanocytic lesions supports an adaptive resistance mechanism of immune escape［J］. Sci Transl Med，2012，4(127)：127ra137.

［19］Feng Z，Puri S，Moudgil T，et al. Multispectral imaging of formalin-fixed tissue predicts ability to generate tumor-infiltrating lymphocytes from melanoma［J］. J Immunother Cancer，2015，3：47.

［20］Stack E C，Foukas P G，Lee P P. Multiplexed tissue biomarker imaging［J］. J Immunother Cancer，2016，4：9.

［21］Patel S P，Kurzrock R. PD-L1 expression as a predictive biomarker in cancer immunotherapy［J］. Mol Cancer Ther，2015，14(4)：847-856.

［22］Sun W Y，Lee Y K，Koo J S. Expression of PD-L1 in triple-negative breast cancer based on different immunohistochemical antibodies［J］. J Transl Med，2016，14(1)：173.

［23］Tumeh P C，Harview C L，Yearley J H，et al. PD-1 blockade induces responses by inhibiting adaptive immune resistance［J］. Nature，2014，515(7528)：568-571.

［24］Weber J S，D'angelo S P，Minor D，et al. Nivolumab versus chemotherapy in patients with advanced melanoma who progressed after anti-CTLA-4 treatment (CheckMate 037)：a randomised，controlled，open-label，phase 3 trial［J］. Lancet Oncol，2015，16(4)：375-384.

［25］Le D T，Uram J N，Wang H，et al. PD-1 blockade in tumors with mismatch-repair deficiency［J］.

N Engl J Med, 2015, 372(26): 2509-2520.

[26] Rizvi N A, Hellmann M D, Snyder A, et al. Cancer immunology. Mutational landscape determines sensitivity to PD-1 blockade in non-small cell lung cancer[J]. Science, 2015, 348 (6230): 124-128.

[27] Snyder A, Makarov V, Merghoub T, et al. Genetic basis for clinical response to CTLA-4 blockade in melanoma[J]. N Engl J Med, 2014, 371(23): 2189-2199.

[28] Rosenberg J E, Hoffman-Censits J, Powles T, et al. Atezolizumab in patients with locally advanced and metastatic urothelial carcinoma who have progressed following treatment with platinum-based chemotherapy: a single-arm, multicentre, phase 2 trial[J]. Lancet, 2016, 387 (10031): 1909-1920.

[29] Spencer K R, Wang J, Silk A W, et al. Biomarkers for immunotherapy: current developments and challenges[J]. Am Soc Clin Oncol Educ Book, 2016, 35: e493-e503.

[30] McGranahan N, Furness A J, Rosenthal R, et al. Clonal neoantigens elicit T cell immunoreactivity and sensitivity to immune checkpoint blockade[J]. Science, 2016, 351(6280): 1463-1469.

[31] Birnbaum M E, Mendoza J L, Sethi D K, et al. Deconstructing the peptide-MHC specificity of T cell recognition[J]. Cell, 2014, 157(5): 1073-1087.

[32] Van Allen E M, Miao D, Schilling B, et al. Genomic correlates of response to CTLA-4 blockade in metastatic melanoma[J]. Science, 2015, 350(6257): 207-211.

[33] Mandal R, Chan T A. Personalized oncology meets immunology: The path toward precision immunotherapy[J]. Cancer Discov, 2016, 6(7): 703-713.

[34] Drake J W, Charlesworth B, Charlesworth D, et al. Rates of spontaneous mutation[J]. Genetics, 1998, 148(4): 1667-1686.

[35] Kunkel T A, Bebenek K. DNA replication fidelity[J]. Annu Rev Biochem, 2000, 69: 497-529.

[36] Preston B D, Albertson T M, Herr A J. DNA replication fidelity and cancer[J]. Semin Cancer Biol, 2010, 20(5): 281-293.

[37] Le D T, Durham J N, Smith K N, et al. Mismatch repair deficiency predicts response of solid tumors to PD-1 blockade[J]. Science, 2017, 357(6349): 409-413.

[38] Hugo W, Zaretsky J M, Sun L, et al. Genomic and transcriptomic features of response to anti-PD-1 therapy in metastatic melanoma[J]. Cell, 2016, 165(1): 35-44.

[39] Gajewski T F, Schreiber H, Fu Y X. Innate and adaptive immune cells in the tumor microenvironment[J]. Nat Immunol, 2013, 14(10): 1014-1022.

[40] Spranger S, Spaapen R M, Zha Y, et al. Up-regulation of PD-L1, IDO, and T(regs) in the melanoma tumor microenvironment is driven by CD8(+) T cells[J]. Sci Transl Med, 2013, 5 (200): 200ra116.

[41] Galon J, Costes A, Sanchez-Cabo F, et al. Type, density, and location of immune cells within human colorectal tumors predict clinical outcome[J]. Science, 2006, 313(5795): 1960-1964.

[42] Jochems C, Schlom J. Tumor-infiltrating immune cells and prognosis: the potential link between conventional cancer therapy and immunity[J]. Exp Biol Med (Maywood), 2011, 236(5): 567-579.

[43] Mlecnik B, Tosolini M, Kirilovsky A, et al. Histopathologic-based prognostic factors of colorectal cancers are associated with the state of the local immune reaction[J]. J Clin Oncol, 2011, 29(6): 610-618.

[44] Pages F, Berger A, Camus M, et al. Effector memory T cells, early metastasis, and survival in colorectal cancer[J]. N Engl J Med, 2005, 353(25): 2654-2666.

[45] Kluger H M, Zito C R, Barr M L, et al. Characterization of PD-L1 expression and associated T-cell infiltrates in metastatic melanoma samples from variable anatomic sites[J]. Clin Cancer Res, 2015, 21(13): 3052-3060.

[46] Ladanyi A, Somlai B, Gilde K, et al. T-cell activation marker expression on tumor-infiltrating lymphocytes as prognostic factor in cutaneous malignant melanoma[J]. Clin Cancer Res, 2004, 10(2): 521-530.

[47] Zhang L, Conejo-Garcia J R, Katsaros D, et al. Intratumoral T cells, recurrence, and survival in epithelial ovarian cancer[J]. N Engl J Med, 2003, 348(3): 203-213.

[48] Hiraoka K, Miyamoto M, Cho Y, et al. Concurrent infiltration by CD8$^+$ T cells and CD4$^+$ T cells is a favourable prognostic factor in non-small-cell lung carcinoma[J]. Br J Cancer, 2006, 94(2): 275-280.

[49] Huh J W, Lee J H, Kim H R. Prognostic significance of tumor-infiltrating lymphocytes for patients with colorectal cancer[J]. Arch Surg, 2012, 147(4): 366-372.

[50] Thomas N E, Busam K J, From L, et al. Tumor-infiltrating lymphocyte grade in primary melanomas is independently associated with melanoma-specific survival in the population-based genes, environment and melanoma study[J]. J Clin Oncol, 2013, 31(33): 4252-4259.

[51] Zeng D Q, Yu Y F, Ou Q Y, et al. Prognostic and predictive value of tumor-infiltrating lymphocytes for clinical therapeutic research in patients with non-small cell lung cancer[J]. Oncotarget, 2016, 7(12): 13765-13781.

[52] Messina J L, Fenstermacher D A, Eschrich S, et al. 12-Chemokine gene signature identifies lymph node-like structures in melanoma: potential for patient selection for immunotherapy[J]. Sci Rep, 2012, 2: 765.

[53] Tokito T, Azuma K, Kawahara A, et al. Predictive relevance of PD-L1 expression combined with CD8$^+$ TIL density in stage Ⅲ non-small cell lung cancer patients receiving concurrent chemoradiotherapy[J]. Eur J Cancer, 2016, 55: 7-14.

[54] Gibney G T, Weiner L M, Atkins M B. Predictive biomarkers for checkpoint inhibitor-based immunotherapy[J]. Lancet Oncol, 2016, 17(12): e542-e551.

[55] Calabro L, Maio M. Immune checkpoint blockade in malignant mesothelioma[J]. Semin Oncol, 2015, 42(3): 418-422.

[56] Chen H, Liakou C I, Kamat A, et al. Anti-CTLA-4 therapy results in higher CD4$^+$ICOS^{hi} T cell frequency and IFN-gamma levels in both nonmalignant and malignant prostate tissues[J]. Proc Natl Acad Sci U S A, 2009, 106(8): 2729-2734.

[57] Liakou C I, Kamat A, Tang D N, et al. CTLA-4 blockade increases IFNgamma-producing CD4$^+$ICOS^{hi} cells to shift the ratio of effector to regulatory T cells in cancer patients[J]. Proc Natl Acad Sci U S A, 2008, 105(39): 14987-14992.

[58] Vonderheide R H, Lorusso P M, Khalil M, et al. Tremelimumab in combination with exemestane in patients with advanced breast cancer and treatment-associated modulation of inducible costimulator expression on patient T cells[J]. Clin Cancer Res, 2010, 16(13): 3485-3494.

[59] Ng Tang D, Shen Y, Sun J, et al. Increased frequency of ICOS$^+$ CD4 T cells as a pharmacodynamic biomarker for anti-CTLA-4 therapy[J]. Cancer Immunol Res, 2013, 1(4): 229-234.

［60］Hamid O，Schmidt H，Nissan A，et al. A prospective phase Ⅱ trial exploring the association between tumor microenvironment biomarkers and clinical activity of ipilimumab in advanced melanoma［J］. J Transl Med，2011，9：204.

［61］Pages F，Kirilovsky A，Mlecnik B，et al. In situ cytotoxic and memory T cells predict outcome in patients with early-stage colorectal cancer［J］. J Clin Oncol，2009，27(35)：5944-5951.

［62］Vanhanen R，Heikkilä N，Aggarwal K，et al. T cell receptor diversity in the human thymus［J］. Mol Immunol，2016，76：116-122.

［63］Ji R R，Chasalow S D，Wang L，et al. An immune-active tumor microenvironment favors clinical response to ipilimumab［J］. Cancer Immunol Immunother，2012，61(7)：1019-1031.

［64］Johnson D B，Estrada M V，Salgado R，et al. Melanoma-specific MHC-Ⅱ expression represents a tumour-autonomous phenotype and predicts response to anti-PD-1/PD-L1 therapy［J］. Nat Commun，2016，7：10582.

［65］Blay J Y，Negrier S，Combaret V，et al. Serum level of interleukin 6 as a prognosis factor in metastatic renal cell carcinoma［J］. Cancer Res，1992，52(12)：3317-3322.

［66］Tartour E，Blay J Y，Dorval T，et al. Predictors of clinical response to interleukin-2-based immunotherapy in melanoma patients：a French multiinstitutional study［J］. J Clin Oncol，1996，14(5)：1697-1703.

［67］Sabatino M，Kim-Schulze S，Panelli M C，et al. Serum vascular endothelial growth factor and fibronectin predict clinical response to high-dose interleukin-2 therapy［J］. J Clin Oncol，2009，27(16)：2645-2652.

［68］Yuan J，Zhou J，Dong Z，et al. Pretreatment serum VEGF is associated with clinical response and overall survival in advanced melanoma patients treated with ipilimumab［J］. Cancer Immunol Res，2014，2(2)：127-132.

［69］Kelderman S，Heemskerk B，Van Tinteren H，et al. Lactate dehydrogenase as a selection criterion for ipilimumab treatment in metastatic melanoma［J］. Cancer Immunol Immunother，2014，63(5)：449-458.

［70］Simeone E，Gentilcore G，Giannarelli D，et al. Immunological and biological changes during ipilimumab treatment and their potential correlation with clinical response and survival in patients with advanced melanoma［J］. Cancer Immunol Immunother，2014，63(7)：675-683.

［71］Hannani D，Vetizou M，Enot D，et al. Anticancer immunotherapy by CTLA-4 blockade：obligatory contribution of IL-2 receptors and negative prognostic impact of soluble CD25［J］. Cell Res，2015，25(2)：208-224.

［72］Phan G Q，Attia P，Steinberg S M，et al. Factors associated with response to high-dose interleukin-2 in patients with metastatic melanoma［J］. J Clin Oncol，2001，19(15)：3477-3482.

［73］Delyon J，Mateus C，Lefeuvre D，et al. Experience in daily practice with ipilimumab for the treatment of patients with metastatic melanoma：an early increase in lymphocyte and eosinophil counts is associated with improved survival［J］. Ann Oncol，2013，24(6)：1697-1703.

［74］Martens A，Wistuba-Hamprecht K，Geukes Foppen M，et al. Baseline peripheral blood biomarkers associated with clinical outcome of advanced melanoma patients treated with ipilimumab［J］. Clin Cancer Res，2016，22(12)：2908-2918.

［75］Schmidt H，Bastholt L，Geertsen P，et al. Elevated neutrophil and monocyte counts in peripheral blood are associated with poor survival in patients with metastatic melanoma：a prognostic model［J］. Br J Cancer，2005，93(3)：273-278.

［76］Schmidt H，Suciu S，Punt C J，et al. Pretreatment levels of peripheral neutrophils and leukocytes as independent predictors of overall survival in patients with American Joint Committee on Cancer Stage IV Melanoma：results of the EORTC 18951 Biochemotherapy Trial［J］. J Clin Oncol，2007，25(12)：1562-1569.

［77］Gebhardt C，Sevko A，Jiang H，et al. Myeloid cells and related chronic inflammatory factors as novel predictive markers in melanoma treatment with ipilimumab［J］. Clin Cancer Res，2015，21(24)：5453-5459.

［78］Meyer C，Cagnon L，Costa-Nunes C M，et al. Frequencies of circulating MDSC correlate with clinical outcome of melanoma patients treated with ipilimumab［J］. Cancer Immunol Immunother，2014，63(3)：247-257.

［79］Gnjatic S，Nishikawa H，Jungbluth A A，et al. NY-ESO-1：review of an immunogenic tumor antigen［J］. Adv Cancer Res，2006，95：1-30.

［80］Yuan J，Adamow M，Ginsberg B A，et al. Integrated NY-ESO-1 antibody and CD8$^+$ T-cell responses correlate with clinical benefit in advanced melanoma patients treated with ipilimumab［J］. Proc Natl Acad Sci U S A，2011，108(40)：16723-16728.

［81］Sivan A，Corrales L，Hubert N，et al. Commensal Bifidobacterium promotes antitumor immunity and facilitates anti-PD-L1 efficacy［J］. Science，2015，350(6264)：1084-1089.

［82］Vetizou M，Pitt J M，Daillere R，et al. Anticancer immunotherapy by CTLA-4 blockade relies on the gut microbiota［J］. Science，2015，350(6264)：1079-1084.

［83］Routy B，Le Chatelier E，Derosa L，et al. Gut microbiome influences efficacy of PD-1-based immunotherapy against epithelial tumors［J］. Science，2018，359(6371)：91-97.

［84］Gopalakrishnan V，Spencer C N，Nezi L，et al. Gut microbiome modulates response to anti-PD-1 immunotherapy in melanoma patients［J］. Science，2018，359(6371)：97-103.

［85］Wolchok J D，Hoos A，O'day S，et al. Guidelines for the evaluation of immune therapy activity in solid tumors：immune-related response criteria［J］. Clin Cancer Res，2009，15(23)：7412-7420.

［86］Khoja L，Kibiro M，Metser U，et al. Patterns of response to anti-PD-1 treatment：an exploratory comparison of four radiological response criteria and associations with overall survival in metastatic melanoma patients［J］. Br J Cancer，2016，115(10)：1186-1192.

［87］Nishino M. Immune-related response evaluations during immune-checkpoint inhibitor therapy：establishing a "common language" for the new arena of cancer treatment［J］. J Immunother Cancer，2016，4：30.

［88］Hodi F S，Hwu W J，Kefford R，et al. Evaluation of immune-related response criteria and RECIST v1.1 in patients with advanced melanoma treated with pembrolizumab［J］. J Clin Oncol，2016，34(13)：1510-1517.

［89］Ponomarev V. Advancing immune and cell-based therapies through imaging［J］. Mol Imaging Biol，2017，19(3)：379-384.

［90］Tavare R，Mccracken M N，Zettlitz K A，et al. Engineered antibody fragments for immuno-PET imaging of endogenous CD8$^+$ T cells in vivo［J］. Proc Natl Acad Sci U S A，2014，111(3)：1108-1113.

［91］Tavaré R，McCracken M N，Zettlitz K A，et al. Immuno-PET of murine T cell reconstitution postadoptive stem cell transplantation using anti-CD4 and anti-CD8 Cys-diabodies［J］. J Nucl Med，2015，56(8)：1258-1264.

［92］Heskamp S，Hobo W，Molkenboer-Kuenen J D，et al. Noninvasive imaging of tumor PD-L1 expression using radiolabeled anti-PD-L1 antibodies[J]. Cancer Res, 2015, 75(14): 2928-2936.

[93] Higashikawa K, Yagi K, Watanabe K, et al. ^{64}Cu-DOTA-anti-CTLA-4 mAb enabled PET visualization of CTLA-4 on the T-cell infiltrating tumor tissues[J]. PLoS One, 2014, 9 (11): e109866.

[94] Martens A, Wistuba-Hamprecht K, Yuan J, et al. Increases in absolute lymphocytes and circulating CD4$^+$ and CD8$^+$ T cells are associated with positive clinical outcome of melanoma patients treated with ipilimumab[J]. Clin Cancer Res, 2016, 22(19): 4848-4858.

[95] Postow M A, Manuel M, Wong P, et al. Peripheral T cell receptor diversity is associated with clinical outcomes following ipilimumab treatment in metastatic melanoma[J]. J Immunother Cancer, 2015, 3: 23.

[96] Snyder A, Makarov V, Merghoub T, et al. Genetic basis for clinical response to CTLA-4 blockade in melanoma[J]. N Engl J Med, 2014, 371(23): 2189-2199.

[97] Ferrucci P F, Ascierto P A, Pigozzo J, et al. Baseline neutrophils and derived neutrophil-to-lymphocyte ratio: prognostic relevance in metastatic melanoma patients receiving ipilimumab[J]. Ann Oncol, 2016, 27(4): 732-738.

[98] Ku G Y, Yuan J, Page D B, et al. Single-institution experience with ipilimumab in advanced melanoma patients in the compassionate use setting: lymphocyte count after 2 doses correlates with survival[J]. Cancer, 2010, 116(7): 1767-1775.

[99] Weide B, Martens A, Hassel J C, et al. Baseline biomarkers for outcome of melanoma patients treated with pembrolizumab[J]. Clin Cancer Res, 2016, 22(22): 5487-5496.

[100] Weber J S, Kudchadkar R R, Yu B, et al. Safety, efficacy, and biomarkers of nivolumab with vaccine in ipilimumab-refractory or -naive melanoma[J]. J Clin Oncol, 2013, 31(34): 4311-4318.

10 激活肿瘤组织免疫细胞集群杀伤效应

　　肿瘤免疫治疗是当前肿瘤治疗领域中最具发展前景的研究方向之一。研究已经明确,肿瘤局部组织的微环境呈明显的抑制性状态,即肿瘤组织微环境免疫抑制(immunosuppressive microenvironment of cancer tissue,IMCT),表现为免疫抑制性细胞(如骨髓来源的抑制性细胞(myeloid-derived suppressor cells,MDSC)、调节性 T 细胞和肿瘤相关巨噬细胞)富集和抑制性细胞因子增多,而细胞毒性 T 细胞,巨噬细胞、树突状细胞等的浸润相对减少等。多年来,试图通过增强全身免疫实现抑制肿瘤的治疗方案虽然取得一些疗效,但并不能达到完全抑制肿瘤的目的。结合对肿瘤微环境的了解,人们发现肿瘤免疫治疗面临两个需要解决的问题。一个是,肿瘤组织局部的免疫抑制未能完全解除。另一个是,全身免疫增强可能会导致免疫细胞攻击自身正常组织或细胞,产生不同程度的不良反应,甚至引起严重的器官损害,如间质性肺炎、严重肝损伤或急性心肌炎。如何更加有效地激活肿瘤组织局部的免疫细胞产生集群杀伤效应(clustering destructive effect)并保持全身免疫平衡成为攻克肿瘤的关键。本章着重介绍肿瘤组织和肿瘤微环境的形成和分类及其在肿瘤生长和治疗中的作用,阐述精准解除肿瘤组织局部免疫抑制、激活免疫细胞在肿瘤组织的集群杀伤效应的新治疗理念,涉及从修饰性 T 细胞到自分泌 T 细胞的临床应用,从病毒载体到非病毒关键载体的发展,从肿瘤局部组织的检测到白泽细胞的研发。

10.1　肿瘤组织和肿瘤微环境的形成

　　肿瘤发生是一个复杂和动态的过程,包括肿瘤的启动、进展和转移。在启动阶段中各种致癌因素引起基因突变、基因重编辑或蛋白质异常表达,产生一群不断增殖的恶变细胞,并能逃避免疫系统的清除。在进展阶段随着新的血管不断生成,肿瘤细胞与其周围的基质细胞、浸润的免疫细胞及相关细胞分泌的各种细胞因子一起形成了一个新的具有增殖、代谢、侵袭和转移特性的结构,称为肿瘤组织,即由含大量肿瘤细胞的实质和含纤维细胞、免疫细胞、血管等的间质组成。肿瘤组织内部各种细胞间相互作用并分泌产生相关调节因子和囊泡,释放在肿瘤细胞周围,这样形成了一个有利于肿瘤生长的环境,称为肿瘤微环境(tumor microenvironment,见图 10-1)[1]。肿瘤微环境处于一个促进肿瘤生长、抑制免疫清除的状态,即肿瘤组织微环境免疫抑制(IMCT)。肿瘤进一步发展,不但可破坏原器官的功能,而且能脱离原发部位在周围或远端与其他的基质细胞和肿瘤相关免疫细胞一起形成新的肿瘤转移灶[2]。本节将从肿瘤组织与肿瘤微环境的形成和分类角度探讨形成肿瘤组织的细胞及其分泌的细胞因子在肿瘤生长和药物作用中的重要作用。

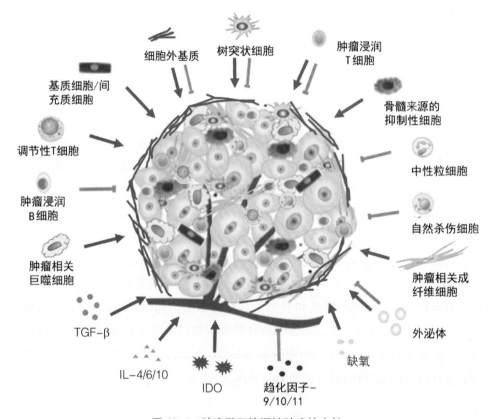

图 10-1　肿瘤微环境调控肿瘤的生长

红箭头表示细胞和非细胞成分促进肿瘤生长,蓝"T"字形表示抑制作用(图片修改自参考文献[1])

10.1.1　肿瘤细胞

肿瘤通常被认为是散在的突变进行性积累和关键分子调控途径失调不断增加的结果。基于体细胞突变学说,无数基础和临床工作者致力于发现肿瘤发生的驱动基因。

但结果发现,同一器官的肿瘤在不同个体的突变是不一样的,同一肿瘤部位的不同细胞存在的突变也是不一样的。正如 Weinberg 所说[3],"我们缺乏概念性方式和计算机策略来处理这一复杂性。并且,我们同样懊恼地不知道怎么整合个体的数据,如那些来自肿瘤基因分析的结果和其他同样重要的结果如蛋白质组学。"相对于体细胞突变学说,组织结构场理论(tissue organization field theory,TOFT)提出了肿瘤源于细胞与基质细胞之间及其与微环境之间的相互作用失调的学说,可比较合理地说明体细胞突变学说不能解释的肿瘤发生原因[4]。慢性炎症诱发肿瘤就是生物环境学说一个很好的证据。按照这个学说,微环境与细胞相互作用不仅包括信号传递,而且包括生物物理因素和场作用。微环境在客观上主动参与调节各种基因信号、细胞间作用和细胞骨架结构,关系着肿瘤的形成和发展。

10.1.2　基质细胞

1)间充质基质细胞和肿瘤相关基质细胞

间充质基质细胞(mesenchymal stromal cells,MSC)通常围绕在肿瘤细胞的周围,可限制药物的进入。但当其被肿瘤细胞诱导时,MSC 会干扰免疫系统对肿瘤的识别。MSC 还能释放 TGF-β,促进肿瘤细胞巢形成,支持组织新生血管形成、肿瘤浸润和转移,促进 Treg 细胞产生,参与重塑肿瘤微环境[5]。研究人员利用单细胞 RNA 测序分析了肺肿瘤微环境基质细胞的变化。他们通过比较单个细胞样品与非恶性肿瘤组织发现,MSC 存在 52 种亚型,这些细胞亚型与患者的存活期和疗效有一定的关系[6]。

2)肿瘤相关成纤维细胞

肿瘤相关成纤维细胞(cancer-associated fibroblast,CAF)通过形成细胞外基质,参与肿瘤微环境的建立并促进肿瘤的增殖、浸润、转移及耐药[7]。正常成纤维细胞通过细胞间相互作用、可溶性细胞因子分泌及细胞外基质的完整性,对肿瘤的发生和转移发挥抑制作用。当肿瘤诱发成纤维细胞转变成肿瘤相关成纤维细胞时,肿瘤相关成纤维细胞通过分泌纤维状的Ⅰ型胶原蛋白和透明质酸影响肿瘤微环境[8]。透明质酸可激活肿瘤相关成纤维细胞和肿瘤细胞,促进肿瘤细胞的移动和浸润。循环肿瘤相关成纤维细胞还可与肿瘤细胞形成异构团块,成为转移灶的前身[9]。

10.1.3　免疫细胞

1)肿瘤浸润淋巴细胞

肿瘤组织内存在数量不等的 T 细胞,又称为肿瘤浸润淋巴细胞(tumor infiltrating lymphocyte,TIL)。不同肿瘤组织中 TIL 的数量不同与肿瘤的预后有明显的相关性。从肿瘤组织中分离的 TIL 能在体外或者动物体内杀死同种来源的肿瘤细胞[9],但实际情况却是它们很少能成功地消灭组织内的肿瘤细胞。这种现象不禁让人疑惑,既然肿瘤能够吸引淋巴细胞进入,但为什么肿瘤细胞没有被杀灭呢? 研究发现,大多数 TIL 实际上只是旁观者,真正产生细胞毒性作用的细胞大约仅为 10%[10]。另外,还有一个重要原因就是肿瘤通过分泌 PD-L1,作用于进入肿瘤组织的 T 细胞表面受体 PD-1,抑制了 T 细胞活化。γδT 细胞也是 TIL 的重要成分,具有细胞毒性抗肿瘤活性,但 γδT 细胞的功能也经常被来自肿瘤微环境的免疫抑制性信号所干扰[11]。

2) 中性粒细胞

中性粒细胞通常被认为是防御感染的第一道防线。肿瘤组织中存在多种不同形式的中性粒细胞,这提示中性粒细胞可能在肿瘤生物学的多个方面发挥重要作用[12]。中性粒细胞表达 CXCR1 和 CXCR2,可被肿瘤细胞分泌的配体吸引到肿瘤微环境中,释放颗粒酶、胶原酶和其他细胞因子,并通过与其他免疫细胞相互作用影响肿瘤的进展。

3) 肿瘤相关巨噬细胞

肿瘤相关巨噬细胞(TAM)存在于肿瘤微环境中,由组织巨噬细胞和从血液循环中进入肿瘤微环境的单核细胞组成,在肿瘤进展、转移、复发和耐药中起重要作用。TAM 是一个内在异质性细胞群,在肿瘤微环境刺激下被激活或极性化。具有抗瘤/促炎作用的细胞为 M1 型,具有促瘤/抗炎作用的细胞为 M2 型[13]。M1-M2 的极性化转变是 TAM 的可塑性特征。M1 TAM 受 TLR 的配体、微生物底物如脂多糖和 Th1 型细胞因子刺激而产生,而 Th2 型细胞因子、TGF-β、趋化因子和前列腺素 E2 可激活 M2 TAM。临床病理研究提示 TAM 在肿瘤组织增多与不良预后有关[14]。靶向 TAM 已成为肿瘤治疗的具有前景的疗法。

4) 调节性 T 细胞

调节性 T 细胞(Treg cell)是一类调节成熟 T 细胞的细胞亚群,可以通过抑制成熟 T 细胞的增殖和功能降低自身免疫排斥反应。Carl H. June 团队最早发现在非小细胞肺癌患者的肿瘤组织中 Treg 细胞的数量比正常人组织中明显增多,而非小细胞肺癌患者外周血中的 Treg 细胞数量并不高[15]。同样,在晚期卵巢上皮癌患者中,肿瘤部位的 Treg 细胞数量比血液和淋巴中明显增多。这一现象在其他肿瘤组织中也得到证实,但在正常组织中 Treg 细胞的数量并没有明显变化。

5) 骨髓来源的抑制性细胞

骨髓来源的抑制性细胞(MDSC)通过直接或间接与其他免疫细胞作用,分泌细胞因子,发挥免疫抑制作用,进而促进肿瘤生长和转移[16]。MDSC 最早发现于 20 世纪 60 年代初,为一组未成熟的缺乏 B 细胞、T 细胞、NK 细胞或巨噬细胞表达标志物的细胞,其在肿瘤中积聚是不良预后的标志。这些细胞抑制 $CD8^+$ 细胞毒性淋巴细胞的功能。在小鼠中,MDSC 大多存在于骨髓、外周血、脾脏、肝脏、肺或肿瘤中,可分为多形核类似中性粒细胞的 PMN-MDSC($CD11b^+ Gr1^+ Ly6G^+ Ly6C^{lo}$)和形态学类似单核细胞的 M-MDSC($CD11b^+ Gr1^+ Ly6G^- Ly6C^{hi}$)。在人类,根据细胞形态类型,MDSC 可分为多形核型 PMN－MDSC（CD11b$^+$ CD14$^-$ CD15$^+$/CD66b$^+$）、单核型 M－MDSC（HLA$^-$ DR$^{-/lo}$CD11b$^+$CD15$^-$CD14$^+$）和早期型 eMDSC（Lin$^-$ HLA$^-$ DR$^{-/lo}$CD33$^+$）。MDSC 的产生、增殖、移动和免疫抑制受各种细胞因子调节，如 IL-4、IL-5、IL-10 和 IL-13。其在肿瘤微环境的作用，一方面可直接参与早期转移巢的形成，促进肿瘤转移和血管生成；另一方面又可抑制免疫功能，加速肿瘤进展。MDSC 通过不同的机制引起免疫系统抑制，如通过精氨酸酶、诱导型一氧化氮合酶（iNOS）和吲哚胺-2,3－二氧化酶（IDO）清除细胞外基质的必需氨基酸，而 iNOS 和 NADPH 氧化酶（NOX2）产生一氧化氮和活性氧（ROS），可引发高水平的抗炎性细胞因子（如 TGF-β 和 IL-10）及 T 细胞抑制因子（如 ADAM17 和 Gal-9）[16]。

10.1.4 其他成分

1）肿瘤细胞来源的外泌体

肿瘤细胞产生的小囊泡称为外泌体，又称为肿瘤细胞来源的外泌体（tumor cell-derived exosome，TEX）。肿瘤细胞分泌的外泌体可以作用于间质细胞，改变它们的功能：从正常的营养状态转到促肿瘤生长状态。重新编程的 MSC 自身可分泌含有 mRNA、微 RNA（miRNA）、长链非编码 RNA（lncRNA）及信号分子的外泌体，作用于肿瘤细胞，促进肿瘤细胞生长；作用于成纤维细胞、内皮细胞和免疫细胞，可强化其促肿瘤生长功能。MSC 还通过肿瘤细胞来源的外泌体介导血管生成，使基质细胞转化为肿瘤相关成纤维细胞。虽然 MSC 具有潜在的抗肿瘤作用，但是在肿瘤微环境中，肿瘤利用外泌体产生的多种信号使 MSC 反过来为肿瘤服务[17]。

2）趋化因子及其受体对肿瘤微环境的调控

具有趋向性的低分子量趋化因子超家族已成为介导免疫细胞迁移和定位的重要因子，由多种免疫细胞产生的趋化因子和表面受体构成了精细的肿瘤微环境，而肿瘤微环境又决定了肿瘤细胞的进展。研究表明，趋化因子及其受体参与免疫介导的肿瘤排斥和多种肿瘤进展过程，包括肿瘤发生、肿瘤生长/存活、血管生成、器官特异性转移以及免疫侵袭等[18]。在这些趋化因子中，CXCL9、CXCL10、CXCL11 是血管生成趋化因子，能阻断肿瘤内的新生血管生成，并激活进入肿瘤内的巨噬细胞和 NK 细胞的杀瘤活性。NK 细胞从骨髓迁移至外周依赖于它们表达的趋化因子受体 CXCR3 和 CXCR4，CXCR3 相应的配体 CXCL9、CXCL10 和 CXCL11 介导了 NK 细胞向肿瘤部位的迁移，γ 干扰素（IFN-γ）可增强这些趋化因子的作用[19]。外周血循环中的 γδT 细胞表达一系列炎症趋化因子受体，包括 CCR1、CCR2、CCR3、CCR5、CXCR1、CXCR2 和 CXCR3[20]。肿瘤细胞裂解后，未成熟的 DC 吞噬这些肿瘤细胞裂解碎片并开启成熟过程，表现为失去一些选择性趋化因子受体（如 CCR1、CCR2、CCR5 和 CCR6）以及获得 CCR7 表达。由此导致 CCL19/CCL21 驱使成熟的 DC 单向通过淋巴管进入引流淋巴结[21]。趋化因子受体 CXCR 的配体 12(CXCL12)是在多种组织广泛表达的小分子细胞因子,可引起肿瘤新生血管形成、肿瘤增殖和耐药,已成为肿瘤治疗的潜在靶点。多项研究结果显示,肿瘤患者的预后与免疫细胞特异性趋化因子受体的表达、肿瘤部位趋化因子及效应细胞在肿瘤的浸润程度呈正相关。趋化因子或趋化因子受体的表达水平影响患者的临床疗效及抗肿瘤反应。另外,对黑色素瘤患者的回顾性分析发现,循环 T 细胞亚群缺乏 CXCR3 或 CCR6 表达与皮肤或淋巴结转移有关,缺乏 CXCR4、CXCR5 和 CCR96 表达与肺部转移有关,而 CCR10 高表达则与广泛的肿瘤扩散有关[22]。最近的研究发现,趋化因子 CCL5 和 CXCL9 高表达与实体瘤的 CD8$^+$ T 细胞浸润相关,肿瘤细胞内 DNA 化学修饰引起的表观沉默可导致 CCL5 表达减少、T 细胞浸润降低,进而导致肿瘤逃逸。肿瘤细胞中 CCL5 高表达,加上肿瘤局部 IFN-γ 诱发髓细胞分泌 CXCL9 增多,可增加 T 细胞浸润[23,24]。

3) TGF-β 信号转导途径和 TGF-β

转化生长因子超家族由大约 40 种分泌的细胞因子组成,包括 TGF-β、骨形态形成蛋白(BMP)、激活素(activins)、肌抑素(myostatin)、抗穆氏管激素(anti-Müllerian hormone,AMH)和生长分化因子(growth differentiation factors,GDF)等。TGF-β 是一种多功能细胞因子,在自分泌和旁分泌中调节多种组织的生长和分化。在肿瘤早期,它起抑制作用;在肿瘤晚期,它则促进肿瘤生长和上皮-间质转化(EMT),抑制 T 细胞的功能和增殖。它还通过诱导免疫耐受限制免疫细胞对抗原呈递的反应,使成纤维细胞转化为肌成纤维细胞,引起肿瘤胞外基质产生过度而影响抗癌药的渗透。除此之外,TGF-β 对 NK 细胞、CD4$^+$ T 细胞和 CD8$^+$ T 细胞、吞噬细胞、中性粒细胞、肥大细胞和 B 细胞也产生抑制作用[25]。

4) 免疫检查点的调节

免疫检查点受体及其配体分为激活性和抑制性两种,免疫系统依靠这些受体和配体来调节免疫功能的平衡(详见第 8 章)。在肿瘤微环境中,肿瘤细胞表达 PD-L1 和 IDO,MDSC 产生 NO、精氨酸酶Ⅰ或 ROS;TAM 细胞产生 TGF-β 和 VEGF,抑制 T 细胞和 DC,激活 Treg 细胞。Treg 细胞可直接产生 IL-10 和 TGF-β,抑制 T 细胞。Treg 细胞还抑制局部 DC 表达 CD80 和 CD86,使之不能有效地提呈抗原。激活的 T 细胞能产生 IFN-γ 和其他促炎性细胞因子,上调 DC 及肿瘤细胞中 IDO 和 PD-L1 的表达,进一步引起免疫抑制。

5) 低氧或缺氧是许多肿瘤生长过程的决定因素

缺氧的原因包括:① 组织体积增大和细胞代谢引起对氧的需求增高,超过所供给的氧而产生缺氧状态;② 肿瘤远离血管,如正在生长的肿瘤;③ 缺氧的代谢改变,如从氧化磷酸化转变为糖酵解,或抑制脂肪酸的去饱和。对缺氧的反应首先是产生核内表达的缺氧诱导因子 β(hypoxia-inducible factor β,HIF-β)和胞浆氧依赖的 HIF-α(HIF-

1α、HIF-2α 和 HIF-3α)。在生理条件下,氧依赖的脯氨酰羟化酶使 HIF-1α 的两个脯氨酸残基发生羟基化并与肿瘤抑制蛋白结合,进而发生泛素化,在溶酶体降解 α 亚基。在缺氧时,脯氨酰羟化酶活性下降,导致 HIF-1α 水平升高,HIF-1α 进入细胞核并与 HIF-β 亚基和 P300/CBP 结合形成缺氧反应元件,引起缺氧反应[26]。

10.2 肿瘤免疫微环境的分类

肿瘤局部组织呈免疫抑制状态已成共识,因此对肿瘤组织及其免疫微环境的了解关系到免疫治疗的成败。最初,人们根据肿瘤局部含有 TIL 的多少,将肿瘤分为热肿瘤和冷肿瘤,热肿瘤的临床预后比冷肿瘤好。进一步地,当抑制性免疫检查点 PD-1 在肿瘤免疫中的作用被揭示后,有人将 PD-L1 表达与 TIL 的数量结合起来,将肿瘤微环境分为 4 个类型:① Ⅰ 型,不含有 PD-L1 和 TIL;② Ⅱ 型,含有 PD-L1 和 TIL;③ Ⅲ 型,不含有 PD-L1 但含有 TIL;④ Ⅳ 型,含有 PD-L1 但不含有 TIL[27](见图 10-2)。Ⅰ 型患者的肿瘤微环境为 PD-L1 阴性,不表达能诱导 T 细胞的肿瘤抗原,缺乏 TIL,或 TIL 不产生炎性反应但分泌 IFN-γ,此类肿瘤又称为冷肿瘤。大部分 Ⅱ 型患者对阻断 PD-1 治疗有效,这是因为此类肿瘤组织含有 TIL 和其他免疫细胞。Ⅰ 型和Ⅳ型常见于多种肿瘤,都缺乏 TIL,这可能就是 PD-1 治疗无效的原因。Ⅲ 型患者有 TIL 但缺少 PD-L1,这可能是由于缺少表达 IFN-γ 的 T 效应细胞,这也是细胞功能紊乱的表现[27,28]。

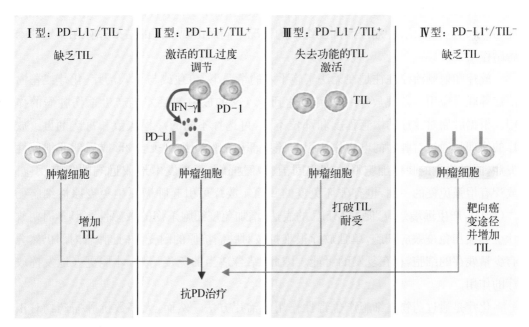

图 10-2 肿瘤免疫微环境的分类

IFN,干扰素;PD-1,程序性死亡蛋白-1;TIL,肿瘤浸润淋巴细胞(图片修改自参考文献[27])

　　然而,在肿瘤微环境中存在的 TIL 并非都具有杀灭肿瘤的作用。Even W. Newell 的团队研究发现,在人肺癌和结直肠癌中存在缺乏 CD39 表达的 CD8$^+$ TIL,它们对肿瘤细胞并没有细胞毒性作用,因此它们被命名为"旁观者"(bystander)T 细胞[10]。这一发现很快被荷兰癌症研究所(NKI)的 Ton N. Schumacher 团队证实。他们通过对人结直肠癌和卵巢癌组织中的 TIL 进行测序,分析 TIL 是否能识别周围的肿瘤细胞,以判断其是否为肿瘤杀伤性 T 细胞。结果发现,只有 10% 左右的 TIL 能识别肿瘤组织的肿瘤细胞,其他的都是旁观者 T 细胞。所以,他们建议不能以肿瘤中 TIL 数量的多少简单地判断临床预后,而是要分析 TIL 的 TCR 是否能识别肿瘤[29]。基于肿瘤组织中存在的肿瘤杀伤性 TIL 和旁观者 T 细胞的数量,可将肿瘤组织分为 4 型(Ⅰ、Ⅱ、Ⅲ 和 Ⅳ)。Ⅰ型只有旁观者 T 细胞,可称为冷肿瘤;Ⅱ~Ⅳ型均含有 TIL,都可称为热肿瘤,但根据其含有的对肿瘤有反应的 T 细胞的数量从少到多依次分为 Ⅱ型、Ⅲ型和 Ⅳ型。不同类型的肿瘤组织对免疫治疗的反应不同。一般来说,Ⅰ型肿瘤可用 CAR-T 细胞免疫疗法,其他类型肿瘤可采用 CAR-T 细胞免疫疗法与免疫检查点抑制剂联合应用的方案。

10.3　肿瘤微环境在肿瘤治疗中的作用

10.3.1　肿瘤治疗的策略演变

　　在肿瘤治疗早期,手术是首选的治疗方案,但是当面对已经发生远端转移或附近有多发性转移时人们往往束手无策。手术的疗效也会因为手术者的技术、对肿瘤的感知性、肿瘤的生长部位、肿瘤浸润周围组织的情况不同而出现不同的结果并存在一定的术后副作用。

　　放疗和射频治疗往往是在无法实施手术的情况下,单独或与介入治疗、化疗或靶向治疗等联合应用。常规放疗一般需要达到 60 Gy 的放射剂量才能产生杀伤肿瘤的作用。根据肿瘤对放疗的敏感程度和部位不同,可选择不同的疗程次数和每次剂量。放疗的原理是通过对肿瘤的电离作用引起照射部位的肿瘤细胞死亡,形成局部非细菌性炎症,同时死亡的肿瘤细胞释放细胞因子、肿瘤抗原,可激发本地或远端的免疫反应。放疗有增强免疫的一面,也有破坏免疫的一面。放疗可引起肿瘤发生免疫原性细胞死亡(ICD),产生远端效应,促进 MHC 的表达,增加免疫细胞杀伤的敏感性。但多周期放疗也会损伤免疫效应细胞,单独放疗很难打破对肿瘤抗原的耐受,并且肿瘤内部仍然会有少量残存的细胞,存在复发的可能。因此,结合适当的免疫治疗,才能更好地发挥放疗的作用。

　　化疗是通过药物对细胞产生毒性作用的治疗方法。然而,大多数抗肿瘤药物对正常细胞也能产生破坏作用。从理论上说,化疗可以引起肿瘤发生免疫原性死亡,激活免疫细胞。但长期化疗可以杀灭活化的免疫细胞,降低抗肿瘤免疫。另外,靶向治疗,即靶向肿瘤信号转导过程中的重要激酶或细胞表面生长因子受体的单抗治疗,给肿瘤治疗带来了积极的临床效果。但由于肿瘤内部代偿性信号转导途径的存在和肿瘤异质性,靶向单一位点,即使是多个位点,往往在治疗 1～1.5 年后产生耐药,进而引起肿瘤的复发或转移。

T 细胞的体外基因修饰带来了肿瘤免疫治疗的崛起。2011 年,《新英格兰医学杂志》首次报道了 CAR-T 细胞在治疗慢性淋巴细胞白血病方面取得成功,之后针对不同肿瘤的 CAR-T 细胞临床试验纷纷开展。截至 2019 年 3 月,已有 354 项临床试验在美国临床医学试验网站(https://www.clinicaltrials.gov)注册。2018 年有 2 种 CAR-T 细胞药物上市:一种是 Kymariah,用于治疗 25 岁以下 B 细胞前体急性淋巴细胞白血病和成人复发或难治性大 B 细胞淋巴瘤;另一种是 Yescarts,用于治疗复发或难治性大 B 细胞淋巴瘤。2014 年上市了第一个针对 PD-1 的单抗药物(纳武单抗),用于治疗黑色素瘤、非小细胞肺癌、肾细胞癌、头颈部鳞状细胞癌、经典霍奇金淋巴瘤、尿路上皮癌、结直肠癌和小细胞肺癌。到目前为止,已有 10 种针对抑制性免疫检查点(CTLA-4、PD-1 或 PD-L1)的抗体药物上市,给肿瘤的免疫治疗带来了新的希望。然而,治疗成本也成为其临床治疗的一大障碍。免疫检查点抗体的治疗费用每年达 15 万美元,而 CAR-T 细胞治疗的费用为 37 万～38 万美元。单一药物的治疗成本对普通家庭来说已难以承受,更何况两种或两种以上药物的联合应用。

肿瘤免疫治疗展示优势的同时,也引起了由全身免疫反应增强导致的不容忽视的不良反应。不同程度免疫相关不良事件(immune-related adverse events, irAE)在免疫检查点抑制剂治疗不同肿瘤中很常见。大约 90% 接受 CTLA-4 抗体(伊匹单抗)治疗的患者和 70% 接受 PD-1 或 PD-L1 抗体治疗的患者出现不良反应。联合治疗出现的不良反应更严重,如在 59% 接受 CheckMate-67 临床试验的患者中出现了 3～4 级不良反应[30]。2018 年的一项荟萃分析结果显示,19 217 例接受肿瘤免疫治疗患者的死亡率为 0.6%(122 例)[31]。

肿瘤的精准免疫治疗策略需要考虑以下几个方面:

首先,肿瘤与免疫之间的关系是肿瘤免疫治疗的核心环节。肿瘤细胞的发生源于基因突变或异常蛋白质表达,这些突变蛋白质或表达异常增高的蛋白质在理论上能在细胞内降解并与 MHC Ⅰ 类分子结合,呈现在细胞表面。但由于肿瘤细胞的 MHC Ⅰ 类分子生成下降,肿瘤抗原的表面呈现减少,加上肿瘤细胞产生 PD-L1 增多,抑制 T 细胞免疫,因而肿瘤细胞可以逃避免疫细胞的清除。另外,T 细胞在肿瘤的浸润程度决定肿瘤细胞是否有可能被免疫细胞清除。最近,Dangaj 等在 2019 年 6 月的《癌细胞》杂志上报道了两种趋化因子 CCL5 和 CXCL9 高表达与实体瘤的 CD8$^+$ T 细胞浸润相关[24]。T 细胞浸润需要肿瘤细胞表达 CCL5,并且 IFN-γ 诱发髓细胞分泌 CXCL9,可增加 T 细胞浸润。肿瘤细胞中 CCL5 表达减少是由于 DNA 的化学修饰引起表观沉默。CCL5

表达下降引起 T 细胞浸润减少,这使肿瘤可以逃避免疫攻击。肿瘤免疫的产生是一个自身发展的过程,包括肿瘤抗原释放、抗原提呈细胞加工和提呈抗原、在淋巴结将抗原初次传递给 T 细胞、T 细胞通过血管移动至肿瘤周围、T 细胞进入肿瘤局部组织、T 细胞识别肿瘤细胞和激活的 T 细胞产生杀灭肿瘤细胞的作用。细胞免疫是针对异常抗原位点的,早期机体免疫细胞能够及时清除突变细胞。但是当肿瘤细胞能够分泌抑制 T 细胞免疫功能的因子时,肿瘤细胞大量扩增,肿瘤微环境转变为有利于肿瘤生长的状态。肿瘤细胞与免疫细胞之间的相互作用可用表 10-1 说明,它们相互作用的结果是肿瘤细胞不断增长,免疫细胞被抑制或被异化。肿瘤治疗需要解除免疫细胞的抑制状态,改变肿瘤微环境的免疫抑制状态。

表 10-1　肿瘤-免疫循环中的正向和负向调节因子

		激　活	抑　制	其他参与因素
1	肿瘤细胞	免疫原性或坏死性细胞死亡、促炎性细胞因子(如 TNF-α、IL-1、IFN-α)、免疫细胞因子	耐受性或凋亡性细胞死亡	肿瘤相关新生抗原、癌胚抗原
2	肿瘤抗原提呈	CD40L/CD40、垂死细胞释放的内源性因子 CDN、ATP、HMGB1	IL-10、IL-4、IL-13	DC 成熟
3	激发和激活作用	CD28-B7.1、CD137(4-1BB)-CD137L、OX40-OX40L、CD27-CD70、HVEN、GITR、IL-2、IL-12	CTLA-4：B7.1、PD-L1：PD-1、PD-L1：B7.1、前列腺素	中央耐受、T 细胞多样性、Treg 细胞
4	T 细胞移动至肿瘤	CX3CL1、CXCL9、CXCL10、CCL5		
5	T 细胞进入肿瘤	LFA-1：ICAM-1、选择素	VEGF、内皮素 B 受体	
6	T 细胞识别肿瘤	T 细胞受体	MHC 在肿瘤表面的表达	
7	杀灭肿瘤	IFN-γ、T 细胞颗粒含量	PD-L1：PD-1、PD-L1：B7.1、Tim-3：磷脂、BTLA、VISTA、LAG-3、IDO、精氨酸酶、MICA：MICB、B7-H4、TGF-β	Treg 细胞、MDSC、M2 巨噬细胞、缺氧

(表中数据来自参考文献[32])

　　其次,肿瘤全身性治疗与肿瘤局部治疗在治疗和不良反应发生程度方面有重要区别。肿瘤的全身性治疗可包括化疗、靶向治疗、过继性细胞免疫治疗、细胞因子治疗、免疫检查点抑制剂治疗。肿瘤局部治疗主要指手术、CAR-T 细胞免疫疗法、放疗、介入疗法或局部用药等。例如,免疫检查点抑制剂通过激活 T 细胞的功能引起全身免疫反应增强而引起肿瘤局部免疫反应。该方法虽然能抑制肿瘤,但也会引起非肿瘤部位的正常组织受到增强的免疫反应的攻击,而导致不同程度的不良反应。常见的不良反应如皮肤炎症、结肠炎症、肝脏炎症、内分泌腺炎症和肺部炎症[33],可能是由免疫系统内 T 细胞的脱靶效应所导致。严重者可导致器官功能障碍,如间质性肺炎、肝功能损害甚至急性心肌炎等。50.2%的患者因纳武单抗联合伊匹单抗治疗晚期黑色素瘤引起严重的不良反应而终止临床试验[34]。因此,改变局部肿瘤微环境、增强局部肿瘤免疫反应、实现全身免疫平衡才是取得疗效的重要保证。

再次,肿瘤治疗的方法。肿瘤治疗的最初目标是使用细胞毒性药物抑制肿瘤。放疗的目标也同样。随着对肿瘤发生机制理解的逐步深入,人们开始研发靶向肿瘤生长相关信号位点的药物,但结果并不理想。大多数靶向治疗药物的失败是因为全身不良反应增强和肿瘤耐药性的产生。早期的肿瘤免疫治疗包括科利毒素(Coley's toxin)疗法、高浓度 IL-2 疗法、LAK 细胞疗法、CIK 细胞疗法和 NK 细胞疗法,这些肿瘤免疫治疗方法都是通过增强免疫反应对抗肿瘤,并不能有效解除肿瘤局部的免疫抑制。免疫检查点抗体药是全身性用药,能够解除免疫抑制,但对肿瘤局部免疫抑制的影响很难确定。所以,免疫检查点抑制剂的治疗有效率一般在 30%左右。CAR-T 细胞的诞生为人们提供了可以直接靶向肿瘤局部的工具,通过 CAR-T 细胞在肿瘤局部释放细胞因子或抗体,改变肿瘤组织的免疫抑制状态,有望彻底杀灭肿瘤细胞。另外,需要特别重视针对肿瘤微环境中 MSC、CAF、TAM、Treg 细胞和 MDSC 的治疗。因此,开发精准解除肿瘤局部免疫抑制的免疫治疗药物,降低免疫治疗引起的全身免疫增强不良反应及药物制备成本,才能实现高效、安全、低成本的新的免疫治疗[35]。

10.3.2 肿瘤局部组织免疫抑制微环境的修复

从临床药物发展历史来看,未来的三大药物支柱产业将分别是:小分子药物(如多肽、脂类、有机物药物等)、大分子药物(如抗体)和细胞药(如 CAR-T/TCR-T 细胞、NK 细胞、TIL 等)。前两者是全身用药,要想实现肿瘤局部组织的药物作用,必须提高药物的剂量、活性和用药时间,但长期用药必然会带来各种各样的不良反应。免疫细胞药通过体外加工,使细胞具备靶向特定细胞的功能,等同于局部用药。除此之外,疫苗也是增强机体免疫的重要方式,它可以是小分子药物、大分子药物或细胞。

免疫细胞药如果要实现恢复或增强肿瘤局部免疫抑制状态,笔者认为至少需要具备以下特征。① 具备识别肿瘤特异性表达抗原的 CAR 或受体,容易进入肿瘤局部。以往大量的 CIK 或 CTL 回输效果不佳,是由于大部分细胞可能在循环过程中死亡,只有少量细胞进入肿瘤组织。同时,进入肿瘤局部组织微环境的 T 细胞,又可能因肿瘤细胞分泌的 PD-L1 的抑制而不能发挥攻击肿瘤的作用。CAR-T 细胞因具有识别肿瘤特异性抗原的特性,使靶向肿瘤局部微环境成为可能。② 能够解除肿瘤局部的免疫抑制。常用的解除免疫抑制的方法是使用免疫检查点抑制剂,但一般要长期静脉用药,直到肿瘤缩小或其他相关指标恢复正常,除非有明显的不良反应。长期用药增加了医疗负担和其他全身性不良反应概率,并不能保证肿瘤局部免疫检查点抑制剂的浓度。使 T 细胞获得分泌免疫检查点抗体或特定细胞因子的能力,有可能实现在肿瘤局部直接解除肿瘤免疫抑制。③ 进入肿瘤局部的 T 细胞发挥免疫细胞集群杀伤作用。集群杀伤效应的原理来自免疫突触学说(immunological synapse),免疫突触特指免疫细胞与免疫细胞之间的连接,主要特征为免疫细胞之间通过获得性或先天性免疫识别紧密并列,具有黏附、稳定和分泌的功能[36,37]。这个现象最初发现于 20 世纪 70 年代,在 80 年代通过电子显微镜得到证实,可见于多种免疫细胞类型,如 T 细胞、NK 细胞、B 细胞、中性粒细胞、巨噬细胞和 DC。体外研究发现,新制备的 CAR-T 细胞可产生大量的 IFN-γ。CAR-T 细胞回输到体内后,可大量集聚在肿瘤局部,使肿瘤的生长被抑制。这一结果提示 CAR-T 细胞可在肿瘤局部被激活、增殖和分泌 IFN-γ 等细胞因子。IFN-γ 可促进 DC 和巨噬细胞的抗原提呈,并上调细胞内 MHC Ⅱ 类分子的水平。同时,IFN-γ 也作用于肿瘤细胞,诱导 MHC Ⅰ 类分子和 STAT1 相关细胞周期依赖激酶的表达,引起肿瘤细胞凋亡和免疫识别[38]。肿瘤局部产生的细胞因子和趋化因子,可吸引外周免疫细胞浸润,而大量免疫细胞集聚反过来又促进 T 细胞激活和增殖,促进抑制或杀灭肿瘤的作用,这一现象称为 T 细胞集群杀伤效应。由此,笔者提出了一个精准解除肿瘤局部免疫抑制、实现免疫细胞在肿瘤组织集群杀伤效应的治疗方案:体外制备细胞药物,使之不但能靶向肿瘤细胞,而且能表达抗免疫检查点抗体或其他细胞因子。当 CAR-T 细胞移动到肿瘤局部组织微环境时,通过自身增殖并分泌抗免疫检查点抗体,可解除肿瘤组织局部的免疫抑制状态,使肿瘤局部被抑制的 T 细胞激活,同时吸引更多的 T 细胞进入肿瘤组织,产生集群效应,达到清除肿瘤细胞的目的(见图 10-3)。

10.3.3　分泌型 T 细胞工程的发展

1975 年,科勒和米尔斯坦发明了单抗,使肿瘤治疗进入靶向治疗时代。各种诊断蛋白质靶点的单抗相继用于临床。但是由于抗体费用高、纯度要求高,钱其军教授团队在国内较早将腺病毒载体表达抗体用于肿瘤治疗。曲妥珠单抗[trastuzumab,商品名为赫赛汀(Herceptin)]是抗 HER2 的单抗。它通过结合 HER2,阻断人表皮生长因子的作用,抑制肿瘤细胞生长,用于治疗 HER2 过表达的转移性乳腺癌。研究人员首先构建了表达曲妥珠单抗全序列的载体,经体外人正常肝细胞株 LO2 验证后,通过尾静脉注射治疗小鼠卵巢癌,结果发现小鼠卵巢癌移植瘤明显缩小[39,40]。而且,小鼠体内的血清抗

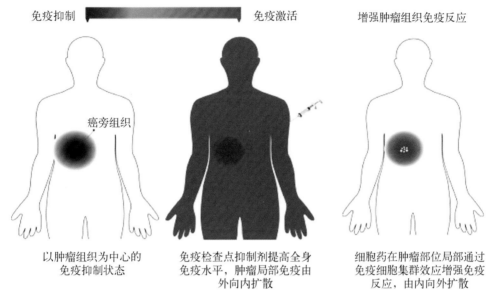

图 10-3   全身免疫与局部免疫的比较

当使用 IL-2、免疫检查点抑制剂或免疫增强剂时,先引起全身免疫反应的增强,肿瘤局部组织产生由外向内的肿瘤抑制反应,同时,有可能引起免疫过强的不良反应。当采用细胞药时,细胞药直接靶向肿瘤组织,通过在肿瘤组织局部产生抗免疫检查点抗体或细胞因子,促发由内向外扩散的免疫反应和免疫细胞集群杀伤效应,从而产生杀灭肿瘤的作用,并且不良反应小

体水平达到 40 μg/ml,维持至少 4 周,提示该药对小鼠卵巢癌移植瘤产生明显的治疗效果[40]。研究人员又进一步表达了 CD20 抗体(利妥昔单抗,rituximab),治疗 B 细胞淋巴瘤细胞 Raji 诱发的小鼠肿瘤模型,取得明显的肿瘤抑制作用[41]。基于细胞毒性 T 细胞具有特异性识别肿瘤细胞抗原的特性,研究人员设想假如 T 细胞能够表达靶向抗体,就能够增加肿瘤治疗的效果。因此,将肿瘤细胞成功表达的携带抗体的腺病毒载体在 T 细胞中进行表达,结果发现腺病毒载体虽然转染效率较高,但抗体产量并不高,而且不能保持长期分泌。2009 年,拜尔医学院的 Wilson 团队发现,*piggyBac* 转座子(详见10.4.1)作为载体能保持 T 细胞的活力。钱其军教授团队在国内首次开发了 *piggyBac* 转座子表达 PD-1 等免疫检查点抗体的技术(国内专利号为 ZL201510638974.7),并成功地在 T 细胞中进行了表达。将携带表达识别间皮素及 PD-1 抗体序列的 CAR 转入供者的 T 细胞后,获得 43%~60% 的 CAR 阳性细胞[见图 10-4(a)]。实验组载体的抗体表达量在第 10 天和第 17 天分别是对照组载体的 80~122 倍和 249~303 倍[见图10-4(b)]。同时,研究人员用 *piggyBac* 转座子构建了在 T 细胞中表达的 CAR 及表达PD-1 抗体的 CAR(国内专利号为 ZL200480010578.X)。

当 T 细胞具备分泌抗体的能力,同时又能识别肿瘤抗原,就能够通过血液移动到肿瘤组织,在自我扩增和杀伤肿瘤细胞的同时,在肿瘤局部分泌抗体分子如 PD-1 抗体。

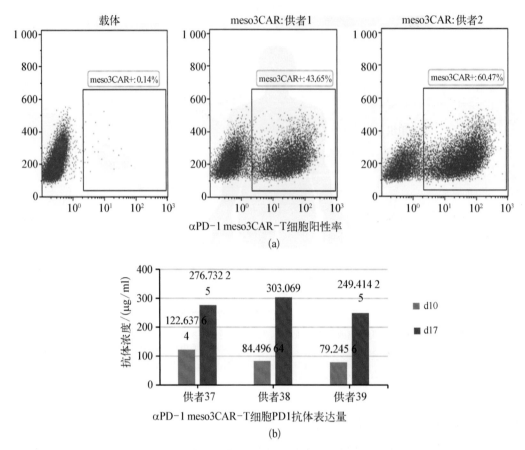

图 10-4　非病毒载体转染效率和 T 细胞抗体表达水平检测

meso3CAR,携带表达识别间皮素序列的载体;d10,第 10 天;d17,第 17 天

如此,抗体一方面在肿瘤局部激活处于抑制状态的 TIL,另一方面可以保护 CAR-T 细胞免受肿瘤微环境的抑制作用,发挥更持久的疗效。

10.4　精准解除肿瘤局部免疫抑制、激活肿瘤组织免疫细胞集群效应的实施方案

肿瘤组织是一个多种细胞共存、复杂多样、代谢异常和免疫抑制的环境。在针对肿瘤组织的体内治疗方法中,除介入疗法、手术、局部放疗等之外,经基因修饰的、能靶向肿瘤细胞的方法就是 CAR-T 细胞疗法。有效的 CAR-T 细胞疗法依赖于特异性的靶向肿瘤抗体的筛选、肿瘤微环境的分析、合适的载体表达应用和免疫检查点调节,以及稳定的体外 T 细胞扩增技术(详见第 7 章)。靶向抗原的筛查已经在第 3 章中详细介

绍,下面重点介绍CAR-T细胞的载体筛选、肿瘤组织与微环境的检测和白泽细胞的产生与作用。

10.4.1 CAR-T细胞的载体工具

T细胞的激活需要抗原识别和共刺激因子的活化,用基因修饰的方法可使免疫细胞不依赖TCR和共刺激因子即可激活。实现T细胞激活是在体外通过载体将识别肿瘤抗原的单链抗体、跨膜结构、共刺激因子序列转入细胞内。因此,一个将目的基因高效、安全转移至T细胞内的载体至关重要。目前用于基因修饰的载体大致可分为两大类,即病毒载体和非病毒载体(见图10-5)。在基因治疗涉及的载体中,重组腺病毒载体占临床应用的23.8%,逆转录病毒载体占20.7%,质粒载体占18.3%。

病毒载体包括逆转录病毒(含慢病毒)、腺病毒和腺相关病毒。逆转录病毒载体有以下特点:① 感染范围广泛,对宿主细胞无毒副作用;② 具有强启动子,能高效表达外源基因;③ 具有高的病毒滴度及转染效率并且不会导致宿主细胞死亡;④ 可以携带较大的目的基因片段,最高可达8 kb;⑤ 逆转录病毒只选择感染分裂细胞;⑥ 逆转录病毒基因组以转座的方式整合,其基因组不会发生重排,因此所携带的外源基因也不会改变[42]。逆转录病毒载体的缺点是其安全性取决于对逆转录病毒中癌基因的敲出是否完全,残留是否会带来致癌风险。

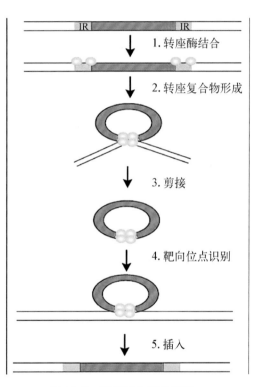

图 10-5　转座子作用示意图

IR,反向重复序列

慢病毒载体是指以人类免疫缺陷病毒-1(HIV-1)为来源的一种病毒载体,属于逆转录病毒科。慢病毒载体包含了包装、转染、稳定整合所需要的遗传信息。携带外源基因的慢病毒载体在包装质粒和细胞的辅助下,经过包装成为有感染力的病毒颗粒,通过感染细胞或活体组织,实现外源基因在细胞或活体组织中表达。在保证HIV-1载体的安全性上,迄今人们已做了多种改造。要产生有复制力的HIV-1,必须在不同的质粒上发生多次非同源重组事件。即便如此,一旦慢病毒载体用于人体试验仍然不能打消人们对感染有复制力的HIV-1的顾虑。更为谨慎的做法是,用不感染人类的慢病毒为基础构建载体,如猴免疫缺损病毒(SIV)、猫和牛免疫缺损病毒(FIV 和 BIV)、马传染性贫血病病毒等,而这方面研究正在进行中[43]。

非病毒载体主要指转座子载体。转座子又称为易位子,是指存在于染色体 DNA 上可以自主复制和移位的一段 DNA 序列,可以通过切割、重新整合等一系列过程从基因组的一个位置"跳跃"到另一个位置。转座子是 1951 年由 Mc Clintock 提出的概念,1967 年在大肠杆菌($E.coli$)中被发现,之后又陆续在细菌、真菌及动、植物中得到证实,如细菌中的 Tn5、酵母中的 Ty 以及来源于鳞翅目昆虫的 $piggyBac$ 转座子等。转座子可以通过插入、复制、删除和转位改变宿主细胞的基因组,之后逐渐被改造成一种高效的基因转移系统[44]。

与病毒载体相比,转座子载体具有以下显著的优势(见表 10-2):

表 10-2　病毒载体和非病毒载体在免疫治疗中的应用价值比较

指　标	内　容	病毒载体系统	非病毒载体系统
疗效	免疫记忆	记忆 T 细胞比例较低,肿瘤复发概率较高	记忆 T 细胞比例较高,肿瘤复发概率较低
	免疫原性	产品成分比较复杂,免疫原性较高	产品成分比较简单,免疫原性低
安全性	长期监测	病毒在体内长期存留,有重新获得复制能力的风险,FDA 建议进行 15 年的跟踪随访以确定其安全性	无须监测复制型慢病毒,安全性更高
生产	质量控制	需要对质粒和病毒等进行检测,检测项目多、成本较高	只需对质粒进行检测,检测项目较少、成本较低
	工艺	工艺复杂,质量控制要求高,但 CAR-T 细胞制备周期较短	工艺相对简单,易于进行质量控制,但 CAR-T 细胞制备周期较长
	储存稳定性	病毒储存要求严格,RNA 病毒不稳定、有效期短	质粒 DNA 稳定性高,储存要求相对简单、有效期较长
应用前景	血液肿瘤	比较成熟,进一步优化较难	自身工艺具有较大的优化空间:RNA 形式的转座酶以及 DNA 微环可进一步提高电转染效率
	实体瘤	基因载量小,比较成熟,进一步优化较难	基因载量大,可在 CAR-T 细胞中自表达高水平的抗体,易组成联合疗法

(表中数据来自参考文献[1])

（1）病毒以感染方式进入宿主细胞，单个细胞被单个病毒感染，所以单个细胞只能接收单个质粒或有限的质粒拷贝。而转座子体积小，单个细胞能同时接收多个转座子质粒，其转染的效率就大大提高。

（2）病毒载体不但需要分别构建载体质粒、包装质粒，而且需要借助包装细胞（如HEK293T细胞）形成病毒颗粒，这就增加了操作的复杂性和使用的风险。而且病毒不易保存，在−80℃下只能放置1～2个月，且效力会下降很多。转座子不但使用方便，而且结构稳定、易于保存，在−20℃下保存数月也不会发生降解。

转座子分为两类：逆转录转座子和DNA转座子[45]。逆转录转座子是将RNA基因序列逆转录成cDNA并插入宿主细胞染色体，可编码逆转录酶和整合酶。DNA转座子可直接将DNA插入宿主染色体，不需要RNA中介元件。转座子的主要特征是在两端具有同向的长末端重复序列（long terminal repeat，LTR），而两个末端的每一个又各具备一个反向重复序列。这种所谓的"复制机制"产生了几个新的逆转录转座子拷贝，随进化过程在目标基因组中不断扩增。根据长末端重复的DNA序列和它的开放阅读框，逆转录转座子被分为许多子类型。逆转录转座子被用于将外源基因整合到目标细胞的DNA中，在某些情况下依赖腺病毒进行递送。然而，逆转录转座子可以在整个人类基因组中活跃地扩展，并以不同的方式造成基因组不稳定，甚至可能导致疾病。另一种转座机制称为非复制机制。这种DNA转座子的典型结构是：DNA的两个末端是反向重复序列，中间是一个开放阅读框，编码一个与转座有关的转座酶基因。这种机制是两端的反向重复序列被一个转座酶识别并裂解，从而释放出具有游离DNA末端并且同源的DNA转座子。被切出的DNA转座子再整合到一个新的基因组区域，在这个区域中，目标位点能被相同的转位酶识别和切割（见图10-5）。这种剪切-粘贴机制通常在插入时形成DNA靶位点复制，留下靶位点重复序列。据估计，在人类基因组中最早的DNA转座子出现在80万年前。常用的DNA转座子载体主要有睡美人（Sleeping Beauty）、*piggyBac* 和 Tol2。

上海细胞治疗研究院对病毒载体系统和非病毒载体系统在CAR-T细胞中的应用进行了分析比较，结果发现非病毒载体用于基因修饰产品中时，在疗效、安全性以及转化成本等多方面呈现出明显的优势，具有较强的产业化应用潜力（见表10-2）。研究人员对3个常用的DNA非病毒载体进行了比较（见表10-3），结果发现*piggyBac* 转座子系统相对于睡美人及Tol2载体系统在抗体表达量、基因载量、整合效率等方面呈现出明显的优势，可作为T细胞稳定表达抗体的理想载体系统。

应用*piggyBac* 非病毒载体系统制备CAR-T细胞，一般采用电转染方式。电转染效率会受到*piggyBac* 转座子质粒大小、细胞的活性和电转染损伤等因素影响而下降。为降低电转染对细胞的损伤和提高电转染效率，研究人员采用较小的单质粒进行电转染并结合抗原富集培养体系，显著地提高了转染效率、转染后活性和CAR-T细胞阳性率。

表 10-3　不同非病毒载体优劣势比较

项　目	SB(睡美人)	Tol2	PB(*piggyBac*)
物种来源	鲑鱼	青鳉	粉纹夜蛾
分类	Tc1/mariner 超家族	hAT 超家族	PB 超家族
分子结构	<1.6 kb,由两个方向/正向重复序列组成,转座酶含 360 个氨基酸	<4.7 kb,由两个反向重复序列组成,转座酶含 649 个氨基酸	<2.5 kb,由外部对称和内部不对称反向重复序列组成,转座酶含 594 个氨基酸
识别靶位点	AT	8 bp 随机核苷酸序列[(C/G)TTATAA(G/C)]	TTAA
搭载容量	12 kb	11 kb	200 kb
转座子足迹	有	有	无痕
覆盖度	30%～60%供者染色体	<20%供者染色体	9%～30%供者染色体
DNA 整合特性	效率相对低 25%～45%参照序列基因 在转录起始点<2% 在 CpG 岛中<2% 在 DNA 酶 I 高度敏感区<1%	效率相对低 <40%参照序列基因 在转录起始点<8% 在 CpG 岛中占 4%～13% 在 DNA 酶高度敏感区为1%～5%	效率高 50%～55%参照序列基因 在转录起始点为 2%～20% 在 CpG 岛中占 4%～18% 当 DNA 酶高度敏感区为1%～5%

(表中数据来自参考文献[46-49])

10.4.2　肿瘤局部组织与微环境的检测

为了更好地杀灭肿瘤,需要建立肿瘤局部组织和微环境(详见 10.1)的精准检测技术。在 2017 年,美国西奈山伊坎医学院的 Miriam Merad 教授团队进行了早期肺腺癌肿瘤微环境中免疫细胞图谱的分析。他们比较了正常的肺组织和血液样本与肿瘤样本中的免疫细胞群,发现早期肿瘤微环境中的免疫细胞组成和表型已经发生改变,肿瘤组织中主要是 T 细胞和单核巨噬细胞。单核巨噬细胞和粒细胞的数量在肿瘤和非肺组织中没有差别。相反,T 细胞和 B 细胞在肿瘤微环境中的比例较高,而 NK 细胞在肿瘤微环境中的比例明显下降[50]。

采用质谱结合多种抗体标记和生物信息学技术,瑞士苏黎世大学的 Bernd Bodenmiller 教授团队对 73 例肾透明细胞癌(clear cell renal cell carcinoma, ccRCC)和 5 例健康者的肾脏样本进行了细致的分析。他们分别根据 29 种蛋白质和 23 种蛋白质的表达情况,对约 350 万个细胞中的 T 细胞和巨噬细胞进行了分型。结果表明,这些 T 细胞和巨噬细胞群体的多样性比以前想象的要复杂得多,至少有 17 种肿瘤相关巨噬细胞表型和 22 种 T 细胞表型[51]。因此,仅用 1～2 种蛋白质的表达推测 T 细胞或巨噬细胞的状态,很可能会遗漏重要的信息,而采用针对单一或有限肿瘤表型的免疫治疗药物或技术也很难产生彻底的疗效。

毫无疑问,研究人员迫切需要全面、深入和精准地了解肿瘤局部组织和微环境的情况,根据肿瘤微环境中肿瘤的抗原表达和生长特征,浸润性免疫细胞的数量、表型和功能状态,细胞因子的浓度和类型等制定一套针对肿瘤局部的免疫治疗方案,做到有的放矢。这样不但能够发挥 T 细胞的肿瘤杀伤作用,也能降低和预防其对全身的不良反应。基于前期研究,笔者提出以下正在开展的和具有发展潜力的肿瘤微环境检测技术:

1) 多色免疫组织化学技术

免疫组织化学是现代基础医学和临床诊断常用的方法,对确诊疾病、检测蛋白质在组织中的表达和定位有重要意义。传统的免疫组织化学方法一般能实现 1～3 种抗体标记,不能反映肿瘤局部成分的全貌。虽然用多种抗体及采用连续切片技术,可以检测多种成分,但是因连续切片不是在完全相同的细胞层面上进行的,也会造成漏检现象,也不利于待检蛋白质的精细定位。

多色免疫组织化学技术是利用免疫学和细胞化学的原理,在同一张切片上同时或先后采用不同颜色的荧光素或酶促产物,或采用不同直径大小的胶体金颗粒原位示踪组织或细胞内不同抗原大分子物质的一项多标记染色技术。目前,该技术已达到可同时在一张组织切片上完成 8～20 种甚至更多种指标的检测,大大提升了抗原分型和筛选的效率。多色免疫组织化学技术不但用于测定肿瘤抗原的表达,而且用于分析肿瘤微环境中不同细胞的分布和空间距离。因其可进行高效、精细、准确的测定,该技术已成为肿瘤精准免疫治疗的重要检测手段。

2) 单细胞质谱技术

细胞是组成生命体的基本单元,了解一个细胞中发生的事件对于人们认识生命过程有重要意义。肿瘤组织是高度异质性的,在群体细胞乃至组织水平上的采样和组学研究,可能使得一些重要的分子信息淹没在大量正常的细胞中而被遗漏掉。单细胞研究能够弥补过去由群体细胞采样导致的被掩盖和遗漏的重要信息,使肿瘤细胞的组学研究结果更为客观和精确。

采用荧光抗体标记细胞表面蛋白结合流式细胞术检测的方法,虽然能实现细胞分选,但只能同时识别 6～10 种不同颜色的荧光,且还需尽量避免发生荧光重叠。2012年,多伦多大学和斯坦福大学采用同位素标记抗体结合质谱分析的方法实现了同时对细胞表面多达 100 种标志物的检测。这项研究通过对大量细胞进行分析,观察了人类骨髓产生的不同形态细胞中及表面的 34 种物质,不但能正确归类 10 多种不同类型的免疫细胞,还能观察到各类免疫细胞内部的变化,从而预知可能发生的变化[52,53]。来自美国斯坦福大学医学院的研究人员,借助质谱流式细胞术进行分析,对细胞重编程的动态变化过程有了更全面的认识。研究指出,利用这一方法得到的结果与传统的荧光流式细胞术基本相同,但可以每秒钟在大约 500 个细胞中同时测量 40 多种不同的参数[54]。

3) 多重因子检测技术

细胞因子是判断机体免疫功能的一个重要指标,因而具有重要的实验室研究价值。同时,细胞因子还可在临床上用于疾病诊断、病程观察、疗效判断及治疗监测等。目前细胞因子的主要检测方法如下。

(1) 细胞因子的免疫学测定。

利用抗原-抗体反应的原理,制备出抗细胞因子的单抗或多克隆抗体,可进行细胞因子的免疫学检测。这种方法的优点是特异性强、操作简便,缺点是灵敏度不够,且不能代表活性测定的结果。目前,研究人员已研制出高灵敏度、高特异性、高度配套的细胞因子检测 ELISA 试剂盒,其应用范围广,市场成熟。而且,研究人员已开发出多细胞因子检测 ELISA 试剂盒,可同时检测 8~10 种常见的细胞因子。

酶联免疫斑点试验是在包被有待测细胞因子抗体的微孔板上加入待测细胞样本,细胞经刺激后分泌细胞因子,之后细胞因子被相应的抗体捕获并显色,一个斑点代表一个细胞因子分泌细胞。这种方法具有灵敏度高、通量高、可进行单细胞功能水平检测的优势。

(2) 多因子检测技术。

多因子检测技术(Meso Scale Discovery,MSD)以电化学发光技术为特征,为全球主要免疫分析技术。该技术使用 SULFO-TAGTM 标记物,在多色色谱和多微孔板的电极表面通电后,通过电化学作用激发 SULFO-TAGTM 标记物发出强光。利用该技术可以在同一微孔中同时检测多个指标,每个微孔都有条形码,便于完整追溯 MSD 的生产记录,得到检测结果后可以通过软件进行数据分析。采用该技术,仅使用少量的样本和易于处理复杂样本的操作,就能获得超低检测极限。目前已经可以实现 10~46 种细胞因子的测定。

把先进的应用流控学技术、光学系统和数字信号处理与微球技术相结合提供多重检测的技术又称为 xMAP 技术,其中最具代表性的是液相悬浮芯片分析系统(Luminex)。该系统是用不同配比的两种荧光染料将聚苯乙烯微球染成多达 100 种不同荧光编码的微球,把针对不同待测物的抗体分子或基因探针结合到特定的编码微球上,加入待测物或待测的扩增片段后,其与标记荧光素发生结合反应。通过检测荧光强度,可对微量(10 μl)标本同时检测 100 个细胞因子指标,检测低限可达 1 pg/ml。

10.4.3　白泽细胞

大量的临床研究和累积数据表明,首先,肿瘤是一种复杂的异质性疾病,单一疗法或单一药物的疗效是有限的。其次,肿瘤组织处于一个相对免疫抑制的微环境。再次,目前的肿瘤免疫治疗费用相对较高，总体疗效还比较低（10%～30%）。虽然 CAR-T 细胞联合 PD-1 抗体在动物实验和临床试验中已经获得良好疗效[55,56]，但 CAR-T 细胞和免疫检查点抑制剂单独或联合应用都存在比较严重的不良反应。因此，假如能够在肿瘤组织局部产生免疫检查点抗体，就有望解除肿瘤局部的免疫抑制，降低免疫检查点抑制剂激活免疫反应引起的全身不良反应，提高生存率。CAR-T 细胞具有靶向肿瘤组织的特性，但分泌抗体的 CAR-T 细胞研究尚不多见。

美国南加州大学的研究人员利用 MP71 逆转录病毒载体携带编码抗 CD19 基因片段的 CAR，并表达 PD-1 单链抗体，在小鼠肿瘤移植模型实验中能明显增强 CAR-T 细胞的抗肿瘤活性，延长小鼠的寿命[57]。HVEM(TNFRSF14)受体基因突变常见于生发中心淋巴瘤，HVEM 缺陷的淋巴瘤 B 细胞可诱导形成促进肿瘤生长的微环境。通过 CD19CAR-T 细胞在局部产生可溶性 HVEM，能增强抗肿瘤作用[58]。美国纪念斯隆-凯特琳肿瘤中心的 Brentjens 团队用腺病毒制备了表达 PD-1 单链抗体的 CAR-T 细胞，通过旁分泌和自分泌方式改善 CAR-T 细胞和肿瘤微环境中的肿瘤特异性旁观 T 细胞的抗肿瘤活性，可在 PD-L1 阳性的血液和实体瘤动物模型中获得与 CAR-T 细胞联合免疫检查点抑制剂治疗同样的疗效甚至更好[59]。

上海细胞治疗研究院钱其军教授团队利用 *piggyBac* 转座子载体技术，制备 CAR-T 细胞。与慢病毒载体相比，*piggyBac* 转座子载体表达的抗体水平高 10～30 倍，并且表达的抗体与商用 PD-1 抗体（派姆单抗）的活性基本类似（见图 10-6）[60]。对转座子载体转染后的 T 细胞进行 23 批次基因测序发现，*piggyBac* 转座子载体的整合位点倾向于进行多位点整合，并无整合偏向性。至今尚未发现插入位点出现在 T 细胞相关的肿瘤基因内。进一步研究发现，自分泌抗体的 CAR-T 细胞，通过表达识别肿瘤抗原的单链抗体靶向肿瘤组织。在肿瘤组织局部，通过抗体与肿瘤细胞膜蛋白结合，可快速启动 CAR-T 细胞的扩增，CAR-T 细胞直接作用于肿瘤细胞并杀灭肿瘤细胞；激活的 CAR-T

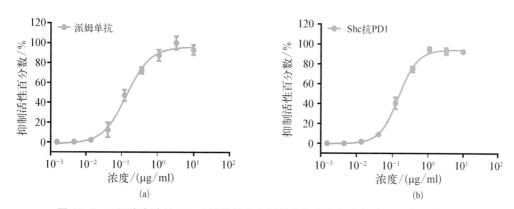

图 10-6　T 细胞表达的 PD-1 抗体具有良好的亲和力和促进细胞因子分泌的能力

(a)中 EC_{50} 为 0.139 2，(b)中 EC_{50} 为 0.150 5

T细胞产生IFN-γ,可促进肿瘤细胞表达MHC和肿瘤抗原;同时,CAR-T细胞分泌PD-1抗体,解除TIL的抑制,弥补单一靶向的CAR-T细胞难以杀灭异质性肿瘤细胞的缺陷;大量激活的CAR-T细胞与TIL一起产生集群效应,围歼肿瘤细胞。笔者将这种自分泌抗体或特定因子的非病毒载体CAR-T细胞命名为"白泽细胞"(见图10-7)。"白泽"是传说中的神兽,通晓万物语言、行为方式,谙知驱恶之道。"白泽细胞"的寓意为CAR-T细胞能识别肿瘤并能精准解除肿瘤局部免疫抑制、激活肿瘤组织免疫细胞集群效应,发挥杀灭肿瘤细胞的作用。白泽细胞所用转座子载体具有较好的完整性、较高的表达效率和较低的制备成本,且易于进行质量控制。该细胞在肿瘤局部分泌免疫检查点抗体,还可以减少免疫检查点抑制剂全身用药带来的不良反应。

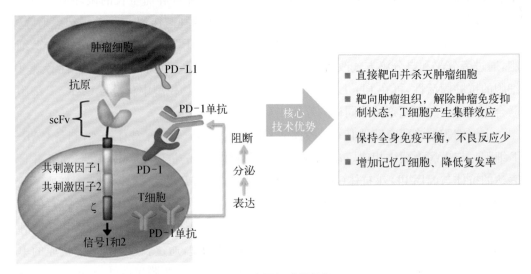

图10-7 白泽细胞的特征

根据T细胞具有的特异性高活性启动子,笔者设计了多个针对肿瘤靶标抗原并表达免疫检查点抗体的CAR-T细胞。与商业化PD-1抗体的作用相比,T细胞分泌的PD-1抗体具有类似的亲和性和激活T细胞作用(见图10-6)。目前,通过对T细胞的遗传修饰技术、表达技术及生产工艺等多个环节进行技术革新,在确保疗效的前提下,可大幅度降低治疗的成本。这种CAR-T技术的主要优势如下。① 疗效超越PD-1抗体,且安全性大幅度增加:对基因突变高或肿瘤局部免疫细胞多(热肿瘤)的患者可产生明确疗效,安全性大幅度提高;对基因突变低或肿瘤局部免疫细胞少(冷肿瘤)的患者也产生明确疗效,这需要CAR-T细胞高水平表达多种免疫检查点抗体和(或)免疫刺激型抗体,纳米抗体有非常多的优势。② 与同靶点抗体药物相比,复发率大幅下降:记忆细胞比例高,非病毒载体不断优化。③ 体外生产时间缩短到3小时以内,生产成本低于

1万元；在更多技术突破的基础上，包含 mRNA 技术或 T 细胞长期培养体系的建立，实现生产成本的明显下降。④ 可进行通用型细胞产品的开发。通用型细胞可通过诱导性多能干细胞诱导产生，或胚胎干细胞编辑 MHC 表达缺陷产生。CAR-T 细胞制备可以不必用患者的 T 细胞，这样有利于主要 CAR-T 细胞制备产业化。

用白泽细胞解除肿瘤的局部抑制状态，使肿瘤组织的免疫状态恢复正常或增强，通过免疫细胞的集群效应，有效地杀灭肿瘤，防止肿瘤的复发转移，延长患者的生命，使疾病得到控制甚至治愈。因此，2016 年提出"白泽计划"，就是在近十年内，用白泽细胞让 60% 肿瘤患者的肿瘤消退，让 60% 的老百姓用得起。2019 年 4 月，上海细胞治疗集团申请的非病毒载体靶向 CD19 的 CAR-T 细胞注射液，被批准用于成人复发或难治性弥漫大 B 细胞淋巴瘤的临床试验。针对其他实体瘤的白泽细胞正在开展临床前或研究性临床试验。

10.5　小结与展望

从 19 世纪 60 年代开始，肿瘤的免疫治疗经历了无数的高潮和低谷：从个案的意外惊喜到多数患者的失败，从细胞因子治疗到免疫细胞扩增回输，从千方百计地增强全身机体免疫反应到聚焦局部肿瘤免疫的修复。虽然还有很多免疫调控机制不清楚，但是当了解到肿瘤细胞能表达和分泌使免疫细胞抑制的分子时，人们意识到只有通过阻断免疫抑制、增强免疫功能，通过改变肿瘤局部微环境的免疫抑制状态，才能最终战胜肿瘤。2018 年诺贝尔生理学或医学奖授予美国免疫学家詹姆斯·艾利森（James Allison）和日本生物学家本庶佑（Tasuku Honjo），标志着肿瘤免疫治疗进入了一个新的历史阶段，这将彻底颠覆人类对抗肿瘤的战略。目前，肿瘤免疫治疗的策略可分为：免疫增强和免疫正常化。免疫增强的理念是把正常的免疫反应放大，而不考虑肿瘤到底是不是需要这一反应，或者这一反应有没有缺陷。免疫正常化则是找到免疫反应的缺陷所在，然后把免疫反应恢复到正常。当免疫增强超过机体的耐受程度时会直接伤害机体细胞，产生不良反应。免疫正常化则要求先搞清楚肿瘤免疫反应到底有什么缺陷，缺陷是肿瘤抗原不表达，免疫细胞不能识别，还是免疫功能被抑制，然后选择什么方式将这些缺陷修复。基于肿瘤免疫治疗的各种方式的优势和不足（见表 10-4），肿瘤免疫反应的最大缺陷在微环境，笔者提出"靶向肿瘤组织的精准免疫治疗"策略。这一策略是通过检查肿瘤组织的免疫状态，筛选肿瘤细胞膜蛋白的表达，选择识别不同肿瘤细胞膜蛋白的 CAR-T 细胞，同时让该细胞能自分泌抗体，抗体可以是解除免疫抑制的 PD-1 抗体，也可以是其他免疫检查点抑制剂或共刺激因子激活剂。这一策略通过对肿瘤局部进行免疫修复，快速启动 CAR-T 细胞与 TIL 产生的集群效应，达到最大程度抑制肿瘤或治愈肿瘤的目的。这一治疗策略不但克服了单抗生产工艺复杂和成本高昂的不足，而且在 CAR-T 细胞趋向肿瘤的作用下,更容易集中作用于肿瘤局部,是一种较为理想的肿瘤局部免疫修复疗法。

表 10-4　肿瘤治疗方式的优势与不足

全 身 性 治 疗	优 势 和 不 足
免疫检查点抑制剂	全身免疫反应增强,可能造成正常细胞损伤
化疗	抑制肿瘤,也抑制免疫细胞
过继性细胞免疫治疗	激活全身免疫,肿瘤局部作用弱
细胞因子治疗	激活全身免疫,肿瘤局部作用弱
靶向治疗	作用于肿瘤细胞,对正常细胞也有作用
局 部 治 疗	优 势 和 不 足
手术	直接清除肿瘤,可能造成组织功能障碍
介入疗法	直接作用于肿瘤,但杀灭作用不完全
放疗	直接作用于肿瘤,但可能有残留,并杀伤正常细胞
CAR-T 细胞治疗	靶向肿瘤组织,不一定能改变肿瘤抑制微环境
分泌型 CAR-T 细胞治疗	靶向肿瘤组织,能改变肿瘤抑制微环境

随着新技术不断涌现,载体技术也将得到更大的改进。微环(minicircle,MC)DNA 是传统质粒在大肠杆菌中通过位点特异性重组得到的一种新颖的小环超螺旋表达框,它是亲本质粒(parental plasmid,PP)在体内进行位点特异性重组的产物。在携带真核基因表达框的亲本质粒两侧插入重组酶识别位点,诱导体内相关重组酶表达,该重组酶将识别位点中间的 DNA 序列并将其切断,这样亲本质粒被分成 2 个超螺旋分子,即具有复制功能的小质粒(miniplasmid,MP)和携带真核基因表达框的微环 DNA。这 2 个超螺旋分子缺乏抗性标记基因、复制原点等细菌序列,增强了其在临床上应用的安全性[61,62]。大量体内、体外实验证明,微环 DNA 具有表达时间长、表达效率高等特点[62]。微环 DNA 的出现,为临床研究提供了一个安全、高效的基因治疗载体。

纳米技术(nanotechnology)是一种在原子、分子和超分子水平制造物质的科学技术,这种物质的直径在 1～100 nm 范围内。纳米技术目前已经应用于医学、药学、生物、化学和信息技术等方面,并且对各个领域的科技进步均产生极其重要的推动作用。纳米技术在药学中的重要应用之一是药物纳米控释系统,该系统已被广泛研究,特别是在靶向和定位给药、黏膜吸收给药、基因治疗和蛋白质多肽控释等方面纳米粒子具有不可替代的优越性[63]。纳米基因载体是将纳米颗粒进行表面修饰或与特异性的靶向分子(如特异性配体、抗体)相偶联,使目的基因吸附在纳米颗粒表面或包埋于纳米颗粒内部,形成纳米基因复合物。纳米基因复合物通过静电吸附或化学键作用与细胞表面的受体结合,在细胞内吞作用下进入细胞内,释放目的基因,达到基因转导的目的。纳米基因复合物能保护 DNA 在细胞内和细胞外不被降解,比裸 DNA 分子更容易进入细胞,并且形成复合物时在细胞中以内涵体形式存在,保持 DNA 分子的一级结构不变,只改变 DNA 分子的二、三级结构[44]。纳米技术具有高效、安全、靶向性好的优点,被认为是一种最具发展潜力的非病毒载体[64]。

研究人员通过纳米载体将 CAR 基因运输到特定的 T 细胞内,在 CAR-T 细胞治疗历史上第一次实现了在体内构建 CAR-T 细胞[65]。Matthias T. Stephan 博士团队首先把包含 CAR 的基因片段和可以进入 T 细胞核内的物质相连接,形成一个四周带正电的纳米团;然后把带负电的可以找到 T 细胞的物质包裹在这个纳米团的外面。如此一来,在静电引力的作用下就形成了一个直径为 150 nm 左右的稳定的纳米颗粒。他们可以将这种改造 T 细胞的纳米颗粒制成冻干粉并装在玻璃瓶内,使用时只需溶解注射即可。一旦完成静脉注射,纳米颗粒会与 T 细胞特异性结合,而不侵扰其他的细胞。纳米颗粒被 T 细胞吞噬后,编码 CAR 的基因进入 T 细胞的细胞核。在细胞核里编码 CAR,并把特异性识别肿瘤细胞的 CAR 表达在 T 细胞表面。在小鼠模型实验中,经过纳米颗粒体内修饰的 T 细胞可以在 24~48 小时内产生 CAR[66]。

除了载体技术外,在检测方面也有许多新兴技术为微量细胞因子检测提供了可能。细胞因子微球检测技术(Cytometric Bead Array, CBA)是一种基于流式细胞术的多重蛋白质定量检测方法,利用该技术能够同时对单个样品中的多个细胞因子指标进行检测。该技术对样本量的要求更少,具有更高的灵敏度、更宽的检测范围和更好的重复性。

白泽细胞具有肿瘤趋向能力,能在趋化因子的引导下,通过细胞变形或者细胞表面黏附分子的作用,进入实体瘤内部发挥治疗作用。白泽细胞是实现肿瘤局部治疗的合适工具。将含有靶向肿瘤抗原的单链抗体序列、免疫检查点抑制性抗体基因或者免疫共刺激分子激活型抗体基因的载体导入 T 细胞中,可将具有抗体自分泌功能的 T 细胞转变为具有抗体生产能力的"抗体工厂"。静脉输注后,借助 CAR-T 细胞的肿瘤趋向性,具备抗体表达能力的 CAR-T 细胞可以趋向肿瘤并进入肿瘤内部,在自我扩增和杀伤肿瘤细胞的同时在肿瘤局部分泌抗体分子。一方面,抗体可以保护 CAR-T 细胞免受肿瘤微环境的抑制作用影响,发挥更持久的疗效;另一方面,抗体可以在肿瘤局部激活处于抑制状态的 TIL 并使其扩增,防止肿瘤对 CAR-T 细胞的抑制。由此,抗体可以激活外源与内源 T 细胞,快速启动 CAR-T 细胞与 TIL 产生集群效应,达到治疗肿瘤的目的。调动内源免疫细胞群后,还可以弥补单一靶向 CAR-T 细胞难以杀灭异质性肿瘤细胞的缺陷。在肿瘤微环境中,还可以克服抗体全身用药带来的不良反应。因而,白泽细胞具备 CAR-T 细胞与免疫检查点抗体治疗的双重优势,而且克服了它们各自存在的缺陷,无须额外注射免疫检查点抑制剂,又能起到靶向局部肿瘤组织的作用。上海细胞治疗研究院的研究人员正在积极地开展多种白泽细胞的临床试验。期待在不久的未来，CAR-T细胞能够精准解除肿瘤局部的免疫抑制、激活肿瘤组织免疫细胞的集群效应，让60％的肿瘤消退，60％的老百姓用得起这一治疗方案。

参考文献

[1] 李忠，孙艳，钱其军.精准靶向肿瘤局部的免疫治疗有可能成为治愈肿瘤的关键性策略[J].中国肿瘤生物治疗杂志，2019，26(1)：7-15.

[2] Wang M，Zhao J，Zhang L，et al. Role of tumor microenvironment in tumorigenesis[J]. J Cancer，2017，8(5)：761-773.

[3] Weinberg R A. Coming full circle-from endless complexity to simplicity and back again[J]. Cell，2014，157(1)：267-271.

[4] Bizzarri M，Cucina A. Tumor and the microenvironment：a chance to reframe the paradigm of carcinogenesis[J]. Biomed Res Int，2014，2014：1-9.

[5] Poggi A，Varesano S，Zocchi M R. How to hit mesenchymal stromal cells and make the tumor microenvironment immunostimulant rather than immunosuppressive[J]. Front Immunol，2018，9：262-279.

[6] Bussard K M，Mutkus L，Stumpf K，et al. Tumor-associated stromal cells as key contributors to the tumor microenvironment[J]. Breast Cancer Res，2016，18(1)：84-95.

[7] Sun Y，Wang R，Qiao M，et al. Cancer associated fibroblasts tailored tumor microenvironment of therapy resistance in gastrointestinal cancers[J]. J Cell Physiol，2018，233(9)：6359-6369.

[8] Alkasalias T，Moyano-Galceran L，Arsenian-Henriksson M，et al. Fibroblasts in the tumor microenvironment：shield or spear[J]. Int J Mol Sci，2018，19：5-26.

[9] Mccarthy J B，El-Ashry D，Turley E A. Hyaluronan，cancer-associated fibroblasts and the tumor microenvironment in malignant progression[J]. Front Cell Dev Biol，2018，6：48-61.

[10] Simoni Y，Becht E，Fehlings M，et al. Bystander CD8（＋）T cells are abundant and phenotypically distinct in human tumour infiltrates[J]. Nature，2018，557(7706)：575-579.

[11] Lo Presti E，Pizzolato G，Corsale A M，et al. gammadelta T cells and tumor microenvironment：from immunosurveillance to tumor evasion[J]. Front Immunol，2018，9：1395-1405.

[12] Shaul M E，Fridlender Z G. Neutrophils as active regulators of the immune system in the tumor microenvironment[J]. J Leukoc Biol，2017，102(2)：343-349.

[13] Malfitano A M，Pisanti S，Napolitano F，et al. Tumor-associated macrophage status in cancer treatment[J]. Cancers(Basel)，2020，12(7)：1987-2012.

[14] Wu K，Lin K，Li X，et al. Redefining tumor-associated macrophage subpopulations and functions in the tumor microenvironment[J]. Front Immunol，2020，11：1731-1745.

[15] Woo E Y，Chu C S，Goletz T J，et al. Regulatory CD4（＋）CD25（＋）T cells in tumors from patients with early-stage non-small cell lung cancer and late-stage ovarian cancer[J]. Cancer Res，2001，61(12)：4766-4772.

[16] Yin Z，Li C，Wang J，et al. Myeloid-derived suppressor cell：Roles in the tumor microenvironment and tumor radiotherapy[J]. Int J Cancer，2019，144(5)：933-946.

[17] Sun Z，Yang S，Zhou Q，et al. Emerging role of exosome-derived long non-coding RNAs in tumor microenvironment[J]. Mol Cancer，2018，17(1)：82-91.

[18] Jacquelot N, Enot D P, Flament C, et al. Chemokine receptor patterns in lymphocytes mirror metastatic spreading in melanoma[J]. J Clin Invest, 2016, 126(3): 921-937.

[19] Bruserud O, Kittang A O. The chemokine system in experimental and clinical hematology[J]. Curr Top Microbiol Immunol, 2010, 341: 3-12.

[20] Lanca T, Silva-Santos B. Recruitment of gammadelta T lymphocytes to tumors: A new role for the pleiotropic chemokine CCL2[J]. Oncoimmunology, 2013, 2(8): e25461.

[21] Schulz O, Hammerschmidt S I, Moschovakis G L, et al. Chemokines and chemokine receptors in lymphoid tissue dynamics[J]. Annu Rev Immunol, 2016, 34: 203-242.

[22] Harlin H, Meng Y, Peterson A C, et al. Chemokine expression in melanoma metastases associated with CD8+ T-cell recruitment[J]. Cancer Res, 2009, 69(7): 3077-3085.

[23] Mlecnik B, Tosolini M, Charoentong P, et al. Biomolecular network reconstruction identifies T-cell homing factors associated with survival in colorectal cancer[J]. Gastroenterology, 2010, 138(4): 1429-1440.

[24] Dangaj D, Bruand M, Grimm A J, et al. Cooperation between constitutive and inducible chemokines enables T cell engraftment and immune attack in solid tumors[J]. Cancer Cell, 2019, 35(6): 885-900. e810.

[25] Papageorgis P, Stylianopoulos T. Role of TGFbeta in regulation of the tumor microenvironment and drug delivery (review)[J]. Int J Oncol, 2015, 46(3): 933-943.

[26] Sormendi S, Wielockx B. Hypoxia pathway proteins as central mediators of metabolism in the tumor cells and their microenvironment[J]. Front Immunol, 2018, 9: 40-59.

[27] Sanmamed M F, Chen L. A paradigm shift in cancer immunotherapy: from enhancement to normalization[J]. Cell, 2018, 175(2): 313-326.

[28] Zhang Y, Chen L. Classification of advanced human cancers based on tumor immunity in the microenvironment (TIME) for cancer immunotherapy[J]. JAMA Oncol, 2016, 2(11): 1403-1404.

[29] Scheper W, Kelderman S, Fanchi L F, et al. Low and variable tumor reactivity of the intratumoral TCR repertoire in human cancers[J]. Nat Med, 2019, 25(1): 89-94.

[30] Sosa A, Lopez Cadena E, Simon Olive C, et al. Clinical assessment of immune-related adverse events[J]. Ther Adv Med Oncol, 2018, 10: 1-10.

[31] Wang D Y, Salem J E, Cohen J V, et al. Fatal toxic effects associated with immune checkpoint inhibitors: a systematic review and meta-analysis[J]. JAMA Oncol, 2018, 4(12): 1721-1728.

[32] Chen D S, Mellman I. Oncology meets immunology: the cancer-immunity cycle[J]. Immunity, 2013, 39(1): 1-10.

[33] Villadolid J, Amin A. Immune checkpoint inhibitors in clinical practice: update on management of immune-related toxicities[J]. Transl Lung Cancer Res, 2015, 4(5): 560-575.

[34] Schadendorf D, Wolchok J D, Hodi F S, et al. Efficacy and safety outcomes in patients with advanced melanoma who discontinued treatment with nivolumab and ipilimumab because of adverse events: a pooled analysis of randomized phase II and III trials[J]. J Clin Oncol, 2017, 35(34): 3807-3814.

[35] Zhang H, Ye Z L, Yuan Z G, et al. New strategies for the treatment of solid tumors with CAR-T cells[J]. Int J Biol Sci, 2016, 12(6): 718-729.

[36] Dustin M L, Baldari C T. The immune synapse: past, present, and future[J]. Methods Mol Biol, 2017, 1584: 1-5.

［37］Grakoui A，Bromley S K，Sumen C，et al. The immunological synapse：a molecular machine controlling T cell activation［J］. Science，1999，285(5425)：221-227.

［38］Marijt K A，Sluijter M，Blijleven L，et al. Metabolic stress in cancer cells induces immune escape through a PI3K-dependent blockade of IFNγ receptor signaling［J］. J Immunother Cancer，2019，7(1)：152.

［39］郭明高,姜明红,杨琴,等.腺病毒介导的全抗体基因治疗卵巢癌的实验研究［J］.中华医学杂志，2004，84(14)：1147-1151.

［40］Jiang M，Shi W，Zhang Q，et al. Gene therapy using adenovirus-mediated full-length anti-HER-2 antibody for HER-2 overexpression cancers［J］. Clin Cancer Res，2006，12(20 Pt 1)：6179-6185.

［41］Chen J，Su C，Lu Q，et al. Generation of adenovirus-mediated anti-CD20 antibody and its effect on B-cell deletion in mice and nonhuman primate cynomolgus monkey［J］. Mol Cancer Ther，2008，7(6)：1562-1568.

［42］Nefedova L，Kim A. Mechanisms of LTR-retroelement transposition：lessons from drosophila melanogaster［J］. Viruses，2017，9(4)：81-92.

［43］Mccarron A，Donnelley M，Mcintyre C，et al. Challenges of up-scaling lentivirus production and processing［J］. J Biotechnol，2016，240：23-30.

［44］Krupovic M，Koonin E V. Self-synthesizing transposons：unexpected key players in the evolution of viruses and defense systems［J］. Curr Opin Microbiol，2016，31：25-33.

［45］Tipanee J，Vandendriessche T，Chuah M K. Transposons：moving forward from preclinical studies to clinical trials［J］. Hum Gene Ther，2017，28(11)：1087-1104.

［46］Galvan D L，Nakazawa Y，Kaja A，et al. Genome-wide mapping of PiggyBac transposon integrations in primary human T cells［J］. J Immunother，2009，32(8)：837-844.

［47］Li R，Zhuang Y，Han M，et al. piggyBac as a high-capacity transgenesis and gene-therapy vector in human cells and mice［J］. Dis Model Mech，2013，6(3)：828-833.

［48］Wang W，Lin C，Lu D，et al. Chromosomal transposition of PiggyBac in mouse embryonic stem cells［J］. Proc Natl Acad Sci U S A，2008，105(27)：9290-9295.

［49］Huang X，Guo H，Tammana S，et al. Gene transfer efficiency and genome-wide integration profiling of Sleeping Beauty，Tol2，and piggyBac transposons in human primary T cells［J］. Mol Ther，2010，18(10)：1803-1813.

［50］Lavin Y，Kobayashi S，Leader A，et al. Innate immune landscape in early lung adenocarcinoma by paired single-cell analyses［J］. Cell，2017，169(4)：750-765. e17.

［51］Chevrier S，Levine J H，Zanotelli V R T，et al. An immune atlas of clear cell renal cell carcinoma ［J］. Cell，2017，169(4)：736-749. e18.

［52］Bendall S C，Simonds E F，Qiu P，et al. Single-cell mass cytometry of differential immune and drug responses across a human hematopoietic continuum［J］. Science，2011，332(6030)：687-696.

［53］Wong G K，Heather J M，Barmettler S，et al. Immune dysregulation in immunodeficiency disorders：The role of T-cell receptor sequencing［J］. J Autoimmun，2017，80：1-9.

［54］Zunder E R，Lujan E，Goltsev Y，et al. A continuous molecular roadmap to iPSC reprogramming through progression analysis of single-cell mass cytometry［J］. Cell Stem Cell，2015，16(3)：323-337.

［55］Cherkassky L，Morello A，Villena-vargas J，et al. Human CAR T cells with cell-intrinsic PD-1 checkpoint blockade resist tumor-mediated inhibition ［J］. J Clin Invest，2016，126(8)：

3130-3144.

[56] John L B, Devaud C, Duong C P M, et al. Anti-PD-1 antibody therapy potently enhances the eradication of established tumors by gene-modified T cells[J]. Clin Cancer Res, 2013, 19(20): 5636-5646.

[57] Li S, Siriwon N, Zhang X, et al. Enhanced cancer immunotherapy by chimeric antigen receptor-modified T cells engineered to secrete checkpoint inhibitors[J]. Clin Cancer Res, 2017, 23(22): 6982-6992.

[58] Boice M, Salloum D, Mourcin F, et al. Loss of the HVEM tumor suppressor in lymphoma and restoration by modified CAR-T cells[J]. Cell, 2016, 167(2): 405-418. e13.

[59] Rafiq S, Yeku O O, Jackson H J, et al. Targeted delivery of a PD-1-blocking scFv by CAR-T cells enhances anti-tumor efficacy in vivo[J]. Nat Biotechnol, 2018, 36(9): 847-856.

[60] Li H, Huang Y, Jiang D, et al. Antitumor activity of EGFR-specific CAR T cells against non-small-cell lung cancer cells in vitro and in mice[J]. Cell Death Dis, 2018, 9(2): 177-188.

[61] Chen Z Y, He C Y, Meuse L, et al. Silencing of episomal transgene expression by plasmid bacterial DNA elements in vivo[J]. Gene Ther, 2004, 11(10): 856-864.

[62] Darquet A M, Cameron B, Wils P, et al. A new DNA vehicle for nonviral gene delivery: supercoiled minicircle[J]. Gene Ther, 1997, 4(12): 1341-1349.

[63] Kandalaft L E, Powell D J Jr, Coukos G. A phase I clinical trial of adoptive transfer of folate receptor-alpha redirected autologous T cells for recurrent ovarian cancer[J]. J Transl Med, 2012, 10: 157-167.

[64] Prasad R, Bhattacharyya A, Nguyen Q D. Nanotechnology in sustainable agriculture: recent developments, challenges, and perspectives[J]. Front Microbiol, 2017, 8: 1014-1027.

[65] Smith T T, Stephan S B, Moffett H F, et al. In situ programming of leukaemia-specific T cells using synthetic DNA nanocarriers[J]. Nat Nanotechnol, 2017, 12(8): 813-820.

[66] Stephan S B, Taber A M, Jileaeva I, et al. Biopolymer implants enhance the efficacy of adoptive T-cell therapy[J]. Nat Biotechnol, 2015, 33(1): 97-101.

缩　略　语

英文缩写	英文全称	中文全称
ACT	adoptive cell transfer	(肿瘤)过继性细胞免疫治疗
ADAM17	a disintegrin and metalloprotease 17	解整合素金属蛋白酶 17
ADCC	antibody-dependent cell-mediated cytotoxicity	抗体依赖细胞介导的细胞毒性
AdV	adenovirus	腺病毒
AFP	α-fetoprotein	甲胎蛋白
AI	artificial intelligence	人工智能
AICL	activation-induced C-type lectin	激活诱导的 C 型凝集素
ALL	acute lymphoblastic leukemia	急性淋巴细胞白血病
AML	acute myelogenous leukemia	急性髓细胞性白血病
APC	antigen presenting cell	抗原提呈细胞
APOL1	apolipoprotein L1	载脂蛋白 L1
B-ALL	B-lineage acute lymphoblastic leukemia	B 系急性淋巴细胞白血病
BCG vaccine	Bacillus Calmette-Guérin vaccine	卡介苗
BGA	blood group antigen	血型抗原
BRCA1	breast cancer gene 1	乳腺癌 1 号基因
BRCA2	breast cancer gene 2	乳腺癌 2 号基因
BTLA	B and T lymphocyte attenuator	B 和 T 细胞衰减因子
CAF	cancer-associated fibroblast	肿瘤相关成纤维细胞
CAR	chimeric antigen receptor	嵌合抗原受体
CAR-T cell	chimeric antigen receptor T cell	嵌合抗原受体 T 细胞(免疫疗法)
CBA	Cytometric Bead Array	细胞因子微球检测技术
CBD	cell-binding domain	细胞结合结构域
CCL	chemokine C-C motif ligand	具有 C-C 基序的趋化因子配体
CCND1	cyclin D1	细胞周期蛋白 D1
ccRCC	clear cell renal cell carcinoma	肾透明细胞癌

（续表）

英文缩写	英文全称	中文全称
CD	cluster of differentiation	分化群
CDC	complement-dependent cytotoxicity	补体依赖的细胞毒性
CDx	companion diagnostics	伴随诊断
CEA	carcinoembryonic antigen	癌胚抗原
cfDNA	cell-free DNA	游离 DNA
CHIKV	Chikungunya virus	基孔肯亚病毒
CI	credibility interval	可信区间
CIK cell	cytokine-induced killer cell	细胞因子诱导的杀伤细胞
CIS	cytokine-inducible SH2-containing protein	细胞因子诱导型含 SH2 基序蛋白
CLL	chronic lymphocytic leukemia	慢性淋巴细胞白血病
CLP	common lymphoid progenitor	共同淋巴样祖细胞
CNI score	copy number instability score	（染色体）拷贝数不稳定性评分
CNV	copy number variantion	拷贝数变异
CPLL	combinatorial peptide ligand library	组合肽配体库（技术）
CR	complete response	完全缓解
CRACC	CD2-like receptor activating cytotoxic cell	CD2 样细胞毒性细胞活化受体
CRP	C-reactive protein	C 反应蛋白
CRR	complete response rate	完全缓解率
CRS	cytokine release syndrome	细胞因子释放综合征
CRTAM	class-Ⅰ MHC-restricted T cell-associated molecule	MHC Ⅰ类分子限制性 T 细胞相关分子
CSC	cancer stem cell	肿瘤干细胞
CTA	cancer-testis antigen	肿瘤-睾丸抗原
CTB	cholera toxin B subunit	霍乱毒素 B 亚基
CTCAE	Common Terminology Criteria for Adverse Events	通用不良事件术语标准
ctDNA	circulating tumor DNA	循环肿瘤 DNA
CTL	cytotoxic T lymphocyte	细胞毒性 T 细胞
CTLA-4	cytotoxic T lymphocyte-associated antigen 4	细胞毒性 T 细胞相关抗原 4
DAP10	DNAX-activating protein 10	DNAX 激活蛋白 10
DC	dendritic cell	树突状细胞

（续表）

英文缩写	英文全称	中文全称
ddPCR	droplet digital PCR	微滴式数字 PCR
DEX	dendritic cell-derived exosomes	树突状细胞源性外泌体
DLBCL	diffuse large B-cell lymphoma	弥漫性大 B 细胞淋巴瘤
DNAM-1	DNAX accessory molecule-1	DNAX 辅助分子 1
DTH	delayed type hypersensitivity	迟发型超敏反应
EBNA	Epstein-Barr virus nuclear antigen	EV 病毒核抗原
EBV	Epstein-Barr virus	EB 病毒
ECM	extracellular matrix	细胞外基质
EGF	epidermal growth factor	表皮生长因子
EGFR	epidermal growth factor receptor	表皮生长因子受体
ELISA	enzyme-linked immunosorbent assay	酶联免疫吸附试验
ELISPOT assay	enzyme-linked immunospot assay	酶联免疫斑点试验
EpCAM	epithelial cell adhesion molecule	上皮细胞黏附分子
FCA	Freund's complete adjuvant	弗氏完全佐剂
FGL1	fibrinogen-like protein 1	类纤维蛋白原蛋白 1
FL	follicular lymphoma	滤泡性淋巴瘤
FLT-3	FMS-like tyrosine kinase-3	FMS 样酪氨酸激酶 3
FV	foamy virus	泡沫病毒
Gal	galectin	半乳凝素
GBM	glioblastoma multiforme	多形性胶质母细胞瘤
G-CSF	granulocyte colony-stimulating factor	粒细胞集落刺激因子
GD	disialoganglioside	双唾液酸神经节苷脂
GITR	glucocorticoid-induced tumor necrosis factor receptor-related protein	糖皮质激素诱导肿瘤坏死因子受体相关蛋白
GM-CSF	granulocyte-macrophage colony stimulating factor	粒细胞-巨噬细胞集落刺激因子
GMP	good manufacturing practice	（药品）生产质量管理规范
GPC3	glypican 3	磷脂酰肌醇蛋白聚糖 3
grp170	glucose-regulated protein 170	葡萄糖调节蛋白 170
GSEA	gene set enrichment analysis	基因集富集分析

（续表）

英文缩写	英文全称	中文全称
GUCY1A3	guanylate cyclase 1 soluble subunit α3	鸟苷酸环化酶 1 可溶性亚基 α3
GVHD	graft versus host disease	移植物抗宿主病
HA	hemagglutinin	血凝素
HBV	hepatitis B virus	乙型肝炎病毒
HCV	hepatitis C virus	丙型肝炎病毒
HER2	human epidermal growth factor receptor 2	人表皮生长因子受体 2
HIF-β	hypoxia-inducible factor β	缺氧诱导因子 β
HLA	human leukocyte antigen	人类白细胞抗原
HMGA1	high-mobility group protein A1	高迁移率族蛋白 A1
HMGB1	high-mobility group protein B1	高迁移率族蛋白 B1
HPV	human papilloma virus	人乳头瘤病毒
HR	hazard ratio	风险比
HSP	heat shock protein	热休克蛋白
HSV	herpes simplex virus	单纯疱疹病毒
hTERT	human telomerase reverse transcriptase	人端粒酶逆转录酶
HVEM	herpes virus entry mediator	疱疹病毒入膜介导分子
ICAM	intercellular adhesion molecule	细胞间黏附分子
ICD	immunogenic cell death	（肿瘤）免疫原性细胞死亡
ICI	immune checkpoint inhibitors	免疫检查点抑制剂
ICIT	imaging in cellular and immune therapies	细胞和免疫治疗成像
ICOS	inducible co-stimulatory molecule	诱导性共刺激分子
ICP	infected cell protein	感染细胞蛋白
IdI	private idiotype	自我独特型
IdX	cross-reactive idiotype	交叉反应性独特型
IFN-γ	interferon-γ	γ 干扰素
IgSF	immunoglobulin superfamily	免疫球蛋白超家族
IHC	immunohistochemistry	免疫组织化学
IL	interleukin	白细胞介素
IL-7Rα	interleukin 7 receptor α	白细胞介素 7 受体 α 亚基
IPS	immunophenoscore	免疫表型评分

（续表）

英文缩写	英文全称	中文全称
irAE	immune-related adverse events	免疫相关不良事件
ITIM	immunoreceptor tyrosine-based inhibitory motif	免疫受体酪氨酸抑制基序
ITR	inverted terminal repeat	末端反向重复序列
KIR	killer cell immunoglobulin-like receptor	杀伤细胞免疫球蛋白样受体
LAB	lactic acid bacteria	乳酸菌
LAG-3	lymphocyte activation gene 3	淋巴细胞活化基因 3
LAK cell	lymphokine-activated killer cell	淋巴因子激活的杀伤细胞
Lck	lymphocyte-specific protein tyrosine kinase	淋巴细胞特异性蛋白酪氨酸激酶
LFA	lymphocyte function-associated antigen	淋巴细胞功能相关抗原
LLT1	lectin-like transcript 1	凝集素样转录本 1
LM	*Listeria monocytogenes*	李斯特菌
LTB	heat-labile enterotoxin B subunit	不耐热肠毒素 B 亚基
LTβR	lymphotoxin β receptor	淋巴毒素 β 受体
LV	lentivirus	慢病毒
MAGE	melanoma-associated antigen	黑色素瘤相关抗原
MC	minicircle	微环
MDS	myelodysplastic syndrome	骨髓增生异常综合征
MDSC	myeloid-derived suppressor cells	骨髓来源的抑制性细胞
MHC	major histocompatibility complex	主要组织相容性复合体
MLP	major late promoter	主要晚期启动子
MMP 7	matrix metalloproteinase 7	基质金属蛋白酶 7
MMR	mismatch repair	错配修复
mOS	median overall survival	中位总生存期
MR	minor response	微效
MRI	magnetic resonance imaging	磁共振成像
MSC	mesenchymal stromal cell	间充质基质细胞
MSD	Meso Scale Discovery	多因子检测技术
MSI	microsatellite instability	微卫星不稳定性
MSI-H	microsatellite instability-high	微卫星高度不稳定性

（续表）

英文缩写	英文全称	中文全称
MSLN	mesothelin	间皮素
NCCN	National Comprehensive Cancer Network	（美国）国家综合癌症网络
NCI	National Cancer Institute	（美国）国家癌症研究所
NECL	nectin-like protein	连接蛋白样蛋白
NHL	non-Hodgkin lymphoma	非霍奇金淋巴瘤
NITH	neoantigen intratumor heterogeneity	新生抗原肿瘤内异质性
NK cell	natural killer cell	自然杀伤细胞
NMPA	National Medical Products Administration	国家药品监督管理局
NSCLC	non-small cell lung cancer	非小细胞肺癌
NSE	neuron specific enolase	神经元特异性烯醇化酶
OMCP	orthopoxvirus major histocompatibility complex class Ⅰ-like protein	正痘病毒主要组织相容性复合体Ⅰ类样蛋白
OS	overall survival	总生存期
PAMP	pathogen associated molecular pattern	病原相关分子模式
PAP	prostatic acid phosphatase	前列腺酸性磷酸酶
PBMC	peripheral blood mononuclear cell	外周血单个核细胞
PBS	phosphate buffered saline	磷酸盐缓冲液
PD-1	programmed death-1	程序性死亡蛋白-1
PD-L1	programmed death ligand-1	程序性死亡蛋白配体-1
PET	positron emission tomography	正电子发射体层成像
PFS	progression-free survival	无进展生存期
PICI	Parker Institute for Cancer Immunotherapy	帕克癌症免疫治疗研究所
PLA2	phospholipase A2	磷脂酶 A2
PLGA	poly (lactic-co-glycolic acid)	聚乳酸-羟基乙酸共聚物
PP	parental plasmid	亲本质粒
PSA	prostate specific antigen	前列腺特异性抗原
PSCA	prostate stem cell antigen	前列腺干细胞抗原
PSMA	prostate-specific membrane antigen	前列腺特异性膜抗原
rAd	recombinant adenovirus	重组腺病毒（载体）
RCC	renal cell carcinoma	肾细胞癌

（续表）

英文缩写	英文全称	中文全称
RECIST	*Response Evaluation Criteria in Solid Tumors*	《实体瘤疗效评价标准》
RFXAP	regulatory factor X-associated protein	调节因子 X 相关蛋白
RV	retrovirus	逆转录病毒
rVV	recombinant vaccinia virus	重组痘苗病毒
SAP	SLAM-associated protein	SLAM 相关蛋白
Sca-1	stem cell antigen 1	干细胞抗原1
scFv	single-chain variable fragment	单链抗体可变区片段
SCNA	somatic copy number alterations	体细胞拷贝数改变
SD	stable disease	疾病稳定
SEA	staphylococcus aureus enterotoxin A	金黄色葡萄球菌肠毒素 A
SERPA	serological proteome analysis	血清学蛋白质组分析
SFV	Semliki forest virus	塞姆利基森林病毒
SHP-2	Src homology 2 domain-containing protein tyrosine phosphatase-2	含 Src 同源 2 结构域蛋白酪氨酸磷酸酶 2
SINV	Sindbis virus	辛德毕斯病毒
SLAM	signaling lymphocytic activation molecule	信号淋巴细胞激活分子
SLC	secondary lymphoid tissue chemokine	次级淋巴组织趋化因子
SPECT	single photon emission computed tomography	单光子发射计算机体层成像
SPI2	Salmonella pathogenicity island 2	沙门菌毒力岛 2
STEAP1	six-transmembrane epithelial antigen of the prostate 1	6 次跨膜前列腺上皮抗原1
TA	tumor antigen	肿瘤抗原
TAA	tumor-associated antigen	肿瘤相关抗原
TAM	tumor-associated macrophage	肿瘤相关巨噬细胞
TAN	tumor-associated neutrophil	肿瘤相关中性粒细胞
TAP	transporter of antigenic peptide	抗原肽转运蛋白体
TAPET	tumor amplified protein expression therapy	肿瘤增殖性蛋白表达治疗
TCGA	The Cancer Genome Atlas	癌症基因组图谱
TCIA	The Cancer Immunome Atlas	肿瘤免疫图谱数据库
Tcm	central memory T cell	中枢记忆 T 细胞

（续表）

英文缩写	英文全称	中文全称
TCR	T cell receptor	T 细胞受体
Td	tetanus-diphtheria toxoid	破伤风-白喉类毒素
Te	effector T cell	效应 T 细胞
Tem	effector memory T cell	效应记忆 T 细胞
TESLA	Tumor Epitope Selection Alliance	肿瘤新生抗原筛查联盟
TEX	tumor cell-derived exosome	肿瘤细胞来源的外泌体
Tfh cell	follicular helper T cell	滤泡辅助性 T 细胞
TGF-β	transforming growth factor-β	转化生长因子-β
Th cell	helper T cell	辅助性 T 细胞
TIGIT	T cell immunoglobulin and ITIM domain protein	T 细胞免疫球蛋白和免疫受体酪氨酸抑制基序结构域蛋白
TIL	tumor infiltrating lymphocyte	肿瘤浸润淋巴细胞
Tim-3	T cell immunoglobulin- and mucin-domain-containing molecule-3	T 细胞免疫球蛋白及黏蛋白结构域分子 3
TK	thymidine kinase	胸苷激酶
TKI	tyrosine kinase inhibitor	酪氨酸激酶抑制剂
TL1A	tumor necrosis factor-like ligand 1A	肿瘤坏死因子样配体 1A
TLR	Toll-like receptor	Toll 样受体
Tm cell	memory T cell	记忆 T 细胞
TMB	tumor mutational burden	肿瘤突变负荷
TMC	tandem mini-gene constructs	串联小基因构建体
Tn cell	naïve T cell	初始 T 细胞
TNB	tumor neoantigen burden	肿瘤新生抗原负荷
TNF-α	tumor necrosis factor-α	肿瘤坏死因子-α
TNFR	tumor necrosis factor receptor	肿瘤坏死因子受体
TOFT	tissue organization field theory	组织结构场理论
T-PLL	T-cell prolymphocytic leukemia	T 细胞幼淋巴细胞白血病
TRAF6	TNF receptor-associated factor 6	肿瘤坏死因子受体相关因子 6
TRAIL	TNF-related apoptosis-inducing ligand	肿瘤坏死因子相关凋亡诱导配体
Treg cell	regulatory T cell	调节性 T 细胞

（续表）

英文缩写	英文全称	中文全称
TSA	tumor specific antigen	肿瘤特异性抗原
VEEV	Venezuelan equine encephalitis virus	委内瑞拉马脑炎病毒
VISTA	V-domain immunoglobulin(Ig)-containing suppressor of T cell activation	T细胞活化的V结构域免疫球蛋白抑制剂
VLP	virus-like particle	病毒样颗粒（疫苗）
VV	vaccinia virus	痘苗病毒
WES	whole exome sequencing	全外显子组测序

索　引